H. Hintner · S. M. Breathnach

Unerwünschte Arzneimittelwirkungen an der Haut

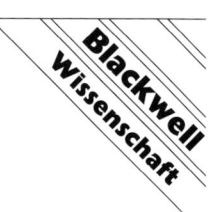

H. Hintner
S. M. Breathnach

Unerwünschte Arzneimittel-wirkungen an der Haut

Blackwell Wissenschaft · Berlin 1993

Univ.-Prof. Dr. Helmut Hintner
Dermatologische Abteilung
Landeskrankenanstalten Salzburg
Müllner Hauptstraße 48
A-5020 Salzburg

Stephen M. Breathnach, MA MD PhD FRCP
St John's Dermatology Centre
St John's Institute of Dermatology
St Thomas's Hospital
London, Großbritannien

Aus dem Englischen übertragen von Katharina Loock

Titel der Originalausgabe: Adverse Drug Reactions and the Skin
erschienen bei: Blackwell Scientific Publications, Oxford 1992

ISBN 3-89412-124-6

Die Deutsche Bibliothek – CIP-Einheitsaufnahme

Hintner, Helmut:
Unerwünschte Arzneimittelwirkungen an der Haut / H. Hintner; S. M. Breathnach
[Aus dem Engl. übertr. von Katharina
Loock] – Berlin : Blackwell-Wiss.-Verl., 1992
   Einheitssacht.: Adverse drug reactions and the skin <dt.>
   ISBN 3-89412-124-6
NE: Breathnach, Stephen, M.:

© Blackwell Wissenschafts-Verlag GmbH Berlin 1993
Printed in Germany

Die Wiedergabe von Gebrauchsnamen, Handelsnamen, Warenbezeichnungen usw. in diesem Werk berechtigt auch ohne besondere Kennzeichnung nicht zu der Annahme, daß solche Namen im Sinne der Warenzeichen- und Markenschutz-Gesetzgebung als frei zu betrachten wären und daher von jedermann benutzt werden dürften.

Produkthaftung: Für Angaben über Dosierungsanweisungen und Applikationsformen kann vom Verlag keine Gewähr übernommen werden. Derartige Angaben müssen vom jeweiligen Anwender im Einzelfall anhand anderer Literaturstellen auf ihre Richtigkeit überprüft werden.

Umschlaggestaltung: R. Hübler, 1000 Berlin
Herstellung: Goldener Schnitt · Rainer Kusche, 7573 Sinzheim
Druck: Druckhaus Beltz, 6944 Hemsbach
Buchb. Verarbeitung: J. Spinner Großbuchbinderei GmbH, 7583 Ottersweier

Unseren Familien und Kollegen gewidmet

Vorwort

Die Medizin könnte ohne Medikamente nicht existieren, und verglichen mit der ungeheuren Zahl der Verordnungen von Medikamenten ist glücklicherweise das Auftreten von unerwünschten Arzneimittelreaktionen selten. Dennoch kennt jeder diese Therapiekomplikationen. Das Arzneimittelexanthem ist wahrscheinlich das häufigste Zeichen einer Medikamentenunverträglichkeit. Die Hautveränderungen stehen dem Patienten deutlich vor Augen, können zum Verlust des Vertrauens in den Arzt führen und diesen genauso verunsichern wie den Patienten selbst! Wir alle kennen die unangenehme Situation, in der einem Patienten auf einer Intensivstation in den vorangegangenen vierzehn Tagen wenigstens ein halbes Dutzend verschiedene Medikamente verordnet wurden und er plötzlich ein ausgedehntes Exanthem entwickelt. Wie unterscheidet man ein Arzneimittelexanthem von einem viralen Exanthem oder einer anderen, relativ harmlosen Hauterkrankung? Wie kann man aus der Menge der vielen verabreichten Medikamente den wahrscheinlichen Auslöser des Arzneimittelexanthems herausfinden? Müssen alle Medikamente abgesetzt werden oder ist es verantwortbar, eine „essentielle" Medikation weiterzuführen? Welche klinischen Anzeichen gibt es für ein Risiko, daß das Arzneimittelexanthem sich zu einer potentiell tödlich verlaufenden Krankheit wie einer toxischen epidermalen Nekrolyse weiterentwickelt, und wie sollten solche Patienten behandelt werden? Das Ziel dieses Buches ist es, den Leser mit einem Hintergrundwissen zu versorgen, welches ein informiertes Vorgehen bei derart schwierigen Fragen erlaubt.

Mit jedem auf den Markt kommenden Medikament werden neue Informationen gesammelt, und Reaktionsmuster wie das Eosinophilie-Myalgie-Syndrom, die neutrophile ekkrine Hidradenitis oder das überproportional häufige Auftreten von Arzneimittelexanthemen bei AIDS-Patienten werden beschrieben. Obwohl wir noch immer über die Pathogenese vieler unerwünschter Medikamentenwirkungen bedauerlich wenig wissen, bekommen wir doch durch neue Forschungsergebnisse im Bereich der Biologie der Haut, besonders in bezug auf das Immunsystem und die Zytokine, allmählich mehr und mehr Einblicke in die daran beteiligten Mechanismen. Wir haben versucht, einen dem aktuellen Wissensstand entsprechenden Leitfaden über unerwünschte Medikamentenwirkungen an der Haut zusammenzustellen. Die Haut hat nur eine relativ beschränkte Zahl von Reaktionsmöglichkeiten auf schädigende Einwirkungen, und so sind gewisse Reaktionsmuster charakteristisch für Arzneimittelnebenwirkungen an der Haut gegen bestimmte Medikamente. Wir haben uns daher bemüht, das Buch „benutzerfreundlich" zu machen, indem wir der Besprechung dieser Reaktionsmuster farbige Abbildungen und Listen der Medikamente, die diese Reaktionen am häufigsten auslösen, beigefügt haben. Außerdem haben wir in einem Abschnitt, klassifiziert nach therapeutischen Gruppen und versehen mit umfangreichen Literaturangaben, die dermatologischen Aspekte häufig verordneter sowohl lokal (mit Ausnahme der Kontaktdermatitis) als auch systemisch verabreichter Medikamente behandelt. Wir hoffen zuversichtlich, daß sich das dermaßen gestaltete Buch als Nachschlagewerk für Kollegen vieler Fachrichtungen der Medizin, besonders aber auch für den Allgemeinmediziner bewähren wird.

Wir danken unseren Kollegen, die uns Abbildungen überlassen haben, und dabei besonders Herrn Univ.-Prof. Dr. Peter Fritsch, Vorstand der Universitätsklinik für Dermatologie und Venerologie Innsbruck, für den freien Zugang zur umfangreichen Diasammlung seiner Klinik. Unser Dank gilt auch den Photographen am St. John's Institute of Dermatology und Frau P.M. Parratt, Bibliothekarin am St. John's Institute of Dermatology, London, für ihren hilfreichen Rat.

Stephen M. Breathnach
Helmut Hintner

Inhaltsverzeichnis

Teil II: Klinische Erkrankungsbilder

3.   Formen der klinischen Reaktionen   47

Teil III: Wichtige oder häufig verordnete Medikamente

4.   Antibakterielle Medikamente 169

5.   Antimykotika und antiviral wirkende Medikamente 206

6.   Malariamittel und Anthelminthika 213

7.   Nichtsteroidale Antiphlogistika 220

Teil I: Epidemiologie und Pathomechanismen

1. Einleitung und Inzidenz von Arzneimittelnebenwirkungen

1.1 Einleitung

Ein Medikament kann als eine chemische Substanz oder eine Mischung von chemischen Substanzen definiert werden, die zur Untersuchung, Prävention oder Behandlung von wirklichen oder eingebildeten Krankheiten oder Symptomen eingesetzt werden. Die Situation ist mit der Verwendung von Therapeutika, die der Verbesserung des Aussehens dienen können, wie z.B. Minoxidil bei der androgenetischen Alopezie und Tretinoin bei lichtgeschädigter Haut, komplizierter geworden. Die Grenze zwischen Medikamenten und Kosmetika verwischt sich [1]. Außerdem ist es nicht immer einfach, zwischen Medikamenten und „anderen Chemikalien" zu unterscheiden, da zunehmend Substanzen sehr unterschiedlicher Struktur Lebensmitteln und Getränken als Farbstoffe, Geschmacksstoffe oder Konservierungsmittel zugesetzt werden. Chemikalien, die in der Landwirtschaft oder der Tiermedizin eingesetzt werden, können ebenfalls Nahrungsmittel für den Menschen kontaminieren und schädliche Nebenwirkungen verursachen.

Eine Arzneimittelnebenwirkung kann man als unerwünschte klinische Reaktion definieren, die durch die Gabe eines bestimmten Medikaments ausgelöst wird. Dazu gehören vorhersagbare Nebenwirkungen und unerwartete Unverträglichkeitsreaktionen. Man kann sagen, daß die Medikamentennebenwirkungen der unvermeidbare Preis für den Nutzen der modernen medikamentösen Therapie sind [2]. Sie sind sowohl in bezug auf das verursachte menschliche Leiden als auch in wirtschaftlicher Hinsicht teuer und können das Arzt/Patienten-Verhältnis unterminieren [2,3]. Manche Nebenwirkungen könnten vermieden werden, wie zum Beispiel bei den kürzlich berichteten Fällen von Verwechslungen von Medikamenten mit ähnlich klingenden Handelsnamen [4,5] oder, wenn Zwischenfälle auf menschlichen Irrtum zurückzuführen sind [6]. Medikamentenreaktionen, in erster Linie auf Kortikosteroide und Methotrexat, waren von 1963 bis einschließlich 1973 verantwortlich für 32 % der Klagen und 26 % der Dollarverluste bei Kunstfehler-Prozessen gegen Dermatologen in den Vereinigten Staaten [7]. Medikamentennebenwirkungen, verursacht hauptsächlich durch Kortikosteroide, Antibiotika und Chemotherapeutika, bildeten bei einer Untersuchung unter niedergelassenen Dermatologen in den Vereinigten Staaten zwischen 1964 und 1988 zu 26 % die Prozeßursache [8]. Es liegt in jedermans Interesse, die Möglichkeit des Auftretens unerwünschter Nebenwirkungen so gering wie möglich zu halten. Mit diesem Ziel arbeiten auch die Kontrollorgane der Regierungen und die pharmazeutische Industrie zusammen, um eine angemessene Prüfung neuer Produkte sicherzustellen. Neben ausgedehnten *In-vitro-* und tierexperimentellen Untersuchungen sind langzeitige und streng kontrollierte klinische Studien notwendig. Dennoch kann eine Gefährdung nicht völlig ausgeschlossen werden, denn eine ernste Nebenwirkung mit niedriger Inzidenz wird vielleicht erst dann bemerkt werden, wenn eine sehr große Patientenzahl mit dem neuen Medikament behandelt worden ist. Die klinischen Studien vor der Marktzulassung eines neuen Medikaments werden weder unerwünschte Reaktionen zeigen, die bei weniger als 0,1 bis 1 % der Patienten auftreten, noch werden sie Komplikationen aufzeigen, die nur nach Langzeittherapie auftreten, sich nach einer langen Latenzzeit zeigen oder nur bei empfänglichen Patienten oder in Kombination mit einem anderen Faktor, zum Beispiel bei Gabe eines weiteren Medikaments, vorkommen [9,10]. Unnötige Nebenwirkungen traten auf, weil Medikamente bei ihrer Markteinführung durch das verständliche Bestreben der pharmazeutischen Firmen, in frühen klinischen Studien das Risiko einer Unwirksamkeit aufgrund einer Unterdosierung vermeiden zu wollen, in unnötig hohen Dosen gegeben wurden [11–13]. Die „Food and Drug Administration" der Vereinigten Staaten verlangt jetzt vor der Zulassung eines neuen Medikaments den Beweis, daß eine geringere als die vorgeschlagene Dosis unwirksam ist [14].

Ein anderes Problem ist, daß nur ein sehr geringer Anteil aller unerwünschten Arzneimittelwirkungen den Überwachungsorganen je gemeldet wird. Die ersten Warnungen rühren noch immer häufig von anekdotischen Fallbeschreibungen in medizinischen Zeitschriften her [14,15]. Viele dieser Berichte werden in der Folge dann bestätigt, ein bedeutender Prozentsatz schlecht dokumentierter Berichte allerdings nicht [15,16]. Bei einer Analyse von 5737 Artikeln aus 80 Ländern zwischen 1972 und 1979 enthielten nur die Hälfte der Berichte genügend Informationen für eine Berechnung der Häufigkeit einer bestimmten Nebenwirkung [16]. Man kann daher über den Nutzen anekdotischer Fallberichte streiten [17]. Da unkorrekte Berichte ernstliche juristische und andere Konsequenzen haben können, ruht auf den Herausgebern medizinischer Artikel eine große Verantwortung: Die Beschreibung eines zufälligen zeitlichen Zusammentreffens von Reaktionen sollte keinen Zugang in die Literatur finden. Kriterien für die Beurteilung einer möglichen Arzneimittelnebenwirkung wurden zusammengestellt: dazu gehören ein erneutes Auftreten bei Provokation, das Vorhandensein einer pharmakologischen Grundlage für die Reaktionen, das Auftreten von akuten Sofortreaktionen oder lokalen Reaktionen zum Zeitpunkt der Gabe, von bereits bekannten Nebenwirkungen bei geänderter Darreichungsform und von wiederholten seltenen Reaktionen, sowie das Vorliegen immunologischer Anomalien und der Ausschluß anderer Medikamente als alternative ätiologische Faktoren [15,18]. Bei der Bewertung einer bisher nicht beschriebenen neuen Nebenwirkung ist das Vorhandensein ähnlicher, bis dahin unveröffentlichter Berichte an den Hersteller, in Großbritannien an das „Committee on Safety of Medicines" und in Deutschland an das Bundesgesundheitsamt, von besonderer Bedeutung.

1 Lavrijsen APM, Vermeer BJ. Cosmetics and drugs. Is there a need for a third group: cosmeceutics? *Br J Dermatol* 1991; **124**: 503−4.

2 Nolan L, O'Malley K. Adverse drug reactions in the elderly. *Br J Hosp Med* 1989; **41**: 446−57.

3 Kramer MS, Leventhal JM, Hutchinson TA, Feinstein AR. An algorithm for the operational assessment of adverse drug reactions. I. Background, description, and instructions for use. *JAMA* 1979; **242**: 623−32.

4 Fine SN, Eisdorfer RM, Miskovitz PF, Jacobson IM. Losec or Lasix? *N Engl J Med* 1990; **322**: 1674.

5 Faber J, Azzugnuni M, Di Romana S, Vanhaeverbeek M. Fatal confusion between 'Losec' and 'Lasix'. *Lancet* 1991; **337**: 1286−7.

6 Wright D, Mackenzie SJ, Buchan I, *et al.* Critical events in the intensive therapy unit. *Lancet* 1991; **338**: 676−8.

7 Altman J. Survey of malpractice claims in dermatology. *Arch Dermatol* 1975; **111**: 641−4.

8 Hollabaugh ES, Wagner RF Jr, Weedn VW, Smith EB. Patient personal injury litigation against dermatology residency programs in the United States, 1964−1988. *Arch Dermatol* 1990; **126**: 618−22.

9 Bruinsma W. Drug monitoring in dermatology. *Int J Dermatol* 1986; **25**: 166−7.

10 Committee of Management, Prescribers' Journal. Adverse drug reactions. *Prescribers J* 1991; **31**: 1−3.

11 Venning GR. Rare and serious adverse reactions. *Med Toxicol* 1987; **2**: 235−41.

12 Herxheimer A. How much drug in the tablet? *Lancet* 1991; **337**: 346−8.

13 Venning GR. How much drug in the tablet? *Lancet* 1991; **337**: 670.

14 Leading Article. Crying wolf on drug safety. *Br Med J* 1982; **284**: 219−20.

15 Venning GR. Validity of anecdotal reports of suspected adverse drug reactions: the problem of false alarms. *Br Med J* 1982; **284**: 249−52.

16 Venulet J, Blattner R, von Bülow J, Berneker GC. How good are articles on adverse drug reactions? *Br Med J* 1982; **284**: 252−4.

17 Stern RS, Chan H-L. Usefulness of case report literature in determining drugs responsible for toxic epidermal necrolysis. *J Am Acad Dermatol* 1989; **21**: 317−22.

18 Stern RS, Wintroub BU. Adverse drug reactions: reporting and evaluating cutaneous reactions. *Adv Dermatol* 1987; **2**: 3−18

1.2 Inzidenz von Arzneimittelnebenwirkungen

Sammeln von Daten

Trotz der Überwachungsversuche der Regierungen und der pharmazeutischen Industrie ist es schwierig, zuverlässige Informationen zur Inzidenz von Arzneimittelnebenwirkungen zu erhalten. Darüber hinaus muß man die verfügbaren Informationen mit großer Vorsicht interpretieren, da Daten von der Art, wie sie gesammelt werden, beeinflußt sein können [1]. So können Daten von stationär behandelten Patienten, besonders von Intensivstationen, auf eine relativ hohe Inzidenz hinweisen, da diese Patienten im allgemeinen kranker sind und eine intensivere medikamentöse Behandlung erfahren. Im Gegensatz dazu unterschätzt man bei Spontanberichten sicher die wirkliche Inzidenz. Landesweit durchgeführte Programme zur Sammlung von Berichten über unerwünschte Medikamentenwirkungen gibt es in vielen Staaten, und das „Adverse Reaction Collaborating Center" der Weltgesundheitsorganisation in Upsala bietet eine sehr große Datenbank an [1]. Das „Yellow Card"-Programm in Großbritannien erbittet von Ärzten, Zahnärzten, Gerichtsmedizinern und Medikamentenherstellern Berichte über Arzneimittelnebenwirkungen. Die großzügige Verfügbarkeit der notwendigen Formulare ist ein wichtiger Faktor, der zum Einreichen der Berichte ermuntert [1]. Das Programm „Pharmacovigilence" in Frankreich, durch das Meldung an regionale Zentren erstattet wird, stützt sich wie die meisten anderen nationalen Programme bei der Sammlung von Informationen über unerwünschte Arzneimittelwirkungen vollständig auf Spontanberichte [2–4]. Die Einführung eines Projektes zur Meldung von Arzneimittelnebenwirkungen auf Rhode Island in den USA erhöhte den Anteil der berichteten Fälle bedeutend: es gab einen mehr als 17fachen Anstieg im Laufe von zwei Jahren [5].

Fachspezifische Programme zur Sammlung von Spontanberichten über Arzneimittelnebenwirkungen sind ebenfalls eingeführt worden, z.B. das „Adverse Drug Reaction Reporting System" der „American Academy of Dermatology" [6] oder die „Gruppo Italiano Studi Epidemiologici in Dermatologia" [7]. In Großbritannien wurde jedoch die 1988 am Institut für Dermatologie gegründete „Cutaneous Reactions Database" 1990 wegen der geringen Akzeptanz geschlossen [8]. Die Vor- und Nachteile des Sammelns von Spontanberichten über unerwünschte Arzneimittelreaktionen wurden ausgiebig diskutiert [9–11]. Es hat den Vorteil relativ billig zu sein. Inherente Schwierigkeiten der Spontanberichte sind einmal die höhere Wahrscheinlichkeit der Meldung von Reaktionen im Zusammenhang mit neu auf dem Markt eingeführten Medikamenten, mit Medikamenten von ungewöhnlichem Aussehen und von Nebenwirkungen kurz nach Beginn der Therapie. Andererseits kann die Wahrnehmung dessen, was oder was nicht eine unerwünschte Medikamentenreaktion ausmacht, stark von Vorurteilen beeinflußt sein. Im besten Fall kann man eine grobe Schätzung der wahren Inzidenz erreichen. Alle nationalen Programme zur Sammlung von Spontanberichten leiden unter der zu geringen Zahl von Meldungen [1]; Untersuchungen in Großbritannien deuten darauf hin, daß selten mehr als 10 % der ernsten Nebenwirkungen an das „Committee on Safety of Medicines" gemeldet werden [12,13]. Eine neue, von der „Post Marketing Surveillance Unit" von IMS International Ltd. durchgeführte Untersuchung von 44.000 Patienten, die eins von sieben neuen Medikamenten erhalten hatten, malt ein noch düstereres Bild. Nach dieser Studie könnte der Anteil der nicht durch Spontanberichte gemeldeten Nebenwirkungen bei bis zu 98 % liegen, wenn man mit Informationen vergleicht, die durch das objektivere „event monitoring system", die konsequente Erfassung jedes ungewöhnlichen Vorkommnisses, gesammelt wurden [2]. Im Rahmen einer neueren Krankenhausstudie erhöhte sich die Zahl der Meldungen, nachdem eine geringe Bezahlung angeboten wurde, auf das 50fache [14]. Für die epidemiologische Bewertung von unerwünschten Arzneimittelwirkungen müssen Informationen von ganz unterschiedlichen Quellen herangezogen werden [15,16]. Die Pharmakoepidemiologie holt sich daher ihre Daten aus

klinischen Studien, Spontanbericht-Programmen, fachspezifischen Melde-
programmen, Fallstudien und Serien von Fallbeschreibungen,Verordnungs-
überwachungen, Reihenuntersuchungen, Nachsorge-Untersuchungen, Da-
tenbanken mit Informationen über die Bevölkerung und speziellen Über-
wachungsprogrammen (z.B. das „Boston Collaborative Drug Surveillance
Program" in den USA).

1 Rawlins MD, Breckenridge AM, Wood SM. National adverse drug reaction
   reporting — a silver jubilee. *Adverse Drug React Bull* 1989; **138**: 516−19.
2 Fletcher AP. Spontaneous adverse drug reaction reporting vs event monitoring: a comparison. *J R Soc Med* 1991; **84**: 341−4.
3 Moore N, Paux G, Begaud B, *et al*. Adverse drug reaction monitoring: doing
   it the French way. *Lancet* 1985; **ii**: 1056−8.
4 Guillaume JC, Roujeau JC, Chevrant-Breton J, *et al*. Comment imputer un
   accident cutané a un médicament. Application aux purpura vasculaires. *Ann
   Dermatol Vénéréol (Paris)* 1987; **114**: 721−4.
5 Scott HD, Thacher-Renshaw A, Rosenbaum SE, *et al*. Physician reporting of
   adverse drug reactions. Results of the Rhode Island Adverse Drug Reaction
   Reporting Project. *JAMA* 1990; **263**: 1785−8.
6 Stern RS, Bigby M. An expanded profile of cutaneous reactions to nonsteroid
   anti-inflammatory drugs. Reports to a specialty-based system for spontaneous
   reporting of adverse reactions to drugs. *JAMA* 1984; **252**: 1433−7.
7 Gruppo Italiano Studi Epidemiologici in Dermatologia. Spontaneous
   monitoring of adverse reactions to drugs by Italian dermatologists; a pilot
   study. *Dermatologica* 1991; **182**: 12−17.
8 Kobza Black A, Greaves MM. Cutaneous reactions database closure. *Br J
   Dermatol* 1990; **123**: 277.
9 Griffin JP, Weber JCP. Voluntary systems of adverse reaction reporting —
   Part I. *Adverse Drug React Acute Poisoning Rev* 1985; **4**: 213−30.
10 Griffin JP, Weber JCP. Voluntary systems of adverse reaction reporting —
   Part II. *Adverse Drug React Acute Poisoning Rev* 1986; **5**: 23−55.
11 Griffin JP, Weber JCP. Voluntary systems of adverse reaction reporting —
   Part III. *Adverse Drug React Acute Poisoning Rev* 1989; **8**: 203−15.
12 Rawlins MD. Spontaneous reporting of adverse drug reactions I: The data.
   Br J Clin Pharmacol 1988; **26**: 1−5.
13 Bem JL, Mann RD, Rawlins MD. Review of yellow cards 1986 and 1987.
   Br Med J 1988; **296**: 1319.
14 Feely J, Moriarty S, O'Connor P. Stimulating reporting of adverse drug
   reactions by using a fee. *Br Med J* 1990; **300**: 22−3.
15 Stern RS, Wintroub BU. Adverse drug reactions: reporting and evaluating
   cutaneous reactions. *Adv Dermatol* 1987; **2**: 3−18.
16 Stern RS. Epidemiologic assessment of adverse drug effects. *Semin Dermatol*
   1989; **8**: 136−40.

Allgemeine Inzidenz von Arzneimittelnebenwirkungen

Die Inzidenz unerwünschter Arzneimittelwirkungen schwankt zwischen
6−15 % [1] und 30 % [2], bei jährlich mindestens 90 Millionen medikamentösen Behandlungen in den USA [3]. Der gemeldete Prozentsatz von
Patienten, die während eines Krankenhausaufenthaltes eine unerwünschte
Arzneimittelreaktion entwickeln, schwankt bei verschiedenen Studien mit

Angaben zwischen 1,5 und 44 % außerordentlich [4], in den meisten
Untersuchungen liegt die Inzidenz bei etwa 10 bis 20 % [5–8]. Etwa 3 bis 8 %
der Krankenhausaufnahmen sind eine Folge einer Arzneimittelnebenwirkung [9–11]. Eine neuere Untersuchung von 30.195 willkürlich ausgewähl-
ten Patientenakten in 51 Krankenhäusern im US-Staat New York berichtete
über das Gesamtvorkommen von unerwünschten Auswirkungen der medizinischen Behandlung, von denen 19 % das Ergebnis von Komplikationen
der medikamentösen Therapie waren. Die am häufigsten verantwortlichen
Medikamentengruppen waren Antibiotika, Zytostatika und Antikoagulan-
tien [12]. Achtzehn Prozent der unerwünschten Nebenwirkungen einer
medikamentösen Therapie wurden auf Fahrlässigkeit zurückgeführt [12].
Kutane Überempfindlichkeitsreaktionen machten 14 % aller mit Medikamenten zusammenhängenden Komplikationen in dieser Untersuchung aus.
Über die Inzidenz bei ambulanten Patienten stehen weniger Informationen
zur Verfügung. Es gibt Schätzungen, denen zufolge in der allgemeinmedi-
zinischen Praxis für etwa 1 von 40 Patienten eine unerwünschte Arzneimittelreaktion den Grund für den Arztbesuch darstellt [13] und 41 % aller
Patienten im Laufe der Zeit eine Arzneimittelnebenwirkung entwickeln
[14]. In einer multizentrischen Studie bei Allgemeinmedizinern in Großbritannien stieg der Prozentsatz von Konsultationen wegen unerwünschter
Arzneimittelreaktionen von 0,6 % bei Patienten im Alter bis zu 20 Jahren auf
2,7 % bei Patienten über 50 Jahren [15]. In einer anderen Untersuchungsreihe waren 2,5 % aller Arztbesuche die Folge einer iatrogenen Erkrankung
[16]. Nebenwirkungen von Medikamenten mit tödlichem Ausgang sind
häufiger als allgemein angenommen. Man hat geschätzt, daß früher
Penizillin jedes Jahr 300 Todesfälle allein in den USA verursachte. Ein
Bericht aus dem Jahr 1968 beschreibt, daß anaphylaktische Reaktionen auf
Penizillin bei etwa 0,015 % und tödliche Reaktionen bei bis zu 0,002 % (d.h. 1
auf 50.000) von Behandlungszyklen auftraten [18]. Durch den Einsatz der
neuen Beta-Laktam-Antibiotika dürften diese Zahlen heute etwas niedriger
liegen. Das Risiko einer tödlich verlaufenden aplastischen Anämie unter
Chloramphenicol-Therapie wurde mit mindestens 1 zu 60.000 angegeben
[19], und das Risiko eines tödlichen Ausgangs bei einer Behandlung mit
MAO-Hemmern mag in derselben Größenordnung liegen. Es wurde
geschätzt, daß die Inzidenz von Todesfällen als Ergebnis einer Medikamentenreaktion bei stationären Patienten zwischen 0,1 und 0,3 % liegt [8,20].

1 DeSwarte RD. Drug allergy — Problems and strategies. *J Allergy Clin Immunol*
   1984; **74**: 209–21.
2 Jick H. Adverse drug reactions: The magnitude of the problem. *J Allergy Clin
   Immunol* 1984; **74**: 555–7.
3 Goldstein RA. Foreword. Symposium proceedings on drug allergy: prevention,
   diagnosis, treatment. *J Allergy Clin Immunol* 1984; **74**: 549–50.
4 Nolan L, O'Malley K. Adverse drug reactions in the elderly. *Br J Hosp Med*
   1989; **41**: 446–57.
5 Simmons M, Parker JM, Gowdey CW, *et al.* Adverse drug reactions during
   hospitalization. *Can Med Assoc J* 1968; **98**: 175.
6 Gardner P, Watson LJ. Adverse drug reactions: A pharmacist-based monitoring system. *Clin Pharmacol Ther* 1970; **11**: 802–7.

7 Smidt WA, McQueen EG. Adverse reactions to drugs: A comprehensive hospital in-patient survey. *N Z Med J* 1972; **76**: 397−402.

8 Davies DM (ed.) *Textbook of Adverse Drug Reactions*, 3rd edn. Oxford University Press, Oxford, 1985, pp 1−11.

9 McKenney JM, Harrison WL. Drug-related hospital admissions. *Am J Hosp Pharm* 1976; **33**: 792−5.

10 Levy M, Kewitz H, Altwein W, *et al.* Hospital admissions due to adverse drug reactions: a comparative study from Jerusalem and Berlin. *Eur J Clin Pharmacol* 1980; **17**: 25−31.

11 Black AJ, Somers K. Drug-related illness resulting in hospital admission. *J R Coll Physicians* 1984; **18**: 40−1.

12 Leape LL, Brennan TA, Laird N, *et al.* The nature of adverse events in hospitalized patients. Results of the Harvard Medical Practice Study II. *N Engl J Med* 1991; **324**: 377−84.

13 Kellaway GSM, McCrae E. Intensive monitoring of adverse drug effects in patients discharged from acute medical wards. *N Z Med J* 1973; **78**: 525−8.

14 Martys CR. Adverse reactions to drugs in general practice. *Br Med J* 1979; **ii**: 1194−7.

15 Lumley LE, Walker SR, Hall CG, *et al.* The under-reporting of adverse drug reactions seen in general practice. *Pharmaceut Med* 1986; **1**: 205−12.

16 Mulroy R. Iatrogenic disease in general practice: its incidence and effects. *Br Med J* 1973; **ii**: 407−10.

17 Parker CW. Allergic reactions in man. *Pharmacol Rev* 1983; **34**: 85−104.

18 Idsøe O, Guthe T, Willcox RR, De Weck AL. Nature and extent of penicillin side reactions, with particular reference to fatalities from anaphylactic shock. *Bull WHO* 1968; **38**: 159−88.

19 Witts LJ. Adverse reactions to drugs. *Br Med J* 1965; **ii**: 1081−6.

20 Caranasos GJ, May FE, Stewart RB, Cluff LE. Drug-associated deaths of medical inpatients. *Arch Int Med* 1976; **136**: 872−5.

Unterschiedliche Risiken für unerwünschte Arzneimittelwirkungen bei bestimmten Patientengruppen

Bestimmte Patientengruppen unterliegen einem erhöhten Risiko, eine unerwünschte Arzneimittelnebenwirkung zu erleiden. Frauen entwickeln mit höherer Wahrscheinlichkeit eine unerwünschte Arzneimittelreaktion als Männer [1]. Die Inzidenz solcher Reaktionen nimmt sowohl bei stationär behandelten [2−4] als auch bei ambulanten Patienten [5,6] mit der Anzahl der Medikamente, die sie einnehmen, zu. Obwohl die Daten etwas widersprüchlich sind, scheint die Mehrheit der Befunde darauf hinzuweisen, daß die Inzidenz von Arzneimittelnebenwirkungen mit zunehmendem Alter der Patienten ansteigt [1,8]. Während die über 65jährigen nur 11,7 % der Bevölkerung der USA ausmachen, werden 31 % aller Medikamente für diese Altersgruppe verordnet [9]. Ähnlich werden auch in Großbritannien den alten Menschen doppelt so viel Medikamente verordnet wie im nationalen Durchschnitt [10]. Unerwünschte Arzneimittelreaktionen sind bei 10 bis 17 % der Krankenhausaufnahmen älterer Patienten für die Einweisung mit verantwortlich [11−13]. Allgemein gesagt: zu den Faktoren, die zu einer Prädisposition älterer Menschen für unerwünschte Arzneimittelwirkungen führen, gehören die Verabreichung zahlreicher Medikamente ebenso wie Veränderungen der Pharmakokinetik und Pharmakodynamik im Alter.

Patienten mit AIDS (Acquired Immune Deficiency Syndrome) scheinen ein erhöhtes Risiko zur Entwicklung von Arzneimittelnebenwirkungen zu haben [14,15], besonders bei Anwendung von Sulfonamiden [16–19], darunter auch Cotrimoxazol (Trimethoprim-Sulfamethoxazol) [20], Amoxicillin und Clavulansäure [21] sowie Thioacetazon [22,23]. Dies ist wahrscheinlich sowohl die Folge der vermehrten Einnahme von Medikamenten bei dieser Patientengruppe als auch die Konsequenz eines absolut erhöhten Risikos. HIV-positive Menschen haben einen systemischen Glutathion-Mangel. Dies führt zu einer Verminderung der Fähigkeit, Hydroxylamin-Derivate von Sulfamethoxazol abzubauen, die für die unerwünschten Reaktionen auf dieses Medikament verantwortlich gemacht werden [20]. Bei HIV-positiven Personen treten aber nicht nur Arzneimittelexantheme häufiger auf, sondern es gibt auch viele Berichte über besonders schwere Verlaufsformen des Exanthems, die vom Erythema-exsudativum-multiforme bis zur toxischen epidermalen Nekrolyse reichen [15]. Bei Patienten mit AIDS muß zudem mit einer höheren Wahrscheinlichkeit von multiplen Hautreaktionen auf Arzneimittel gerechnet werden [15].

Ein häufiges Auftreten von Medikamentenallergien wurde auch bei Patienten mit Sjögren-Syndrom (SS) berichtet. In einer Untersuchungsreihe wurden Medikamentenallergien bei 43 % der SS-Patienten gefunden, verglichen mit 9 % bei Patienten mit systemischem Lupus Erythematodes ohne SS [24]. In weiteren Studien hatten 62 % der SS-Patienten [25] und 41 % der Patienten mit rheumatoider Arthritis und SS Medikamentenallergien, verglichen mit 17 % der Patienten mit rheumatoider Arthritis ohne SS [26]. Das Sjögren-Syndrom steht genau wie die gestörte Lymphozytenantwort nach mitogener Stimulation, die ebenfalls mit Medikamentenallergien vergesellschaftet ist, in Assoziation mit HLA-DR3 [27].

1 Davies DM (ed.) *Textbook of Adverse Drug Reactions*, 3rd edn. Oxford University Press, Oxford, 1985, pp 1–11.

2 Vakil BJ, Kulkarni RD, Chabria NL, *et al.* Intense surveillance of adverse drug reactions. An analysis of 338 patients. *J Clin Pharmacol* 1975; **15**: 435–41.

3 May FE, Stewart RB, Cluff LE. Drug interactions and multiple drug administration. *Clin Pharmacol Ther* 1977; **22**: 322–8.

4 Steel K, Gertman PM, Crescenzi C, Anderson J. Iatrogenic illness on a general medical service at a university hospital. *N Engl J Med* 1981; **304**: 638–42.

5 Kellaway GSM, McCrae E. Intensive monitoring of adverse drug effects in patients discharged from acute medical wards. *N Z Med J* 1973; **78**: 525–8.

6 Hutchinson TA, Flegel KM, Kramer MS, *et al.* Frequency, severity, and risk factors for adverse reactions in adult outpatients: a prospective study. *J Chronic Dis* 1986; **39**: 533–42.

7 Gurwitz JH, Avorn J. The ambiguous relation between aging and adverse drug reactions. *Ann Int Med* 1991; **114**: 956–66.

8 Nolan L, O'Malley K. Adverse drug reactions in the elderly. *Br J Hosp Med* 1989; **41**: 446–57.

9 Lamy PP. New dimensions and opportunities. *Drug Intell Clin Pharm* 1985; **19**: 399–402.

10 Black D, Denham MJ, Acheson RM, *et al.* Medication for the elderly. A report of the Royal College of Physicians. *J R Coll Physicians Lond* 1984; **18**: 7–17.

11 Col N, Fanale JE, Kronholm P. The role of medication noncompliance and adverse drug reactions in hospitalizations of the elderly. *Arch Int Med* 1990; **150**: 841−5.

12 Levy M, Kewitz H, Altwein W, *et al.* Hospital admissions due to adverse drug reactions: a comparative study from Jerusalem and Berlin. *Eur J Clin Pharmacol* 1980; **17**: 25−31.

13 Williamson J, Chopin JM. Adverse reactions to prescribed drugs in the elderly: a multicentre investigation. *Age Ageing* 1980; **9**: 73−80.

14 Coopman SA, Stern RS. Cutaneous drug reactions in human immunodeficiency virus infection. *Arch Dermatol* 1991; **127**: 714−17.

15 Porteous DM, Berger TG. Severe cutaneous drug reactions (Stevens−Johnson syndrome and toxic epidermal necrolysis) in human immunodeficiency virus infection. *Arch Dermatol* 1991; **127**: 740−1.

16 Jaffe HS, Amman A, Abrams DI, *et al.* Complication of cotrimoxazole in treatment of AIDS associated *Pneumocystis carinii* pneumonia in homosexual men. *Lancet* 1983; **ii**: 1109−11.

17 Gordin FM, Simon GL, Wofsy CB, Mills J. Adverse reactions to trimethoprim−sulfamethoxazole in patients with the acquired immunodeficiency syndrome. *Ann Intern Med* 1984; **100**: 495−9.

18 Mitsuyasu R, Groopman J, Volberding P. Cutaneous reaction to trimethoprim−sulfamethoxazole in patients with AIDS and Kaposi's sarcoma. *N Engl J Med* 1983; **308**: 1535−6.

19 De Raeve L, Song M, Van Maldergem L. Adverse cutaneous drug reactions in AIDS. *Br J Dermatol* 1988; **119**: 521−3.

20 van der Ven AJAM, Koopmans PP, Vree TB, van der Meer JWM. Adverse reactions to co-trimoxazole in HIV infection. *Lancet* 1991; **338**: 431−3.

21 Battegay M, Opravil M, Wütrich B, Lüthy R. Rash with amoxycillin−clavulanate therapy in HIV-infected patients. *Lancet* 1989; **ii**: 1100.

22 Nunn P, Kibuga D, Gathua S, *et al.* Cutaneous hypersensitivity reactions due to thiacetazone in HIV-1 seropositive patients treated for tuberculosis. *Lancet* 1991; **337**: 627−30.

23 Hira SK, Wadhawan D, Kamanga J, *et al.* Cutaneous manifestations of human immunodeficiency virus in Lusaka, Zambia. *J Am Acad Dermatol* 1988; **19**: 451−7.

24 Katz J, Marmary Y, Livneh A, Danon Y. Drug allergy in Sjögren's syndrome. *Lancet* 1991; **337**: 239.

25 Bloch KJ, Buchanan WW, Wohl MJ, Bunim JJ. Sjögrens's syndrome: a clinical, pathological and serological study of 62 cases. *Medicine* 1965; **44**: 187−231.

26 Williams BO, Onge RAST, Young A, *et al.* Penicillin allergy in rheumatoid arthritis with special reference to Sjögren's syndrome. *Ann Rheum Dis* 1969; **28**: 607−11.

27 Hashimoto S, Michalski JP, Berman MA, McCombs C. Mechanism of a lymphocyte abnormality associated with HLA-B8/DR3: role of interleukin-1. *Clin Exp Immunol* 1990; **79**: 227−32.

Häufigkeit aller Arzneimittelnebenwirkungen in Abhängigkeit von den Medikamentengruppen

Das Vorkommen von Nebenwirkungen unter der Therapie mit einem bestimmten Medikament muß offensichtlich von der Zahl der Verordnungen abhängen [1]. 1981 enthielt beinahe jede zehnte Verordnung in den USA entweder Hydrochlorothiazid oder Codein [2]. Eine von fünf Verschreibungen war für ein Diuretikum oder ein anderes Herz-Kreislauf-

Medikament; Analgetika und Arthritis-Medikamente bildeten 13 %, antiinfektiös wirkende Medikamente 13 % und Sedativa und andere psychotrope Medikamente 11 % der Verordnungen. Von den zehn in den ersten 6 Monaten des Jahres 1986 über das „Yellow Card"-System dem britischen „Committee on Safety of Medicines" am häufigsten gemeldeten Medikamenten waren 7 nichtsteroidale Antiphlogistika (verantwortlich für 74 % der schweren Arzneimittelnebenwirkungen). Die übrigen Medikamente waren die ACE-Hemmer Enalapril und Captopril (verantwortlich für 19 % der schwerwiegenden Reaktionen) und Cotrimoxazol (verantwortlich für 7 % der ernsten Nebenwirkungen) [3]. In einer anderen Untersuchung waren Antiphlogistika für fast 50 % der Arzneimittelreaktionen verantwortlich, die eine stationäre Aufnahme notwendig machten. Im ganzen gesehen wurden die meisten mit Medikamenten in Zusammenhang stehenden Krankenhausaufnahmen durch Digoxin, Phenytoin, Tranquilizer, Antihypertensiva, herzdämpfende Medikamente und Zytostatika verursacht [4].

1 Committee on Safety of Medicines. CSM Update: Non-steroidal anti-inflammatory drugs and serious gastrointestinal reactions — 2. Br Med J 1986; **292**: 1190–1.
2 Baum C, Kennedy DL, Forbes MB, Jones JK. Drug use in the United States in 1981. JAMA 1984; **251**: 1293–7.
3 Mann RD. The yellow card data: the nature and scale of the adverse drug reactions problem. In Mann RD (ed.) Adverse Drug Reactions. Parthenon Publishing, Carnforth, Lancs, 1987, pp 5–66.
4 Black AJ, Somers K. Drug-related illness resulting in hospital admission. J R Coll Physicians 1984; **18**: 40–1.

Inzidenz von Arzneimittelexanthemen

Arzneimittelexantheme sind wahrscheinlich die häufigste Manifestation einer Medikamentenunverträglichkeit, obwohl ihre Inzidenz schwer festzustellen ist. Die meisten Schätzungen sind ungenau, weil viele leicht ausgeprägte und vorübergehende Exantheme nicht festgehalten werden und Hautveränderungen nicht selten fälschlicherweise auf Medikamente zurückgeführt werden. Es gibt mehrere Untersuchungen zur Inzidenz von Arzneimittelexanthemen [1–6]. Die Reaktionsquote wird mit etwa 2,2 % angegeben [3,6]. Eine neuere Studie [5] über kutane Arzneimittelnebenwirkungen bei stationären Patienten zeigte, daß ein Drittel der Hauterscheinungen fixe Arzneimittelexantheme, ein Drittel Exantheme und 20 % Urtikaria oder Angioödeme waren. Der relativ hohe Anteil an fixen Arzneimittelexanthemen in dieser Untersuchungsreihe spiegelt die Tatsache wider, daß die untersuchten Patienten stationär aufgenommen worden waren. Antibiotika wurden mit 42 % am häufigsten verantwortlich gemacht, dann folgten fiebersenkende bzw. entzündungshemmende Analgetika (27 %) und Medikamente mit Wirkung auf das zentrale Nervensystem (10 %). Einige Medikamente lösten spezifische Reaktionen aus (Phenazon-Salicylat verursachte z.B. ein fixes Arzneimittelexanthem, Penizillin und Salicylate hingegen eine Urtikaria). Die meisten Medikamente konnten jedoch verschiedene Arten von Hautreaktionen auslösen. Eine andere große Untersuchungsreihe [6] berichtete, daß Exantheme, Urtikaria und generalisierter Juckreiz die häufigsten Reaktionen waren. Es ist interessant und bezeichnend für die Schwierigkeiten bei der Feststellung des auslösenden Medikaments, daß die Patienten im Durchschnitt 8 unterschiedliche Medikamente erhielten. Antibiotika, Blutprodukte und Mukolytika zur Inhalation verursachten zusammen 75 % der Hautreaktionen; Amoxicillin (51,4 Fälle/1000 behandelte Patienten), Trimethoprim-Sulfamethoxazol (33,8 Fälle/1000 behandelte Patienten) und Ampicillin (33,2 Fälle/1000 behandelte Patienten) verursachten die meisten Nebenwirkungen [6]. Desensibilisierende Impfstoffe, Muskelrelaxantien, intravenös verabreichte Anästhetika und Röntgenkontrastmittel waren die häufigsten Ursachen für Anaphylaxien oder anaphylaktoide Reaktionen, die dem britischen „Committee on Safety of Medicines" 1986/87 gemeldet wurden [7]. Der Vorsitzende des Komitees empfahl daraufhin 1986, daß desensibilisierende Impfstoffe nur dort verabreicht werden sollten, wo die Ausrüstung zur Durchführung einer Wiederbelebung vorhanden ist. Auch Chinidin, Cimetidin, Phenylbutazon, Hydrochlorothiazid (besonders in Kombination mit Amilorid) und Furosemid wurden häufig für Arzneimittelexantheme verantwortlich gemacht [8,9]. In den USA und Großbritannien sind Antibiotika, Hypnotika und Tranquilizer am häufigsten die auslösende Ursache. Berechnet man die Nebenwirkungen pro Dosis, sind Penizillin, Warfarin und Imipramin die drei am häufigsten angeschuldigten Medikamente [10]. Die Prävalenz einer in der Anamnese zu erhebenden Penizillinallergie wurde in der Bevölkerung der USA zwischen 5 und 10 % geschätzt [11]. Eine neuere internationale Untersuchung an 1790 Patienten aus 11 Ländern dokumentierte die Häufigkeit von allergischen Reaktionen unter Langzeit-Benzathin-Penizillin-Prophylaxe bei rheumatischem Fieber mit 3,2 %. Eine Anaphylaxie trat in 0,2 % ein (1,2/10.000 Injektionen), die Todesrate lag bei 0,05 % (0,31/10.000 Injektionen) [12]. Reaktionen auf Sulfonamide können ebenfalls bis zu 5 % der Behandelten treffen [13]. Hautreaktionen auf häufig verwendete Medikamente wie Digoxin, Antazida, Paracetamol (Acetaminophen), Nitroglyzerin, Spironolacton, Meperidin, Aminophyllin, Propranolol, Prednison, Salbutamol und Diazepam sind sehr selten [8].

Auch wenn die Hauterscheinungen die einzige Manifestation der Arzneimittelunverträglichkeit darstellen, können eine exfoliative Dermatitis, ein Erythema-exsudativum-multiforme oder eine toxische epidermale Nekrolyse zum Tode führen. In Frankreich wurde auf der Basis einer landesweiten Überwachung in den Jahren 1981 bis einschließlich 1985 die Inzidenz der toxischen epidermalen Nekrolyse auf 1,2 Fälle pro Million Einwohner pro Jahr geschätzt [14]. In einer anderen Studie wurden, basierend auf den Daten der „Group Health Cooperative" von Puget Sound, Seattle Washington (die etwa 260.000 Menschen umfaßt), stationäre Krankenhauspatienten von 1972 bis einschließlich 1986 untersucht. Das Vorkommen von Erythema-exsudativum-multiforme, Stevens-Johnson-Syndrom und toxischer epidermaler Nekrolyse wurde bei Patienten der Altersgruppe zwischen 20 und 64 Jahren auf 1,8 Fälle pro Million Menschenjahre geschätzt; bei Patienten unter 20 Jahren und über 65 Jahren stieg die Inzidenz auf 7 bzw. 9 Fälle pro

Million Menschenjahre [15]. Die Inzidenz der toxischen epidermalen Nekrolyse (Lyell-Syndrom) wurde auf 0,5 pro Million Einwohner und Jahr geschätzt. Die Nebenwirkungsraten pro 100.000 behandelte Personen waren wie folgt: Phenobarbital 20, Nitrofurantoin 7, Sulfamethoxazol und Trimethoprim sowie Ampicillin 3 und Amoxicillin 2 [15]. Eine italienische Untersuchung schätzte die Inzidenz der toxischen epidermalen Nekrolyse auf etwa 1,2 Fälle pro Million Einwohner und Jahr [16]. Eine Studie auf der Grundlage computerisierter „Medicaid"-Abrechnungsunterlagen in den Jahren 1980 bis 1984 aus den US-Bundesstaaten Michigan, Minnesota und Florida berichtete über eine Inzidenz des Stevens-Johnson-Syndroms von 7,1, 2,6 bzw. 6,8 pro Million Einwohner und Jahr. Penizilline, besonders Aminopenizilline, wurden am häufigsten verantwortlich gemacht [17]. In den alten Bundesländern der BRD wurde in den Jahren 1981 bis 1985 das jährliche Gesamtrisiko, eine toxische epidermale Nekrolyse oder ein Stevens-Johnson-Syndrom zu entwickeln, auf 0,93 bzw. 1,1 pro Million Einwohner geschätzt; die am häufigsten angeschuldigten Medikamente waren Antibiotika (Sulfonamide und Beta-Laktam-Antibiotika), Analgetika und nichtsteroidale Antiphlogistika [18]. In dieser Untersuchung war es in 88 % der Fälle von Lyell-Syndrom möglich, das auslösende Medikament zu ermitteln.

1 Kaplan AP. Drug-induced skin disease. *J Allergy Clin Immunol* 1984; **74**: 573–9.

2 Kauppinen K. Cutaneous reactions to drugs. With special reference to severe mucocutaneous bullous eruptions and sulphonamides. *Acta Derm Venereol (Stockh)* 1972; **52** (Suppl 68): 1–89.

3 Arndt KA, Jick H. Rates of cutaneous reactions to drugs. A report from the Boston Collaborative Drug Surveillance Program. *JAMA* 1976; **235**: 918–22.

4 Kauppinen K, Stubb S. Drug eruptions: Causative agents and clinical types. A series of inpatients during a 10-year period. *Acta Derm Venereol (Stockh)* 1984; **64**: 320–4.

5 Alanko K, Stubb S, Kauppinen K. Cutaneous drug reactions: clinical types and causative agents. A five year survey of in-patients (1981–1985). *Acta Derm Venereol (Stockh)* 1989; **69**: 223–6.

6 Bigby M, Jick S, Jick H, Arndt K. Drug-induced cutaneous reactions. A report from the Boston Collaborative Drug Surveillance Program on 15 438 consecutive inpatients, 1975 to 1982. *JAMA* 1986; **256**: 3358–63.

7 Bem JL, Mann RD, Rawlins MD. Review of yellow cards 1986 and 1987. *Br Med J* 1988; **296**: 1319.

8 Kalish RS. Drug eruptions: a review of clinical and immunological features. *Adv Dermatol* 1991; **6**: 221–37.

9 Thestrup-Pedersen K. Adverse reactions in the skin from antihypertensive drugs. *Dan Med Bull* 1987; **34**: 3–5.

10 Davies DM (ed.) *Textbook of Adverse Drug Reactions*, 3rd edn. Oxford University Press, Oxford 1985, pp 1–11.

11 Green CR, Rosenblum A. Report of the Penicillin Study Group — American Academy of Allergy. *J Allergy Clin Immunol* 1971; **48**: 331–43.

12 International Rheumatic Fever Study Group. Allergic reactions to long-term benzathine penicillin prophylaxis for rheumatic fever. *Lancet* 1991; **337**: 1308–10.

13 Anonymous. Hypersensitivity to sulphonamides — A clue? (Editorial). *Lancet* 1986; **ii**: 958–9.

14 Roujeau J-C, Guillaume J-C, Fabre J-D, *et al*. Toxic epidermal necrolysis (Lyell syndrome). Incidence and drug etiology in France, 1981−1985. *Arch Dermatol* 1990; **126**: 37−42.

15 Chan H-L, Stern RS, Arndt KA, *et al*. The incidence of erythema multiforme, Stevens−Johnson syndrome, and toxic epidermal necrolysis. A population-based study with particular reference to reactions caused by drugs among outpatients. *Arch Dermatol* 1990; **126**: 43−7.

16 Naldi L, Locati F, Marchesi L, Cainelli T. Incidence of toxic epidermal necrolysis in Italy. *Arch Dermatol* 1990; **126**: 1103−4.

17 Strom BL, Carson JL, Halpern AC, *et al*. A population-based study of Stevens−Johnson syndrome. Incidence and antecedent drug exposures. *Arch Dermatol* 1991; **127**: 831−8.

18 Schöpf E, Stühmer A, Rzany B, *et al*. Toxic epidermal necrolysis and Stevens−Johnson syndrome. An epidemiologic study from West Germany. *Arch Dermatol* 1991; **127**: 839−42.

2. Klassifikation und Mechanismen von Arzneimittelnebenwirkungen

Arzneimittelnebenwirkungen [1–12] können als Folge einer immunologischen Medikamentenallergie oder aber, häufiger, aufgrund nichtimmunologischer Mechanismen auftreten. Sie können vorhersehbar sein (Typ A) oder unvorhersehbar (Typ B) (Tabelle 2.1). Etwa 80 % der Arzneimittelnebenwirkungen sind vorhersehbar und in der Regel dosisabhängig; sie stellen eine Funktion bekannter pharmakologischer Wirkungen des Medikaments dar, treten bei anderweitig normalen Personen auf und sind bei einer regulär verordneten Dosierung unvermeidbar. Unvorhersehbare Nebenwirkungen sind dosisunabhängig, stehen nicht in Verbindung mit der pharmakologischen Wirkung des Medikaments und können eine genetische Grundlage haben. Mit Intoleranz bezeichnet man das Auftreten einer erwarteten

Tabelle 2.1. Klassifikation unerwünschter Arzneimittelreaktionen.

1. Nichtimmunologische Arzneimittel- nebenwirkungen	3. Immunologische (nicht vorhersehbare) Arzneimittelnebenwirkungen

vorhersehbare
Überdosis
Nebenwirkungen
Kumulation
Verzögerte Toxizität
Fakultative Wirkungen
Interaktionen von Medikamenten
Metabolische Veränderungen
Teratogenität
Nichtimmunologische Aktivierung
  von Effektorbahnen
Exazerbation von Krankheiten
Medikamentös induzierte Chromo-
  somenschäden
	IgE-vermittelte (Typ I) Arzneimittel-
	  nebenwirkungen
	Urtikaria und Anaphylaxie
	
	Antikörper-vermittelte (Typ II) Arznei-
	  mittelnebenwirkungen
	
	Immunkomplex-vermittelte (Typ III)
	  Arzneimittelnebenwirkungen
	Urtikaria und Anaphylaxie
	Serumkrankheit
	Vaskulitis
	Arthus-Phänomen

nicht vorhersehbare
Intoleranz
Idiosynkrasie
	Zellvermittelte (Typ IV) Arzneimittel-
	  nebenwirkungen
	Jones-Mote-Reaktion
	Klassische Überempfindlichkeit vom
	  verzögerten Typ

2. Verschiedene	
Jarisch-Herxheimer-Reaktion Ampicillin-Exanthem bei infektiöser Mononukleose	

Arzneimittelreaktion bei einer niedrigeren Dosierung, während Idiosynkrasie und Überempfindlichkeitserscheinungen qualitativ abnorme, unerwartete Reaktionen darstellen. Zu den Typ C-Nebenwirkungen gehören Veränderungen nach Langzeittherapie (z.B. die Analgetika-Nephropathie) und der Typ D umfaßt verzögerte Reaktionen wie z.B. Karzinogenität und Teratogenität. Die Haut hat ein eingeschränktes Repertoire an morphologischen Reaktionsmustern als Antwort auf eine Vielzahl verschiedener Stimuli. Deshalb ist es häufig unmöglich, das verantwortliche Medikament oder den zugrunde liegenden Pathomechanismus allein aufgrund des klinischen Bildes festzustellen. Deshalb bleiben wir nicht selten über die Mechanismen, die vielen kutanen Arzneimittelnebenwirkungen zugrunde liegen, im unklaren.

1 Van Arsdel PP. Allergy and adverse drug reactions. *J Am Acad Dermatol* 1982; 6: 833–45.
2 Parker CW. Allergic reactions in man. *Pharmacol Rev* 1983; **34**: 85–104.
3 de Weck AL. Pathophysiologic mechanisms of allergic and pseudo-allergic reactions to foods, food additives and drugs. *Ann Allergy* 1984; **53**: 583–6.
4 Wintroub BU, Stern R. Cutaneous drug reactions: pathogenesis and clinical classification. *J Am Acad Dermatol* 1985; **13**: 833–45.
5 Rawlins MD, Thompson JW. Mechanisms of adverse drug reactions. In Davies DM (ed.) *Textbook of Adverse Drug Reactions*, 3rd edn. Oxford University Press, Oxford, 1985, pp 12–38.
6 De Swarte RD. Drug allergy: An overview. *Clin Rev Allergy* 1986; **4**: 143–69.
7 Stern RS, Wintroub BU, Arndt KA. Drug reactions. *J Am Acad Dermatol* 1986; **15**: 1282–8.
8 Blaiss MS, de Shazo RD. Drug allergy. *Pediatr Clin North Am* 1988; **35**: 1131–47.
9 Park BK, Coleman JW. The immunological basis of adverse drug reactions. A report on a Symposium held in Liverpool on 6th April 1988. *Br J Clin Pharmacol* 1988; **26**: 491–5.
10 Berg PA, Daniel PT, Holzschuh J, Brattig N. Medikamentöse Allergien. Diagnose und Immunpathogenese. *Dtsch Med Wochenschr* 1988; **113**: 65–73.
11 Ring J. Arzneimittelunverträglichkeit durch pseudo-allergische Reaktionen. *Wien Med Wochenschr* 1989; **6**: 130–4.
12 Kalish RS. Drug eruptions: a review of clinical and immunological features. *Adv Dermatol* 1991; **6**: 221–37.

2.1 Nichtimmunologische Arzneimittelnebenwirkungen

Überdosierung

Die Zeichen einer Überdosierung stellen eine vorhersehbare, übersteigerte Ausprägung der erwünschten pharmakologischen Wirkungen des Medikaments dar und stehen in einem direkten Verhältnis zur Gesamtmenge des Medikaments im Körper. Dabei kann es sich als Folge eines Verordnungs- oder Ausgabefehlers oder aufgrund einer bewußten Mehreinnahme durch den Patienten um eine absolute Überdosierung handeln. Sie kann aber auch trotz einer korrekten Standarddosierung aufgrund individueller Verschiedenheiten von Resorption, Stoffwechsel oder Ausscheidung zustande kommen. Es ist auch möglich, daß eine unangemessen hohe Dosis einem Kind, einem sehr alten Menschen oder einem Patienten mit einer Nierenfunktionsstörung gegeben wird. Die Interaktion von Medikamenten kann ebenfalls eine Überdosierung auslösen.

Nebenwirkungen

Hierzu gehören ungewollte oder toxische Wirkungen, die sich nicht von der erwünschten pharmakologischen Wirkung des Medikaments trennen lassen. Beispiele sind die durch Antihistaminika ausgelöste Schläfrigkeit, die atropinähnlichen anticholinergen Eigenschaften mancher Phenothiazine, vieler Antihistaminika und trizyklischer Antidepressiva sowie das Anageneffluvium durch Zytostatika.

Kumulative Toxizität

Die längere Einnahme eines Medikaments kann zu einer kumulativen Toxizität führen. So kann die Akkumulation eines Arzneimittels in der Haut als Folge der Ablagerung in phagozytierenden Zellen oder in der Schleimhaut (z.B. bei längerer Gabe von Gold, Silber, Wismuth oder Quecksilber) oder aufgrund der Bindung an einen Bestandteil der Haut (z.B. bei hochdosierter Chlorpromazin-Therapie) zu störenden Farbveränderungen führen.

Verzögerte Toxizität

Beispiele hierfür sind die Keratosen und Hauttumoren, die viele Jahre nach der Aufnahme von anorganischem Arsen auftreten, oder die verzögerte Lebertoxizität, die mit einer Methotrexat-Therapie in Beziehung steht.

Fakultative Wirkungen

Dazu gehören die Folgen der medikamentös induzierten Veränderungen der Keimbesiedlung von Haut und Schleimhäuten. Antibiotika, die grampositive Bakterien zerstören, können zur Vermehrung von resistenten gramnegativen Spezies führen. Breitspektrum-Antibiotika, Kortikosteroide und immunsuppressive Medikamente können der Vermehrung von *Candida albicans* Vorschub leisten und die Umwandlung dieses Sproßpilzes vom Saprophyten zum pathogenen Keim begünstigen. Kortikosteroide unterstützen die Ausbreitung von Tinea und Erythrasma. In Verbindung mit der Verabreichung von Antibiotika wie Clindamycin und Tetracyclin kann eine pseudomembranöse Enterocolitis aufgrund einer Superinfektion des Darmes mit *Clostridium difficile* auftreten.

Interaktionen von Medikamenten

Interaktionen zwischen zwei oder mehr gleichzeitig verabreichten Medikamenten können schon vor dem Eintritt in den Körper in einer intravenösen Infusion, im Darm, im Blut und/oder an Gewebsrezeptoren oder indirekt durch eine Beschleunigung oder Verlangsamung der Metabolisierung oder Ausscheidung eines Medikaments stattfinden. Man sollte daran denken, daß unerwünschte Folgen einer Medikamenteninteraktion nicht nur beim Ansetzen eines Medikaments auftreten können, sondern auch nach dem Absetzen eines Medikaments, das zu einer Beschleunigung der Metabolisierung anderer Medikamenten geführt hat, da dies eine effektive Überdosierung der verbleibenden Medikamente zur Folge haben kann. Das Thema der Medikamenteninteraktionen ist bereits ausführlich abgehandelt worden [1]; trotzdem werden aber noch immer Medikamentenkombinationen mit möglichen unerwünschten Interaktionen verschrieben [2].

Arzneimittelinteraktionen im Darm

Beispielsweise inhibiert Phenobarbital die Absorption von Griseofulvin [1], Antazida hemmen die Aufnahme von Tetracyclin [3] und Tetracyclin kann die Absorption oraler Kontrazeptiva vermindern [4]. Ob letzteres tatsächlich von Bedeutung ist, wird noch diskutiert [5].

Verdrängung von Transportproteinen oder Rezeptoren

Die meisten Medikamente werden reversibel an Trägerproteine im Plasma oder in der Extrazellulärflüssigkeit gebunden. Die gebundenen Medikamente dienen als Reservoir und verhindern zu starke Schwankungen des Spiegels der aktiven, ungebundenen Fraktion. Eine Verdrängung aus der Bindung an das Transportprotein verstärkt die Medikamentenwirkung, während eine Verdrängung vom Rezeptor sie abschwächt. Viele Medikamente mit sauren Eigenschaften wie Salicylate, Cumarine, Sulfonamide und Phenylbutazon werden an Plasmaalbumin gebunden und wetteifern um Bindungsstellen. Ein Sulfonamid kann z.B. das Tolbutamid aus seiner Albuminbindung drängen und dadurch zur Hypoglykämie führen; oder Aspirin, Sulfonamide, Clofibrat oder Phenylbutazon können Warfarin vom Albumin verdrängen und so Blutungen und Ekchymosen verursachen. Desgleichen können Sulfonamide und Aspirin die Toxizität von Methotrexat erhöhen. Ciprofloxacin hebt den Plasmaspiegel von Theophyllin an.

Stimulierung und Inhibition von Enzymen

Ein Medikament kann Stoffwechselenzyme, die für seinen eigenen Abbau oder den einer anderen Substanz wichtig sind, entweder stimulieren oder hemmen; die klinischen Folgen können bedeutend sein. Manche Medikamente induzieren zum Beispiel die Synthese von Enzymen in Lebermikrosomen, die dem Abbau von Arzneimitteln dienen. Das mikrosomale Hydroxylierungssystem der Leber (über das der Stoffwechsel von Phenytoin und Debrisoquin abläuft) basiert auf Cytochrom P 450 und scheint eine Enzymfamilie zu sein, die auf verschiedene Substrate wie die Barbiturate, Fettsäuren und endogene Steroide wirken kann. Das Cytochrom-P-450-abhängige System katalysiert außerdem die Desaminierung (z.B. Amphetamin), die Desalkylierung (z.B. Morphin, Azathioprin), die Sulfoxidation (z.B. Chlorpromazin, Phenylbutazon), die Desulfurierung (Thiopental) und die Dehalogenierung (z.B. halogenierte Anästhetika). Diese mangelnde Spezifität erklärt das Phänomen, daß eine induzierende Substanz die Metabolisierung vieler anderer Medikamente stimulieren kann bzw. daß ein Medikament die Verarbeitung eines strukturell nicht verwandten Medikaments hemmen kann. Antibiotika, die über einen gewissen Zeitraum gegeben werden (z.B. Rifampicin bei Tuberkulose) können enzyminduzierend wirken. Barbiturate stimulieren die Metabolisierung von Griseofulvin, Phenytoin sowie der Antikoagulanzien vom Cumarin-Typ und Griseofulvin induziert eine gesteigerte Metabolisierung der Cumarine. Gleichermaßen erhöhen Rifampicin, Phenytoin und Carbamazepin die Verarbeitung von Cyclosporin A [6]. Zu den Medikamenten, die eine Enzyminhibition auslösen, gehören Chloramphenicol, Cimetidin, MAO-Hemmer, *p*-Aminosalicylsäure, Pethidin und Morphin. Dicumarol, Chloramphenicol und Phenylbutazon hemmen die metabolische Inaktivierung von Tolbutamid. Allopurinol hemmt die Metabolisierung von Azathioprin und Mercaptopurin durch die Xanthin-Oxidase. Cimetidin hemmt Leberenzyme und potenziert über eine Steigerung der Leberdurchblutung die Wirkung mancher Betablocker (Propranolol) sowie von Benzodiazepinen, Carbamazepin, Warfarin, Morphin, Phenytoin und Theophyllin. Ketoconazol kann die Wirkung oraler Antikoagulanzien [7], Erythromycin die des Carbamazepins [8] und beide das Cyclosporin verstärken. Nifedipin und Cyclosporin werden beide durch das gleiche Cytochrom-P-450-Enzym, P 450cpn, metabolisiert; Cyclosporin potenziert die Wirkung von Nifedipin, Phenytoin und in geringerem Maße von Valproinsäure über eine Verminderung der Verfügbarkeit von P 450cpn durch kompetitive Hemmung [9].

Veränderte Ausscheidung von Arzneimitteln

Beispiele sind die bekannte, durch Probenicid induzierte Verminderung der renalen Ausscheidung von Penizillin und die durch Aspirin verursachte Senkung der renalen Clearance von Methotrexat.

1 Griffin JP, D'Arcy PF, Speirs CJ. *A Manual of Adverse Drug Interactions*, 4th edn. Wright (Butterworth & Co. Publishers Ltd), London, 1988.
2 Beers MH, Storrie MS, Lee G. Potential adverse drug interactions in the emergency room. An issue in the quality of care. *Ann Intern Med* 1990; **112**: 61−4.
3 Garty M, Hurwitz A. Effect of cimetidine and antacids on gastrointestinal absorption of tetracycline. *Clin Pharmacol Ther* 1980; **28**: 203−7.
4 Bacon JF, Shenfield GM. Pregnancy attributable to interaction between tetracycline and oral contraceptives. *Br Med J* 1980; **280**: 293.
5 Fleischer AB, Resnick SD. The effect of antibiotics on the efficacy of oral contraceptives. *Arch Dermatol* 1989; **125**: 1562−4.

6 Schofield OMV, Camp RDR, Levene GM. Cyclosporin A in psoriasis: interaction with carbamazepine. *Br J Dermatol* 1990; **122**: 425−6.

7 Smith AG. Potentiation of oral anticoagulants by ketoconazole. *Br Med J* 1984; **288**: 188−9.

8 Wroblewski BA, Singer WD, Whyte J. Carbamazepine-erythromycin interaction: Case studies and clinical significance. *JAMA* 1986; **255**: 1165−7.

9 McFadden JP, Pontin JE, Powles AV, *et al.* Cyclosporin decreases nifedipine metabolism. *Br Med J* 1989; **299**: 1224.

Metabolische Veränderungen

Medikamente können durch ihre Wirkungen auf den Ernährungszustand und die Stoffwechsellage Veränderungen der Haut verursachen. Zum Beispiel können Medikamente wie Phenytoin, die in die Absorption oder die Metabolisierung der Folsäure eingreifen, das Risiko erhöhen, eine Stomatitis aphtosa zu entwickeln, und Isotretinoin kann über einen Anstieg der VLDL (very low density lipoproteines) Xanthome verursachen [1].

1 Dicken CH. Eruptive xanthomas associated with isotretinoin (13-*cis*-retinoic acid). *Arch Dermatol* 1980; **116**: 951−2.

Teratogenität und andere Wirkungen auf den Fötus [1–5]

Die Einführung von Isotretinoin hat die Aufmerksamkeit der Dermatologen maßgeblich auf das Problem der Teratogenität gelenkt [5]. Der Fötus ist insbesondere während der Phase der Organogenese, etwa während der dritten bis zehnten Schwangerschaftswoche, durch medikamentös bedingte Entwicklungsstörungen gefährdet, die zu Mißbildungen führen. Thalidomid, Retinoide und zytotoxische Medikamente sind nachgewiesenermaßen Teratogene. Starker Alkoholkonsum, der zur Alkoholembryopathie führt, Rauchen, Antikonvulsiva (besonders Phenytoin und Trimethadion), Warfarin, Inhalationsanästhetika, Lithium und Chinin wirken wahrscheinlich teratogen. Die hochdosierte Gabe von Kortikosteroiden wurde mit der Entstehung von Gaumenspalten in Verbindung gebracht. Eine deutliche Korrelation wurde zwischen der Inzidenz der Glukokortikoid-induzierten Gaumenspalte und dem Chromosom-8-Segment, das bei Nagetieren durch die N-Acetyl-Transferase identifiziert wurde, gefunden [6]. Die durch 6-Amino-Nikotinamid induzierte Gaumenspalte und die durch Phenytoin verursachte Lippenspalte (mit oder ohne Gaumenspalte) werden ebenfalls von dieser Genregion beeinflußt, allerdings nicht so stark. Geschlechtshormone, psychotrope Medikamente, Benzodiazepine, Tetrazycline, Rifampicin, Penicillamin und die Folsäure-Antagonisten Pyrimethamin und Trimethoprim wirken möglicherweise teratogen und sollten im ersten Trimester der Schwangerschaft nicht verabreicht werden. In einem Übersichtsartikel werden die möglichen unerwünschten Wirkungen von einigen in der Dermatologie häufig eingesetzten Medikamenten auf den Fötus und den gestillten Säugling beschrieben [4].

Auch in der späteren Schwangerschaft können Medikamente den Fötus schädigen. Warfarin kann Blutungen verursachen und Phenytoin kann kurz vor der Geburt verabreicht zu einer Gerinnungsstörung beim Neugeborenen führen, die durch Vitamin K korrigiert werden kann. Thyreostatika und Iodid können eine Struma neonatorum und eine Hypothyreose verursachen. Einer hochdosierten Kortikosteroidtherapie bei der Mutter kann eine Nebennierenatrophie des Fötus folgen. Die nichtsteroidalen Antiphlogistika haben verschiedene negative Wirkungen, obwohl die Gabe von Aspirin während der Schwangerschaft zur Prävention einer Verzögerung des fötalen Wachstums empfohlen wurde [7]. Tetrazykline werden in den sich entwickelnden Knochen abgelagert und verursachen eine Verfärbung der Zähne und eine Zahnschmelz-Hypoplasie [8]. Aminoglykoside wirken ototoxisch und Chloroquin hat zu einer neonatalen Chorioretinitis geführt. Androgene und Progesteron können zu einer Virilisierung des Fötus führen. Stilboestrol, das ab der Frühschwangerschaft über mehrere Monate gegeben wurde, wurde mit Anomalien der weiblichen und männlichen Geschlechtsorgane und mit Vaginalkarzinomen, die nach 20 Jahren bei den Nachkommen auftraten, in Zusammenhang gebracht [9,10].

1 Ellis C, Fidler J. Drugs in pregnancy: adverse reactions. *Br J Hosp Med* 1982; **28**: 575−84.
2 Kalter H, Warkany J. Congenital malformations: Etiologic factors and their role in prevention. *N Engl J Med* 1983; **308**: 424−31, 491−7.
3 Ashton CH. Disorders of the fetus and infant. In Davies DM (ed.) *Textbook of Adverse Drug Reactions*, 3rd edn. Oxford University Press, Oxford, 1985, pp 77−127.
4 Stockton DL, Paller AS. Drug administration to the pregnant or lactating woman: A reference guide for dermatologists. *J Am Acad Dermatol* 1990; **23**: 87−103.
5 Mitchell AA. Teratogens and the dermatologist. New knowledge, responsibilities, and opportunities. *Arch Dermatol* 1991; **127**: 399−401.
6 Karolyi J, Erickson RP, Liu S, Killewald L. Major effects on teratogen-induced facial clefting in mice determined by a single genetic region. *Genetics* 1990; **126**: 201−5.
7 Uzan S, Beaufils M, Breart G, *et al*. Prevention of fetal growth retardation with low-dose aspirin: findings of the EPREDA trial. *Lancet* 1991; **337**: 1427−31.
8 Witkop CJ, Wolf RO. Hypoplasia and intrinsic staining of enamel following tetracycline therapy. *JAMA* 1963; **185**: 1008−11.
9 Wingfield M. The daughters of stilboestrol. Grown up now but still at risk. *Br Med J* 1991; **302**: 1414−15.
10 Anonymous. Diethylstilboestrol − effects of exposure *in utero*. *Drug Ther Bull* 1991; **29**: 49−50.

Anaphylaktoide Reaktionen
(nichtimmunologische Aktivierung der Effektorbahnen)

Bestimmte Medikamente wie Opiate, Codein, Amphetamin, Polymyxin B, *d*-Tubocurarin, Atropin, Hydralazin, Pentamidin, Chinin und Röntgenkontrastmittel können direkt Mastzellmediatoren freisetzen und eine Urtikaria oder ein Angioödem auslösen [1–5]. Manche Medikamente wie die Röntgenkontrastmittel können antikörperunabhängig Komplement aktivieren [6]. Anaphylaxieähnliche Reaktionen auf Cyclooxygenase-Hemmer wie Aspirin und andere nichtsteroidale Antiphlogistika entstehen möglicherweise über Wirkungen auf den Arachidonsäure-Stoffwechsel oder auf die Mastzelldegranulation [7,8].

1 Schoenfeld MR. Acute allergic reactions to morphine, codeine, meperidine hydrochloride and opium alkaloids. *N Y State J Med* 1960; **60**: 2591–3.
2 Comroe JH, Dripps RD. Histamine-like action of curare and tubocurarine injected intracutaneously and intra-arterially in man. *Anesthesiology* 1946; **7**: 260–2.
3 Greenberger PA. Contrast media reactions. *J Allergy Clin Immunol* 1984; **74**: 600–5.
4 Assem ESK, Bray K, Dawson P. The release of histamine from human basophils by radiological contrast agents. *Br J Radiol* 1983; **56**: 647–52.
5 Rice MC, Lieberman P, Siegle RL, Mason J. *In vitro* histamine release induced by radiocontrast media and various chemical analogs in reactor and control subjects. *J Allergy Clin Immunol* 1983; **72**: 180–6.
6 Arroyave CM, Bhatt KN, Crown NR. Activation of the alternative pathway of the complement system by radiographic contrast media. *J Immunol* 1976; **117**: 1866–9.
7 Morassut P, Yang W, Karsh J. Aspirin intolerance. *Semin Arthritis Rheum* 1989; **19**: 22–30.
8 Ring J. Arzneimittelunverträglichkeit durch pseudo-allergische Reaktionen. *Wien Med Wochenschr* 1989; **6**: 130–4.

Exazerbation von Krankheiten

Zu den Beispielen für unerwünschte Arzneimittelwirkungen auf bereits bestehende Hautkrankheiten gehören: die Verschlechterung von Akne und Psoriasis durch Lithium, die Induktion einer psoriasiformen Dermatitis durch Betablocker [1], die Exazerbation der Psoriasis bei Absetzen von Kortikosteroiden, die Verstärkung des Lupus Erythematodes durch Cimetidin, Penizillin oder Sulfonamide und die Verschlechterung einer Rosacea durch Vasodilatatoren. Das Auslösen einer Porphyrie durch Barbiturate ist ein Beispiel dafür, wie ein Medikament eine latente Krankheit in die symptomatische Phase führen kann.

1 Abel EA, Dicicco LM, Orenberg EK, *et al.* Drugs in exacerbation of psoriasis. *J Am Acad Dermatol* 1986; **15**: 1007–22.

Intoleranz

Die charakteristischen Wirkungen eines Medikaments treten in übersteigerter Ausprägung schon bei ungewöhnlich niedriger Dosierung auf. Dies kann einerseits ein Extrem der normalen biologischen Variationsbreite darstellen.

Andererseits können auch eine verzögerte Metabolisierung oder Ausscheidung aufgrund einer gestörten Leber- oder Nierenfunktion oder einer genetisch bedingten Variation der Metabolisierungsgeschwindigkeit des Medikaments zur Intoleranz beitragen.

Idiosynkrasie

Dieser Begriff beschreibt eine uncharakteristische Reaktion, die nicht aufgrund von Tierexperimenten vorhersehbar ist, und nicht über einen immunologischen Mechanismus vermittelt wird. Die Ursache für diese Reaktionen ist häufig unbekannt, allerdings könnten genetisch bedingte Veränderungen von Stoffwechselmechanismen beteiligt sein. Zu solchen genetischen Anomalien gehören: der Glukose-6-Phosphatdehydrogenase (G-6-PD)-Mangel [1,2], die erbliche Methämoglobinämie, die Porphyrie, das Glukokortikoid-Glaukom und die maligne Hyperthermie bei Narkosen, die alle durch ungewöhnliche pharmakologische Reaktionen auf verschiedene Medikamente charakterisiert sind.

1 Beutler E. Glucose-6-phosphate dehydrogenase deficiency. *Lancet* 1991; **324**: 169−74.
2 Magon AM, Leipzig RM, Zannoni VG, Brewer GJ. Interactions of glucose-6-phosphate dehydrogenase deficiency with drug acetylation and hydroxylation reactions. *J Lab Clin Med* 1981; **97**: 764−70.

Pharmakogenetische Mechanismen und genetische Faktoren bei Intoleranz und Idiosynkrasie [1−3]

Die Pharmakokinetik von Medikamenten, d.h. ihre Absorption, Bindung an Plasma-Proteine, Gewebeverteilung, Metabolisierung und Ausscheidung, kann durch genetische Faktoren beeinflußt sein. Oxidation, Hydrolyse und Acetylierung sind die drei Stoffwechselwege, die am häufigsten genetischen Einflüssen unterliegen. Genetische Faktoren beeinflussen außerdem auch die Pharmakodynamik, d.h. die Reaktionsbereitschaft eines Gewebes oder Organs. Genetisch bedingte Unterschiede auf all diesen Gebieten können so einer Intoleranz oder Idiosynkrasie zugrunde liegen.
Zu den Beispielen für eine genetisch bedingte Intoleranz gehört die Veränderung der Pupillengröße nach Gabe von Phenylephrin und Parasympatholytika [4] und die sehr seltene, dominant vererbte familiäre Resistenz gegen Cumarin-Antikoagulanzien aufgrund einer Mutation im Rezeptor für Vitamin K und Antikoagulanzien [5]. Niedrige G-6-PD-Spiegel in roten Blutkörperchen werden bei Negern, bestimmten Völkern der Levante und bei Philippinos häufig geschlechtsgebunden dominant vererbt [6]. Sie führen zu einem chronischen Mangel an reduzierten Glutathion-Sulphydryl (SH)-Gruppen. Die G-6-PD reduziert NADP und oxidiert gleichzeitig Glukose-6-Phosphat. Auf diese Weise stellt sie ein Reduktionspotential dar, das Sulphydryl-Gruppen erhält und bei der Entgiftung freier Radikale und

Tabelle 2.2. Medikamente und Chemikalien, die bei Patienten mit Glukose-6-phosphat-Dehydrogenase-Mangel eine hämolytische Anämie auslösen können [nach 6].

Acetanilid	Nitrofurantoin
Doxorubicin	Phenazopyridin
Furazolidon	Primaquin (Malariamittel)
Methylenblau	Sulfonamide
Nalidixinsäure	Sulfamethoxazol
Niridazol	Dapson

Peroxide hilft. Bei ihrem Fehlen sind rote Blutkörperchen empfindlicher für oxidative Schädigungen [6]. Die betroffenen Personen laufen Gefahr, bei Einnahme eines der in Tabelle 2.2. aufgeführten Medikamente eine akute Hämolyse zu entwickeln, da alle diese Medikamente die wenigen reduzierten SH-Gruppen in älteren Erythrozyten oxidieren können; die Einnahme von Paracetamol (Acetaminophen) und Aspirin scheint gefahrlos zu sein [6].

Oxidation

Antikonvulsiva, viele Hypnotika, trizyklische Antidepressiva, Antikoagulanzien, verschiedene entzündungshemmende und angstlösende Medikamente werden durch Oxidation unwirksam gemacht. Die Oxidationsgeschwindigkeit vieler Medikamente variiert in der Bevölkerung über ein kontinuierliches Spektrum. Genetische Unterschiede in der Metabolisierung von Sulfonamiden können einer idiosynkratischen Toxizität zugrunde liegen [7–12]. Die oxidative Metabolisierung der Sulfonamide durch Cytochrom-P-450-Enzyme und N-Acetylierung erzeugt ein reaktives Hydroxylamin-Zwischenprodukt, das durch Glutathion-Konjugation inaktiviert wird. Der Hydroxylamin-Metabolit ist für Lymphozyten toxisch und diese Lymphozytentoxizität ist bei Patienten mit einer anamnestischen Überempfindlichkeit oder einem Glutathion-Synthetase-Mangel deutlich verstärkt. Phenytoin wird ebenfalls über das Cytochrom-P-450-Enzymsystem zu einem reaktiven Arenoxid-Zwischenprodukt metabolisiert [13]. Die Phenytoin-Überempfindlichkeit scheint mit einem angeborenen Mangel an Epoxidhydrolase einherzugehen, die in erster Linie für die Entgiftung der toxischen Arenoxid-Zwischenstufe verantwortlich ist [13–15]. Es wurde gezeigt, daß aktiviertes Phenytoin auf Lymphozyten von Patienten mit Phenytoin-Nebenwirkungen toxisch wirkt, und in geringerem Maße auch auf Lymphozyten der Eltern dieser Patienten [15]. Eine gestörte Metabolisierung von Phenacetin und Phenformin, die als Folge eines genetischen Polymorphismus der mikrosomalen Oxidation in der Leber vererbt wird, kann zu Nebenwirkungen bei Gabe dieser Medikamente führen [16,17]. Die Induktion der Leberenzyme, die für die Oxidation von Medikamenten verantwortlich sind, steht möglicherweise selbst unter genetischer Kontrolle [18]. Bei Patienten mit rheumatoider Arthritis und einer genetisch bedingten verminderten Fähigkeit, das Mukolytikum Carbocistein zu sulfoxidieren, kann eine vierfache Steigerung der Toxizität des strukturell ähnlichen Penicillamins beobachtet werden [19].

Hydrolyse

Der genetische Einfluß auf die Hydrolyse von Medikamenten kann am Fall des Suxamethoniums gut verdeutlicht werden. Suxamethonium führt normalerweise zu einer nur sehr kurzen neuromuskulären Blockade, da es sehr schnell durch die Plasma-Pseudocholinesterase hydrolysiert wird. Erblich bedingte atypische Cholinesterasen können das Medikament nicht hydrolysieren, so daß es bei den betroffenen Personen zu einem längeren Atemstillstand kommt [20]. Im Gegensatz dazu wurde auch über eine dominant vererbte Resistenz gegen Suxamethonium aufgrund einer hochaktiven Cholinesterase berichtet [21].

Acetylierung

Isoniazid, viele Sulfonamide, Hydralazin, Dapson, Procainamid u.a.m. werden durch die Überführung in eine acetylierte Form inaktiviert. Die Acetylierungsgeschwindigkeit variiert stark mit einer bimodalen Häufigkeitsverteilung und es gibt deutliche ethnische Unterschiede. Eine schnelle Inaktivierung wird dominant vererbt und tritt am häufigsten bei Eskimos und Japanern und am seltensten bei bestimmten jüdischen Bevölkerungsgruppen im Mittelmeerraum auf. Das durch Procainamid verursachte Lupus-Erythematodes (LE)-ähnliche Syndrom nach Procainamid dürfte häufiger bei schnellen „Acetylierern" auftreten. Dies spricht dafür, daß eine konjugierte Form und nicht das Ursprungsmolekül für die Induktion des LE verantwortlich ist [22]. Langsame „Acetylierer", bei denen es zu höheren und länger anhaltenden Medikamentenspiegeln kommt, neigen eher zur Entwicklung unerwünschter Reaktionen auf Isoniazid (pellagraähnliches Syndrom und periphere Neuritis), Dapson (Hämolyse) [23] und Hydralazin (LE-artiges Syndrom) [24,25].

Der Einfluß des HLA-Typus

Über eine Assoziation bestimmter HLA-Typen mit einer Empfänglichkeit für Arzneimittelexantheme wurde mehrfach berichtet, besonders im Zusammenhang mit der Gold- (HLA-DRw3 und HLA-B8) und Penicillamin-Toxizität [19,26–29]. Die Toxizität von Penicillamin hängt folgendermaßen mit den HLA-Phänotypen zusammen: HLA-DR3 und -B8 mit Nierentoxizität, -DR3, -B7 und -DR2 mit hämatologischer Toxizität und -A1 und -DR4 mit Thrombozytopenie. Nebenwirkungen an der Haut stehen mit HLA-DRW6 in Zusammenhang. Ein Arzneimittelexanthem nach Allopurinol-Gabe trat häufiger bei südchinesischen Patienten mit den Haplotypen AW33- und B17/BW58, seltener beim Haplotyp A2 auf [30]. Das aspirinempfindliche Asthma steht in Zusammenhang mit HLA-DQw2 [31]. Über eine Verbindung von HLA-Typen mit bestimmten blasenbildenden Erkrankungen wurde ebenfalls berichtet [32]. All diese Befunde weisen darauf hin, daß es möglicherweise eine genetische Prädisposition für die Entwicklung bestimmter Arzneimittelexantheme gibt.

1 Rawlins MD, Thompson JW. Mechanisms of adverse drug reactions. In Davies DM (ed.) *Textbook of Adverse Drug Reactions*, 3rd edn. Oxford University Press, Oxford, 1985, pp 12–38.

2 Shear NH, Bhimji S. Pharmacogenetics and cutaneous drug reactions. *Semin Dermatol* 1989; **8**: 219–26.

3 Lennard MS, Tucker GT, Woods HF. Inborn 'errors' of drug metabolism. Pharmacokinetic and clinical implications. *Clin Pharmacokinet* 1990; **19**: 257–63.

4 Bertler Å, Smith SE. Genetic influences in drug responses of the eye and the heart. *Clin Sci* 1971; **40**: 403–10.

5 O'Reilly RA. The second reported kindred with hereditary resistance to oral anticoagulant drugs. *N Engl J Med* 1970; **282**: 1448–51.

6 Beutler E. Glucose-6-phosphate dehydrogenase deficiency. *Lancet* 1991; **324**: 169–74.

7 Shear NH, Spielberg SP. *In vitro* evaluation of a toxic metabolite of sulfadiazide. *Can J Physiol Pharmacol* 1985; **63**: 1370–2.

8 Shear NH, Spielberg SP. An *in vitro* lymphocytotoxicity assay for studying adverse reactions to sulphonamides. *Br J Dermatol* 1985; **113**: 112–13.

9 Shear N, Spielberg S, Grant D, *et al.* Differences in metabolism of sulfonamides predisposing to idiosyncratic toxicity. *Ann Intern Med* 1986; **105**: 179–84.

10 Anonymous. Hypersensitivity to sulphonamides — A clue? (Editorial). *Lancet* 1986; **ii**: 958–9.

11 Rieder MJ, Uetrecht J, Shear NH, *et al.* Synthesis and *in vitro* toxicity of hydroxylamine metabolites of sulphonamides. *J Pharmacol Exp Ther* 1988; **244**: 724–8.

12 Rieder MJ, Uetrecht J, Shear NH, *et al.* Diagnosis of sulfonamide hypersensitivity reactions by *in-vitro* 'rechallenge' with hydroxylamine metabolites. *Ann Intern Med* 1989; **110**: 286–9.

13 Shear NH, Spielberg SP. Anticonvulsant hypersensitivity syndrome. *In vitro* assessment of risk. *J Clin Invest* 1988; **82**: 1826–32.

14 Spielberg SP, Gordon GB, Blake DA, *et al.* Predisposition to phenytoin hepatotoxicity assessed *in vitro*. *N Engl J Med* 1981; **305**: 722–7.

15 Spielberg SP. *In vitro* assessment of pharmacogenetic susceptibility to toxic drug metabolites in humans. *Fed Proc* 1984; **43**; 2308–13.

16 Shahidi NT. Acetophenetidin sensitivity. *Am J Dis Child* 1967; **113**: 81–2.

17 Eichelbaum M. Defective oxidation of drugs: Pharmacokinetic and therapeutic implications. *Clin Pharmacokinet* 1982; **7**: 1–22.

18 Vessell ES, Passananti T, Greene FE, Page JG. Genetic control of drug levels and of the induction of drug-metabolizing enzymes in man: individual variability in the extent of allopurinol and nortryptiline inhibition of drug metabolism. *Ann N Y Acad Sci* 1971; **179**: 752–3.

19 Dasgupta B. Adverse reactions profile: 2. Penicillamine. *Prescribers J* 1991; **31**: 72–7.

20 Harris H. Enzymes and drug sensitivity. The genetics of serum cholinesterase 'deficiency' in relation to suxamethonium apnoea. *Proc R Soc Med* 1964; **57**: 503–6.

21 Neitlich HW. Increased plasma cholinesterase activity and succinylcholine resistance: A genetic variant. *J Clin Invest* 1966; **45**: 380–7.

22 Davies DM, Beedie MA, Rawlins MD. Antinuclear antibodies during procainamide treatment and drug acetylation. *Br Med J* 1975; **iii**: 682–4.

23 Ellard GA, Gammon PT, Savin LA, Tan RSH. Dapsone acetylation in dermatitis herpetiformis. *Br J Dermatol* 1974; **90**: 441–4.

24 Perry HM Jr, Sakamoto A, Tan EM. Relationship of acetylating enzyme to hydralazine toxicity. *J Lab Clin Med* 1967; **70**: 1020–1.

25 Russell GI, Bing RF, Jones JA, *et al.* Hydralazine sensitivity: clinical features, autoantibody changes and HLA-DR phenotype. *Q J Med* 1987; **65**: 845–52.

26 Wooley PH, Griffin J, Payani GS, et al. HLA-DR antigens and toxic reaction to sodium aurothiomalate and D-penicillamine in patients with rheumatoid arthritis. *N Engl J Med* 1980; **303**: 300−2.
27 Latts JR, Antel JP, Levinson DJ, et al. Histocompatibility antigens and gold toxicity: a preliminary report. *J Clin Pharmacol* 1980; **20**: 206−9.
28 Bardin T, Dryll A, Debeyre N, et al. HLA system and side effects of gold salts and D-penicillamine treatment of rheumatoid arthritis. *Ann Rheum Dis* 1982; **41**: 599−601.
29 Emery P, Panayi GS, Huston G, et al. D-penicillamine induced toxicity in rheumatoid arthritis: the role of sulphoxidation status and HLA-DR3. *J Rheumatol* 1984; **11**: 626−32.
30 Chan SH, Tan T. HLA and allopurinol drug eruption. *Dermatologica* 1989; **179**: 32−3.
31 Mullarkey MF, Thomas PS, Hansen JA, et al. Association of aspirin-sensitive asthma with HLA-DQw2. *Am Rev Respir Dis* 1986; **133**: 261−3.
32 Roujeau J-C, Bracq C, Huyn NT, et al. HLA phenotypes and bullous cutaneous reactions to drugs. *Tissue Antigens* 1986; **28**: 251−4.

Medikamentös induzierte Chromosomenschäden [1−3]

Das Phänomen von medikamentös induzierten Chromosomenschäden kann durch Studien an Chromosomen von Patienten oder Tieren, die mit Medikamenten behandelt worden waren, oder *in vitro* durch die Zugabe von Medikamenten zu Zellkulturen erforscht werden. Die Substanzen, die Chromosomenschäden verursachen können, werden Clastogene genannt. Die Wirkung kann dosisabhängig sein, aber *In-vitro*-Ergebnisse müssen nicht unbedingt für die *In-vivo*-Situation repräsentativ sein. Hauptsächlich anti-mitotisch und antibiotisch wirksame Substanzen wurden getestet, aber auch Psychopharmaka, Antikonvulsiva, Halluzinogene, Immunsuppressiva und orale Kontrazeptiva wurden untersucht und man fand, daß sie in unter-schiedlichem Maße Chromosomenschäden verursachen können. Die Schä-den reichen von Anfärbungsunterschieden über „Anfärbungslücken" und Chromosomenbrüche bis zu massiven Veränderungen wie Deletionen, Fragmentbildung, Translokationen, Inversionen und Polyploidie. Solche Schäden können stabil sein und über eine Reihe von Zellteilungen erhalten bleiben, oder sie sind nur vorübergehend vorhanden.

1 Shaw MW. Human chromosome damage by chemical agents. *Ann Rev Med* 1970; **21**: 409−32.
2 Bender MA, Griggs HG, Bedford JS. Mechanisms of chromosomal aberration production. III. Chemicals and ionizing radiation. *Mutat Res* 1974; **23**: 197−212.
3 Rawlins MD, Thompson JW. Mechanisms of adverse drug reactions. In Davies DM (ed.) *Textbook of Adverse Drug Reactions*, 3rd edn. Oxford University Press, Oxford: 1985, pp 12−38.

2.2 Verschiedene Reaktionen

Jarisch-Herxheimer-Reaktion

Dies ist eine verstärkte Ausprägung von Hautläsionen bei Infektionskrankheiten nach Beginn einer wirksamen antimikrobiellen Therapie. In klassischer Form sieht man die Jarisch-Herxheimer-Reaktion bei der Behandlung der frühen Syphilis mit Penizillin (Abb. 2.1). Sie kann auch drei Tage nach Beginn einer Griseofulvin-Therapie, unter Therapie mit Diethylcarbamazin bei Onchozerkose und Thiabendazol bei Strongyloidiasis sowie bei Verwendung von Penizillin oder Minocyclin beim Erythema chronicum migrans als Manifestation einer *Borrelia-burgdorferi*-Infektion auftreten [1]. Die Jarisch-Herxheimer-Reaktion wurde auf eine plötzliche Freisetzung von pharmakologisch und/oder immunologisch aktiven Substanzen aus abgetöteten Mikroorganismen oder von geschädigtem Gewebe zurückgeführt. Es gibt allerdings wenig Hinweise, daß es sich dabei um eine allergische Reaktion handelt [2]. Klinisch kann es zu Fieber, Schüttelfrost, Lymphknotenschwellung und Arthralgie sowie flüchtigen makulösen oder urtikariellen Hauterscheinungen kommen; auch das Auftreten von Bläschen wurde beschrieben [3].

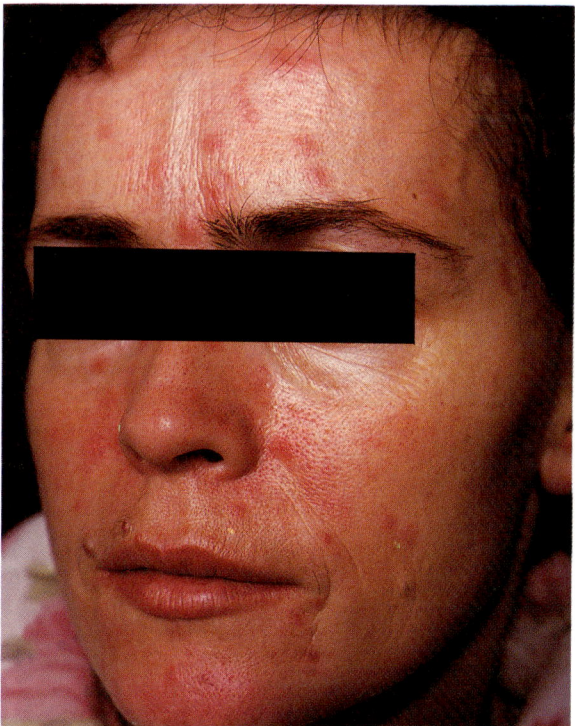

Abb. 2.1.   Jarisch-Herxheimer-Reaktion mit verstärkter Ausprägung der Läsionen im Gesicht nach Penicillin-Therapie bei einer Patientin mit sekundärer Syphilis.

1 Weber K. Jarisch—Herxheimer-Reaktion bei Erythema-migrans-Krankheit. *Hautarzt* 1984; **35**: 588—90.

2 Skog E, Gudjónsson H. On the allergic origin of the Jarisch—Herxheimer reaction. *Acta Derm Venereol (Stockh)* 1966; **46**: 136—43.

3 Rosen T, Rubin H, Ellner K, *et al*. Vesicular Jarisch—Herxheimer reaction. *Arch Dermatol* 1989; **125**: 77—81.

Ampicillinexanthem bei infektiöser Mononukleose

Wenn Patienten mit infektiöser Mononukleose oder lymphatischer Leukämie Ampicillin erhalten, entwickeln sie nahezu immer ein ausgeprägtes morbilliformes Exanthem (Abb. 2.2). Diese Reaktion tritt bedeutend seltener auch bei Gabe von Amoxicillin auf. Der genaue Entstehungsmechanismus ist nicht bekannt.

2.3 Immunologisch vermittelte Arzneimittelnebenwirkungen

Allergische Überempfindlichkeitsreaktionen sind die Folge einer immunologischen Sensibilisierung gegen ein Medikament, die durch einen früheren

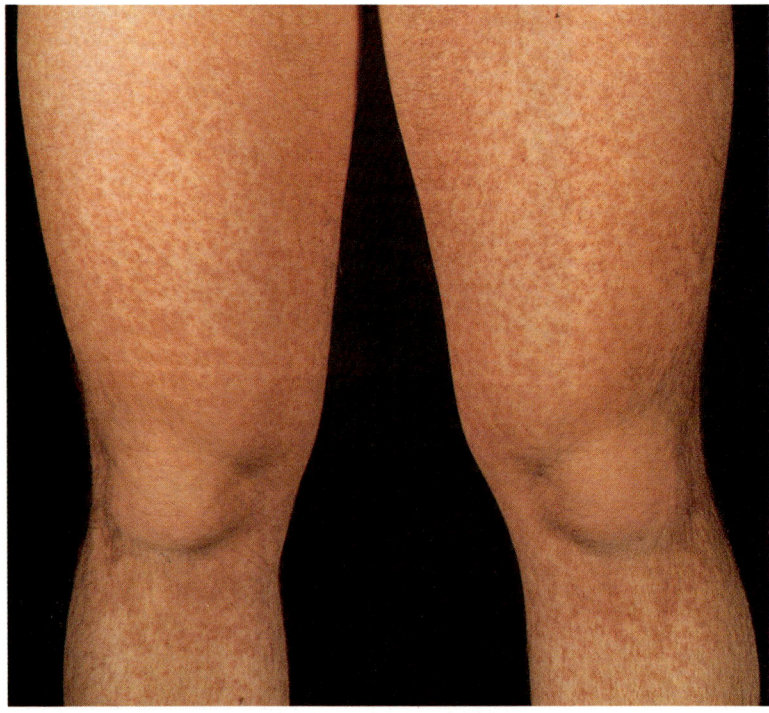

Abb. 2.2. Makulopapulöses Exanthem bei einem Patienten mit Pfeifferschem Drüsenfieber, der mit Ampicillin behandelt wurde.

Kontakt mit diesem Medikament oder einer chemisch verwandten kreuzreagierenden Substanz zustande kommt [1–7]. Obwohl Medikamente häufig
eine Immunantwort auslösen, treten klinisch erkennbare Überempfindlichkeitsreaktionen nur bei einem kleinen Prozentsatz der behandelten Personen auf. So kann man mit Hilfe von hochempfindlichen passiven Hämagglutinationstests IgM-Antikörper gegen die Penicilloyl-Gruppe (die wichtig-
ste vom Penizillin abstammende Haptendeterminante) bei fast 100 % der
normalen Personen nachweisen, auch ohne eine Penizillintherapie in der
Anamnese. 40 % der Patienten, die mehr als 2 g Penizillin über mehr als 10
Tage erhalten, entwickeln IgG-Antikörper [8]. Makromolekulare Medikamente wie Protein- oder Peptidhormone, Insulin oder Dextran sind an sich
schon antigen. Im Gegensatz dazu sind die meisten Medikamente kleine
organische Moleküle mit Molekulargewichten unter 1 Kilodalton; daher
muß sich zur Auslösung einer Immunantwort das freie Medikament als
Hapten an ein makromolekulares Trägermolekül binden. Glücklicherweise
haben die meisten Medikamente nur eine begrenzte Fähigkeit, kovalente
Verbindungen mit Gewebeproteinen zu bilden. Eine klinische Sensibilisierung kann auch durch die Entwicklung einer Allergie gegen reaktive
Abbauprodukte des Medikaments, die als Haptene wirken, oder gegen
geringe Verunreinigungen entstehen.

Klinische Merkmale zur Unterscheidung von allergischen und nichtallergischen Arzneimittelnebenwirkungen

Der Sensibilisierung vorausgehende Expositionen mit dem Medikament
sollten ohne Nebenwirkungen verlaufen sein. Hat es noch keinen früheren
Kontakt gegeben, sollte es vor Einsetzen der Nebenwirkung eine Latenzpe-
riode von mehreren Tagen komplikationsloser Therapie gegeben haben, in
denen die Sensibilisierung erfolgte. Danach kann sich die Reaktion innerhalb von Minuten, ja sogar Sekunden, sicher aber innerhalb von 24 Stunden
entwickeln. Allergische Reaktionen haben keine Ähnlichkeit mit den
pharmakologischen Wirkungen des Medikaments, können auf die Einnahme von Dosen, die weit unterhalb des therapeutischen Spiegels liegen,
folgen und durch erneute Gabe des Medikaments reproduziert werden
(wenn das als sicher eingeschätzt wird).

Faktoren, die die Entwicklung einer Überempfindlichkeit beeinflussen

Die Art der Verabreichung eines Medikaments kann dessen Immunogenität
und das Erscheinungsbild jeglicher Allergie beeinflussen. Die lokale Applikation eines Medikamentes führt eher zu einer Sensibilisierung als die orale
Aufnahme und begünstigt die Entwicklung einer Kontaktdermatitis; so ist
z.B. der Giftefeu ein potentes Kontaktallergen, seine orale Aufnahme kann
aber eine Toleranzentwicklung fördern. Eine Anaphylaxie entsteht am
ehesten im Zusammenhang mit einer intravenösen Verabreichung des
Medikaments. Manchmal jedoch kann die Anaphylaxie nach oraler Einnah-

me von Penizillin genauso schnell auftreten [9]. Ob sich eine Allergie entwickelt oder nicht, kann auch von der Antigenbelastung, das heißt von der Medikamentenmenge und von individuellen genetischen Unterschieden bei der Medikamentenabsorption und -metabolisierung abhängen. So tritt, wie bereits erwähnt, ein LE-artiges Syndrom mit Bildung von antinukleären Antikörpern nach Hydralazin-Therapie häufiger bei Personen auf, die dieses Medikament langsam acetylieren [10]. Der durch Hydralazin induzierte systemische Lupus Erythematodes (SLE) ist unter HLA-DR4-positiven Patienten 10 mal häufiger als in der Gesamtbevölkerung und tritt auch häufiger bei Frauen auf. Allergische Arzneimittelreaktionen sind in der Kindheit und möglicherweise auch bei alten Menschen seltener. Bei letzteren könnte dies mit der abgeschwächten immunologischen Reaktionsfähigkeit zusammenhängen. Durch eine Hemmung der Regulatorfunktion von Suppressor-T-Zellen kann eine Immunsuppression das Risiko für die Entstehung von allergischen Arzneimittelnebenwirkungen erhöhen [11]. Auch Umweltfaktoren können die Empfänglichkeit für eine Arzneimittelüberempfindlichkeit beeinflussen, wie zum Beispiel bei der bekannten Zunahme durch Ampicillin induzierter morbilliformer Hautreaktionen im Zusammenhang mit der infektiösen Mononukleose und bei photoallergischen Reaktionen auf Medikamente wie die Thiazid-Diuretika oder Phenothiazine.

Dauer einer Überempfindlichkeit

Die Dauer der allergischen Überempfindlichkeit ist nicht vorhersagbar. Obwohl im allgemeinen eine Bereitschaft besteht, daß immunologisch vermittelte Medikamentennebenwirkungen im Laufe der Zeit nachlassen – vorausgesetzt, der Patient bekommt das Medikament oder einer verwandten Substanz nicht neuerlich verabreicht –, kann man sich doch darauf nie verlassen. Wenn nötig (und möglich), sollten sichere Prüfmethoden angewandt werden.

1 de Weck AL. Pathophysiologic mechanisms of allergic and pseudo-allergic reactions to foods, food additives and drugs. *Ann Allergy* 1984; **53**: 583−6.
2 Wintroub BU, Stern R. Cutaneous drug reactions: pathogenesis and clinical classification. *J Am Acad Dermatol* 1985; **13**: 833−45.
3 Rawlins MD, Thompson JW. Mechanisms of adverse drug reactions. In Davies DM (ed.) *Textbook of Adverse Drug Reactions*, 3rd edn. Oxford University Press, Oxford, 1985, pp 12−38.
4 De Swarte RD. Drug allergy: An overview. *Clin Rev Allergy* 1986; **4**: 143−69.
5 Stern RS, Wintroub BU, Arndt KA. Drug reactions. *J Am Acad Dermatol* 1986; **15**: 1282−8.
6 Blaiss MS, de Shazo RD. Drug allergy. *Pediatr Clin North Am* 1988; **35**: 1131−47.
7 Kalish RS. Drug eruptions: a review of clinical and immunological features. *Adv Dermatol* 1991; **6**: 221−37.
8 Weiss ME, Adkinson NF. Immediate hypersensitivity reactions to penicillin and related antibiotics. *Clin Allergy* 1988; **18**: 515−40.
9 Simmonds J, Hodges S, Nicol F, Barnett D. Anaphylaxis after oral penicillin. *Br Med J* 1978; **ii**: 1404.

10 Perry HM Jr, Sakamoto A, Tan EM. Relationship of acetylating enzyme to hydralazine toxicity. *J Lab Clin Med* 1967; **70**: 1020−1.

11 Lakin JD, Grace WR, Sell KW. IgE antipolymyxin B antibody formation in a T-cell depleted bone marrow transplant patient. *J Allergy Clin Immunol* 1975; **56**: 94−103.

2.4 Die immunologischen Reaktionsformen

IgE-vermittelte (Typ I) Arzneimittelnebenwirkungen: Urtikaria und Anaphylaxie [1]

Polyvalente Medikament-Protein-Komplexe verbinden *in vivo* zwei oder mehr spezifische IgE-Moleküle, die an der Oberfläche sensibilisierter Gewebemastzellen oder zirkulierender basophiler Leukozyten fixiert sind. Dies führt zur Freisetzung von verschiedenen chemischen Mediatoren wie Histamin, Peptiden wie dem chemotaktischen Faktor der Anaphylaxie der eosinophilen Leukozyten, Lipiden wie dem Leukotrien C4 oder dem Prostaglandin D2 und verschiedenen entzündungsfördernden Zytokinen [2]. Diese wiederum haben Wirkungen auf eine Reihe von Zielgeweben wie die Haut, den Respirations- und Gastrointestinaltrakt und/oder das kardio-vaskuläre System. Die Degranulation eosinophiler Leukozyten kann auch zur Freisetzung entzündungsfördernder Mediatoren führen [3]. Es kommt zur Erweiterung und erhöhten Permeabilität kleiner Blutgefäße und dadurch zu Ödembildung und Hypotension. Die glatte Muskulatur der Broncheolen wird kontrahiert, eine exzessive Schleimsekretion setzt ein und es kommt zur Chemotaxis von Entzündungszellen, unter anderem von polymorphkernigen und eosinophilen Leukozyten. Klinisch kann dies zu Juckreiz, Urtikaria, Bronchospasmus, Larynxödem und, in schweren Fällen, zum anaphylaktischen Schock mit Hypotension und möglicherweise tödlichem Ausgang führen. Sofortreaktionen treten innerhalb von Minuten nach der Medikamentengabe auf; die Reaktionen können aber auch innerhalb von Stunden oder Tagen auftreten und bieten im allgemeinen das Bild einer Urtikaria. Sie können ebenfalls zum Larynxödem führen. Penizilline sind die häufigste Ursache IgE-abhängiger Arzneimittelexantheme. Die Häufigkeit von Typ-I-Reaktionen nach Gabe von Beta-Laktam-Antibiotika liegt bei etwa 2 % [4].

1 Champion RH, Greaves MW, Kobza Black A (eds.) *The Urticarias*. Churchill Livingstone, Edinburgh, 1985.

2 Schwartz LB. Mast cells and their role in urticaria. *J Am Acad Dermatol* 1991; **25**: 190−204.

3 Leiferman KM. A current perspective on the role of eosinophils in dermatologic diseases. *J Am Acad Dermatol* 1991; **24**: 1101−12.

4 Sullivan TJ, Wedner HJ, Shatz GS, *et al.* Skin testing to detect penicillin allergy. *J Allergy Clin Immunol* 1981; **68**: 171−80.

Antikörpervermittelte (Typ II) Arzneimittelnebenwirkungen

Die Bindung von Antikörpern an Zellen kann über eine komplementabhängige Zytolyse zur Zellschädigung führen. Das klassische Beispiel für die Folgen einer Immunkomplex-Bildung zwischen einem Medikament (als Hapten), das an der Oberfläche von Zellen (in diesem Fall Thrombozyten) gebunden ist, und IgG-Antikörpern mit nachfolgender Komplementbindung war die durch Apronalid (Sedormid) verursachte Purpura. Ein weiteres Beispiel ist die thrombozytopenische Purpura, die durch Antikörper gegen Chinin-Thrombozyten-Komplexe ausgelöst werden kann [1,2]. Mehrere Medikamente, darunter Penizillin, Chinin und Sulfonamide, können, allerdings selten, auf diese Weise eine hämolytische Anämie auslösen. Methyldopa induziert, ebenfalls sehr selten, über Autoantikörper gegen Antigene der roten Blutkörperchen eine hämolytische Anämie.

1 Christie DJ, Weber RW, Mullen PC, *et al*. Structural features of the quinidine and quinine molecules necessary for binding of drug-induced antibodies to human platelets. *J Lab Clin Med* 1984; **104**: 730−40.
2 Gary M, Ilfeld D, Kelton JG. Correlation of a quinidine-induced platelet-specific antibody with development of thrombocytopenia. *Am J Med* 1985; **79**: 253−5.

Immunkomplexabhängige (Typ III) Arzneimittelnebenwirkungen

Urtikaria und Anaphylaxie

Immunkomplexe können die Komplementkaskade aktivieren. Dies führt zur Bildung von Anaphylatoxinen wie den Komplementprotein-Fragmenten C3a und C5a, die direkt die Freisetzung von Mediatoren aus Mastzellen und basophilen Leukozyten auslösen und so eine Urtikaria oder Anaphylaxie verursachen.

Serumkrankheit [1–4]

Zur Auslösung einer der Serumkrankheit ähnlichen oder einer anderen durch Immunkomplexe vermittelten Reaktion muß ein Medikamenten-Antigen so lange im Kreislauf vorhanden sein, daß Antikörper, meist IgG oder IgM, gebildet werden und sich mit dem Antigen zu zirkulierenden Antigen-Antikörper-Komplexen verbinden können. Diese Nebenwirkungen treten daher etwa 6 oder mehr Tage nach Therapiebeginn auf. Eine Serumkrankheit entwickelt sich, wenn Antikörper und Antigen sich im Antigen-Überschuß verbinden und so zu einem langsamen Abbau der persistierenden Komplexe durch das Monozyten-Makrophagen-System führen. Man hat die Serumkrankheit meist im Zusammenhang mit einer Serumtherapie mit hochdosierten heterologen Antikörpern, wie bei der Behandlung der Diphterie mit Pferdeserum, gesehen. In letzter Zeit wurde über die Serumkrankheit in Verbindung mit der Antilymphozyten-Globulin-Therapie berichtet. Zu den klinischen Manifestationen der Serumkrankheit gehören Fieber, Arthritis, Nephritis, Neuritis, Ödeme und ein urtikarielles oder papulöses Exanthem.

Vaskulitis [5–14]

Arzneimittelinduzierte Immunkomplexe spielen in der Pathogenese der kutanen nekrotisierenden Vaskulitis eine bedeutende Rolle (Abb. 2.3). Die Ablagerung von Immunkomplexen am Gefäßendothel führt zu einer Aktivierung der Komplementkaskade mit Bildung der Anaphylatoxine C3a und C5a; diese haben chemotaktische Eigenschaften. Vasoaktive Amine und entzündungsfördernde Zytokine werden von basophilen Leukozyten und Mastzellen freigesetzt und führen zu einer erhöhten Gefäßdurchlässigkeit und zur Einwanderung neutrophiler polymophkerniger Granulozyten. Die über Fc-Rezeptoren vermittelte Interaktion von Immunkomplex und Thrombozyten führt zur Aggregation von Blutplättchen und Mikrothrombus-Bildung. Die Abgabe von lysosomalen Enzymen durch neutrophile Granulozyten trägt ebenfalls zur lokalen Entzündung bei. Diese Ereignisse führen zum histologischen Erscheinungsbild der leukozytoklastischen Vaskulitis. Die Ablagerung von Immunglobulinen und Komplementkomponenten in und um die Wände der Blutgefäße kann durch direkte Immunfluoreszenz-Färbung an Hautbiopsien nachgewiesen werden. Hydralazin und der Hydroxylamin-Metabolit des Procainamid binden an die Komple-

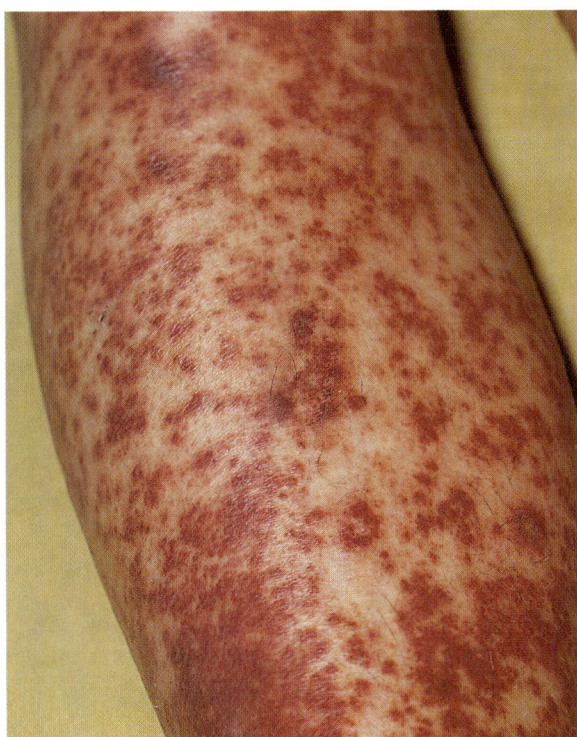

Abb. 2.3. Palpable Purpura bei einer nekrotisierenden Vaskulitis.

mentkomponente C4 und hemmen ihre Funktion; dies könnte den Abbau von Immunkomplexen behindern und dadurch die Voraussetzung für die Entwicklung eines LE-artigen Syndroms schaffen [13].

Die Arthus-Reaktion [14]

Das Arthus-Phänomen ist eine lokalisierte Form der Immunkomplex-Vaskulitis. Eine intra- oder subkutane Injektion eines Antigens führt bei einer sensibilisierten Person mit den entsprechenden zirkulieren präzipitierenden Antikörpern (meist IgG) zur lokalen Immunkomplex-Bildung und den oben beschriebenen Pathomechanismen. Klinisch sieht man an der Injektionsstelle ein Erythem und Ödem (siehe Abbildung 15.7 auf Seite 379), die den Höhepunkt nach 4 bis 10 Stunden erreichen und sich dann langsam zurückbilden. Gelegentlich kommt es zur Hämorrhagie und Nekrose. Das anfänglich aus polymorphkernigen Granulozyten bestehende Infiltrat kann durch ein Infiltrat aus mononukleären Zellen ersetzt werden.

1 Yancey KB, Lawley TJ. Circulating immune complexes: Their immunochemistry, biology, and detection in selected dermatologic and systemic diseases. *J Am Acad Dermatol* 1984; **10**: 711−31.

2 Lawley TJ, Bielory L, Gascon P, *et al*. A prospective clinical and immunologic analysis of patients with serum sickness. *N Engl J Med* 1984; **311**: 1407−13.

3 Erffmeyer JE. Serum sickness. *Ann Allergy* 1986; **56**: 105−9.

4 Lin RY. Serum sickness syndrome. *Am Fam Physician* 1986; **33**: 157−62.

5 Fauci AS, Haynes EF, Katz P. The spectrum of vasculitis; clinical, pathologic, immunologic and therapeutic considerations. *Ann Intern Med* 1978; **89**: 660−76.

6 Herrmann WA, Kauffmann RH, van Es LA *et al*. Allergic vasculitis. A histological and immunofluorescent study of lesional and non-lesional skin in relation to circulating immune complexes. *Arch Dermatol Res* 1980; **269**: 179−87.

7 Mackel SE, Jordon RE. Leukocytoclastic vasculitis. A cutaneous expression of immune complex disease. *Arch Dermatol* 1983; **118**: 296−301.

8 Wenner NP, Safai B. Circulating immune complexes in Henoch−Schönlein purpura. *Int J Dermatol* 1983; **22**: 383−5.

9 Price N, Sams WM Jr. Vasculitis. *Dermatol Clin* 1983; **1**: 475−91.

10 Sanchez NP, Van Hale HM, Su WPD. Clinical and histopathologic spectrum of necrotizing vasculitis. Report of findings in 101 cases. *Arch Dermatol* 1985; **121**: 220−4.

11 Sams WM. Hypersensitivity angiitis. *J Invest Dermatol* 1989; **93**: 78S−81S.

12 Smoller BR, McNutt NS, Contreras F. The natural history of vasculitis. What the histology tells us about pathogenesis. *Arch Dermatol* 1990; **126**: 84−9.

13 Sim E. Drug-induced immune complex disease. *Complement Inflamm* 1989; **6**: 119−26.

14 Hay F. Hypersensitivity − Type III. In Roitt I, Brostoff J, Male D (eds) *Immunology*, 2nd edn. Gower Medical Publishing, London, 1989, pp 21.1−21.10.

Zellvermittelte (Typ IV) Arzneimittelnebenwirkungen

Die Rolle der zellvermittelten Immunantwort vom verzögerten Typ bei der Kontaktallergie gegen Medikamente, wie beispielsweise gegen Penizillin [1], ist gut belegt; die Bedeutung dieser Mechanismen mit Beteiligung spezifischer Effektor-Lymphozyten ist bei anderen Medikamentenallergien der Haut dagegen unsicher. Man ist dennoch der Meinung, daß bei einer Reihe von Arzneimittelnebenwirkungen, wie dem Erythema-exsudativum-multiforme, der toxischen epidermalen Nekrolyse, lichenoiden, LE-artigen und manchen morbilliformen Exanthemen eine Reaktion von T-Lymphozyten gegen veränderte Eigenantigene abläuft. Die dabei möglicherweise beteiligten Mechanismen sind im folgenden übersichtlich dargestellt.

1 Stejskal VDM, Forsbeck M, Olin R. Side chain-specific lymphocyte responses in workers with occupational allergy induced by penicillins. *Int Arch Allergy Appl Immunol* 1987; **82**: 461–4.

Immunsystem der Haut und kutane Entzündungen

Zu den zellvermittelten Immunreaktionen gehören Interaktionen zwischen aus dem Knochenmark stammenden Zellen, wie den T- und B-Lymphozyten, und Zellen des Monozyten-Makrophagen-Systems, die neben anderen Oberflächenmarkern Klasse-II-MHC (Major Histocompatibility Complex)-Antigene (d.h. HLA-DR) exprimieren. Die Interaktionen stehen unter der Kontrolle der Immunantwort oder von MHC-Genen, die beim Menschen auf dem Chromosom 6 liegen [1]. Es wird erst seit verhältnismäßig kurzer Zeit anerkannt, daß die Haut alle Elemente eines eigenständigen Immunsystems enthält [2, 3]. Hierzu gehören Lymphozyten [4], ortständige antigen-präsentierende Zellen in Epidermis (CD1$^+$HLA-DR$^+$-Langerhans-Zellen) [5, 6] und Dermis (perivaskuläre Makrophagen-ähnliche Zellen, einschließlich der Faktor XIIIa$^+$ dermalen dendritischen Zellen) [7, 8] sowie Keratinozyten, die eine große Vielfalt entzündungsfördernder Zytokine mit chemotaktischen und/oder immunregulatorischen Eigenschaften sezernieren, darunter die Interleukine IL-1, IL-3, IL-6 und IL-8 sowie den Tumor-Nekrose-Faktor-α (TNF-α), die transformierenden Wachstumsfaktoren α und β und der Granulozyten-Makrophagen-Kolonien stimulierende Faktor [9, 10]. Langerhans-Zellen nehmen Antigen auf, verarbeiten es und wandern in die regionalen Lymphknoten. Sie können mit sensibilisierten T-Lymphozyten in der Epidermis, der Dermis oder den regionalen Lymphknoten in Wechselwirkung treten [2, 3, 5, 6]. Interaktionen zwischen Langerhans-Zellen, Keratinozyten und T-Lymphozyten sind für die Entwicklung einer Kontaktallergie und zellvermittelter Immunreaktionen insgesamt von ausschlaggebender Bedeutung. Die Keratinozyten tragen, außer im Akrosyringium, in der Regel keine Klasse-II-MHC/HLA-DR-Antigene, können aber bei vielen verschiedenen lymphozytär vermittelten Hautkrankheiten die Fähigkeit der HLA-DR-Expression als Folge einer γ-Interferon-Freisetzung durch T-Lymphozyten erwerben [12, 13].

Die Rekrutierung von Entzündungszellen in die Extravaskulärräume der Dermis ist abhängig von der Bindung von Adhäsionsmolekülen an den Entzündungsstellen, wie z.B. dem Lymphozytenfunktion assoziierten Antigen 1 (LFA-1), an Liganden von Endothelzellen wie dem interzellulären

Adhäsionsmolekül 1 (ICAM-1), dem endothelialen Leukozyten-Adhäsionsmolekül 1 (ELAM-1) und dem vaskulären Zelladhäsionsmolekül 1 (VCAM-1) [14–18]. Während ICAM-1 und VCAM-1 keine gewebespezifische Restriktion zeigen, gibt es Berichte über das Selektin ELAM-1 als vaskuläres Zielmolekül (Adressin) für Memory-T-Zellen, die in die Haut wandern, da der Ligand für ELAM-1 an T-Zellen äußerst beschränkt auf eine spezifische Untergruppe von Memory-T-Zellen ist und ELAM-1 eine bevorzugte Expression im entzündeten Hautendothel zeigt [18]. ICAM-1 wird im Regelfall weder von Endothelzellen noch von Keratinozyten exprimiert, kann aber in diesen Zellen durch die Wirkung des von T-Lymphozyten gebildeten Zytokins γ-Interferon induziert werden. In Hautbiopsiematerial, das *in vitro* mit γ-Interferon inkubiert wurde, haften Lymphozyten am Endothel [19, 20]. Da die Expression dieser Adhäsionsmoleküle durch die Wirkung von Zytokinen moduliert wird, wurde die Theorie aufgestellt, daß die Produktion von Zytokinen wie IL-1 und TNF-α durch Keratinozyten – als Folge verschiedener schädigender Einflüsse – für eine antigenunabhängige Einleitung der kutanen Entzündungsreaktion ausreicht [16]. Dermale Dendrozyten könnten bei der Rekrutierung von Entzündungszellen im Corium beteiligt sein [21]. Die Verstärkung und Aufrechterhaltung der Entzündung würde in der Folge über antigenabhängige Mechanismen ablaufen, zu denen Interaktionen zwischen T-Zellen und Langerhans-Zellen oder dermalen Makrophagen gehören [16, 21]. Bei einer ganzen Reihe von Hautkrankheiten, die durch kutane Lymphozyteninfiltrate charakterisiert sind, exprimieren die epidermalen Keratinozyten ICAM-1; man nimmt an, daß dies die Folge der Produktion von γ-Interferon durch T-Lymphozyten ist. Die Expression von ICAM-1 durch Keratinozyten ist möglicherweise für die Exozytose von Leukozyten in die Epidermis von Bedeutung [15,20]. Lymphozyten, die durch Inkubation mit Interleukin 2 aktiviert wurden, können Keratinozyten *in vitro* über einen unspezifischen Mechanismus zerstören. Eine Vorbehandlung der Keratinozyten mit γ-Interferon führt zur Expression von ICAM-1 auf den Keratinozyten und zu deren forcierter Zerstörung [22]. Keratinozyten können demnach als „unschuldige Zuschauer" im Laufe einer von Lymphozyten getragenen Reaktion unspezifisch geschädigt werden. Die HLA-DR-Expression auf Keratinozyten hält man für ein immunregulatorisches Phänomen, das auf eine Abschwächung der zellvermittelten Immunreaktionen in der Haut abzielt. Außerdem könnte die HLA-DR-Expression auf Keratinozyten zu deren verstärkter Zerstörung durch zytotoxische T-Zellen führen.
Mit Ausnahme immunhistochemischer Untersuchungen zur Phänotypisierung mononukleärer Zellen in Hautinfiltraten gibt es nur außerordentlich wenige Studien über die Rolle des kutanen Immunsystems bei Arzneimittelexanthemen. Dies spiegelt die Tatsache wieder, daß die meisten der oben zusammengefaßten Informationen erst in jüngster Zeit entdeckt worden sind. So wurde gezeigt, daß Keratinozyten in Läsionen von fixen Arzneimittelexanthemen HLA-DR und ICAM-1 exprimieren [23,24]. Es ist dennoch klar, daß Interaktionen zwischen den einzelnen Elementen des kutanen Immunsystems für viele verschiedene Formen von kutanen Arzneimittelnebenwirkungen von grundlegender Bedeutung sein müssen.

Weitere Einsicht in die immunologischen Mechanismen im Rahmen von Arzneimittelexanthemen könnte durch Extrapolation von Untersuchungen bei der kutanen Graft-vs.-host-Erkrankung gewonnen werden.

1 Roitt I, Brostoff J, Male D (eds) *Immunology* 2nd edn. Gower Medical Publishing, London, 1989.

2 Streilein JW. Skin-associated lymphoid tissues (SALT): origins and functions. *J Invest Dermatol* 1983; **80**: 12S–16S.

3 Bos JD (ed.) *Skin Immune System (SIS)*. CRC Press, Boca Raton, Florida, 1990.

4 Bos JD, Zonneveld I, Das PK, *et al*. The skin immune system: Distribution and immunophenotype of lymphocyte populations in normal human skin. *J Invest Dermatol* 1987; **88**: 569–73.

5 Breathnach SM. The Langerhans cell. *Br J Dermatol* 1988; **119**: 463–9.

6 Schuler G (ed.) *Epidermal Langerhans Cells*. CRC Press, Boca Raton, Florida, 1991.

7 Sontheimer RD. Perivascular dendritic macrophages as immunobiological constituents of the human dermal microvascular unit. *J Invest Dermatol* 1989; **93**: 96S–101S.

8 Cerio R, Griffiths CEM, Cooper KD, *et al*. Characterization of factor XIIIa positive dermal dendritic cells in normal and inflamed skin. *Br J Dermatol* 1989; **121**: 421–31.

9 Luger TA, Schwarz T. Evidence for an epidermal cytokine network. *J Invest Dermatol* 1990; **95**: 100S–104S.

10 McKenzie RC, Sauder DN. The role of keratinocyte cytokines in inflammation and immunity. *J Invest Dermatol* 1990; **95**: 105S–107S.

11 Breathnach SM, Katz SI. Cell mediated immunity in cutaneous disease. *Hum Pathol* 1986; **17**: 161–7.

12 Auböck J, Romani N, Grubauer G, Fritsch P. HLA-DR expression on keratinocytes is a common feature of diseased skin. *Br J Dermatol* 1986; **114**: 465–72.

13 Basham TY, Nickoloff BJ, Merigan TC, Morhenn VB. Recombinant gamma interferon induces HLA-DR expression on cultured human keratinocytes. *J Invest Dermatol* 1984; **83**: 88–90.

14 Rothlein R, Dustin ML, Marlin SD, *et al*. A human intercellular adhesion molecule (ICAM-1) distinct from LFA-1. *J Immunol* 1986; **137**: 1270–4.

15 Nickoloff BJ. Role of interferon-γ in cutaneous trafficking of lymphocytes with emphasis on molecular and cellular adhesion events. *Arch Dermatol* 1988; **124**: 1835–43.

16 Barker JNWN, Mitra RS, Griffiths CEM, *et al*. Keratinocytes as initiators of inflammation. *Lancet* 1991; **337**: 211–14.

17 Norris P, Poston RN, Thomas DS, *et al*. The expression of endothelial leucocyte adhesion molecule-1 (ELAM-1), intercellular adhesion molecule-1 (ICAM-1), and vascular cell adhesion molecule-1 (VCAM-1) in experimental cutaneous inflammation: a comparison of ultraviolet B erythema and delayed hypersensitivity. *J Invest Dermatol* 1991; **96**: 763–70.

18 Mackay CR. Skin-seeking memory T cells. *Nature* 1991; **349**: 737–8.

19 Dustin ML, Singer KH, Tuck DT, *et al*. Adhesion of T lymphoblasts to epidermal keratinocytes is regulated by interferon gamma and is mediated by intercellular adhesion molecule 1 (ICAM-1). *J Exp Med* 1988; **157**: 1323–40.

20 Nickoloff BJ, Griffiths CEM. T lymphocytes and monocytes bind to keratinocytes in frozen sections of biopsy specimens of normal skin treated with gamma interferon. *J Am Acad Dermatol* 1989; **20**: 736–43.

21 Nickoloff BJ, Griffiths CEM. Lymphocyte trafficking in psoriasis: a new perspective emphasizing the dermal dendrocyte with active dermal recruitment mediated via endothelial cells followed by intra-epidermal T-cell activation. *J Invest Dermatol* 1990; **95**: 35S–37S.

22 Kalish RS. Non-specifically activated human peripheral blood mononuclear cells are cytotoxic for human keratinocytes *in vitro*. *J Immunol* 1989; **142**: 74−80.

23 Murphy GF, Guillén FJ, Flynn TC. Cytotoxic T lymphocytes and phenotypically abnormal epidermal dendritic cells in fixed cutaneous eruption. *Hum Pathol* 1985; **16**: 1264−71.

24 Shiohara T, Nickoloff BJ, Sagawa Y, *et al.* Fixed drug eruption. Expression of epidermal keratinocyte intercellular adhesion molecule-1 (ICAM-1). *Arch Dermatol* 1989; **125**: 1371−6.

Graft-vs.-host-Erkrankung als Modell für Arzneimittelexantheme

Die Graft-versus-host-(GvH-)Erkrankung tritt in ihrer typischen Form nach Injektion lymphoider Zellen eines immunkompetenten Spendertieres in ein nicht histokompatibles Empfängertier, das diese nicht abstoßen kann, auf. Sie ist die Folge einer Reaktion von Spender-T-Lymphozyten auf „fremde" Transplantationsantigene im Empfängergewebe [1–3]. Unsere Vorstellung von den Voraussetzungen für die Entwicklung einer GvH-Erkrankung erlebte einige Änderungen, nachdem das Auftreten einer GvH-Reaktion nach syngener (von identischen Zwillingen) oder autologer Knochenmarkstransplantation [4,5] besonders nach Absetzen der Cyclosporin A-Therapie [6] beschrieben worden ist.

Die GvH-Erkrankung hat in ihrer akuten und chronischen Form klinische, histologische und immunologische Eigenschaften mit mehreren wichtigen, von Lymphozyten vermittelten Hautkrankheiten gemeinsam und könnte uns daher wertvolle Einsicht in deren Pathogenese bieten [1,2,7–11]. Es wurde eine Ähnlichkeit zwischen einer Reihe von klinischen und histologischen Hautveränderungen bei unerwünschten Reaktionen auf die Sulphydryl-Gruppe von Medikamenten (Tiopronin, D-Penicillamin, Captopril und Natriumaurothiomalat; alle diese Medikamente tragen entweder eine Thiol-Gruppe oder geben Sulphydryl-Verbindungen ab) und bei einer GvH-Erkrankung festgestellt [12]. Bei der akuten GvH-Reaktion gehört zu den Hautveränderungen ein juckendes, makulopapulöses Exanthem, das häufig an Handflächen, Fußsohlen und Ohren lokalisiert ist. Daraus kann sich eine Erythrodermie mit Blasenbildung und Nekrolyse entwickeln. Histologisch findet man in der oberen Dermis ein perivaskuläres Infiltrat mit vereinzelt vakuolisierten dyskeratotischen Keratinozyten im Stratum basale und spinosum und eine Exozytose lymphoider Zellen in die Epidermis sowie Satelliten-Zellnekrosen, bei denen man Lymphozyten in nächster Nähe von dyskeratotischen Keratinozyten findet [13]. Gelegentlich kann es zur Nekrose der gesamten Epidermis kommen. Bei der chronischen GvH-Erkrankung können sich die Hautveränderungen als ausgedehnte Lichenruber-artige Eruption oder als papulosquamöse Dermatitis darstellen. Pigmentstörungen, eine Alopezie und Nagelfehlbildungen können entstehen. Bei schweren Verläufen kann die chronische GvH-Erkrankung mit Verhärtung der Haut, Gelenkkontrakturen, Atrophie und chronischer Ulzeration der Sklerodermie ähneln; ein Sicca-Syndrom kann sich entwikkeln. Histologisch kann man eine epidermale Atrophie, ein lichenoides

Infiltrat in der oberen Dermis und später Veränderungen mit Sklerosierung des Coriums und des subkutanen Fettgewebes finden [14].

Die Beobachtungen, daß die akute GvH-Erkrankung den Veränderungen beim Erythema-exsudativum-multiforme oder der toxischen epidermalen Nekrolyse ähnelt, die frühe chronische kutane GvH-Reaktion einen Lichen ruber planus vortäuscht und die späte chronische kutane GvH-Reaktion einem Lupus Erythematodes oder einer Sklerodermie gleicht, könnten nahelegen, daß die epidermale Schädigung bei idiopathischen oder medikamentös induzierten Varianten dieser Hautkrankheiten ebenfalls durch zytotoxische T-Zellen vermittelt werden. Immunhistochemische Untersuchungen haben gezeigt, daß die Mehrzahl der intradermalen T-Zellen bei der GvH-Erkrankung des Menschen einen Suppressor-/zytotoxischen Phänotyp aufweisen [15–17]. Langerhans-Zellen, die Klasse-II-MHC-Antigen exprimieren, könnten eine besondere Zielstruktur für die Zerstörung bei der GvH-Reaktion sein; durch Extrapolation könnte man annehmen, daß mit Medikamenten-Haptenen besetzte Langerhans-Zellen die Brennpunkte der Zerstörung bei Arzneimittelexanthemen sind [1,2,10,18]. Epidermale Zellen können sicher die Zielstruktur für zytotoxische T-Zellen darstellen, da haptenspezifisch sensibilisierte zytotoxische T-Zellen haptenbesetzte Mauszellen *in vitro* zu lysieren vermögen [19]. Daß zytotoxische T-Zellen Epidermiszellen schädigen können, zeigt auch die Beobachtung, daß klonierte zytotoxische T-Zellen nach intradermaler Injektion in nicht histokompatible Nagetiere eine immunologisch spezifische Zerstörung der allogenen Epidermis verursachen [20].

Es ist interessant, daß die syngene GvH-Erkrankung, die sich nach Absetzen von Cyclosporin A entwickelt, durch autoreaktive zytotoxische T-Zellen mit einer Spezifität für Klasse-II-MHC-Antigen vermittelt zu sein scheint [21]. Klasse-II-MHC-autoreaktive T-Zellklone entwickeln sich auch in einem Mausmodell der chronischen GvH-Erkrankung [22]. Man kann sich demnach vorstellen, daß sich manche Arzneimittelexantheme als Folge autoreaktiver zytotoxischer T-Zellklone, die gegen einen Medikament-Klasse-II-MHC-Antigen-Komplex gerichtet sind, entwickeln, entweder weil diese Klone nicht zerstört werden oder aufgrund eines Versagens autoregulatorischer T-Lymphozyten. Lösliche Mediatoren oder Zytokine, im besonderen der Tumor-Nekrose-Faktor-α, könnten ebenfalls eine zentrale Rolle bei der GvH-Erkrankung spielen [23]. Eine andere Möglichkeit ist, daß nicht zytotoxische T-Lymphozyten, sondern Zellen mit den phänotypischen Charakteristika natürlicher Killerzellen die Hautschäden bei der GvH-Reaktion [24] und vielleicht auch bei bestimmten Arzneimittelexanthemen verursachen. Eine der GvH-Reaktion ähnliche Krankheit, die sich auf eine Infusion (als Teil einer Karzinomtherapie) mit autologen, mit Interleukin-2 vorbehandelten, peripheren Blutzellen entwickeln kann, scheint durch Lymphokin-aktivierte Killerzellen vermittelt zu werden, die sich sowohl von zytotoxischen T-Zellen als auch den natürlichen Killerzellen unterscheiden [25,26].

1 Breathnach SM. Current understanding of the aetiology and clinical implications of cutaneous graft-vs-host disease. *Br J Dermatol* 1986; **114**: 139−43.

2 Breathnach SM, Katz SI. Immunopathology of cutaneous graft-versus-host disease. *Am J Dermatopathol* 1987; **9**: 343−8.

3 Ferrara JLM, Deeg HJ. Graft-versus-host disease. *N Engl J Med* 1991; **324**: 667−74.

4 Hood AF, Vogelsang GB, Black LP, *et al.* Acute graft-vs-host disease. Development following autologous and syngeneic bone marrow transplantation. *Arch Dermatol* 1987; **123**: 745−50.

5 Ferrara JLM. Syngeneic graft-vs-host disease. *Arch Dermatol* 1987; **123**: 741−2.

6 Hess AD, Fischer AC. Immune mechanisms in cyclosporine-induced syngeneic graft-versus-host disease. *Transplantation* 1989; **48**: 895−900.

7 Saurat H. Cutaneous manifestations of graft-versus-host disease. *Int J Dermatol* 1981; **20**: 249−56.

8 James WD, Odom RB. Graft-vs-host disease. *Arch Dermatol* 1983; **119**: 683−9.

9 Gleichman E, Pals ST, Rolinck AG, *et al.* Graft-versus-host reactions: clues to the etiopathogenesis of a spectrum of immunological diseases. *Immunol Today* 1984; **5**: 324−32.

10 Breathnach SM, Katz SI. Cell mediated immunity in cutaneous disease. *Hum Pathol* 1986; **17**: 161−7.

11 Tanaka K, Sullivan KM, Shulman HM, *et al.* A clinical review: cutaneous manifestations of acute and chronic graft-versus-host disease following bone marrow transplantation. *J Dermatol (Tokyo)* 1991; **18**: 11−17.

12 Kitamura K, Aihara M, Osawa J, *et al.* Sulfhydryl drug-induced eruption: a clinical and histological study. *J Dermatol (Tokyo)* 1990; **17**: 44−51.

13 Sale GE, Lerner KG, Barker EA, *et al.* The skin biopsy in the diagnosis of acute graft-versus-host disease in man. *Am J Pathol* 1977; **89**: 621−36.

14 Shulman HM, Sale GE, Lerner KG, *et al.* Chronic cutaneous graft-versus-host disease in man. *Am J Pathol* 1978; **91**: 545−70.

15 Lampert IA, Janossy G, Suitters AJ, *et al.* Immunological analysis of the skin in graft-versus-host disease. *Clin Exp Immunol* 1982; **50**: 123−31.

16 Gomes MA, Schmitt DS, Souteyrand P, *et al.* Lichen planus and chronic graft-versus-host reaction. *In situ* identification of immunocompetent cell phenotypes. *J Cutan Pathol* 1982; **9**: 249−57.

17 Sloane JP, Thomas JA, Imrie SF, *et al.* Morphological and immunohistological changes in the skin in allogeneic bone marrow recipients. *J Clin Pathol* 1984; **37**: 919−30.

18 Breathnach SM, Shimada S, Kovac Z, Katz SI. Immunologic aspects of acute cutaneous graft-vs-host disease: decreased density and antigen-presenting capacity of Ia$^+$ Langerhans cells and absent antigen-presenting capacity of Ia$^+$ keratinocytes. *J Invest Dermatol* 1986; **86**: 226−34.

19 Tamaki K, Fujiwara H, Levy RB, *et al.* Hapten-specific TNP-reactive cytotoxic effector cells using epidermal cells as targets. *J Invest Dermatol* 1981; **77**: 225−9.

20 Tyler JD, Galli SJ, Snider ME, *et al.* Cloned cytolytic T lymphocytes destroy allogeneic tissue *in vivo*. *J Exp Med* 1984; **159**: 234−43.

21 Hess AD, Horwitz L, Beschorner WE, Santos GW. Development of graft-vs.-host disease-like syndrome in cyclosporine-treated rats after syngeneic bone marrow transplantation. I. Development of cytotoxic T lymphocytes with apparent polyclonal anti-Ia specificity, including autoreactivity. *J Exp Med* 1985; **161**: 718−30.

22 Parkman R. Clonal analysis of murine graft-versus-host disease: I. Phenotypic and functional analysis of T lymphocyte clones. *J Immunol* 1986; **136**: 3543−8.

23 Piguet PF. Tumor necrosis factor and graft-vs-host disease. In Burakoff SJ, Deeg HJ, Ferrara J, Atkinson K (eds) *Graft-vs.-Host Disease: Immunology, Pathophysiology, and Treatment*. Marcel Dekker, New York, 1990, pp 225−76.

24 Guillen FJ, Ferrara J, Hancock WW, *et al*. Acute cutaneous graft-versus-host disease to minor histocompatibility antigens in a murine model. Evidence that large granular lymphocytes are effector cells in the immune response. *Lab Invest* 1986; **55**: 35−42.
25 Lotze MT, Matory YL, Ettinghausen SE, *et al*. *In vivo* administration of purified human interleukin 2: II. Halflife, immunologic effects, and expansion of peripheral lymphoid cells *in vivo* with recombinant IL-2. *J Immunol* 1985; **135**: 2865−75.
26 Sondel PM, Hank JA, Kohler PC, *et al*. Destruction of autologous human lymphocytes by interleukin 2-activated cytotoxic cells. *J Immunol* 1986; **137**: 502−11.

Jones-Mote-Reaktion (kutane basophile Überempfindlichkeitsreaktion)

Eine suboptimale Immunisierung, wie sie durch die Verwendung löslicher Protein-Antigene im inkompletten Freundschen Adjuvans entstehen kann, führt bei Provokation im Meerschweinchenmodell zu einer Infiltration von basophilen Leukozyten. Von diesem Infiltrat nimmt man an, daß es durch eine Zytokin-Produktion von T-Lymphozyten zustande kommt [1]. Die entsprechende Reaktion könnte beim Menschen durch Mastzellen vermittelt werden. Die Reaktion ist etwa 7 bis 10 Tage nach der Induktion optimal auslösbar. Die Hautschwellung erreicht 24 Stunden nach Antigen-Provokation ihre stärkste Ausprägung. Eine Provokation durch eine intravenöse Injektion von Antigen verursacht ein generalisiertes makulöses Erythem mit Eosinophilie [2]. Es wurde vorgeschlagen, daß die Jones-Mote-Überempfindlichkeitsreaktion ein Modell zur Aufklärung der Pathomechanismen darstellen könnte, die bei manchen anderen morbilliformen Arzneimittelexanthemen ablaufen [3].

1 Katz SI. Recruitment of basophils in delayed hypersensitivity reactions. *J Invest Dermatol* 1978: **71**: 70−5.
2 Dvorak HF, Hammond ME, Colvin RB, *et al*. Systemic expression of cutaneous basophil hypersensitivity. *J Immunol* 1977; **118**: 1549−57.
3 Kalish RS. Drug eruptions: a review of clinical and immunological features. *Adv Dermatol* 1991; **62**: 221−37.

Teil II: Klinische Erkrankungsbilder

3. Formen der klinischen Reaktionen

Über die mukokutanen Reaktionen, die sich als Folge einer unerwünschten Arzneimittelwirkung entwickeln können, gibt es ausführliche Übersichtsartikel [1–14]. Die Haut reagiert auf eine Noxe gewöhnlich mit einer morphologischen Änderung aus einem recht begrenzten Spektrum möglicher Reaktionsmuster. Dieses Kapitel umreißt die gewöhnlichen, medikamentös induzierten Reaktionsformen. Der Leser wird außerdem auf spätere Kapitel verwiesen, in denen die Nebenwirkungen einzelner Medikamente besprochen werden. Obwohl einige bestimmte Medikamente in der Regel mit einer ganz spezifischen Reaktion einhergehen, können unglücklicherweise die meisten Medikamente tatsächlich mehrere verschiedene Formen von Hautveränderungen verursachen. Bei den meisten Erscheinungsformen von Medikamentennebenwirkungen sind die histologischen Veränderungen nicht spezifischer als das klinische Bild [15]. Beispielsweise können eine Urtikaria, ein Erythema-exsudativum-multiforme, eine toxische epidermale Nekrolyse oder eine Erythrodermie, die durch Medikamente provoziert wurden, nicht von eben diesen Reaktionen unterschieden werden, die durch andere Ursachen hervorgerufen sind.

1 Kauppinen K. Cutaneous reactions to drugs. With special reference to severe mucocutaneous bullous eruptions and sulphonamides. *Acta Derm Venereol (Stockh)* 1972; **52** (Suppl 68): 1–89.
2 Kauppinen K, Stubb S. Drug eruptions: Causative agents and clinical types. A series of in-patients during a 10-year period. *Acta Derm Venereol (Stockh)* 1984; **64**: 320–4.
3 Davies DM (ed.) *Textbook of Adverse Drug Reactions*, 3rd edn. Oxford University Press, Oxford, 1985.
4 Bork K. *Kutane Arzneimittelnebenwirkungen. Unerwünschte Wirkungen systemisch verabreichter Medikamente an Haut und hautnahen Schleimhäuten bei Erwachsenen und Kindern.* Schattauer, Stuttgart, 1985.
5 Fellner MJ, Zeide DA (eds) Unexpected drug reactions. *Clin Dermatol* 1986; **4** (1).
6 Stern RS, Wintroub BU. Adverse drug reactions: reporting and evaluating cutaneous reactions. *Adv Dermatol* 1987; **2**: 3–18.
7 Seymour RA, Walton JG. *Adverse Drug Reactions in Dentistry*. Oxford University Press, Oxford, 1988.
8 Bork K. *Cutaneous Side Effects of Drugs*. WB Saunders, Philadelphia, 1988.
9 Dukes MNG (ed.) *Meylers Side Effects of Drugs*, 11th edn. Elsevier Science Publishers, Amsterdam, 1988.

10 Alanko K, Stubbs S, Kauppinen K. Cutaneous drug reactions: clinical types and causative agents. A five year survey of in-patients (1981–1985). *Acta Derm Venereol* 1989; **69**: 223–6.

11 Shear NH (ed.) Adverse reactions to drugs. *Semin Dermatol* 1989; **8**: 135–226.

12 Bruinsma WA. *A Guide to Drug Eruptions: The European File of Side Effects in Dermatology*, 5th edn. The File of Medicines, Oosthuizen, The Netherlands, 1990.

13 Kalish RS. Drug eruptions: a review of clinical and immunological features. *Adv Dermatol* 1991; **6**: 221–37.

14 Pavan-Langston D, Dunkel EC. *Handbook of Ocular Drug Therapy and Ocular Side Effects of Systemic Drugs*. Little, Brown, Boston, 1991.

15 Lever WF, Schaumburg-Lever G. *Histopathology of the Skin*, 7th edn. JB Lippincott, Philadelphia, 1990.

3.1 Exanthematische (makulopapulöse) Reaktionen

Arzneimittel-Ätiologie

Makulopapulöse Arzneimittelexantheme sind die häufigsten Hautreaktionen auf Medikamente. Sie können nach Gabe fast jedes Medikaments zu jeder Zeit bis zu zwei Wochen nach der Einnahme auftreten. Ampicillin, Amoxicillin und Sulfonamide gehören zu den häufigsten Ursachen für ein morbilliformes Exanthem [1]. Die für exanthematische Arzneimittelnebenwirkungen in der Regel in Frage kommenden Medikamente sind in Tabelle 3.1 aufgelistet. Bei manchen Medikamenten, wie z.B. dem Penizillin und seinen Derivaten, kann sich die Hauteruption erst nach mehr als zwei Wochen nach Therapiebeginn oder bis zu zwei Wochen nach Therapieende entwickeln. Es ist nicht möglich, das auslösende Medikament aufgrund der Art des Exanthems zu identifizieren.

Klinisches Bild

Das klinische Bild ist variabel. Die Reaktion kann von mildem Fieber, Juckreiz und Eosinophilie begleitet werden. Die Hautläsionen können scharlachartig, rötelnartig oder masernartig (Abb. 3.1) sein, oder sie können eine ausgedehnte kleinpapulöse Eruption darstellen, die keine Ähnlichkeit mit einem infektiösen Exanthem hat. Seltener sind Exantheme mit großen

Tabelle 3.1. Medikamente, die exanthematische Reaktionen auslösen können.

häufig	*seltener*
Ampicillin und Penicillin	Cephalosporine
Phenylbutazon und andere Pyrazolone	Barbiturate
Sulfonamide	Thiazide
Phenytoin	Naproxen
Carbamazepin	Isoniazid
Gold	Phenothiazine
Gentamycin	Chinin
	Meprobamat
	Atropin

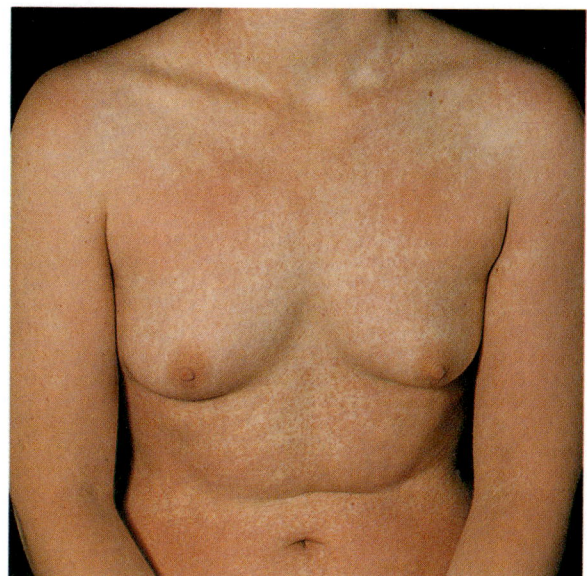

Abb. 3.1. Generalisiertes morbilliformes Arzneimittelexanthem.

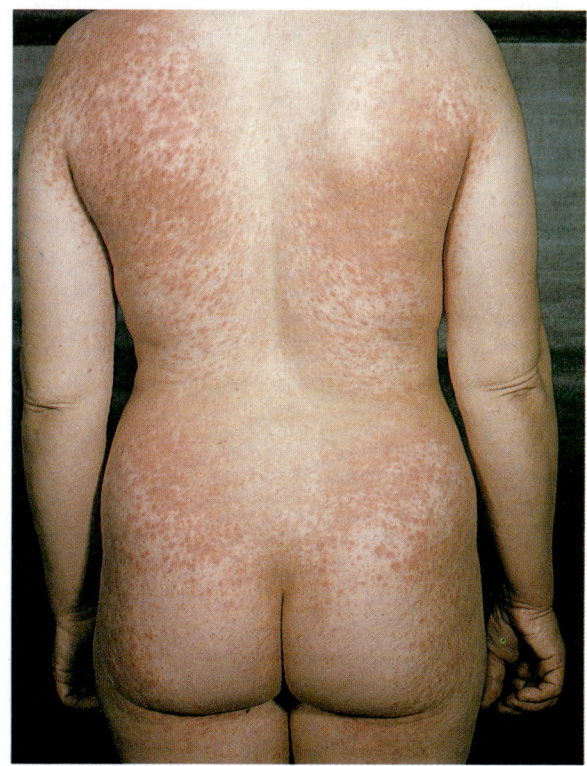

Abb. 3.2. Ausgedehntes retikuläres Arzneimittelexanthem.

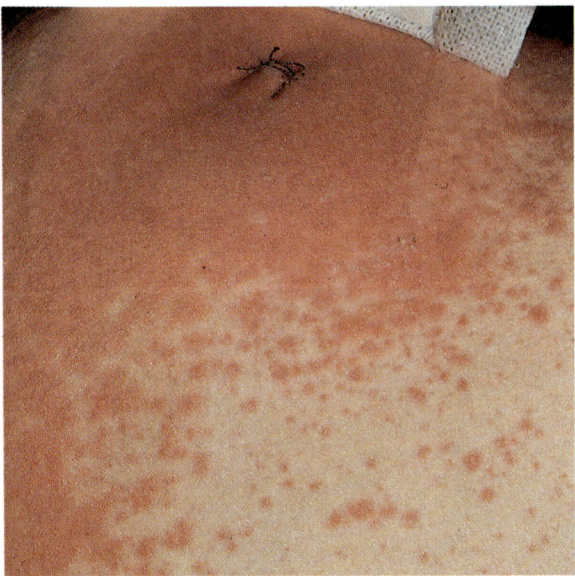

Abb. 3.3. Makulopapulöses Exanthem unter Trimethoprim-Sulfamethoxazol (Cotrimoxazol)-Therapie. Verstärkte Ausprägung um eine Inzisionswunde.

Flecken oder polyzyklischen, gyrierten, netzförmigen (Abb. 3.2) und flächenhaften Erythemen. Auch die Verteilung ist variabel, aber im allgemeinen symmetrisch. Arzneimittelexantheme beginnen häufig am Stamm und können anfänglich an Stellen, die durch therapeutische Manipulationen oder Verletzungen belastet waren, am deutlichsten hervortreten (Abb. 3.3). Der Rumpf und die Extremitäten sind meist betroffen und nicht selten sind intertriginöse Hautareale bevorzugt befallen; das Gesicht hingegen kann ausgespart bleiben. Palmare (Abb. 3.4) und plantare Läsionen können auftreten und gelegentlich kommt es zur Generalisation. Eine Purpura-Komponente kann besonders an den Beinen (Abb. 3.5 und 3.6) hinzukommen. Auflageflächen können dagegen ausgespart sein. Eine erosive Stomatitis kann auftreten. Lokalisierte Veränderungen der Gefäßversorgung können zu ungewöhnlichen Erscheinungsformen führen. So trat bei einem Patienten mit einer Hemiplegie nach einer Kopfverletzung, wahrscheinlich als Folge einer gestörten vasomotorischen Kontrolle, nach Phenytoin-Therapie ein überwiegend einseitiges makulopapulöses Exanthem auf der gelähmten Seite auf [2]. Ein generalisiertes Arzneimittelexanthem, bei dem ein Naevus depigmentosus ausgespart blieb, ist ebenfalls beschrieben worden [3].

Wenn die Zufuhr des Medikaments fortgesetzt wird, kann sich eine Erythrodermie entwickeln. Gelegentlich klingt das Exanthem allerdings trotz Fortsetzung der Therapie wieder ab. Makulopapulöse Arzneimittelexantheme bilden sich meist nach zwei Wochen unter Schuppung (Abb. 3.7), manchmal auch unter Hinterlassen einer postinflammatorischen Hyperpigmentierung, zurück. Morbilliforme Eruptionen treten gewöhnlich, aber nicht immer, bei Reexposition erneut auf. Bei der Differenzierung von exanthematischen Arzneimittelnebenwirkungen und viralen Exanthemen

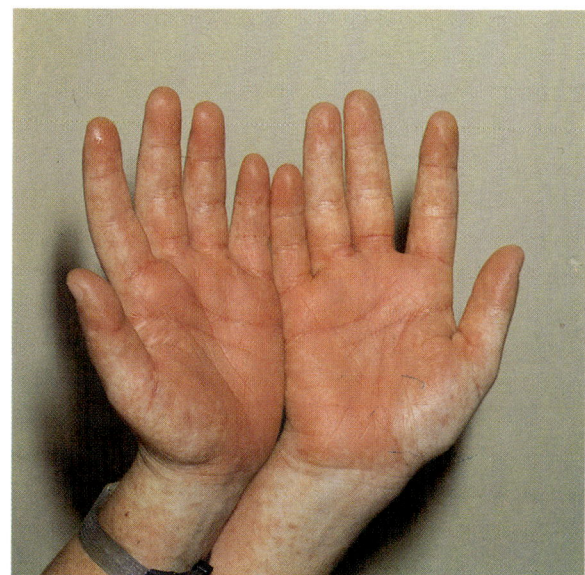

Abb. 3.4. Palmarerythem als Manifestation eines Arzneimittelexanthems auf Trimethoprim-Sulfamethoxazol (Cotrimoxazol).

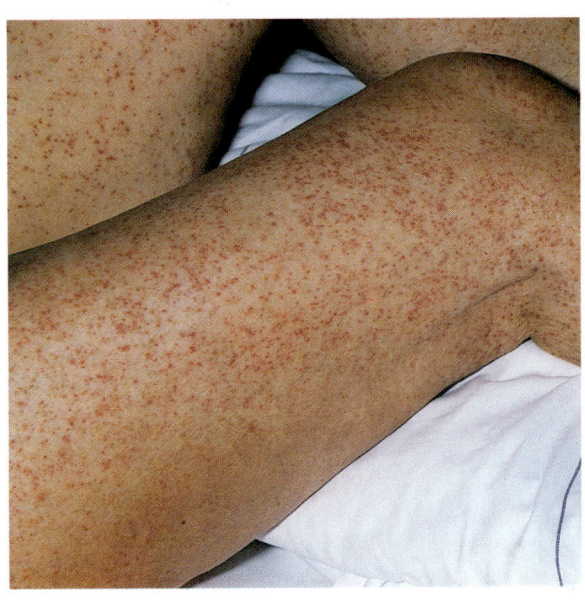

Abb. 3.5. Purpurakomponente bei einem Arzneimittelexanthem auf Aztreonam.

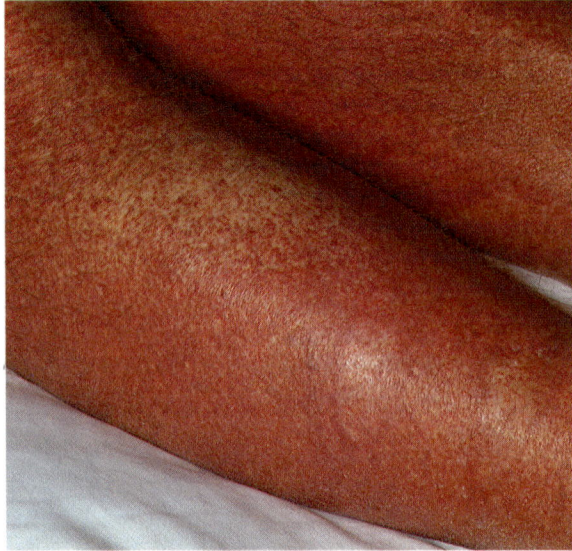

Abb. 3.6. Ausgeprägte Purpura als Komplikation eines makulopapulösen Exanthems auf Carbamazepin.

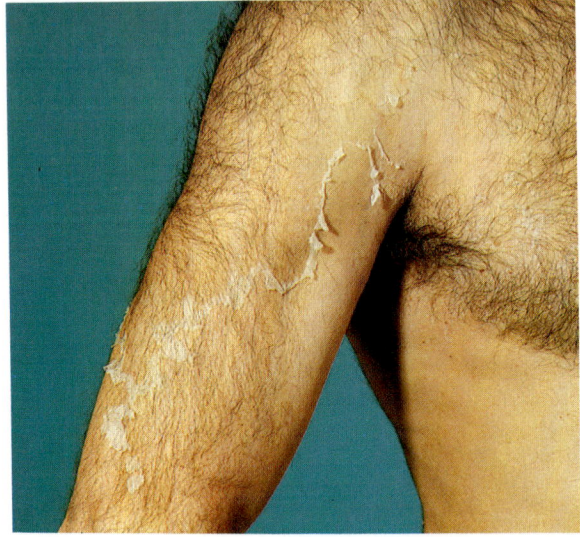

Abb. 3.7. Schuppung nach einem generalisierten Arzneimittelexanthem auf Epicillin.

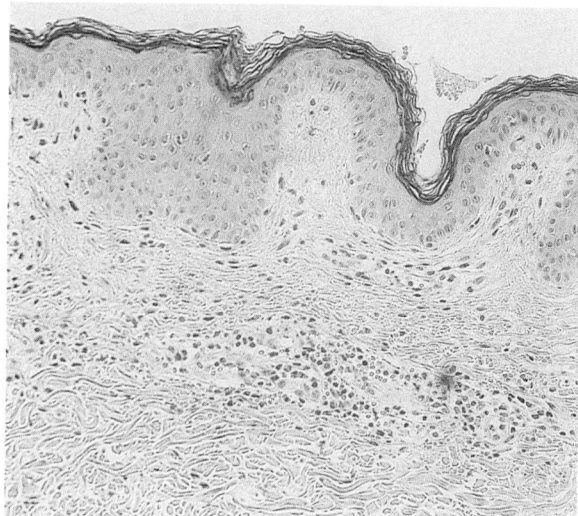

Abb. 3.8. Lymphohistiozytäres perivaskuläres Infiltrat in der Dermis bei einem makulopapulösen Arznei- mittelexanthem.

soll man daran denken, daß letztere oft im Gesicht beginnen und sich von dort zum Stamm hin ausbreiten und daß sie häufiger von Konjunktivitis, Lymphknotenschwellungen und Fieber begleitet sind.

Histologie

Die histologischen Befunde sind meist nicht sehr eindrucksvoll. Man findet eine mäßige Infiltration von Lymphozyten, Histiozyten und eosinophilen Leukozyten und gelegentlich Erythrozyten-Extravasate (Abb. 3.8).

1 Porter J, Jick H. Amoxicillin and ampicillin rashes equally likely. *Lancet* 1980; i: 1037.
2 Basak P, Kanwar AJ, Mistri G. Drug rash in a hemiplegic. *Arch Dermatol* 1990; **126**: 688−9.
3 Naik RPC, Srinivas CR, Das PC. Generalized drug reaction sparing nevus depigmentosus. *Arch Dermatol* 1986; **122**: 509−10.

3.2 Purpura

Klinisches Bild

Eine Purpura ist die Folge von Blutungen in die Haut. Eine Purpurakom- ponente ist bei Arzneimittelexanthemen nicht selten, es treten aber auch primär purpuraartige, durch Medikamente bedingte Exantheme auf (Abb. 3.9). Eine Betonung der Purpura kann manchmal an der Auflagestelle der Blutdruck-Manschette oder an Stellen, an denen die Saugnäpfe des EKGs (Abb. 3.10) angesetzt wurden, beobachtet werden.

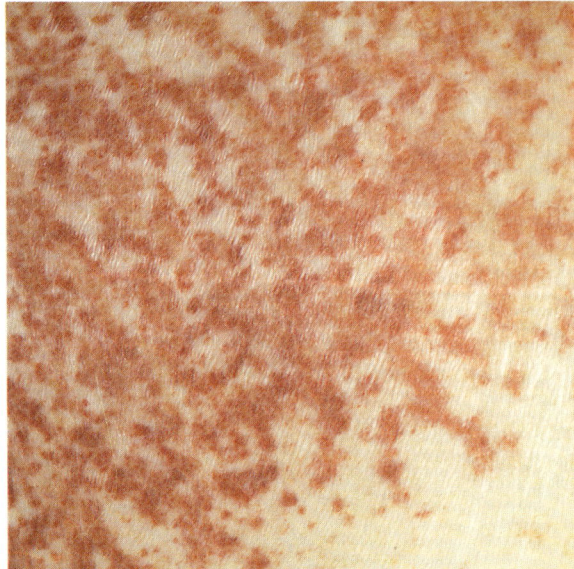

Abb. 3.9. Arzneimittelbedingte Purpura.

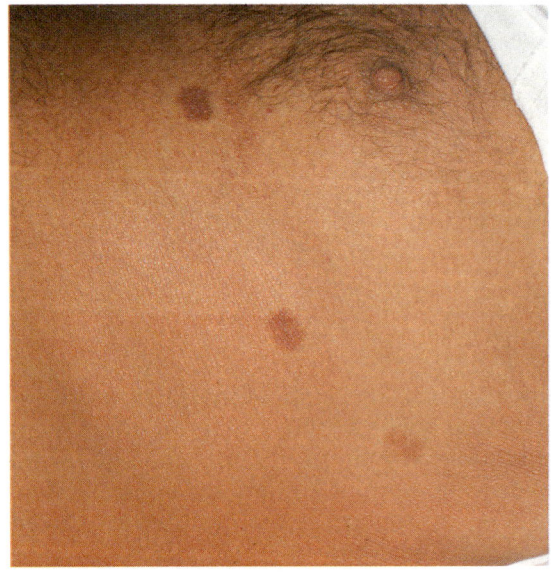

Abb. 3.10. Betonung der Purpurakomponente eines Arzneimittelexanthems im Bereich der Ansatzstellen der EKG-Saugnäpfe.

Arzneimittel-Ätiologie

Viele Medikamente können die Thrombozytenaggregation beeinträchtigen [1], aber außer beim Aspirin führt dies für gewöhnlich nicht zu Blutungen. Eine Reihe von Medikamenten wurde mit der Entwicklung einer medikamentös induzierten Purpura in Verbindung gebracht [2–4], wobei verschiedene Mechanismen beteiligt sein dürften. Diese schließen Gerinnungsstörungen durch Antikoagulanzien und manche Cephalosporine, die allergische oder nichtallergische Thrombozytopenie, veränderte Plättchenfunktionen (wie nach Valproinsäure) oder gefäßbedingte Ursachen, wie die steroidinduzierte Brüchigkeit und der Verlust von Stützgewebe, ein. Eine zytostatische Therapie kann durch eine Knochenmarksdepression bei einer Thrombozytenzahl unter 30.000/mm^3 zu einer nichtallergischen Purpura führen. Bleomycin kann durch Endothelschäden und die nachfolgende Thrombozytenaggregation zu einer Thrombozytopenie führen [5]. Eine allergische Thrombozytopenie kann durch eine Vielzahl von Medikamenten ausgelöst werden [2–4]. Heparin kann bei Überdosierung oder aufgrund einer allergischen Thrombozytopenie eine Purpura verursachen [6]. Die durch Apronalid (Sedormid) verursachte Purpura war das klassische Beispiel für die Folgen einer komplementvermittelten Thrombozytenzerstörung im Zuge einer Immunkomplexbildung zwischen einem (als Hapten) an die Thrombozytenoberfläche gebundenen Medikament und IgG-Antikörpern. Chinin, Chinidin [7,8] und Chlorothiazid können ebenfalls eine allergische Purpura auslösen. Der Gewebsplasminogenaktivator (Alteplase) wurde mit einer schmerzhaften Purpura in Verbindung gebracht [9]. Eine Vaskulitis-ähnliche Purpura fand sich in Streuherden einer Kontaktdermatitis auf Peru-Balsam [10].

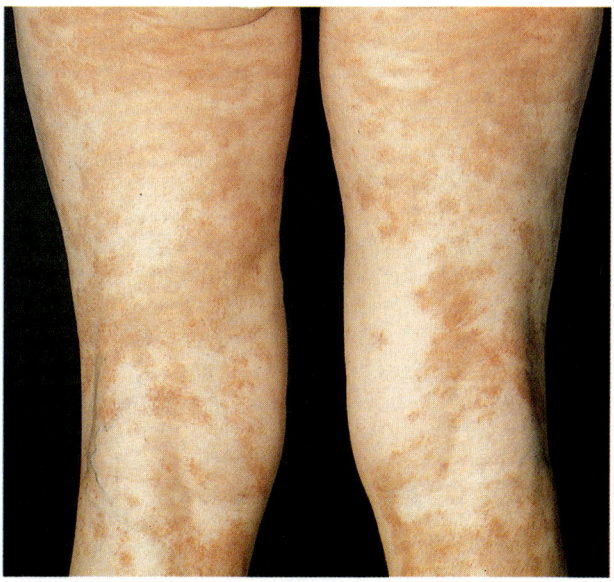

Abb. 3.11. Pigmentpurpura.

Eine Kapillaritis (Pigmentpurpura) (Abb. 3.11) kann durch Carbromal und seltener durch Meprobamat [11,12], Carbamazepin und Phenacetin verursacht sein. Sie könnte auf der Bildung von Antikörpern gegen einen Komplex von Medikament und Kapillar-Endothelzelle beruhen [12]. Über eine chronische Pigmentpurpura wurde in Verbindung mit Thiaminpropyldisulfid und Chlordiazepoxid berichtet [13].

1 George JN, Shattil SJ. The clinical importance of acquired abnormalities of platelet function. *N Engl J Med* 1991; **324**: 27−39.
2 Miescher PA, Graf J. Drug-induced thrombocytopenia. *Clin Haematol* 1980; **9**: 505−19.
3 Moss RA. Drug-induced immune thrombocytopenia. *Am J Haematol* 1980; **9**: 439−46.
4 Bork K. *Cutaneous Side Effects of Drugs*. WB Saunders, Philadelphia, 1988.
5 Hilgard P, Hossfeld DK. Transient bleomycin-induced thrombocytopenia. A clinical study. *Eur J Cancer* 1978; **14**: 1261−4.
6 Babcock RB, Dumper CW, Scharfman WB. Heparin-induced thrombocytopenia. *N Engl J Med* 1976; **295**: 237−41.
7 Christie DJ, Weber RW, Mullen PC, *et al*. Structural features of the quinidine and quinine molecules necessary for binding of drug-induced antibodies to human platelets. *J Lab Clin Med* 1984; **104**: 730−40.
8 Gary M, Ilfeld D, Kelton JG. Correlation of a quinidine-induced platelet-specific antibody with development of thrombocytopenia. *Am J Med* 1985; **79**: 253−5.
9 DeTrana C, Hurwitz RM. Painful purpura: an adverse effect to a thrombolysin. *Arch Dermatol* 1990; **126**: 690−1.
10 Bruynzeel DP, van den Hoogenband HM, Koedijk F. Purpuric vasculitis-like eruption in a patient sensitive to balsam of Peru. *Contact Dermatitis* 1984; **11**: 207−9.
11 Peterson WC, Manick KP. Purpuric eruptions associated with use of carbromal and meprobamate. *Arch Dermatol* 1967; **95**: 40−2.
12 Carmel WJ, Dannenberg T. Nonthrombocytopenic purpura due to Miltown (2-methyl-2-n-propyl-1,3-propanediol dicarbamate). *N Engl J Med* 1956; **255**: 770−1.
13 Nishioka K, Katayama I, Masuzawa M, *et al*. Drug-induced chronic pigmented purpura. *J Dermatol (Tokyo)* 1989; **16**: 220−2.

3.3 Erythema anulare

Das Erythema anulare oder gyratum stellt ein besonderes Reaktionsmuster dar [1]. Über ein Erythema anulare centrifugum, bei dem sich ring- oder bogenförmige Eptheme im Laufe der Zeit langsam zentrifugal ausbreiten und zentral zurückbilden, wurde in Verbindung mit Chloroquin und Hydroxychloroquin [2], aber auch mit Östrogenen, Cimetidin (Abb. 3.12) [3], Penizillin, Salicylaten, Piroxicam, Hydrochlorothiazid [4], Spironolacton [5], Thioacetazon [6] sowie dem Phenothiazin Levomepromazin [7] berichtet. Ein Erythema anulare trat auch nach Vitamin K auf [8].

1 Hurley HJ, Hurley JP. The gyrate erythemas. *Semin Dermatol* 1984; **3**: 327−36.
2 Ashurst PJ. Erythema annulare centrifugum. Due to hydroxychloroquine sulfate and chloroquine sulfate. *Arch Dermatol* 1967; **95**: 37−9.

3 Merrett AC, Marks R, Dudley FJ. Cimetidine-induced erythema annulare centrifugum: no cross-sensitivity with ranitidine. *Br Med J* 1981; **283**: 698.
4 Goette DK, Beatrice E. Erythema annulare centrifugum caused by hydrochlorothiazide-induced interstitial nephritis. *Int J Dermatol* 1988; **27**: 129−30.
5 Carsuzaa F, Pierre C, Dubegny M. Érytheme annulaire centrifuge a l'aldactone. *Ann Dermatol Vénéréol (Paris)* 1987; **114**: 375−6.
6 Ramesh V. Eruption resembling erythema annulare centrifugum. *Australas J Dermatol* 1987; **28**: 44.
7 Blazejak T, Hölzle E. Phenothiazin-induziertes Pseudolymphom. *Hautarzt* 1990; **41**: 161−3.
8 Kay MH, Duvic M. Reactive annular erythema after intramuscular vitamin K. *Cutis* 1986; **37**: 445−8.

3.4 Pityriasis-rosea-ähnliche Exantheme

Pityriasiforme Exantheme bestehen aus ovalären, erythematösen Läsionen mit randständiger Collerette-Schuppung, deren Längsachsen den Spaltlinien der Haut folgen. Die bekannteste Medikation, die diese Reaktion auslösen kann, ist die Gold-Therapie (Abb. 3.13), aber mehrere andere Medikamente (Tabelle 3.2) wurden ebenfalls damit in Zusammenhang gebracht, darunter Metronidazol [1], Captopril [2] und Isotretinoin [3].

Tabelle 3.2. Medikamente, die Pityriasis-rosea-artige Exantheme auslösen können.

Arsenverbindungen	Captopril
Wismuth	Griseofulvin
Gold	Isotretinoin
Barbiturate	Metronidazol
Betablocker	Tripelenamin
Clonidin	Methopromazin

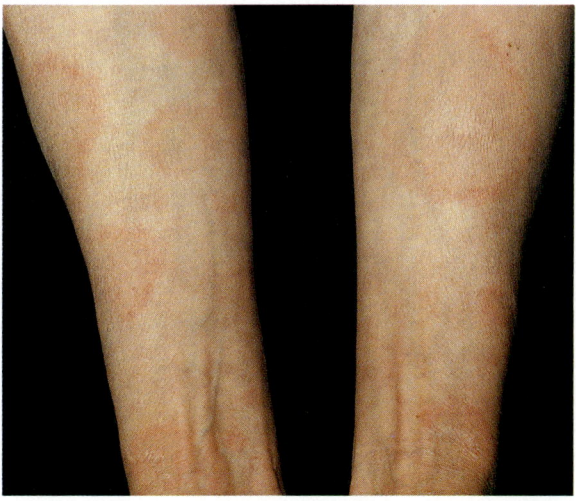

Abb. 3.12. Erythema-anulare-artige Eruption unter Cimetidin-Therapie.

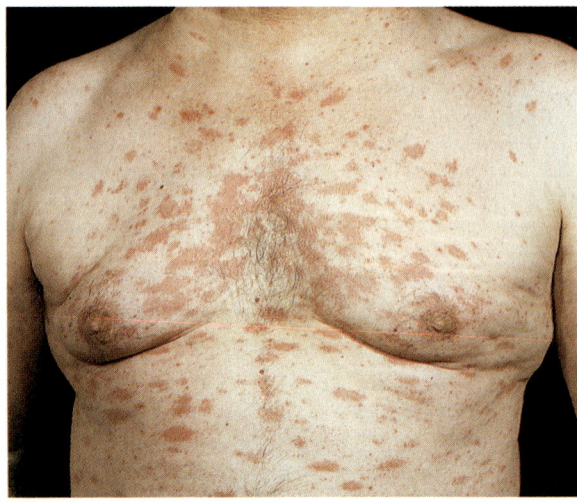

Abb. 3.13. Pityriasiformes Exanthem unter Goldtherapie.

1 Maize JC, Tomecki J. Pityriasis rosea-like drug eruption secondary to metronidazole. *Arch Dermatol* 1977; **113**: 1457−8.
2 Wilkin JK, Kirkendall WM. Pityriasis rosea-like rash from captopril. *Arch Dermatol* 1982; **118**: 186−7.
3 Helfman RJ, Brickman M, Fahey J. Isotretinoin dermatitis simulating acute pityriasis rosea. *Cutis* 1984; **33**: 297−300.

3.5 Psoriasiforme Exantheme

Psoriasiforme Eruptionen bestehen typischerweise aus erythematösen Plaques, die mit großen, trockenen silbrig-glänzenden Schuppen bedeckt sind (Abb. 3.14). Eine Reihe von Medikamenten [1,2] darunter hauptsächlich Betablocker [1–4], Malariamittel [5–8], Lithiumsalze [9–11] und nichtsteroidale Antiphlogistika können Berichten zufolge eine Verschlechterung einer bestehenden Psoriasis hervorrufen (Tabelle 3.3). Die Wirkungen von Chloroquin auf die Psoriasis sind unterschiedlich. Nach einem

Tabelle 3.3. Medikamente, bei deren Gabe eine Exazerbation der Psoriasis berichtet wurde.

Malariamittel	Verschiedene
Betablocker	Captopril
Lithiumsalze	Chlortalidon
Nichtsteroidale Antiphlogistika	Cimetidin
Ibuprofen	Clonidin
Indometacin (aber siehe Text)	Gemfibrozil
Na-Meclofenamat	Interferon
Pyrazolonderivate (Phenylbutazon,	Methyldopa
Oxyphenbutazon)	Penicillamin
	Penicillin
	Terfenadin
	Trazodon

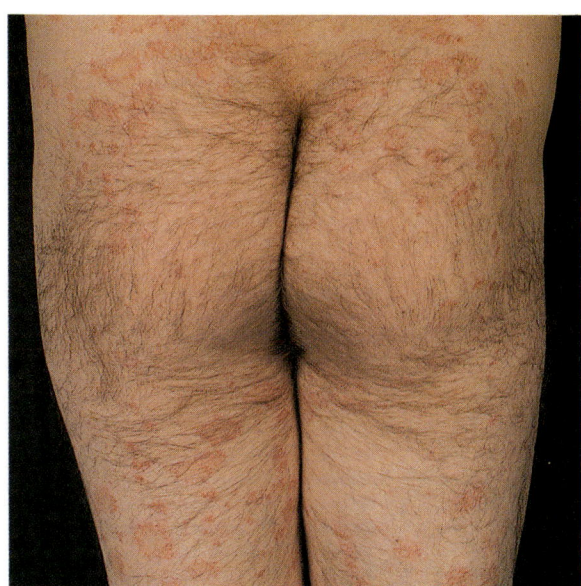

Abb. 3.14. Psoriasiformes Arzneimittelexanthem.

neueren Bericht bemerkten 88 % von 50 Psoriatikern, die mit Standarddo-sen von Chloroquin behandelt wurden, keine Veränderung ihrer Psoriasis [7]. Andererseits wurde die Provokation einer Erythrodermie beobachtet [8]. Nach Beendigung einer oralen Steroidtherapie oder nach Absetzen einer potenten lokalen Steroidtherapie bei einer Plaque-Psoriasis kann sich eine generalisierte Psoriasis pustulosa entwickeln [12]. Zu den anderen Medikamenten, die in Einzelberichten mit einer Exazerbation einer beste-henden Psoriasis in Verbindung gebracht wurden, gehören: Tetracyclin [13,14], die Gold-Therapie [15], Kaliumiodid [16], Captopril und Chlortha-lidon [17,18], Clonidin [19], der Lipidsenker Gemfibrozil [20], Penizillin [21], Ampicillin [22], Terfenadin [23], Trazodon [24] und α-Interferon [25–27]. Psoriasispatienten erhalten zur Behandlung der assoziierten Arthritis häufig nichtsteroidale Antiphlogistika. Während diese Medika-mente im allgemeinen offensichtlich keinen direkten negativen Einfluß auf die Psoriasis haben, wurden Indometacin [28–30], Diclofenac [30], Phenyl-butazon und Oxyphenbutazon [31], Ibuprofen [32] und Meclofenamat [33] mit einer Verschlechterung der Psoriasis in Zusammenhang gebracht. Indometacin hatte jedoch in der Standarddosierung von 75 mg täglich keine nennenswerte schädliche Wirkung auf die Schuppenflechte bei einer Reihe von Patienten, die nach dem „Ingram"-Schema (Kohlenteer-Bad gefolgt von einer suberythematösen UVB-Phototherapie und Dithranol in „Lassars Paste") behandelt wurden [34].

1 Bruinsma W. The file of side effects to the skin: A guide to drug eruptions. *Semin Dermatol* 1989; **8**: 141–3.
2 Abel EA, Dicicco LM, Orenberg EK, *et al*. Drugs in exacerbation of psoriasis. *J Am Acad Dermatol* 1986; **15**: 1007–22.
3 Heng MCY, Heng MK. Beta-adrenoceptor antagonist-induced psoriasiform eruption. Clinical and pathogenetic aspects. *Int J Dermatol* 1988; **27**: 619–27.

4 Gold MH, Holy AK, Roenigk HH Jr. Beta-blocking drugs and psoriasis. A review of cutaneous side effects and retrospective analysis of their effects on psoriasis. *J Am Acad Dermatol* 1988; **19**: 837–41.

5 Kuflik EG. Effect of antimalarial drugs on psoriasis. *Cutis* 1980; **26**: 153–8.

6 Nicolas J-F, Mauduit G, Haond J, *et al.* Psoriasis grave induit par la chloroquine (nivaquine). *Ann Dermatol Vénéréol (Paris)* 1988; **115**: 289–93.

7 Katugampola G, Katugampola S. Chloroquine and psoriasis. *Int J Dermatol* 1990; **29**: 153–4.

8 Slagel GA, James WD. Plaquenil-induced erythroderma. *J Am Acad Dermatol* 1985; **12**: 857–62.

9 Skott A, Mobacken H, Starmark JE. Exacerbation of psoriasis during lithium treatment. *Br J Dermatol* 1977; **96**: 445–8.

10 Lowe NJ, Ridgway HB. Generalized pustular psoriasis precipitated by lithium. *Arch Dermatol* 1978; **114**: 1788–9.

11 Sasaki T, Saito S, Aihara M, *et al.* Exacerbation of psoriasis during lithium treatment. *J Dermatol (Tokyo)* 1989; **16:** 59–63.

12 Boxley JD, Dawber RPR, Summerly R. Generalised pustular psoriasis on withdrawal of clobetasol propionate ointment. *Br Med J* 1975; **2**: 225–6.

13 Tsankov N, Botev-Zlatkov N, Lazarova AZ, *et al.* Psoriasis and drugs: influence of tetracyclines on the course of psoriasis. *J Am Acad Dermatol* 1988; **19**: 629–32.

14 Bergner T, Przybilla B. Psoriasis and tetracyclines. *J Am Acad Dermatol* 1990; **23**: 770.

15 Smith DL, Wernick R. Exacerbation of psoriasis by chrysotherapy. *Arch Dermatol* 1991; **127**: 268–270.

16 Shelley WB. Generalized pustular psoriasis induced by potassium iodide. *JAMA* 1967; **201**: 1009–14.

17 Wolf R, Dorfman B, Krakowski A. Psoriasiform eruption induced by captopril and chlorthalidone. *Cutis* 1987; **40**: 162–4.

18 Hauschild TT, Bauer R, Kreysel HW. Erstmanifestation einer eruptiv-exanthematischen Psoriasis vulgaris unter Captoprilmedikation. *Hautarzt* 1986; **37**: 274–7.

19 Wilkin J. Exacerbation of psoriasis during clonidine therapy. *Arch Dermatol* 1981; **117**: 4.

20 Fisher DA, Elias PM, LeBoit PL. Exacerbation of psoriasis by the hypolipidemic agent, gemfibrozil. *Arch Dermatol* 1988; **124**: 854–5.

21 Katz M, Seidenbaum M, Weinrauch L. Penicillin-induced generalised pustular psoriasis. *J Am Acad Dermatol* 1987; **17**: 918–20.

22 Saito S, Ikezawa Z. Psoriasiform intradermal test reaction to ABPC in a patient with psoriasis and ABPC allergy. *J Dermatol (Tokyo)* 1990; **17**: 677–83.

23 Harrison PV, Stones RN. Severe exacerbation of psoriasis due to terfenadine. *Clin Exp Dermatol* 1988; **13**: 271.

24 Barth JH, Baker H. Generalised pustular psoriasis precipitated by trazodone in the treatment of depression. *Br J Dermatol* 1986; **115**: 629–30.

25 Quesada JR, Gutterman JU. Psoriasis and alpha-inteferon. *Lancet* 1986; **i**: 1466–8.

26 Hartmann F, von Wussow P, Deicher H. Psoriasis – Exacerbation bei Therapie mit alpha-Interferon. *Dtsch Med Wochenschr* 1989; **114**: 96–8.

27 Jucgla A, Marcoval J, Curco N, Servitje O. Psoriasis with articular involvement induced by interferon alfa. *Arch Dermatol* 1991; **127**: 910–11.

28 Katayama H, Kawada A. Exacerbation of psoriasis induced by indomethacin. *J Dermatol (Tokyo)* 1981; **8**: 323–7.

29 Powles AV, Griffiths CEM, Seifert MH, Fry L. Exacerbation of psoriasis by indomethacin. *Br J Dermatol* 1987; **117**: 799–800.

30 Sendagorta E, Allegue F, Rocamora A, Ledo A. Generalized pustular psoriasis precipitated by diclofenac and indomethacin. *Dermatologica* 1987; **175**: 300–1.

31 Reshad H, Hargreaves GK, Vickers CFH. Generalized pustular psoriasis precipitated by phenylbutazone and oxyphenbutazone. *Br J Dermatol* 1983; **109**: 111−13.

32 Ben-Chetrit E, Rubinow O. Exacerbation of psoriasis by ibuprofen. *Cutis* 1986; **38**: 45.

33 Meyerhoff JO. Exacerbation of psoriasis with meclofenamate. *N Engl J Med* 1983; **309**: 496.

34 Sheehan-Dare RA, Goodfield MJD, Rowell NR. The effect of oral indomethacin on psoriasis treated with the Ingram regime. *Br J Dermatol* 1991; **125**: 253−5.

3.6 Erythrodermie und exfoliative Dermatitis

Klinisches Bild

Ein ausgedehntes konfluierendes Erythem (Erythrodermie), häufig verbunden mit einer Schuppung (exfoliative Dermatitis), ist eine der gefährlichsten Formen der kutanen Arzneimittelnebenwirkung [1–5]. Es kann sich aus einem Exanthem entwickeln (Abb. 3.15) oder, wie bei manchen Reaktionen auf Arsenverbindungen und Schwermetalle, als Erythem mit Exsudation in den Gelenkbeugen beginnen und dann schnell generalisieren. Die Reaktion kann erst mehrere Wochen nach Beginn der Therapie auftreten. Eine ekzematöse Dermatitis kann bei einem bereits kontaktsensibilisierten Patienten ebenfalls generalisieren.

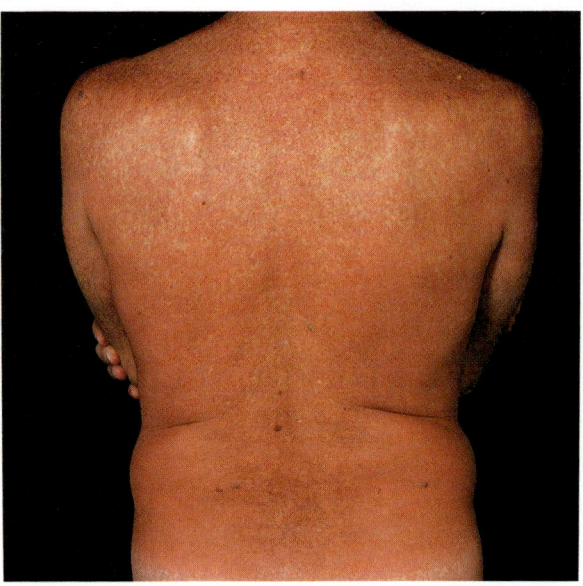

Abb. 3.15. Erythrodermatisches Arzneimittelexanthem bei einem Patienten unter Behandlung mit Penicillin und Oxyphenbutazon.

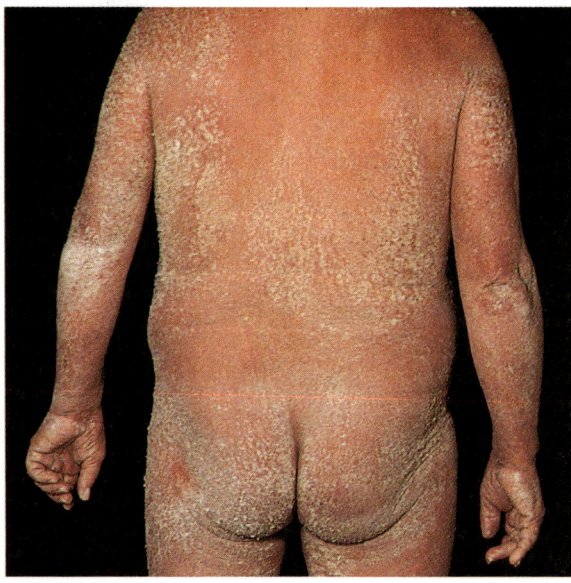

Abb. 3.16. Schwere arzneimittelbedingte exfoliative Dermatitis.

Komplikationen

Zu den Komplikationen dieser ausgedehnten erythematösen und exfoliativen Krankheit (Abb. 3.16) gehören Hypothermie, Flüssigkeits- und Elek-
trolytverlust, Infektionen, Herzversagen, stressinduzierte gastrointestinale
Ulcera und Blutungen, Malabsorption und Venenthrombosen aufgrund der
erzwungenen Bettruhe und gestörten Zirkulation [5].

Arzneimittel-Ätiologie

Die für erythrodermatische Arzneimittelnebenwirkungen hauptsächlich
verantwortlich gemachten Medikamente sind in Tabelle 3.4 aufgelistet. In

Tabelle 3.4. Medikamente, die eine Erythrodermie oder eine exfoliative Dermatitis verursachen
können.

Allopurinol	Hydantoine
p-Aminosalicylsäure	Isoniazid
Ampicillin	Lithium
Barbiturate	Nitrofurantoin
Captopril	D-Penicillamin
Carbamazepin	Penicillin
Cefoxitin	Phenylbutazon
Chloroquin	Chinidin
Chlorpromazin	Streptomycin
Cimetidin	Sulfonamide
Diltiazem	Sulfonylharnstoffe
Gold	Thioacetazon
Griseofulvin	

einer großen Untersuchungsreihe wurden Sulfonamide, Malariamittel und Penizillin am häufigsten als auslösendes Medikament angegeben [1]. In einer anderen Untersuchung aus Indien [3] wurde am häufigsten mit folgenden Medikamenten eine Verbindung gesehen: Isoniazid (20 %), Thioacetazon (15 %), topische Teer-Präparationen (15 %) und verschiedene homöopathische Medikamente (20 %). Phenylbutazon, Streptomycin und Sulfadiazin waren in jeweils 5 % der Fälle beteiligt. Phenytoin ist ebenfalls eine bekannte Ursache [6]. In neuerer Zeit wurden Captopril, Cefoxitin, Cimetidin und Ampicillin als auslösende Medikamente angeschuldigt [7].

1 Nicolis GD, Helwig EB. Exfoliative dermatitis. A clinicopathologic study of 135 cases. *Arch Dermatol* 1973; **108**: 788−97.
2 Hasan T, Jansén DT. Erythroderma: A follow-up of fifty cases. *J Am Acad Dermatol* 1983; **8**: 836−4.
3 Sehgal VN, Srivastava G. Exfoliative dermatitis. A prospective study of 80 patients. *Dermatologica* 1986; **173**: 278−84.
4 Sage T, Faure M. Conduite a tenir devant les érythrodermies de l'adulte. *Ann Dermatol Vénéréol (Paris)* 1989; **116**: 747−52.
5 Irvine C. 'Skin failure' — a real entity: discussion paper. *J R Soc Med* 1991; **84**: 412−13.
6 Danno K, Kume M, Ohta M, *et al.* Erythroderma with generalized lymphadenopathy induced by phenytoin. *J Dermatol (Tokyo)* 1989; **16**: 392−6.
7 Saito S, Ikezawa Z. Psoriasiform intradermal test reaction to ABPC in a patient with psoriasis and ABPC allergy. *J Dermatol (Tokyo)* 1990; **17**: 677−83.

3.7 Anaphylaxie und anaphylaktoide Reaktionen

Klinisches Bild

Diese systemische Reaktion, die sich gewöhnlich innerhalb von Minuten bis Stunden entwickelt (die überwiegende Mehrzahl in der ersten Stunde) ist häufig eine ernsthafte Komplikation und kann tödlich verlaufen [1,2]. Biphasische Reaktionen, bei denen die Symptome verzögert oder wiederholt und noch viele Stunden nach der Initialreaktion auftreten, kommen gelegentlich vor [3]. Bei weniger ausgeprägten Fällen können Schwindel- und Schwächegefühl, Hautprickeln und Rötung der Konjunktiven als Warnzeichen vorausgehen, gefolgt von Urtikaria, Angioödem, Bronchospasmus, Bauchschmerzen und vasomotorischem Kollaps. Schwellungen der Lippen und der Zunge können das Schlucken und die Atmung behindern. Aufgrund eines Ödems des Larynx, der Epiglottis oder des umgebenden Gewebes können die oberen Atemwege verlegt werden. Die Reaktion tritt meist bei der zweiten Exposition mit dem Medikament auf, kann sich aber schon während einer ersten Behandlung entwickeln, wenn diese ausreichend lang dauert, um eine Sensibilisierung zu ermöglichen. Es ist jedoch sehr unwahrscheinlich, daß eine Anaphylaxie auftritt, wenn ein Medikament kontinuierlich über Monate eingenommen wird. Im Gegenteil dazu kann eine intermittierende Einnahme eines Medikaments den Patienten für eine Anaphylaxie prädisponieren [1]. Sie tritt häufiger nach parenteraler als nach oraler Verabreichung auf. Betablocker verstärken

anaphylaktische Reaktionen auf andere Allergene und können die Wiederbelebung erschweren [4,5].

Arzneimittel-Ätiologie

Die wichtigsten medikamentösen Ursachen für eine Anaphylaxie sind in
Tabelle 3.5 gezeigt. Antibiotika (besonders Penizillin) und Röntgenkontrastmittel sind die bekanntesten Ursachen für anaphylaktische Zwischenfälle
[2]. Die Inzidenz solcher Reaktionen liegt für jede dieser Medikamentengruppen bei etwa 1 von 5.000 Verabreichungen [6,7], von denen wiederum
weniger als 10 % tödlich verlaufen [2]. Das Risiko einer wiederholten
anaphylaktischen Reaktion liegt bei Penizillinen zwischen 10 und 20 % [6],
bei Röntgenkontrastmitteln zwischen 20 und 40 % [8]. Die Anaphylaxie
kann durch die massive Ausschüttung von Histamin oder anderen Mediatoren verursacht werden, die wie bei der Allergie gegen Penizillin und
gegen einige Muskelrelaxantien durch die Kopplung von IgE an Mastzellen
und basophilen Leukozyten zustande kommt [9]. Histamin ist wahrscheinlich als Hauptmediator für die klinischen Manifestationen verantwortlich
[10].

Tabelle 3.5. Medikamente, die Urtikaria und Anaphylaxie auslösen können.

Tierische Seren	Anästhetika (Lokal- und Allgemein-
Vakzine mit Hühnereiweiß	anästhetika)
Desensibilisierende Substanzen ein-	Muskelrelaxantien
schließlich Pollen-Vakzine	Suxamethonium
Antibiotika	Curare
Penizilline	Dextrane
Cephalosporine	Mannitol
Aminoglykoside	Sorbitol-Komplexe
Tetracycline	Enzyme
Sulfonamide	Trypsin
Antimykotika	Streptokinase
Fluconazol	Chymopapain
Ketoconazol	Steroide
Blutprodukte	Progesteron
ACE-Hemmer (Angiotensin Converting	Hydrocortison
Enzyme)	Polypeptidhormone
Röntgenkontrastmittel	Insulin
Nichtsteroidale Antiphlogistika	Corticotropin
Salicylate	Vasopressin
andere NSAID (Non Steroidal Anti	Lebensmittel- und Arzneimittelzusätze
Inflammatory Drugs) wie	Benzoate
Phenylbutazon, Aminopyrin,	Sulfite
Propyphenazon, Metamizol,	Tartrazin-Farbstoffe
Tolmetin	Hydantoine
Narkotika	Hydralazin
	Chinidin
	Zytostatika
	Vitamine
	Protamine

Als anaphylaktoid werden solche Reaktionen bezeichnet, die klinisch einer Immunantwort vom Soforttyp gleichen, deren Mechanismus aber unbekannt ist. Zu den möglichen Ursachen gehört die Komplementaktivierung durch Immunkomplexe mit der Bildung von Anaphylatoxinen wie C3a oder C5a, die direkt zur Freisetzung von Mediatoren aus Mastzellen und basophilen Leukozyten führen können. Manche Medikamente und Substanzen, wie z.B. Mannitol und Röntgenkontrastmittel, können die Mediatorfreisetzung unabhängig von IgE oder Komplement über einen direkten, bisher nicht bekannten Mechanismus stimulieren. Anaphylaktoide Reaktionen können sowohl durch nichtsteroidale Analgetika und Antiphlogistika [11,12], wie Aspirin und andere Salicylate, Indometacin, Phenylbutazon, Propyphenazon, Metamizol und Tolmetin [13], als auch durch Röntgenkontrastmittel, *d*-Tubocurarin, sulfit- oder benzolsäurehaltige Konservierungsmittel [14] und Tartrazin-Farbstoffe [15] ausgelöst werden. Patienten mit anaphylaktischen Reaktionen auf die Pyrazolon-Gruppe von Antiphlogistika können 30 bis 60 Minuten nach einem Patchtest mit einer Kontakturtikaria reagieren [16].

1 Sussman GL, Dolovich J. Prevention of anaphylaxis. *Semin Dermatol* 1989; **8**: 158−65.

2 Bochner BS, Lichtenstein LM. Anaphylaxis. *N Engl J Med* 1991; **324**: 1785−90.

3 Stark BJ, Sullivan RJ. Biphasic and protracted anaphylaxis. *J Allergy Clin Immunol* 1986; **78**: 76−83.

4 Hannaway PJ, Hopper GDK. Severe anaphylaxis and drug-induced beta-blockade. *N Engl J Med* 1983; **308**: 1536.

5 Toogood JH. Risk of anaphylaxis in patients receiving beta-blocker drugs. *J Allergy Clin Immunol;* 1988; **81**: 1−5.

6 Weiss ME, Adkinson NF. Immediate hypersensitivity reactions to penicillin and related antibiotics. *Clin Allergy* 1988; **18**: 515−40.

7 Ansell G, Tweedie MCK, West DR, *et al.* The current status of reactions to intravenous contrast media. *Invest Radiol* 1980; **15** (Suppl 6): S32−S39.

8 Greenberger P, Patterson R, Kelly J, *et al.* Administration of radiographic contrast media in high-risk patients. *Invest Radiol* 1980; **15** (Suppl 6): S40−S43.

9 Vervloet D, Nizankowska E, Arnaud A, *et al.* Adverse reactions to suxamethonium and other muscle relaxants under general anesthesia. *J Allergy Clin Immunol* 1983; **71**: 552−9.

10 Kaliner M, Shelhamer JH, Ottesen EA. Effects of infused histamine: correlation of plasma histamine levels and symptoms. *J Allergy Clin Immunol* 1982; **69**: 283−9.

11 Antépara I, Martín-Gil D, Dominguez MA, Oehling A. Adverse drug reactions produced by analgesic drugs. *Allergol Immunopathol* 1981; **9**: 545−54.

12 Stevenson DD. Diagnosis, prevention and treatment of adverse reactions to aspirin (ASA) and nonsteroidal anti-inflammatory drugs (NSAID). *J Allergy Clin Immunol* 1984; **74**: 617−22.

13 Rossi AC, Knapp DE. Tolmetin-induced anaphylactoid reactions. *N Engl J Med* 1982; **307**: 499−500.

14 Michils A, Vandermoten G, Duchateau J, Yernault J-C. Anaphylaxis with sodium benzoate. *Lancet* 1991; **337**: 1424−5.

15 Twarog FJ, Leung DYM. Anaphylaxis to a component of isoetharine (sodium bisulfite). *JAMA* 1982; **248**: 2030−1.

16 Maucher OM, Fuchs A. Kontakturtikaria im Epikutantest bei Pyrazolonallergie. *Hautarzt* 1983: **34**; 383−6.

3.8 Urtikaria

Klinisches Bild

Die Urtikaria ist nach dem Arzneimittelexanthem die zweithäufigste Form der Arzneimittelnebenwirkungen. Bei der Urtikaria finden sich über den ganzen Körper verstreut umschriebene, beetartig erhabene, erythematöse und ödematöse Schwellungen (Quaddeln) (Abb. 3.17). Sie kann bei einer systemischen Anaphylaxie oder Serumkrankheit auftreten [1–3]. Die einzelnen Läsionen persistieren selten länger als 24 Stunden. Eine Urtikaria entsteht gewöhnlich innerhalb von 36 Stunden nach Medikamentenaufnahme; bei erneuter Exposition können sich die Läsionen innerhalb von Minuten entwickeln. Ein Angioödem [4], bei dem sich ein Ödem in der tiefen Dermis, der Subkutis oder Submukosa entwickelt (Abb. 3.18), sieht man als unerwünschte Arzneimittelreaktion seltener als die Urtikaria. Es tritt bei unter 1% der Patienten auf, die ein bestimmtes Medikament erhalten.

Arzneimittel-Ätiologie

Die häufigeren medikamentösen Ursachen für die Entstehung von Urtikaria/Angioödem sind in Tabelle 3.5 aufgelistet. Die Häufigkeit von Urtikaria/Angioödem oder Anaphylaxie als Reaktionen auf Aspirin und andere nichtsteroidale Antiphlogistika lag in einer Gruppe von ambulanten Pati-

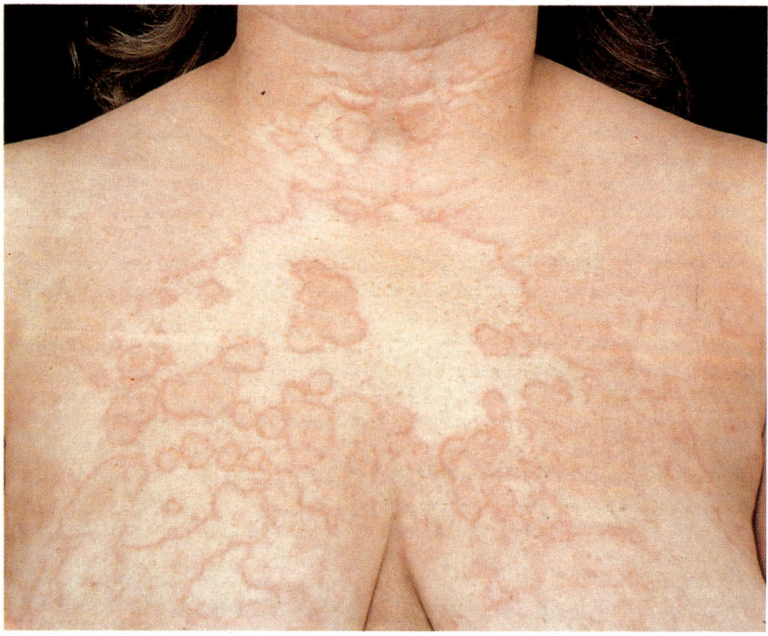

Abb. 3.17. Urtikaria mit charakteristischen Quaddeln.

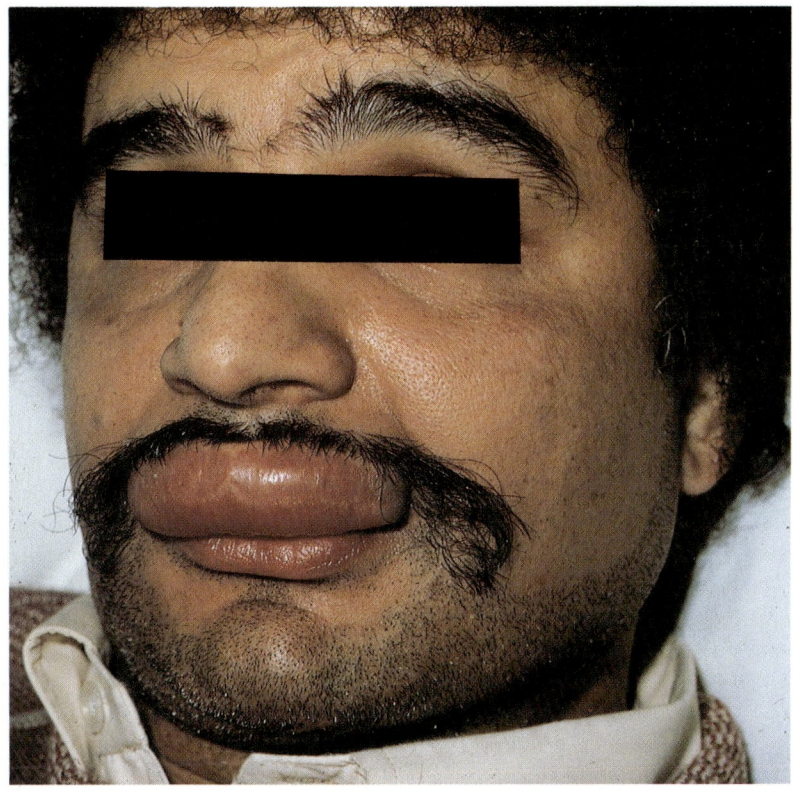

Abb. 3.18. Angioödem der Oberlippe bei einem mit Penicillin und Aspirin behandelten Patienten.

enten bei etwa 1% [5] und tritt familiär gehäuft auf [6]. Aspirin (Salicylate) kann eine chronische Urtikaria verschlimmern [1,2,7–9]. Zudem kann für eine dem Aspirin oder einem anderen Medikament zugeschriebene Urtikaria ganz unvermutet in Wirklichkeit eine andere Substanz wie der gelbe Farbstoff Tartrazin verantwortlich sein [6,8]. Auch das Analgetikum Codein kann eine Urtikaria verursachen [10].Während es sehr gut dokumentiert ist, daß Penizillin die Ursache für eine akute Urtikaria sein kann, ist die Rolle dieses Medikaments in der Ätiologie der chronischen Urtikaria umstritten [11]. Bei etwa 1% der Patienten, die eine Bluttransfusion erhalten, tritt eine Urtikaria auf [12]. Es gibt zahlreiche Veröffentlichungen über die mögliche Rolle von Lebensmittel- und Medikamentenzusätzen [13–18] bei der Entwicklung der chronischen Urtikaria. Zu den angeschuldigten Substanzen gehören Konservierungsmittel wie Benzoesäure, Butylhydroxyanisol (BHA), Butylhydroxytoluen (BHT) [19], Sulfite [20], Tartrazin-Farbstoffe [22,23] und selten auch Aspartam [21]. Neue Untersuchungen deuten jedoch darauf hin, daß die üblichen Lebensmittelzusätze für die Entstehung einer Urtikaria nur selten, wenn überhaupt, von Bedeutung sind [24]. Eine Urtikaria kann auch nach Alkoholkonsum auftreten [25]. Urtikarielle

Plaques wurden als Manifestation einer Kontaktallergie auf Proflavin und Dauerwellen-Präparate beobachtet [26].

Manche Medikamente, wie z.B. das Aspirin, können eine Urtikaria sowohl über einen allergischen als auch über einen pharmakologischen Mechanismus auslösen. Die allergische Urtikaria ist eine Hautmanifestation einer Typ-I-Reaktion, die durch IgE-Antikörpern vermittelt wird, oder einer Typ-III-Reaktion, bei der das Antigen einen komplementbindenden Komplex mit Antikörpern bildet und so zur Histaminausschüttung und Entstehung von Anaphylatoxinen führt. Eine Penizillinallergie kann über beide Mechanismen eine Urtikaria auslösen. Bestimmte Medikamente wie Opiate, Codein, Amphetamin, Polymyxin B, d-Tubocurarin, Atropin, Hydralazin, Pentamidin, Chinin und Röntgenkontrastmittel können direkt Mastzellmediatoren freisetzen (vergl. Kapitel 2: anaphylaktoide Reaktionen). Cyclooxygenase-Hemmer wie Aspirin und Indometacin und ACE-Hemmer wie Captopril und Enalapril können über pharmakologische Mechanismen eine Urtikaria oder ein Angioödem auslösen. Die Cyclooxygenase-Hemmung kann zu einer verstärkten Mastzell-Degranulation und einer vermehrten Biosynthese von Lipoxygenase-Produkten der Arachidonsäure führen, die dann eine Vasodilatation und Ödembildung bedingen [27]. ACE-Hemmer können die Bradykininaktivität erhöhen. Es wurde berichtet, daß ACE-Hemmer durch Bradykinin induzierte Quaddeln bei Normalpersonen verstärken [28,29].

1 Champion RH, Greaves MW, Kobza Black A (eds) *The Urticarias*. Churchill Livingstone, Edinburgh, 1985.

2 Soter NA. Acute and chronic urticaria and angioedema. *J Am Acad Dermatol* 1991; **25**: 146−54.

3 Soter NA. Treatment of urticaria and angioedema: low-sedating H_1-type antihistamines. *J Am Acad Dermatol* 1991; **24**: 1084−7.

4 Greaves M, Lawlor F. Angioedema: manifestations and management. *J Am Acad Dermatol* 1991; **25**: 155−65.

5 Chaffee FH, Settipane GA. Aspirin intolerance. I. Frequency in an allergic population. *J Allergy Clin Immunol* 1974; **53**: 193−9.

6 Settipane GA, Pudupakkam RK. Aspirin intolerance. III. Subtypes, familial occurrence and cross reactivity with tartrazine. *J Allergy Clin Immunol* 1975; **56**: 215−21.

7 Juhlin L, Michäelsson G, Zetterström O. Urticaria and asthma induced by food-and-drug additives in patients with aspirin hypersensitivity. *J Allergy Clin Immunol* 1972; **50**: 92−8.

8 Doeglas HMG. Reactions to aspirin and food additives in patients with chronic urticaria, including the physical urticarias. *Br J Dermatol* 1975; **93**: 135−44.

9 Settipane RA, Constantine HP, Settipane GA. Aspirin intolerance and recurrent urticaria in normal adults and children. Epidemiology and review. *Allergy* 1980; **35**: 149−54.

10 De Groot AC, Conemans J. Allergic urticarial rash from oral codeine. *Contact Dermatitis* 1986; **14**: 209−14.

11 Boonk WJ, Van Ketel WG. The role of penicillin in the pathogenesis of chronic urticaria. *Br J Dermatol* 1982; **106**: 183−90.

12 Shulman IA. Adverse reactions to blood transfusion. *Texas Med* 1990; **85**: 35−42.

13 Juhlin LG, Michäelsson G, Zetterström O. Urticaria and asthma induced by food-and-drug additives in patients with aspirin hypersensitivity. *J Allergy* 1972; **50**: 92−8.

14 Levantine AJ, Almeyda J. Cutaneous reactions to food and drug additives. *Br J Dermatol* 1977; **91**: 359−62.

15 Simon RA. Adverse reactions to drug additives. *J Allergy Clin Immunol* 1984; **74**: 623−30.

16 Hannuksela M, Lahti A. Peroral challenge tests with food additives in urticaria and atopic dermatitis. *Int J Dermatol* 1986; **25**: 178−80.

17 Supramaniam G, Warner JO. Artificial food additives intolerance in patients with angioedema and urticaria. *Lancet* 1986; **ii**: 907−9.

18 Juhlin L. Additives and chronic urticaria. *Ann Allergy* 1987; **59**: 119−23.

19 Goodman DL, McDonnell JT, Nelson HS, *et al.* Chronic urticaria exacerbated by the antioxidant food preservatives, butylated hydroxyanisole (BHA) and butylated hydroxytoluene (BHT). *J Allergy Clin Immunol* 1990; **86**: 570−5.

20 Settipane GA. Adverse reactions to sulfites in drugs and foods. *J Am Acad Dermatol* 1984; **10**: 1077−80.

21 Kulczycki A Jr. Aspartame-induced urticaria. *Ann Intern Med* 1986; **104**: 207−8.

22 Neuman I, Elian R, Nahum H, *et al.* The danger of 'yellow dyes' (tartrazine) to allergic subjects. *J Allergy* 1972; **50**: 92−8.

23 Miller K. Sensitivity to tartrazine. *Br Med J* 1982; **285**: 1597−8.

24 Hannuksela M, Lahti A. Peroral challenge tests with food additives in urticaria and atopic dermatitis. *Int J Dermatol* 1986; **25**: 178−80.

25 Ormerod AD, Holt PJA. Acute urticaria due to alcohol. *Br J Dermatol* 1983; **108**: 723−4.

26 Goh CL. Urticarial papular and plaque eruptions. A noneczematous manifestation of allergic contact dermatitis. *Int J Dermatol* 1989; **28**: 172−6.

27 Stevenson DD, Lewis RA. Proposed mechanisms of aspirin sensitivity reactions. *J Allergy Clin Immunol* 1987; **80**: 788−90.

28 Wood SM. Angio-oedema and urticaria associated with angiotensin converting enzyme inhibitors. *Br Med J* 1987; **294**: 91−2.

29 Ferner RE. Effects of intradermal bradykinin after inhibition of angiotensin converting enzyme. *Br Med J* 1987; **294**: 1119−20.

3.9 Serumkrankheit

Klinisches Bild

Die Serumkrankheit kann ab dem fünften Tag und bis zu drei Wochen nach dem Erstkontakt auftreten und ist eine Manifestation einer immunkomplexvermittelten Typ-III-Reaktion [1–4]. Das Vollbild der Serumkrankheit umfaßt Fieber, Urtikaria (häufig mit figurierten oder polyzyklischen Läsionen), Angioödem, Gelenkschmerzen und -schwellungen (besonders an Händen und Füßen), Lymphadenopathie und gelegentlich Nephritis oder Endocarditis mit Eosinophilie. Selten entwickelt sich eine Neuritis mit Schmerzen in Nacken, Schulter oder Armen, die sich nicht immer vollständig zurückbildet. Bei weniger ausgeprägten Formen der Serumkrankheit können Fieber, eine Urtikaria und vorübergehende Gelenkbeschwerden die einzigen Symptome sein.

Arzneimittel-Ätiologie

Die Serumkrankheit kann neben anderen Medikamenten auch durch heterologes Serum [1,2], Aspirin, Penizillin [3], Streptomycin, Sulfonamide, Thiourazile und Globulinpräparate hervorgerufen werden. Eine Serumkrankheit entwickelte sich auch bei einer Reihe von Patienten, die wegen eines Knochenmarksversagens mit intravenösen Infusionen von Antithymozytenglobulin behandelt worden waren [1,2]. Es entwickelten sich an Händen und Füßen, und zwar an den Grenzen der Handflächen und Fußsohlen charakteristische serpiginöse Erytheme mit einer Purpurakomponente. Zirkulierende Immunkomplexe, niedrige C3- und C4-Serumspiegel und erhöhte Plasmaspiegel des Anaphylatoxins C3a wurden gefunden. Die direkte Immunfluoreszenz wies in den Wänden dermaler Blutgefäße immunreaktive Proteine, darunter IgM, C3, IgE und IgA nach [1,2].

1 Lawley TJ, Bielory L, Gascon P, *et al.* A prospective clinical and immunologic analysis of patients with serum sickness. *N Engl J Med* 1984; **311**: 1407−13.
2 Bielory L, Yancey KB, Young NS, *et al.* Cutaneous manifestations of serum sickness in patients receiving antithymocyte globulin. *J Am Acad Dermatol* 1985; **13**: 411−17.
3 Erffmeyer JE. Serum sickness. *Ann Allergy* 1986; **56**: 105−9.
4 Lin RY. Serum sickness syndrome. *Am Fam Physician* 1986; **33**: 157−62.

3.10 Erythema-exsudativum-multiforme und Stevens-Johnson-Syndrom

Klinisches Bild des Erythema-exsudativum-multiforme

Das Erythema-exsudativum-multiforme ist eine wohlbekannte Arzneimittelreaktion der Haut [1−8], obwohl es in vielen Fällen wahrscheinlich

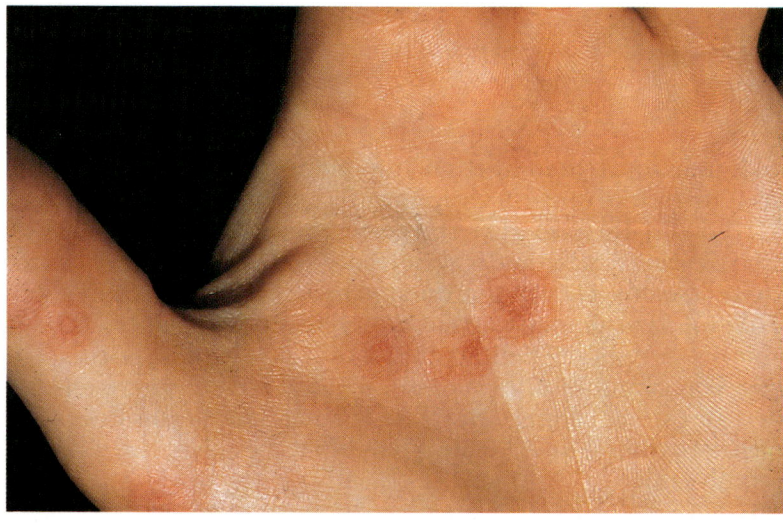

Abb. 3.19. Typische Schießscheiben-Läsionen bei einem Erythema exsudativum multiforme.

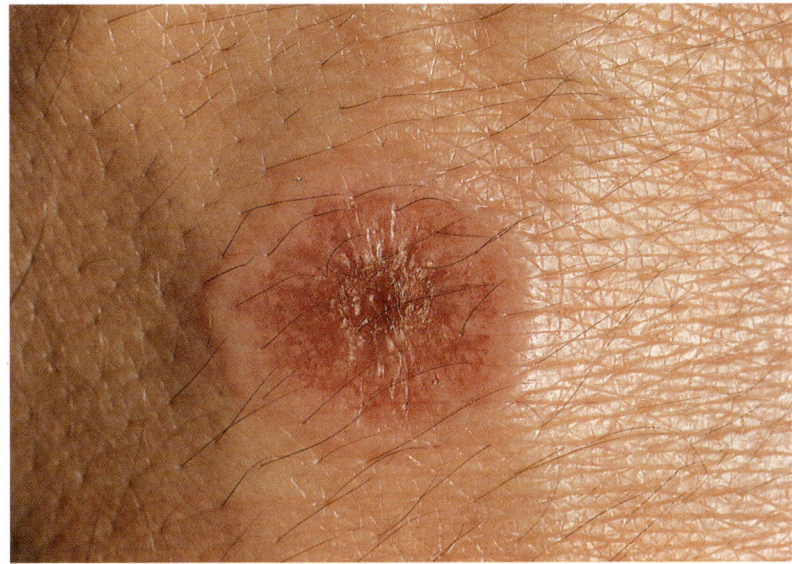

Abb. 3.20. Nahaufnahme einer Iris-Läsion bei Erythema exsudativum multiforme.

fälschlicherweise auf Medikamente zurückgeführt worden ist. Häufiger wird das Erythema-exsudativum-multiforme durch verschiedene Infektionen (z.B. Herpes simplex-Infektion) ausgelöst. Klinisch findet man makulöse, papulöse oder urtikarielle Läsionen sowie die klassischen Iris- oder Schießscheibenläsionen (Abb. 3.19 und 3.20), manchmal treten zentral Bläschen, Blasen oder eine Purpura auf. Bevorzugt betroffen sind die distalen Extremitäten und hier wiederum die Handrücken und die Streckseiten der Unterarme. Die Läsionen können die Handflächen, den Rumpf und die Mund- (Abb. 3.21 und 3.22) und Genitalschleimhaut einbeziehen. Gelegentlich ist nur die Schleimhaut betroffen.

Arzneimittel-Ätiologie des Erythema-exsudativum-multiforme

In einer prospektiven Studie von Fällen mit Erythema-exsudativum-multiforme standen nur 10 % im Zusammenhang mit Medikamenten [4]. Durch erneute Exposition wurde jedoch häufig eine medikamentöse Ursache bestätigt. Auf diese Weise wurden Sulfonamide und Cotrimoxazol, Barbiturate, Pyrazolon-Derivate (Phenylbutazon), Phenolphthalein, Rifampicin, Penizilline, Hydantoin-Derivate, Carbamazepin, Phenothiazine, Chlorpropamid, Thiazid-Diuretika und Sulfone mit dem Erythema-exsudativum-multiforme in Verbindung gebracht (Tabelle 3.6). Neuere Berichte haben Phenazon, Minoxidil, Fenbufen, Mianserin, Sulindac, Methaqualon, Ceftaxidim [9] und Trazodon [10] als auslösendes Medikament angeschuldigt. Auch mit Progesteron wurde ein Zusammenhang gesehen [11]. Ein Erythema-exsudativum-multiforme kann auf Impfungen folgen. Eine große Zahl von lokal verwendeten Medikamenten kann ebenfalls Erythema-

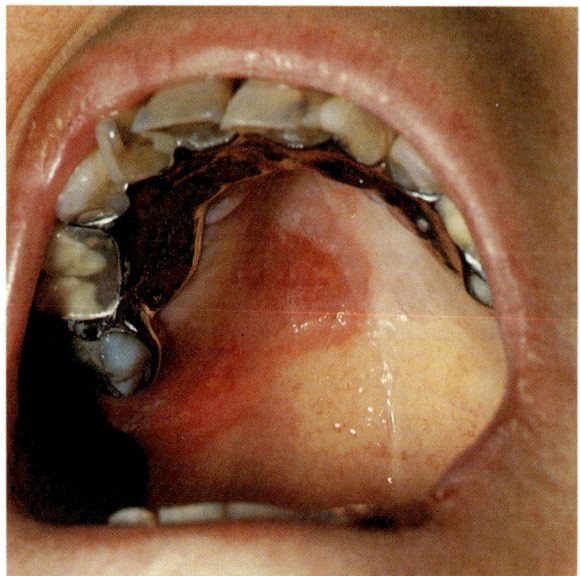

Abb. 3.21. Erosionen am harten Gaumen bei einem Patienten mit medikamentös ausgelöstem Erythema exsudativum multiforme.

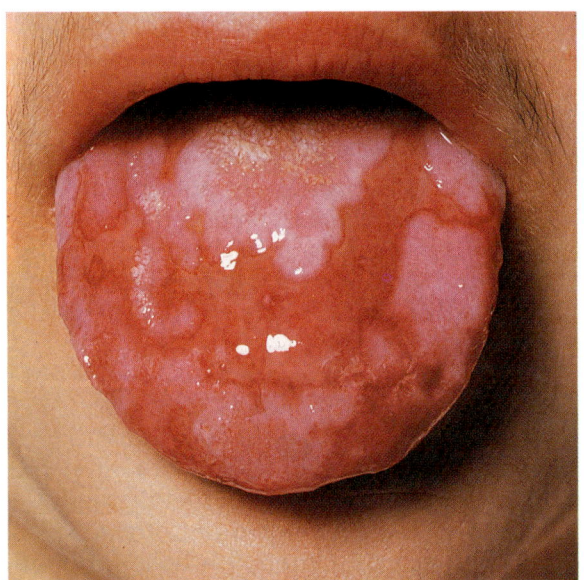

Abb. 3.22. Ausgedehnte Erosionen an der Zunge bei einem arzneimittelbedingten Erythema exsudativum multiforme.

exsudativum-multiforme-ähnliche Eruptionen auslösen [12]. Dazu gehören: Peru-Balsam, Chloramphenicol, Econazol, Äthylendiamin, Furazolidon, Mafenid-Acetat-Creme zur Behandlung von Verbrennungen, das Muskelrelaxans Mephenesin, Neomycin, Nifuroxin, Promethazin, Scopolamin, Sulfonamide [13,14], in der Ophthalmologie verwendete Anticholinergika (Scopolamin-Hydrobromid und Tropicamid-Tropfen) [15], Vitamin E, das antimykotisch wirksame Pyrrolnitrin sowie Proflavin [16]. Letztendlich kann auch der Kontakt mit einer Reihe von Umweltsubstanzen Erythema-exsudativum-multiforme-artige Reaktionen induzieren [17]. Dazu gehören Nickel, Formaldehyd, Trichloräthylen, Phenylsulfon-Derivate, das Insektizid Methyl-Parathion, Stickstofflost, Epoxyd-Verbindungen [18] und Trinitrotoluen [19].

Tabelle 3.6. Medikamente, die ein Erythema exsudativum multiforme oder ein Stevens-Johnson-Syndrom auslösen können.

Antibiotika	*Antikonvulsiva*
Sulfonamide	Barbiturate
Trimethoprim-Sulfamethoxazol	Carbamazepin
Sulfadoxin-Pyrimethamin	Hydantoin-Derivate
Sulfone	Trimethadion
Penizilline	
Ceftazidim	*Antihypertensiva*
Griseofulvin	Furosemid
Rifampicin	Hydralazin
Tetrazykline	Minoxidil
	Thiazid-Diuretika
Nichtsteroidale Antiphlogistika	
Salicylate	*Medikamente mit Wirkung am ZNS*
Fenbufen	Mianserin
Ibuprofen	Phenothiazine
Sulindac	Trazodon
Pyrazolon-Derivate	
Antipyrin	*Verschiedene*
Phenylbutazon	Chlorpropamid
Phenazon	Codein
	Cyclophosphamid
Metalle	Methaqualon
Arsen	Stickstofflost
Bromide	Pentazocin
Quecksilber	Phenolphthalein
Gold	Progesteron
Iodide	Impfung

Das klinische Bild des Stevens-Johnson-Syndroms

Beim Stevens-Johnson-Syndrom [1–3,7,8,20] treten Fieber, Unwohlsein, Myalgien, Arthralgien und am Stamm ein ausgeprägtes Erythema-exsudativum-multiforme (Abb. 3.23) mit gelegentlicher Blasen- und Erosionsbildung auf. Die Hautläsionen bedecken dabei weniger als 10 % der Körperoberfläche. Anomalien der Leberfunktion können vorliegen [8]. Das Stevens-Johnson-Syndrom (Abb. 3.24 und 3.25) sollte von der toxischen epidermalen Nekrolyse unterschieden werden, bei der großflächige Erosionen mehr als 10 % der Körperoberfläche betreffen und bei der es zu einer schwerwiegenden Beteiligung der Konjunktiva, der Schleimhaut der Cornea sowie der buccalen, labialen und genitalen Schleimhäute kommt.

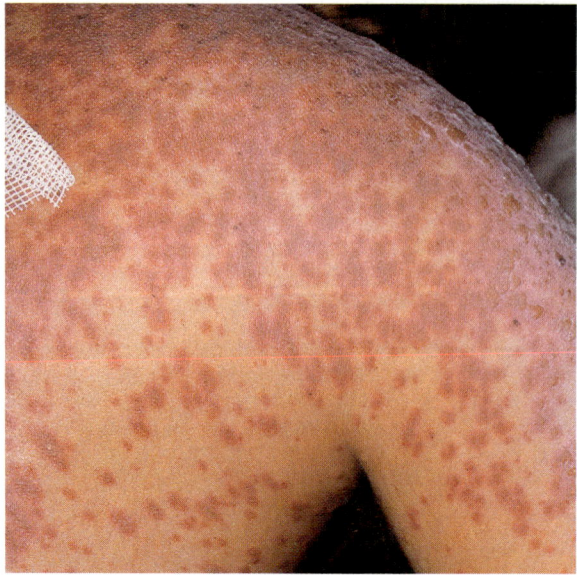

Abb. 3.23. Ausgedehntes Erythema exsudativum multiforme bei einem Stevens-Johnson-Syndrom durch Salazosulfapyridin.

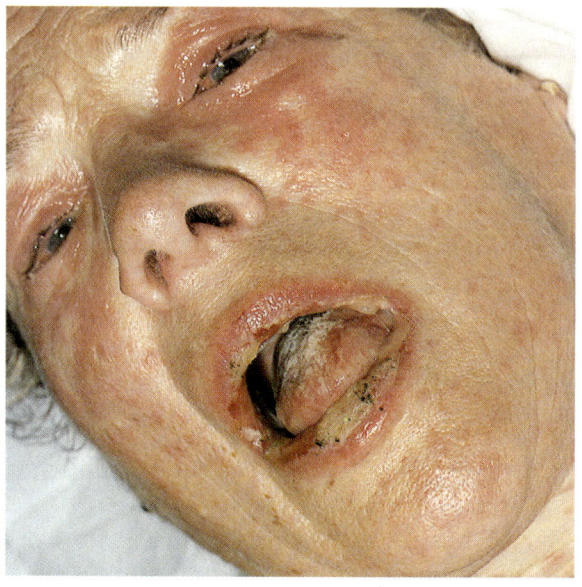

Abb. 3.24. Beteiligung der Konjunktiven und der Mundschleimhaut bei einem Stevens-Johnson-Syndrom nach Impfung mit Tetanus-Toxoid.

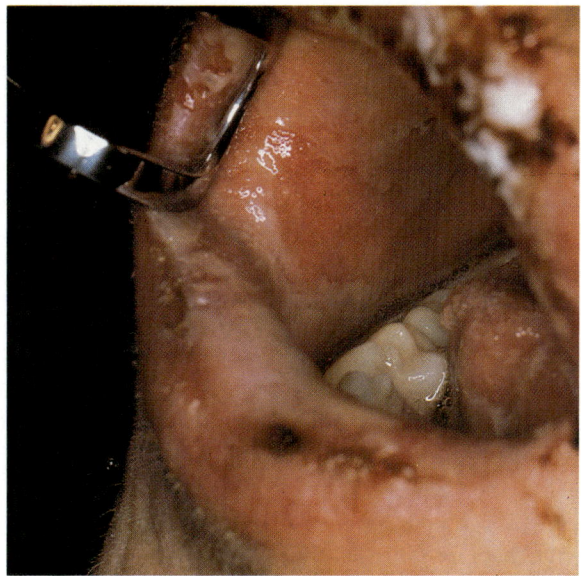

Abb. 3.25. Ausgeprägte Beteiligung der Lippen- und Wangenschleimhaut bei einem Stevens-Johnson-Syndrom. Der Patient erhielt eine Therapie mit mehreren Medikamenten.

Arzneimittel-Ätiologie des Stevens-Johnson-Syndroms

Die Medikamente, die ein Stevens-Johnson-Syndrom auslösen können, sind in Tabelle 3.6 aufgeführt. Eine retrospektive Studie aus Malaysia berichtete, daß die häufigsten Ursachen eines Stevens-Johnson-Syndroms Sulfonamide, Tetrazykline und Penizillin-Derivate waren [5]. In den Vereinigten Staaten wurden nichtsteroidale Antiphlogistika als wichtige auslösende Medikamente gemeldet [21]. Schwere, dem Stevens-Johnson-Syndrom ähnliche Reaktionen wurden nach Verabreichung von Sulfonamiden mit oder ohne Trimethoprim [22–24] und nach Malariaprophylaxe mit Fansidar (Pyrimethamin und Sulfadoxin) [25,26] beschrieben. Patienten mit AIDS scheinen, wahrscheinlich aufgrund eines systemischen Glutathion-Mangels und einer daraus resultierenden verminderten Kapazität, die Hydroxylamin-Derivate des Sulfamethoxazols abzubauen [27–29], unter einem erhöhten Risiko zu leiden, schwere Stevens-Johnson-Reaktionen nach Cotrimoxazol zu entwickeln. Eine erneute Exposition mit Medikamenten, die im Verdacht standen, diese Reaktion bereits einmal verursacht zu haben, hat fatale Folgen gehabt und sollte daher zu diagnostischen Zwecken nicht durchgeführt werden [1].

Histologie des Erythema-exsudativum-multiforme und Stevens-Johnson-Syndroms

Histopathologisch unterscheidet man drei Arten von Läsionen im Spektrum des Erythema-exsudativum-multiforme und Stevens-Johnson-Syndroms [30–33]. Der dermale Typ, den man in makulösen und den meisten papulösen Läsionen findet, zeigt perivaskuläre Lymphozyteninfiltrate mit einem variablen Anteil eosinophiler Leukozyten und ein Papillenödem.

Blasen können aufgrund einer subepidermalen oder intraepidermalen Spaltbildung auftreten. Der gemischte dermale und epidermale Typ, den man in papulösen Läsionen, Plaques und Schießscheiben-Läsionen sieht, ist folgendermaßen charakterisiert: Infiltrate von mononukleären Zellen um die dermalen Blutgefäße sowie an der Grenze zwischen Dermis und Epidermis, Erythrozyten-Extravasate im oberen Corium und subepidermale Blasenbildung in Verbindung mit hydropischen Veränderungen basaler Keratinozyten, verstreute Einzelzellnekrosen von Keratinozyten, Spongiose, Exozytose von mononukleären Zellen und Stellen mit epidermaler Nekrose. Die Histologie des epidermalen Typs, den man in manchen Iris-Läsionen beim Erythema-exsudativum-multiforme sowie beim Stevens-Johnson-Syndrom beobachtet, gleicht der der toxischen epidermalen Nekrolyse: geringe perivaskuläre Infiltrate in der Dermis, Exozytose von mononukleären Zellen und ausgedehnte Nekrose der Epidermis, die zur subepidermalen und intraepidermalen Blasenbildung führen kann.

Immunpathogenese von Erythema-exsudativum-multiforme und Stevens-Johnson-Syndrom

Beim Erythema-exsudativum-multiforme kann man in den Wänden oberflächlicher Blutgefäße Ablagerungen von IgM und C3 finden [4,6,34–37], besonders in Läsionen, die weniger als 24 Stunden alt sind [34]. Das Vorkommen von zirkulierenden Immunkomplexen wurde beschrieben [35,36] und es wurde angenommen, daß eine Ablagerung von Immunkomplexen in der Pathogenese eine bedeutende Rolle spielen könnte. Das klinische Bild ist allerdings ganz anders als bei einer Immunkomplex-Vaskulitis und die Gefäßveränderungen könnten auch die Folge eines sekundären Phänomens darstellen. In den Läsionen eines herpesinduzierten Erythema-exsudativum-multiforme wurde das Herpes-simplex-Genom identifiziert [38], was nahelegt, daß virusspezifische T-Lymphozyten in dieser Situation die Hautveränderungen hervorrufen könnten. Daraus könnte man ableiten, daß möglicherweise Medikament-Hapten-spezifische T-Zellen an der Pathogenese des medikamentös induzierten Erythema-exsudativum-multiforme und des Stevens-Johnson-Syndroms beteiligt sind. In Anbetracht der Vielfalt der möglichen auslösenden Faktoren wäre es eine alternative Vorstellung, daß die diversen Stimuli eine Autoimmunreaktion hervorrufen, die sich in einem einheitlichen klinischen Bild präsentiert.

1 Bianchine JR, Macaraeg PVJ, Lasagna L, et al. Drugs as etiologic factors in the Stevens–Johnson syndrome. *Am J Med* 1968; **44**: 390–405.
2 Kauppinen K. Cutaneous reactions to drugs. With special reference to severe mucocutaneous bullous eruptions and sulphonamides. *Acta Derm Venereol (Stockh)* 1972; **52** (Suppl 68): 1–89.
3 Böttiger LE, Strandberg I, Westerholm B. Drug-induced febrile mucocutaneous syndrome. With a survey of the literature *Acta Med Scand* 1975; **198**: 229–33.
4 Huff JC, Weston WL, Tonnesen MG. Erythema multiforme: A critical review of characteristics, diagnostic criteria, and causes. *J Am Acad Dermatol* 1983; **8**: 763–75.
5 Gebel K, Hornstein OP. Drug-induced oral erythema multiforme. Results of a long-term retrospective study. *Dermatologica* 1984; **168**: 35–40.

6 Howland WW, Golitz LE, Weston WL, Huff JC. Erythema multiforme: Clinical, histopathologic, and immunologic study. *J Am Acad Dermatol* 1984; **10**: 438−46.

7 Ruiz-Maldonado R. Acute disseminated epidermal necrosis types 1, 2, and 3: Study of sixty cases. *J Am Acad Dermatol* 1985; **13**: 623−35.

8 Nethercott JR, Choi BC. Erythema multiforme (Stevens−Johnson syndrome) − chart review of 123 hospitalized patients. *Dermatologica* 1985; **171**: 383−96.

9 Pierce TH, Vig SJ, Ingram PM. Ceftazidime in the treatment of lower respiratory tract infection. *J Antimicrob Chemother* 1983; **12** (Suppl A): 21−5.

10 Ford HE, Jenike MA. Erythema multiforme associated with trazadone therapy. *J Clin Psychiatry* 1985; **46**: 294−5.

11 Wojnarowska F, Greaves MW, Peachey RDG, et al. Progesterone-induced erythema multiforme. *J R Soc Med* 1985; **78**: 407−8.

12 Fisher AA. Erythema multiforme-like eruptions due to topical medications: Part II. *Cutis* 1986; **37**: 158−61.

13 Gottschalk HR, Stone OJ. Stevens−Johnson syndrome from ophthalmic sulfonamide. *Arch Dermatol* 1976; **112**: 513−14.

14 Genvert GI, Cohen EJ, Donnenfeld ED, Blecher MH. Erythema multiforme after use of topical sulfacetamide. *Am J Ophthalmol* 1985; **99**: 465−8.

15 Guill MA, Goette DK, Knight CG, et al. Erythema multiforme and urticaria. Eruptions induced by chemically related ophthalmic anticholinergic reagents. *Arch Dermatol* 1979; **115**: 742−3.

16 Goh CL. Erythema multiforme-like and purpuric eruption due to contact allergy to proflavine. *Contact Dermatitis* 1987; **17**: 53−4.

17 Fisher AA. Erythema multiforme-like eruptions due to topical miscellaneous compounds: Part III. *Cutis* 1986; **37**: 262−4.

18 Whitfield MJ, Rivers JK. Erythema multiforme after contact dermatitis in response to an epoxy sealant. *J Am Acad Dermatol* 1991; **25**: 386−8.

19 Goh CL. Erythema multiforme-like eruption from trinitrotoluene allergy. *Int J Dermatol* 1988; **27**: 650−1.

20 Ting HC, Adam BA. Stevens−Johnson syndrome, a review of 34 cases. *Int J Dermatol* 1985; **24**: 587−91.

21 Stern R, Bigby M. An expanded profile of cutaneous reactions to nonsteroidal anti-inflammatory drugs. *JAMA* 1984; **252**: 1433−7.

22 Carrol OM, Bryan PA, Robinson RJ. Stevens−Johnson syndrome associated with long-acting sulfonamides. *JAMA* 1966; **195**: 691−3.

23 Azinge NO, Garrick GA. Stevens−Johnson syndrome (erythema multiforme) following ingestion of trimethoprim−sulfamethoxazole on two separate occasions in the same person. A case report. *J Allergy Clin Immunol* 1978; **62**: 125−6.

24 Aberer W, Stingl G, Wolff K. Stevens−Johnson-Syndrom und toxische epidermale Nekrolyse nach Sulfonamideinahme. *Hautarzt* 1982; **33**: 484−90.

25 Hornstein OP, Ruprecht KW. Fansidar-induced Stevens−Johnson syndrome. *N Engl J Med* 1982; **307**: 1529−30.

26 Miller KD, Lobel HO, Satriale RF, et al. Severe cutaneous reactions among American travelers using pyrimethamine−sulfadoxine (Fansidar) for malaria prophylaxis. *Am J Trop Med Hyg* 1986; **35**: 451−8.

27 Porteous DM, Berger TG. Severe cutaneous drug reactions (Stevens−Johnson syndrome and toxic epidermal necrolysis) in human immunodeficiency virus infection. *Arch Dermatol* 1991; **127**: 740−1.

28 De Raeve L, Song M, Van Maldergem L. Adverse cutaneous drug reactions in AIDS. *Br J Dermatol* 1988; **119**: 521−3.

29 van der Ven AJAM, Koopmans PP, Vree TB, van der Meer JWM. Adverse reactions to co-trimoxazole in HIV infection. *Lancet* 1991; **338**: 431−3.

30 Lever WF, Schaumburg-Lever G. *Histopathology of the Skin*, 7th edn. JB Lippincott, Philadelphia, 1990.

31 Ackermann AB, Ragaz A. Erythema multiforme. *Am J Dermatopathol* 1985; **8**: 133−9.

32 Lever WF. My concept of erythema multiforme. *Am J Dermatopathol* 1985; **8**: 141−2.

33 Reed RJ. Erythema multiforme. A clinical syndrome and a histologic complex. *Am J Dermatopathol* 1985; **8**: 143−52.

34 Kazmierowski JA, Wuepper KD. Erythema multiforme: Immune complex vasculitis of the superficial cutaneous microvasculature. *J Invest Dermatol* 1978; **71**: 366−9.

35 Imamura S, Yanase K, Taniguchi S, *et al*. Erythema multiforme: Demonstration of immune complexes in the sera and skin lesions. *Br J Dermatol* 1980; **102**: 161−6.

36 Bushkell LL, Mackel SE, Jordon RE. Erythema multiforme: Direct immunofluorescence studies and detection of circulating immune complexes. *J Invest Dermatol* 1980; **74**: 372−4.

37 Finan MC, Schroeter AL. Cutaneous immunofluorescence studies of erythema multiforme: Correlation with light microscopic patterns and etiologic agents. *J Am Acad Dermatol* 1984; **10**: 497−506.

38 Brice SL, Krzemien D, Weston WL, *et al*. Detection of herpes simplex virus DNA in cutaneous lesions of erythema multiforme. *J Invest Dermatol* 1989; **93**: 183−7.

3.11 Toxische epidermale Nekrolyse

Klinisches Bild

Es gibt gewisse Überschneidungen zwischen dem Stevens-Johnson-Syndrom und der toxischen epidermalen Nekrolyse (TEN). Ein Stevens-Johnson-Syndrom kann sich zu einer TEN entwickeln und mehrere Medikamente können beide Krankheiten auslösen [1–11]. Klinisch präsentiert sich die TEN mit einem Prodromalstadium mit grippeähnlichen Symptomen (Abgeschlagenheit, Fieber, Rhinitis und Konjunktivitis), das manchmal von Schwierigkeiten beim Wasserlassen begleitet ist und das gewöhnlich 2 bis 3 Tage dauert. Es kann jedoch zwischen 1 Tag und 3 Wochen dauern, bevor sich Zeichen einer Hautbeteiligung entwickeln. Die akute Phase der TEN ist durch persistierendes Fieber, Beteiligung der Schleimhäute und generalisierte Ablösung der Epidermis charakterisiert und kann zwischen 8 und 12 Tagen dauern. Anfänglich kann eine makulopapulöse, urtikarielle oder Erythema-exsudativum-multiforme-ähnliche Eruption auftreten, die „brennende" Schmerzen verursacht. Schnell entwickeln sich Areale mit konfluierenden Erythemen, die häufig in den Achselhöhlen und Leisten beginnen, gefolgt von Blasenbildung und Denudierung großer Hautflächen (Abb. 3.26, 3.27 und 3.28). Das Nikolski-Phänomen, d.i. die Möglichkeit, eine Stelle mit abschwimmender Epidermis durch leichten lateralen Druck auf ein angrenzendes, scheinbar nicht betroffenes Hautareal zu vergrößern, kann positiv sein. Blasen an Handflächen und Fußsohlen können intakt bleiben, es kann aber auch die gesamte Haut in diesen Bereichen denudiert sein. Der Krankheitsprozeß verläuft gern wellenförmig in dreitägigen Intervallen, aber bei etwa 10 % der

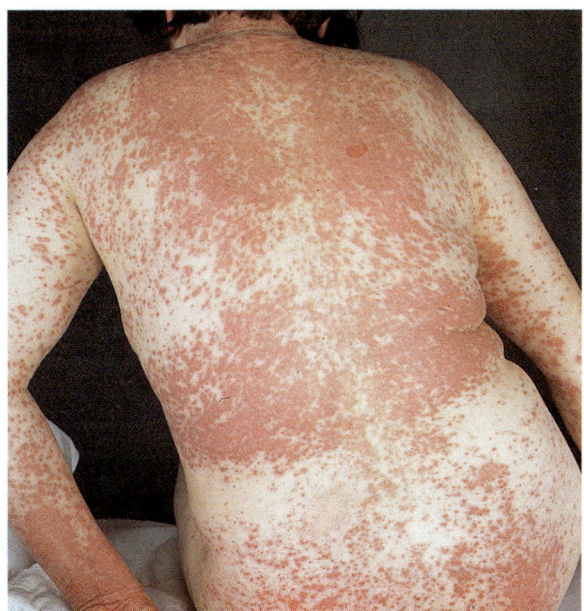

Abb. 3.26. Ausgedehnte Erytheme und beginnende Blasenbildung mit fokaler Erosion im Frühstadium einer toxischen epidermalen Nekrolyse durch Cotrimoxazol (Trimethoprim-Sulfamethoxazol).

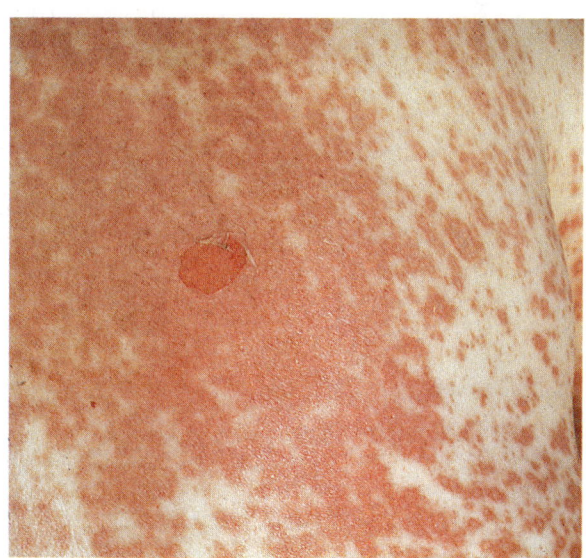

Abb. 3.27. Nahaufnahme eines erodierten Bezirks bei einer toxischen epidermalen Nekrolyse (Stelle mit positivem Nikolski-Test).

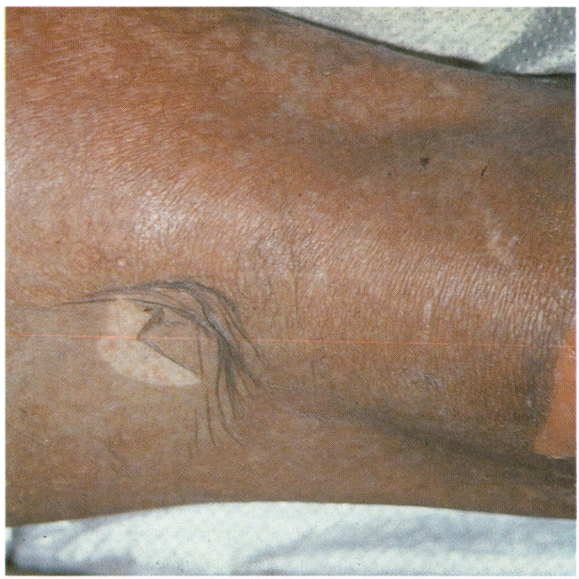

Abb. 3.28. Generalisiertes Abschwimmen der Epidermis bei einer toxischen epidermalen Nekrolyse durch Cotrimoxazol (Trimethoprim-Sulfamethoxazol).

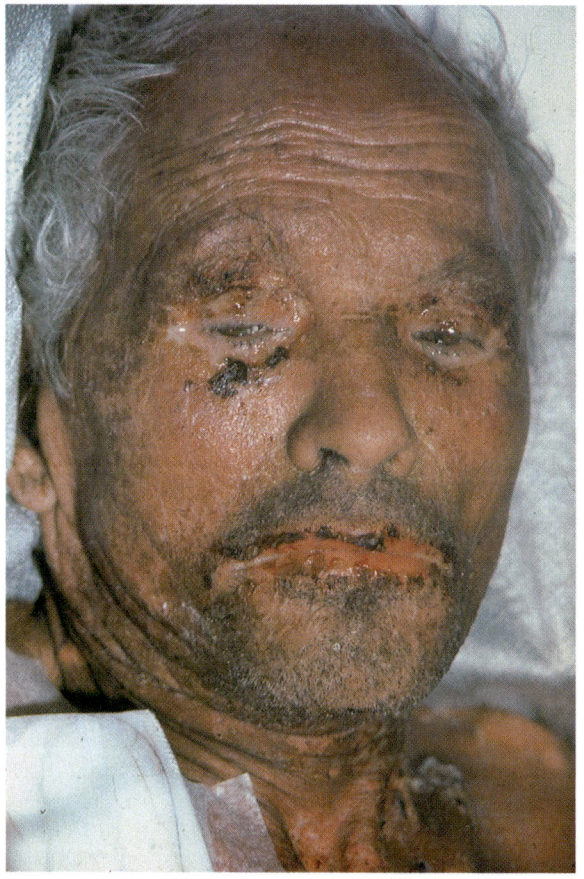

Abb. 3.29. Schwere Mitbeteiligung der Schleimhäute der Augen und der Lippen bei einer toxischen epidermalen Nekrolyse durch Cotrimoxazol (Trimethoprim-Sulfamethoxazol).

Patienten entwickelt sich innerhalb von 24 Stunden eine Beteiligung der gesamten Körperoberfläche.

Schleimhäute (besonders die buccalen und weniger häufig die genitalen, perianalen, nasalen, konjunktivalen, trachealen, bronchialen, pharyngealen und ösophagealen Schleimhäute) sind häufig beteiligt (Abb. 3.29). Die Schleimhautläsionen können den Hautveränderungen bei einem Drittel der Fälle bis zu 3 Tage vorausgehen [10]. Bei bis zu zwei Dritteln der Patienten entwickelt sich eine Urethritis, die zu einer Harnverhaltung führen kann. Die Stomatitis erschwert die Nahrungsaufnahme und kann in der Folge zu Mangelernährung und Dehydration führen. Es wurde auch über eine Beteiligung des Darmes berichtet [12]. Die Heilung geschieht über eine Reepithelisierung. Dies kann auf der vorderen Brustwand in wenigen Tagen, am Rücken und in den intertriginösen Arealen aber langsamer erfolgen. Bei den meisten Patienten heilen die Hautläsionen innerhalb von 3 bis 4 Wochen völlig ab, Schleimhautläsionen hingegen benötigen länger und Erosionen an der Glans penis können bis zu 2 Monate brauchen, um zu reepithelisieren.

Komplikationen

Zu den mukokutanen Komplikationen der TEN [11] gehören Wundinfektionen, Pigmentverschiebungen (entweder Hyper- oder Hypopigmentierung), Nagelverlust oder -dystrophie, Hypohidrose, eine vernarbende Alopezie und überschießende Narbenbildung, die Kontrakturen zur Folge haben kann. Eine Entwicklung von Nävuszellnävi in zuvor betroffenen Arealen wurde beschrieben [13]. Die Schleimhautbeteiligung kann zu chronischer Xerostomie, Ösophagusstrikturen, Phimose und chronischen orogenitalen Erosionen führen. Bei 40 bis 50 % der Überlebenden treten Komplikationen am Auge auf [10,14]: Konjunktivitis, Pseudomembranbildung, Photophobie, Ektropion, Entropium mit Trichiasis, Symblepharon und Vaskularisation, Trübungen, Ulzeration und Vernarbung der Kornea [4,15,16]. Eine Erblindung kann die Folge sein. Eine Zerstörung der Tränengänge kann zu einer Xerophthalmie führen. Ein Sjögren-ähnliches „Sicca"-Syndrom kann auftreten [17]. Nach Sekundärinfektionen kann es zu einem Ankylosymblepharon (eine Fusion der Augenlider miteinander und mit dem Augapfel) kommen.

Bei bis zu 30 % der Patienten entwickelt sich eine Pneumonie, zu deren Entstehung die Schleimhautablösung im Tracheobronchialbaum beiträgt. Anämien oder Leukopenien aufgrund einer selektiven Abnahme CD4-positiver T-Helferzellen sind relativ häufig [10]. Über eine disseminierte intravasale Koagulation (DIC) wurde berichtet. Septikämien, vor allem durch *Staphylococcus aureus* oder *Pseudomonas*, gelegentlich aber auch durch gramnegative Keime oder *Candida* bedingt, können sich von Infektionen der Haut, Lungen, Harnwegskathetern und intravenösen (besonders zentralen) Zugängen aus entwickeln. Die TEN hat eine beträchtliche Mortalität in der Größenordnung von 20 bis 30 % zur Folge, für die in mehr als der Hälfte der Fälle eine Infektion verantwortlich ist [10]. Ältere Patienten und solche mit einer ausgedehnten TEN haben die schlechteste Prognose. Hypovolämie, gastrointestinale Blutungen und Lungenembolien sind weitere Todesursachen. Es wurde behauptet, daß eine schwere Granulozytopenie ein Indikator für eine schlechte Prognose sei [18]; dies ist aber umstritten, da man bei der schweren TEN häufiger eine Lymphopenie findet [19].

Arzneimittel-Ätiologie

Eine große Zahl verschiedener Medikamente wurde mit der Entstehung einer TEN in Verbindung gebracht [11] (Tabelle 3.7); zu den häufigsten Auslösern gehören Antiepileptika (Phenytoin, Barbiturate und Carbamazepin), Sulfonamide, Ampicillin, Allopurinol und nichtsteroidale Antiphlogistika (besonders Pyrazolon-Derivate, z.B. Phenylbutazon, und Oxicam-Derivate) sowie Pentamidin [1–11,20]. Die absolute Inzidenz der durch Phenytoin induzierten TEN ist mit 9 in der letzten Dekade in den USA gemeldeten Fällen sehr niedrig verglichen mit der Tatsache, daß 2 Millionen Amerikaner Phenytoin einnehmen [11]. In Frankreich zeigte eine neuere Untersuchung, daß zwei Medikamentengruppen am häufigsten verantwortlich sind: Antibiotika (besonders Sulfonamide) und nichtsteroidale Antiphlogistika, darunter Isoxicam, Oxyphenbutazon und Fenbufen sowie Phenytoin [21]. Isoxicam und Oxyphenbutazon wurden deshalb in Frankreich vom Markt genommen. Die Inzidenz von Erythema-exsudativum-multiforme, Stevens-Johnson-Syndrom und TEN wurde in einer Studie in den Vereinigten Staaten für einzelne Medikamente folgendermaßen angegeben: Phenobarbital 20, Nitrofurantoin 7, Cotrimoxazol und Ampicillin jeweils 3 und Amoxicillin 2 Fälle pro hunderttausend behandelter Patienten [22]. In Indien treten im Gegensatz dazu ein Drittel der Fälle unter Medikamenten zur Behandlung der Tuberkulose (besonders bei Thioacetazon und Isoniazid) auf [23]. Eine Übersicht über die relevanten englischsprachigen Veröffentlichungen der Jahre 1966 bis 1987 deutet darauf hin,

Tabelle 3.7. Medikamente, die eine toxische epidermale Nekrolyse auslösen können.

Antibiotika	*Antikonvulsiva*
Sulfonamide	Barbiturate
Penizilline	Carbamazepin
Amoxicillin	Phenytoin
Ampicillin	
Ethambutol	*Verschiedene*
Isoniazid	Allopurinol
Streptomycin	Chlorpromazin
Tetracyclin	Dapson
Thioacetazon	Gold
	Griseofulvin
Nichtsteroidale Antiphlogistika	Nitrofurantoin
Pyrazolon-Derivate	Pentamidin
Phenylbutazon	Tolbutamid
Oxyphenbutazon	Impfungen
Oxicam-Derivate	
Isoxicam	
Fenbufen	
Salicylate	

daß Allopurinol, nichtsteroidale Antiphlogistika, Phenytoin und die Sulfon-amid-Antibiotika die am häufigsten verantwortlichen Medikamente waren [24]; in einer neueren Untersuchung aus den USA waren es am häufigsten die Penizilline, besonders Aminopenizilline [25]. In Westdeutschland waren die am häufigsten angeschuldigten Medikamente Antibiotika (Sulfonamide und Beta-Laktam-Antibiotika), Analgetika und nichtsteroidale Antiphlogistika [26]. Griseofulvin [27,28] und Impfungen mit Diphterie-Pertussis-Tetanus (DPT)-, Masern-, Poliomyelitis-, Pocken- und Grippe-Vakzinen kommen seltener als Auslöser in Frage. Es wurde über einen einzigen Fall einer tödlich verlaufenden TEN nach einer zweiten Exposition mit einer Amidotrizoesäure zur Durchführung einer Ausscheidungs-Pyelographie berichtet [29].

Die Identifizierung des verantwortlichen Medikaments ist häufig schwierig, da die Patienten meist mehr als ein Medikament einnehmen (in einer Untersuchungsreihe im Durchschnitt 4,4) [7,30]. Es ist wichtig zu wissen, daß die meisten Medikamente, die eine TEN verursachten, ein bis drei Wochen zuvor zum ersten Mal verabreicht worden waren [10,11]. Ein anderer wertvoller Hinweis ist das erneute Auftreten innerhalb von 48 Stunden nach der Gabe eines Medikaments, das eine ähnliche Reaktion bereits einmal hervorgerufen hatte. Es ist unwahrscheinlich, daß ein bestimmtes Medikament für eine TEN verantwortlich ist, das zum ersten Mal 24 Stunden vorher gegeben wurde oder mit dem bereits seit mehr als drei Wochen behandelt worden ist [7,11]. Eine durch Phenytoin ausgelöste TEN kann jedoch jederzeit zwischen 2 und 8 Wochen nach Therapiebeginn auftreten und kann fortschreiten, auch wenn Phenytoin schon vor Tagen oder Wochen abgesetzt worden war [31]. Unglücklicherweise gibt es im Einzelfall keinen zuverlässigen Test zur Bestätigung der ätiologischen Rolle eines bestimmten Medikaments [10] und auch der *In-vitro*-Lymphozyten-Transformationstest [32] ist ohne Bedeutung.

Histologie

Die Histologie [33] früher Läsionen ist durch mäßige perivaskuläre Infiltrate von mononukleären Zellen in der papillären Dermis, epidermale Spongiose und Exozytose charakterisiert. Auch Satelliten-Zellnekrosen mit enger Anlagerung von mononukleären Zellen an nekrotische Keratinozyten werden beobachtet. Bei einer voll entwickelten TEN besteht eine Nekrose der gesamten Epidermis (Abb. 3.30) bei nur geringen Veränderungen in der Dermis.

Immunpathogenese

Es besteht generell Einigkeit darüber, daß die TEN eine immunologische Basis hat [34]. Es wurde diskutiert, daß es eine genetische Empfänglichkeit für die Entwicklung dieser Erkrankung geben könnte. HLA-A29, HLA-B12 und HLA-DR7 wurden in einer französischen Untersuchung mit einer sulfonamidinduzierten TEN in Verbindung gebracht [35]. Patienten mit systemischem Lupus Erythematodes dürften ebenfalls ein erhöhtes Risiko

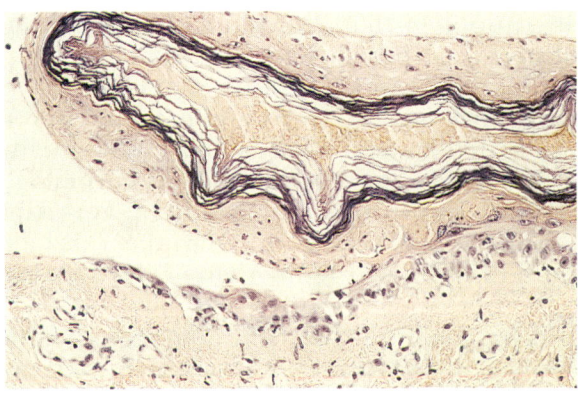

Abb. 3.30. Nekrose aller Schichten einer gefältelten, sich ablösenden Epidermis bei einer toxischen epidermalen Nekrolyse.

haben, eine TEN zu entwickeln [36]. Darüber hinaus zeigt die TEN klinische und histologische Ähnlichkeiten mit der Graft-vs.-host-Reaktion, einer T-Zell-vermittelten Krankheit [5,34,37–41]. Letztendlich wurde bei TEN-Patienten über eine Lymphozytopenie mit Verminderung der zirkulierenden Helfer/Inducer-T-Lymphozyten berichtet [29].

Es gibt einige Berichte über die Immun-Phänotypisierung von Zellen im entzündlichen Hautinfiltrat bei der TEN. Bei einem Patienten mit Bromisoval-induzierter TEN überwogen CD8-positive zytotoxische/Suppressor-T-Lymphozyten entlang der dermo-epidermalen Grenzzone und in der beteiligten Epidermis, während CD4-positive Helfer/Inducer-T-Zellen in der Dermis vorherrschten [42]. In einer anderen Fallstudie einer TEN gehörten die Mehrzahl der Entzündungszellen dem Helfer/Inducer-Phänotyp an [40]. Es gab mehrere Patienten, bei denen durch Hauttests (intradermal und/oder epikutan) eine Allergie vom verzögerten Typ gegen das auslösende Medikament nachgewiesen werden konnte [42–44]. Von zwei Fällen wurde berichtet, daß immunhistochemisch Immunglobuline und Komplement in den Interzellulärräumen der Basalzellschicht der Epidermis nachweisbar waren [45], diese Befunde konnten jedoch in anderen Untersuchungen nicht regelmäßig bestätigt werden [10].

Differentialdiagnostische Abgrenzung
gegen das „staphylococcal scalded skin syndrome"

Die medikamentös induzierte TEN ist bei Kindern selten und muß bei ihnen vom staphylococcal scalded skin syndrome (SSSS), dem Syndrom der verbrühten Haut, unterschieden werden. Bei diesem entstehen die Blasen durch eine intraepidermale subcorneale Spaltbildung, die durch ein Toxin (Epidermolysin) verursacht wird, das Keime der *Staphylococcus-aureus*-Gruppe II, Phagentyp 71, bilden [46]. Das SSSS kann jedoch auch bei Erwachsenen auftreten (Abb. 3.31) und bildet daher eine wichtige Differentialdiagnose zur TEN. Die Untersuchung von Gefrierschnitten eines Blasendaches erlaubt eine schnelle Unterscheidung der beiden Erkrankungen, da die Spaltbildung beim SSSS subcorneal erfolgt (Abb. 3.32) und bei

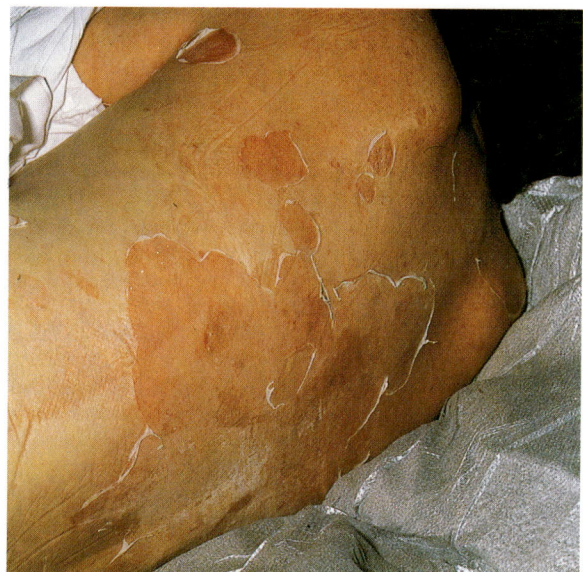

Abb. 3.31. Ausgedehnte Ablösung der oberen Epidermisschich-
ten bei einem „staphylococcal
scalded skin syndrome".

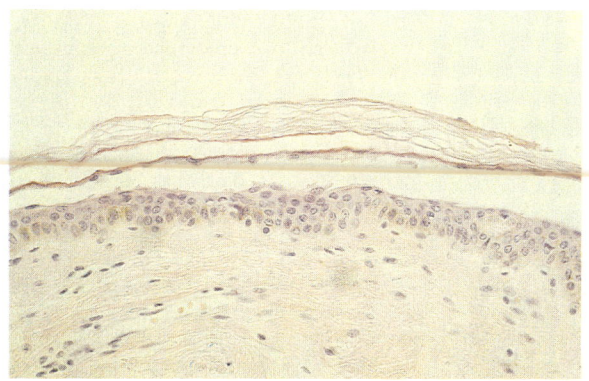

Abb. 3.32. Subcorneale Spaltbildung der Epidermis bei einem „staphylococcal scalded skin syndrome".

der medikamentös induzierten TEN, bei der die gesamte nekrotische
Epidermis das Blasendach bildet, bedeutend tiefer liegt (Abb. 3.30) [47,48].

1 Kauppinen K. Cutaneous reactions to drugs. With special reference to severe
  mucocutaneous bullous eruptions and sulphonamides. *Acta Derm Venereol
  (Stockh)* 1972; **52** (Suppl 68): 1–89.

2 Lyell A. Toxic epidermal necrolysis (the scalded skin syndrome): A reappraisal.
  Br J Dermatol 1979; **100**: 69–86.

3 Rasmussen JE. Toxic epidermal necrolysis. *Med Clin North Am* 1980; **64**:
  901–20.

4 Chan HL. Observations on drug-induced toxic epidermal necrolysis in
  Singapore. *J Am Acad Dermatol* 1984; **10**: 973–8.

5 Heng MCY. Drug-induced toxic epidermal necrolysis. *Br J Dermatol* 1985;
  113: 597–600.

6 Fabrizio PJ, McCloshey WW, Jeffrey LP. Drugs causing toxic epidermal necrolysis. *Drug Intell Clin Pharm* 1985; **19**: 733−5.

7 Guillaume J-C, Roujeau J-C, Penso D, *et al*. The culprit drugs in 87 cases of toxic epidermal necrolysis (Lyell's syndrome). *Arch Dermatol* 1987; **123**: 1166−70.

8 Revuz J, Penso D, Roujeau J-C, *et al*. Toxic epidermal necrolysis. Clinical findings and prognosis factors in 87 patients. *Arch Dermatol* 1987; **123**: 1160−5.

9 Editorial. Toxic epidermal necrolysis. Unmuddying the waters. *Arch Dermatol* 1987; **123**: 1153−6.

10 Roujeau J-C, Chosidow O, Saiag P, Guillaume J-C. Toxic epidermal necrolysis (Lyell syndrome). *J Am Acad Dermatol* 1990; **23**: 1039−58.

11 Avakian R, Flowers FP, Araujo OE, Ramos-Caro FA. Toxic epidermal necrolysis: a review. *J Am Acad Dermatol* 1991; **25**: 69−79.

12 Chosidow O, Delchier J-C, Chaumette M-T, *et al*. Intestinal involvement in drug-induced toxic epidermal necrolysis. *Lancet* 1991; **337**: 928.

13 Burns DA, Sarkany I. Junctional naevi following toxic epidermal necrolysis. *Clin Exp Dermatol* 1978; **3**: 323−6.

14 De Felice GP, Caroli R, Autelitano A. Long-term complications of toxic epidermal necrolysis (Lyell's disease): clinical and histopathologic study. *Ophthalmologica* 1987; **195**: 1−6.

15 Ruiz-Maldonado R. Acute disseminated epidermal necrosis types 1, 2 and 3: study of 60 cases. *J Am Acad Dermatol* 1985; **13**: 623−35.

16 Tham TCK, Allen G, Hayes D, *et al*. Possible association between toxic epidermal necrolysis and ciprofloxacin. *Lancet* 1991; **338**: 522.

17 Roujeau J-C, Phlippoteau C, Koso M, *et al*. Sjögren-like syndrome after drug-induced toxic epidermal necrolysis. *Lancet* 1985; **i**: 609−11.

18 Westly ED, Wechsler HL. Toxic epidermal necrolysis. Granulocytic leukopenia as a prognostic indicator. *Arch Dermatol* 1984; **120**: 721−6.

19 Roujeau JC, Guillaume JC, Revuz J, *et al*. Granulocytes, lymphocytes and toxic epidermal necrolysis. *Arch Dermatol* 1985; **121**: 305.

20 Stratigos JD, Bartsokas SK, Capetanakis J. Further experiences of toxic epidermal necrolysis incriminating allopurinol, pyrazolone, and derivatives. *Br J Dermatol* 1972; **86**: 564−7.

21 Roujeau J-C, Guillaume J-C, Fabre J-D, *et al*. Toxic epidermal necrolysis (Lyell syndrome). Incidence and drug etiology in France, 1981−1985. *Arch Dermatol* 1990; **126**: 37−42.

22 Chan H-L, Stern RS, Arndt KA, *et al*. The incidence of erythema multiforme, Stevens−Johnson syndrome, and toxic epidermal necrolysis. A population-based study with particular reference to reactions caused by drugs among outpatients. *Arch Dermatol* 1990; **126**: 43−7.

23 Nanda A, Kaur S. Drug-induced toxic epidermal necrolysis in developing countries. *Arch Dermatol* 1990; **126**: 125.

24 Stern RS, Chan H-L. Usefulness of case report literature in determining drugs responsible for toxic epidermal necrolysis. *J Am Acad Dermatol* 1989; **21**: 317−22.

25 Strom BL, Carson JL, Halpern AC, *et al*. A population-based study of Stevens−Johnson syndrome. Incidence and antecedent drug exposures. *Arch Dermatol* 1991; **127**: 831−8.

26 Schöpf E, Stühmer A, Rzany B, *et al*. Toxic epidermal necrolysis and Stevens−Johnson syndrome. An epidemiologic study from West Germany. *Arch Dermatol* 1991; **127**: 839−42.

27 Taylor B, Duffill M. Toxic epidermal necrolysis from griseofulvin. *J Am Acad Dermatol* 1988; **19**: 565−7.

28 Mion G, Verdon G, Le Gulluche Y, *et al*. Fatal toxic epidermal necrolysis after griseofulvin. *Lancet* 1989; **ii**: 1331.

29 Kaftori JK, Abraham Z, Gilhar A. Toxic epidermal necrolysis after excretory pyelography. Immunologic-mediated contrast medium reaction? *Int J Dermatol* 1988; **27**: 346−7.

30 Prendiville JS, Hebert AA, Greenwald MJ, *et al*. Management of Stevens−Johnson syndrome and toxic epidermal necrolysis in children. *J Pediatr* 1989; **115**: 881−7.

31 Kelly DF, Hope DG. Fatal phenytoin-related toxic epidermal necrolysis: case report. *Neurosurgery* 1989; **25**: 976−8.

32 Roujeau JC, Albengres E, Moritz S, *et al*. Lymphocyte transformation test in drug-induced toxic epidermal necrolysis. *Int Arch Allergy Appl Immunol* 1985; **78**: 22−4.

33 Lever WF, Schaumburg-Lever G. *Histopathology of the Skin*, 7th edn. JB Lippincott, Philadelphia, 1990.

34 Goens J, Song M, Fondu P, *et al*. Haematological disturbances and immune mechanisms in toxic epidermal necrolysis. *Br J Dermatol* 1986; **114**: 255−9.

35 Roujeau J-C, Huynh TN, Bracq C, *et al*. Genetic susceptibility to toxic epidermal necrolysis. *Arch Dermatol* 1987; **123**: 1171−3.

36 Burge SM, Dawber RPR. Stevens−Johnson syndrome and toxic epidermal necrolysis in a patient with systemic lupus erythematosus. *J Am Acad Dermatol* 1985; **13**: 665−6.

37 Peck GL, Herzig GP, Elias PM. Toxic epidermal necrolysis in a patient with graft-vs-host reaction. *Arch Dermatol* 1972; **105**: 561−9.

38 Saurat JH. Cutaneous manifestations of graft-vs-host disease. *Int J Dermatol* 1981; **20**: 249−56.

39 Roujeau JC, Moritz S, Guillaume JC, *et al*. Lymphopenia and abnormal balance of T-lymphocyte subpopulations in toxic epidermal necrolysis. *Arch Dermatol* 1985; **277**: 24−7.

40 Merot Y, Gravallese E, Guillén FJ, Murphy GF. Lymphocyte subsets and Langerhans' cells in toxic epidermal necrolysis. Report of a case. *Arch Dermatol* 1986; **122**: 455−8.

41 Villada G, Roujeau J-C, Cordonnier C, *et al*. Toxic epidermal necrolysis after bone marrow transplantation. Study of nine cases. *J Am Acad Dermatol* 1990; **23**: 870−5.

42 Miyauchi H, Hosokawa H, Akaeda T, *et al*. T-cell subsets in drug-induced toxic epidermal necrolysis. *Arch Dermatol* 1991; **127**: 851−5.

43 Tagami H, Tatsuta K, Iwatsuki K, *et al*. Delayed hypersensitivity in ampicillin-induced toxic epidermal necrolysis. *Arch Dermatol* 1983; **119**: 910−13.

44 Schopf D, Schulz KH, Kessler R, *et al*. Allergologische Untersuchungen beim Lyell-Syndrome. *Z Hautkr* 1975; **50**: 865−73.

45 Stein KM, Schlappner OLA, Heaton CL, Decherd JW. Demonstration of basal cell immunofluorescence in drug-induced toxic epidermal necrolysis. *Br J Dermatol* 1972; **86**: 246−52.

46 Rasmussen JE. Toxic epidermal necrolysis, a review of 75 cases in children. *Arch Dermatol* 1975; **111**: 1135−9.

47 Amon RB, Dimond RL. Toxic epidermal necrolysis. Rapid differentiation between staphylococcal- and drug-induced disease. *Arch Dermatol* 1975; **111**: 1433−7.

48 Ochsendorf FR, Schöfer H, Milbradt R. Diagnostik des 'Lyell-Syndroms': SSSS oder TEN? *Dtsch Med Wochenschr* 1988; **113**: 860−3.

3.12 Fixes Arzneimittelexanthem

Klinisches Bild [1–11]

Ein fixes Arzneimittelexanthem tritt charakterischerweise jedesmal, wenn das Medikament verabreicht wird, an der(den)selben Stelle(n) auf. Mit jeder neuen Exposition kann jedoch die Zahl der betroffenen Stellen zunehmen. Gewöhnlich ist nur ein Medikament an der Entstehung eines fixen Arzneimittelexanthems beteiligt, obwohl unabhängige, durch mehr als ein Medikament hervorgerufene Läsionen beschrieben worden sind [12,13]. Eine Kreuzsensibilität kann bei verwandten Medikamenten, wie z.B. zwischen Phenylbutazon und Oxyphenbutazon und zwischen Medikamenten vom Tetracyclin-Typ, vorkommen [9,14]. Es kann eine Refraktärzeit bis zum Auftreten eines fixen Arzneimittelexanthems geben und gelegentlich wird das auslösende Medikament erneut gegeben, ohne daß es zu einem Rezidiv kommt [5]. Fixe Arzneimittelreaktionen können sich manchmal nach Gabe eines Mischpräparats, nicht aber nach Verabreichung der einzelnen Bestandteile, entwickeln [15].

Akute Läsionen sind scharf begrenzte, runde oder ovale, erythematöse und ödematöse Plaques, die dunkelviolett (Abb. 3.33) oder braun werden und auf deren Oberfläche sich manchmal Bläschen oder Blasen entwickeln (Abb. 3.34 und 3.35). Sie bilden sich gewöhnlich innerhalb von 30 Minuten bis 8 Stunden nach der Medikamentengabe und sind von Jucken und Brennen begleitet. Lokale oder allgemeine Symptome sind gewöhnlich mild oder fehlen; Allgemeinsymptome sind allerdings beschrieben worden [9]. Die Effloreszenzen können anfangs morbilliform, scarlatiniform oder dem Erythema-exsudativum-multiforme-ähnlich sein. Urtikarielle, noduläre oder ekzematöse Läsionen sind seltener [9]. Anfangs treten manchmal

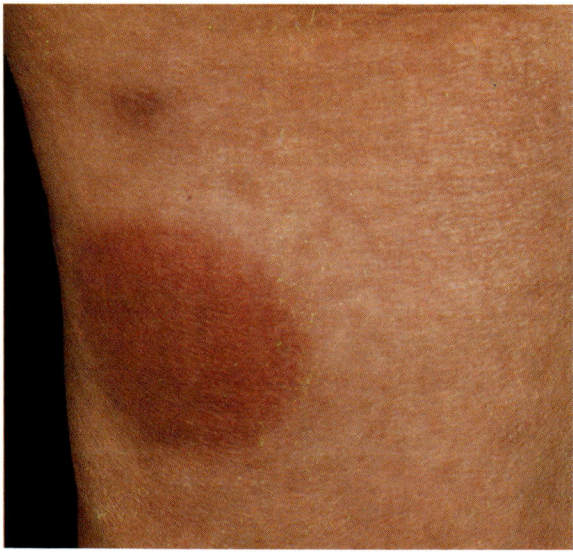

Abb. 3.33. Gut abgegrenztes dunkles Erythem bei einem fixen Arzneimittelexanthem nach Einnahme von Cotrimoxazol (Trimethoprim-Sulfamethoxazol).

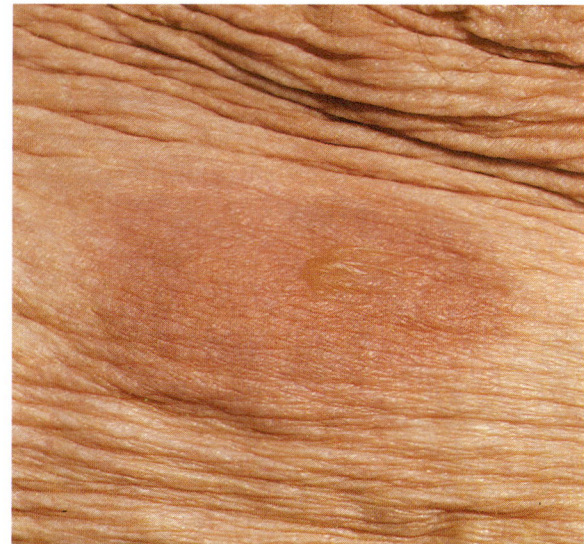

Abb. 3.34. Erythem mit zentraler Bläschenbildung bei einem fixen Arzneimittelexanthem nach Cotrimoxazol (Trimethoprim-Sulfamethoxazol).

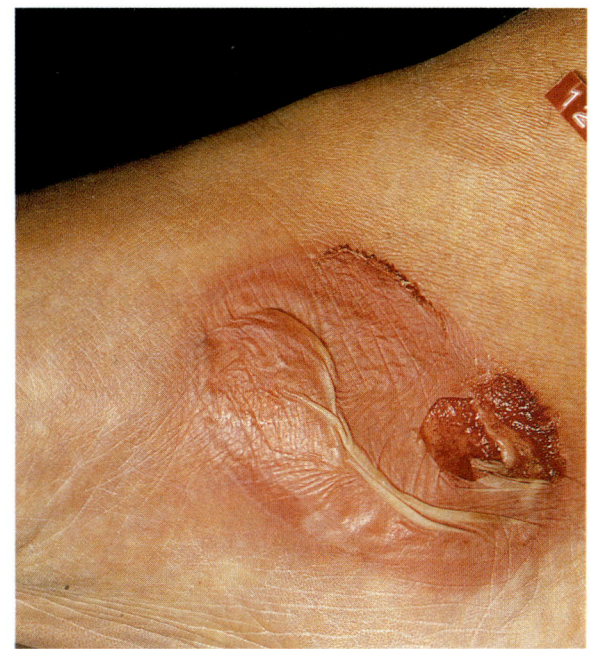

Abb. 3.35. Blasenbildung auf einer Läsion bei einem fixen Arzneimittelexanthem nach Cotrimoxazol (Trimethoprim-Sulfamethoxazol).

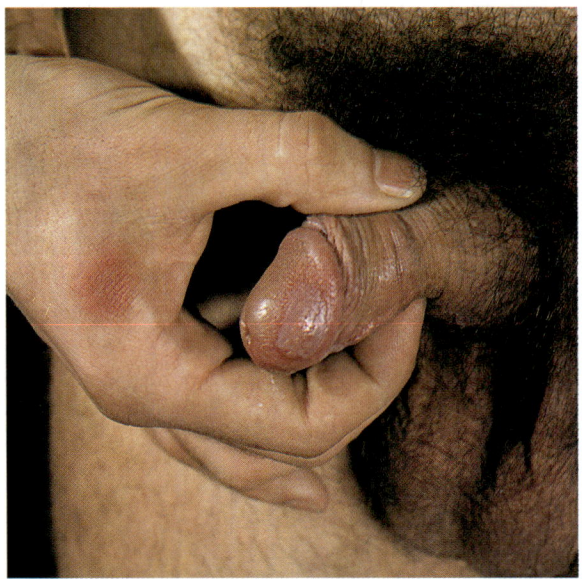

Abb. 3.36. Fixes Arzneimittelexanthem (auf Sulfamethoxydiazin) typischerweise an der Hand und an der
Glans penis.

Einzelherde auf, aber bei wiederholten Episoden kommen gewöhnlich neue
Läsionen hinzu und die bereits bestehenden können sich vergrößern. Ein
multifokales bullöses fixes Arzneimittelexanthem auf Mefenaminsäure
ähnelte einem Erythema-exsudativum-multiforme [16]. Gelegentlich sind
die Hautläsionen so ausgedehnt, daß sie einer toxischen epidermalen
Nekrolyse gleichen (siehe Kapitel 4.2, Tetracycline, Abbildung 4.7, Seite 183)
[17,18].
Die Läsionen treten häufiger an den Extremitäten als am Rumpf auf; Hände
und Füße, Genitale (Glans penis) (Abb. 3.36) und Perianalregion sind
bevorzugt betroffen. Periorale und periorbitale Läsionen können vorkommen. Genital- [19] und Mundschleimhautläsionen [20] können gemeinsam
mit Hautläsionen auftreten oder die alleinige Manifestation darstellen. Mit
dem isoliert am männlichen Genitale auftretenden fixen Arzneimittelexanthem (oft ist nur die Glans penis betroffen) wurden in einer Untersuchungsreihe folgende Medikamente am häufigsten in Verbindung gebracht:
Cotrimoxazol (Trimethoprim-Sulfamethoxazol), Tetracycline und Ampicillin [19]. Eine Pigmentierung der Zunge kann als eine Form von fixem
Arzneimittelexanthem bei Heroinabhängigen auftreten [21]. Ein seltsames
lineares fixes Arzneimittelexanthem trat nach intramuskulärer Verabreichung von Cefazolin auf [22].
Es kommt im Laufe des Heilungsprozesses zur Verkrustung und Schuppung und schließlich zur Pigmentierung, die persistierend und besonders
bei dunkelhäutigen Menschen gelegentlich sehr ausgeprägt sein kann [9].
Manchmal sieht man zwischen den einzelnen Episoden nur die Pigmentierung (Abb. 3.37). Eine diffuse Hypermelanose ausgedehnter Hautareale am
Rumpf, im Gesicht oder auf den Extremitäten ist wahrscheinlich bei Negern
häufiger [6]. Nichtpigmentierende fixe Arzneimittelexantheme wurden in

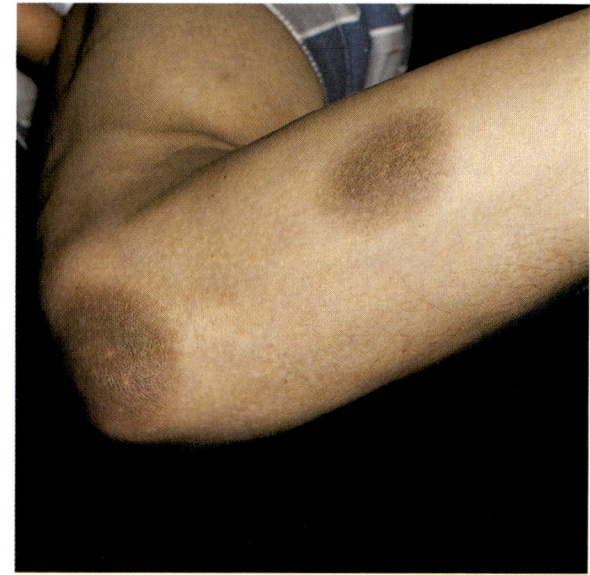

Abb. 3.37.   Postinflammatorische Hyperpigmentierungen als Residuen eines fixen Arzneimittelexanthems auf Sulfamethoxydiazin.

Tabelle 3.8. Medikamente, die fixe Arzneimittelxantheme verursachen können [9].

Antibiotika
  Sulfonamide (Cotrimoxazol)
  Tetracycline
  Penicillin
  Ampicillin
  Amoxicillin
  Erythromycin
  Trimethoprim
  Nystatin
  Griseofulvin
  Dapson
  Arsenverbindungen
  Quecksilbersalze
  p-Aminosalicylsäure
  Thioacetazon
  Chinin
  Metronidazol

Barbiturate und andere Beruhigungsmittel
  Barbituratderivate
  Opium-Alkaloide
  Chloralhydrat
  Benzodiazepine
    Chlordiazepoxid
  Antikonvulsiva
  Dextromethorphan

Nichtsteroidale Antiphlogistika
  Aspirin (Acetylsalicylsäure)
  Oxyphenbutazon
  Phenazon (Antipyrin)
  Metamizol
  Paracetamol (Acetominophen)
  Ibuprofen
  verschiedene Analgetika-Kombinationen

Phenolphthalein und verwandte Verbindungen
  Verschiedene
    Hydralazin
    Oleoresine
    Sympathomimetika
    Sympatholytika
    Parasympatholytika
      Hyoscinbutylbromid
    Magnesiumhydroxid
    Magnesiumtrisilikat
    Anthralin
    Chlorthiazon
    Chlorphenesin-Carbamat
    Lebensmittelersatz- und
      Geschmacksstoffe

Verbindung mit Pseudoephedrin, Tetrahydrozolin, Piroxicam und dem Röntgenkontrastmittel Iotalaminsäure beschrieben [23–25].

Arzneimittel-Ätiologie

Die Zahl der Medikamente, die ein fixes Arzneimittelexanthem hervorrufen können, ist sehr groß [9]. Es ist nicht mehr möglich, eine über viele Jahre gültige Liste der häufigen Urheber zu erstellen. Die meisten fixen Arzneimittelreaktionen sind jedoch durch eine der in Tabelle 3.8 aufgelisteten Substanzen verursacht. In früheren Untersuchungsserien wurden besonders Analgetika, Sulfonamide und Tetracycline angeschuldigt [2,4]. In einem neueren Bericht aus Finnland verursachten Phenazone die meisten, Barbiturate, Sulfonamide, Tetracycline und Carbamazepin weniger Reaktionen [26]. In einer Untersuchung in Indien war Acetylsalicylsäure am häufigsten das auslösende Medikament bei Kindern [27]. Sogar von scheinbar harmlosen Präparaten, wie z.B. Magnesium-Trisilikat, das bei Verdauungsbeschwerden gegeben wird, wurde die Auslösung eines durch Provokationstestung bestätigten fixen Arzneimittelexanthems beschrieben [28]. Auch Dextromethorphan, als Hustenmittel gegeben, hat eine fixe Arzneimittelreaktion ausgelöst [29]. Eine Epikutantestung kann in einer zuvor befallenen Stelle, nicht aber auf normaler Haut, bei einem Teil der Patienten mit einem fixen Arzneimittelexanthem eine positive Antwort zeigen, besonders mit Phenazon (Pyrazolon)-Derivaten (z.B. Phenylbutazon) [30].

Histologie

Im akuten Stadium kann eine Unterscheidung der epidermalen Veränderungen beim fixen Arzneimittelexanthem gegenüber denen beim Erythema-exsudativum-multiforme unmöglich sein. Eine hydropische Degeneration der basalen Keratinozyten führt zur Pigmentinkontinenz und verstreute Einzelzellnekrosen von Keratinozyten können gefunden werden. Eine subepidermale Blasenbildung kann sich entwickeln, mit einem Ödem in der Dermis, Gefäßerweiterung und einem auffälligen perivaskulären lymphohistiozytären Infiltrat. In der Epidermis und in den Melanophagen der Dermis findet man vermehrt Melanin, das zwischen den Schüben persistiert.

Immunpathogenese des fixen Arzneimittelexanthems

Die Ergebnisse von Untersuchungen über Haut-Autotransplantationen in den 30er Jahren waren widersprüchlich [7,9]. Zwei Untersuchungen [32,33] berichteten, daß die Epidermis der primäre Ort des „kutanen Gedächtnisses" beim fixen Arzneimittelexanthem sei, während andere Berichte Faktoren in der Dermis Bedeutung zumaßen [34,35]. Eine Rolle von Serumfaktoren wurde postuliert. Man hat aus Serum, das während eines akuten Schubes einer fixen Arzneimittelreaktion gewonnen wurde, ein thermolabiles Agens isoliert. Wird dieses (nicht das Medikament selbst) in eine zuvor betroffene Hautstelle injiziert, entwickelt sich eine dauerhafte Entzündung, nicht aber bei Injektion in gesunde Haut [36]. Darüber hinaus verursachte autologes Serum von Patienten mit einem fixen Arzneimittelexanthem eine Blastentransformation von Lymphozyten, die bei Zusatz des auslösenden Medikaments zunahm. Das Medikament allein induzierte jedoch keine Blastentransformation [37]. Ein durch Gelfiltration fraktionierter löslicher Hautextrakt war in einer anderen Untersuchung für die Induktion einer lymphozytären Blastogenese genauso potent wie autologes Serum [38].

Die direkte Immunfluoreszenz zeigte bei Patienten mit fixem Arzneimittelexanthem auf Phenolphthalein [39] und Paracetamol [40] nur im Bereich der Hautläsionen Ablagerungen von IgG und C3 in den epidermalen Interzellulärräumen. In anderen Berichten zeigte die Immunfluoreszenz hingegen nur eine Bindung von Fibrin in der dermo-epidermalen Grenzzone [41] oder wies Ablagerungen von IgM und C3 im Bereich der Basalmembran-Zone bei nur einem von fünf Patienten nach [42]. Man nimmt daher an, daß eine durch immunreaktive Proteine vermittelte humorale Immunität für die Entwicklung der Läsionen bei dieser Erkrankung keine große Rolle spielt. Man vermutet eher, daß zellvermittelte Immunreaktionen an der Pathogenese beteiligt sind.

Die Hautläsionen enthalten vermehrt T-Lymphozyten, sowohl vom Helfer- als auch vom Suppressor-Phänotyp [42–45]. Epidermale Suppressor-/zytotoxische T-Zellen werden in voll entwickelten Läsionen manchmal in nächster Nähe von nekrotischer Keratinozyten gesehen [43]. Die Persistenz von T-Zellen in Hautläsionen könnte für das immunologische Gedächtnis wichtig [46] und damit auch für das Wiederauftreten der Läsionen an identischen Stellen von Bedeutung sein. In dieser Beziehung ist es interessant, daß man in Biopsien von betroffener Haut 3 Wochen nach einer Provokation CD8-positive Suppressor/zytotoxische T-Zellen in der suprabasalen Epidermis gefunden hat [42]. Die Tatsache, daß Keratinozyten in den Hautläsionen von Patienten mit einem fixen Arzneimittelexanthem das interzelluläre Adhäsionsmolekül ICAM-1 (Abb. 3.38) [47], das bei der Interaktion zwischen Keratinozyten und Lymphozyten eine Rolle spielt,

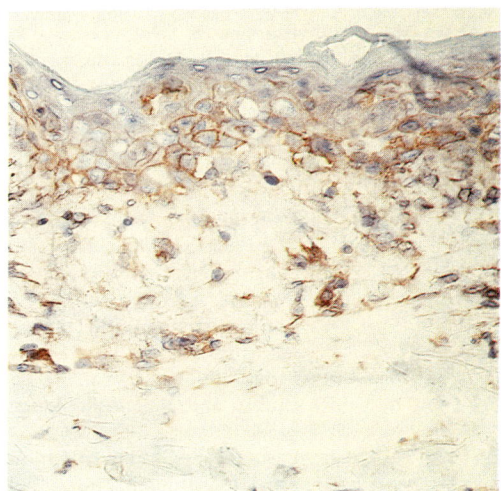

Abb. 3.38. Expression von ICAM-1 auf Keratinozyten in Hautläsionen eines fixen Arzneimittelexanthems.

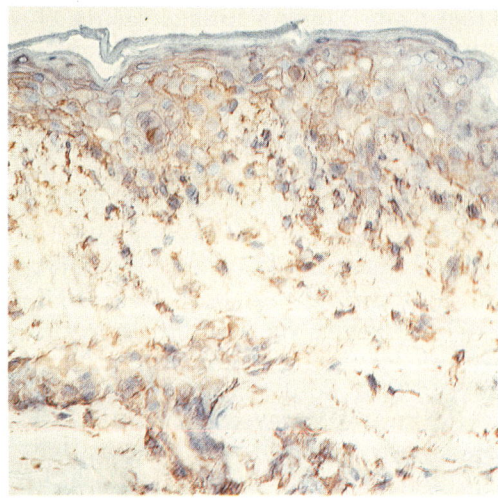

Abb. 3.39. Expression von HLA-DR auf Keratinozyten in Hautläsionen eines fixen Arzneimittelexanthems.

HLA-DR (Abb. 3.39) [43] sowie das chemotaktische Protein IP-10 (besonders an Stellen mit Blasenbildung) [45] exprimieren, könnte ebenfalls für die lokalisierte Natur der wiederholt auftretenden Läsionen bei dieser Erkrankung von Bedeutung sein [47]. Da Keratinozyten-IP-10 und HLA-DR durch γ-Interferon induziert werden können und man über dermalen Infiltraten γ-Interferon freisetzender HLA-DR-positiver Lymphozyten eine intensivere Keratinozyten-IP-10-Färbung findet, wurden all diese Befunde als Hinweise für eine Rolle der Zytokine bei der Entwicklung der histologischen Veränderungen gewertet [45].

1 Savin J. Current causes of fixed drug eruptions. *Br J Dermatol* 1970; **83**: 546−9.
2 Sehgal UN, Rege VL, Kharangate UN. Fixed drug eruptions caused by medications: a report from India. *Int J Dermatol* 1978; **17**: 78−81.
3 Pasricha JS. Drugs causing fixed eruptions. *Br J Dermatol* 1979; **100**: 183−5.
4 Shukla SR. Drugs causing fixed eruptions. *Dermatologica* 1981; **163**: 160−3.
5 Commens C. Fixed drug eruption. *Aust J Dermatol* 1983; **24**: 1−8.
6 Chan HL. Fixed drug eruptions. A study of 20 occurrences in Singapore. *Int J Dermatol* 1984; **23**: 607−9.
7 Korkij W, Soltani K. Fixed eruption. A brief review. *Arch Dermatol* 1984; **120**: 520−4.
8 Kauppinen K, Stubb S. Fixed eruptions: causative drugs and challenge tests. *Br J Dermatol* 1985; **112**: 575−8.
9 Sehgal VN, Gangwani OP. Fixed drug eruption. Current concepts. *Int J Dermatol* 1987; **26**: 67−74.
10 Kanwar AJ, Bharija SC, Singh M, Belhaj MS. Ninety-eight fixed drug eruptions with provocation tests. *Dermatologica* 1988; **177**: 279.
11 Sehgal VN, Gangwani OP. Fixed drug eruptions: A study of epidemiological, clinical and diagnostic aspects of 89 cases from India. *J Dermatol (Tokyo)* 1988; **15**: 50−4.
12 Pasricha JS, Shukla SR. Independent lesions of fixed eruption due to two unrelated drugs in the same patient. *Br J Dermatol* 1979; **101**: 361−2.

13 Kivity S. Fixed drug eruption to multiple drugs: clinical and laboratory investigation. *Int J Dermatol* 1991; ʼ30: 149−51.

14 Bhargava NC, Singh G. Fixed drug eruption due to two unrelated drugs. *Int J Dermatol* 1981; **20**: 435.

15 Verbov J. Fixed drug eruption due to a drug combination but not to its constituents. *Dermatologica* 1985; **171**: 60−1.

16 Sowden JM, Smith AG. Multifocal fixed drug eruption mimicking erythema multiforme. *Clin Exp Dermatol* 1990; **15**: 387−8.

17 Saiag P, Cordoliani F, Roujeau JC, *et al*. Érytheme pigmenté fixe bulleux disséminé simulant un syndrome de Lyell. *Ann Dermatol Vénéréol (Paris)* 1987; **114**: 1440−2.

18 Baird BJ, De Villez RL. Widespread bullous fixed drug eruption mimicking toxic epidermal necrolysis. *Int J Dermatol* 1988; **27**: 170−4.

19 Gaffoor PMA, George WM. Fixed drug eruptions occurring on the male genitals. *Cutis* 1990; **45**: 242−4.

20 Tagami H. Pigmented macules of the tongue following fixed drug eruption. *Dermatologica* 1973; **147**: 157−60.

21 Westerhof W, Wolters EC, Brookbakker JTW, *et al*. Pigmented lesions of the tongue in heroin addicts − fixed drug eruption. *Br J Dermatol* 1983; **109**: 605−10.

22 Sigal-Nahum M, Konqui A, Gauliet A, Sigal S. Linear fixed drug eruption. *Br J Dermatol* 1988; **118**: 849−51.

23 Shelly WB, Shelly ED. Nonpigmenting fixed drug reaction pattern: Examples caused by sensitivity to pseudoephedrine hydrochloride and tetrahydrozoline. *J Am Acad Dermatol* 1987; **17**: 403−7.

24 Valsecchi R, Cainelli T. Nonpigmenting fixed drug reaction to piroxicam. *J Am Acad Dermatol* 1989; **21**: 1300.

25 Benson PM, Giblin WJ, Douglas DM. Transient, nonpigmenting fixed drug eruption caused by radiopaque contrast media. *J Am Acad Dermatol* 1990; **23**: 379−81.

26 Stubb S, Alanko K, Reitamo S. Fixed drug eruptions: 77 cases from 1981 to 1985. *Br J Dermatol* 1989; **120**: 583.

27 Kanwar AJ, Bharija SC, Belhaj MS. Fixed drug eruptions in children: a series of 23 cases with provocative tests. *Dermatologica* 1986; **172**: 315−18.

28 Sehgal VN, Shyam Prasad AL, Gangwani OP. Magnesium trisilicate induced fixed drug eruptions. *Dermatologica* 1986; **172**: 123.

29 Stubb S, Reitamo S. Fixed drug eruption due to dextromethorphan. *Arch Dermatol* 1990; **126**: 970−1.

30 Alanko K, Stubb S, Reitamo S. Topical provocation of fixed drug eruption. *Br J Dermatol* 1987; **116**: 561−7.

31 Lever WF, Schaumburg-Lever G. *Histopathology of the Skin*, 7th edn. JB Lippincott, Philadelphia, 1990.

32 Naegeli O, De Quervain F, Stadler W. Nachweis des cellulären Sitzes der Allergie beim fixen Antipyrin-exanthem (Autotransplantationen Versuch *in vitro*). *Klin Wochenschr* 1930; **9**: 924−7.

33 Urbach E, Sidaravieius B. Zur Kritik der Methoden der passiven Uebertragung der Ueberempfindlichkeit. *Klin Wochenschr* 1930; **9**: 2095−9.

34 Wise F, Sulzberger MB. Drug eruptions: I. Fixed phenolphthalein eruptions. *Arch Dermatol* 1933; **27**: 549−67.

35 Loveman AB. Experimental aspect of fixed eruption due to alurate, a compound of allonol. *JAMA* 1934; **102**: 97−101.

36 Wyatt E, Greaves M, Søndergaard J. Fixed drug eruption (phenolphthalein). *Arch Dermatol* 1972; **106**: 671−3.

37 Gimenez-Camarasa JM, Garcia-Calderon P, De Moragas JM. Lymphocyte transformation test in fixed drug eruption. *N Engl J Med* 1975; **292**: 819−21.

38 Suzuki S, Asai Y, Toshio H, *et al*. Drug-induced lymphocyte transformation in peripheral lymphocytes from patients with drug eruption. *Dermatologica* 1978; **157**: 146−53.

39 Shelley WB, Schlappner OLA, Heiss HB. Demonstration of intercellular immunofluorescence and epidermal hysteresis in bullous fixed drug eruption due to phenolphthalein. *Br J Dermatol* 1972; **86**: 118−25.

40 Duhra P, Porter DI. Paracetamol-induced fixed drug eruption with positive immunofluorescence findings. *Clin Exp Dermatol* 1990; **15**: 293−5.

41 Theodoridis A, Varezidis A, Sivenas C, *et al*. Fibrin deposition in fixed drug eruption. *Arch Dermatol Res* 1979; **264**: 73−6.

42 Hindsén M, Christensen OB, Gruic V, Löfberg H. Fixed drug eruption: an immunohistochemical investigation of the acute and healing phase. *Br J Dermatol* 1987; **116**: 351−6.

43 Murphy GF, Guillén FJ, Flynn TC. Cytotoxic T lymphocytes and phenotypically abnormal epidermal dendritic cells in fixed cutaneous eruption. *Hum Pathol* 1985; **16**: 1264−71.

44 Visa K, Käyhkö K, Stubb S, Reitamo S. Immunocompetent cells of fixed drug eruption. *Acta Derm Venereol (Stockh)* 1987; **67**: 30−5.

45 Smoller BR, Luster AD, Krane JF, *et al*. Fixed drug eruptions: evidence for a cytokine-mediated process. *J Cutan Pathol* 1991; **18**: 13−19.

46 Scheper RJ, Von Blomberg M, Boerrigter GH, *et al*. Induction of immunological memory in the skin. Role of local T cell retention. *Clin Exp Immunol* 1983; **51**: 141−8.

47 Shiohara T, Nickoloff BJ, Sagawa Y, *et al*. Fixed drug eruption. Expression of epidermal keratinocyte intercellular adhesion molecule-1 (ICAM−1). *Arch Dermatol* 1989; **125**: 1371−6.

3.13 Lichenoide Exantheme

Klinisches Bild

Lichenoide Eruptionen werden wegen ihrer klinischen und histologischen Ähnlichkeit mit dem idiopathischen Lichen ruber planus, der durch ein violettes papulöses Exanthem gekennzeichnet ist, so genannt. Lichenoide Arzneimittelexantheme sind häufig ausgedehnt (Abb. 3.40, 3.41, 3.42 und 3.43) und können in eine Erythrodermie übergehen [1]. Die Eruptionen können sich Wochen oder Monate nach Therapiebeginn entwickeln. Die Läsionen können noch mehr einer Psoriasis gleichen als beim idiopathischen Lichen ruber planus und auch eine Beteiligung der Mundschleimhaut ist selten. Hyperpigmentierung, Alopezie und Hautatrophie mit Anhidrose aufgrund einer Atrophie der Schweißdrüsen können sich entwickeln. Die Rückbildung der Hauterscheinungen nach Absetzen der Therapie kann langsam sein.

Arzneimittel-Ätiologie

Einige der Medikamente, die lichenoide Exantheme auslösen können, sind in Tabelle 3.9 aufgelistet. Dazu gehören Betablocker [2], Thiazid-Diuretika, Gold, Captopril [3,4], Malariamittel, Chinidin [5−8], Aminosalicylsäure [9], Penicillamin [10], Tiopronin [11], Chlorpropamid und Tolazamid [12], das anabole Steroid Nandrolon-Furylpropionat [13], Cinnarazin (Abbildung

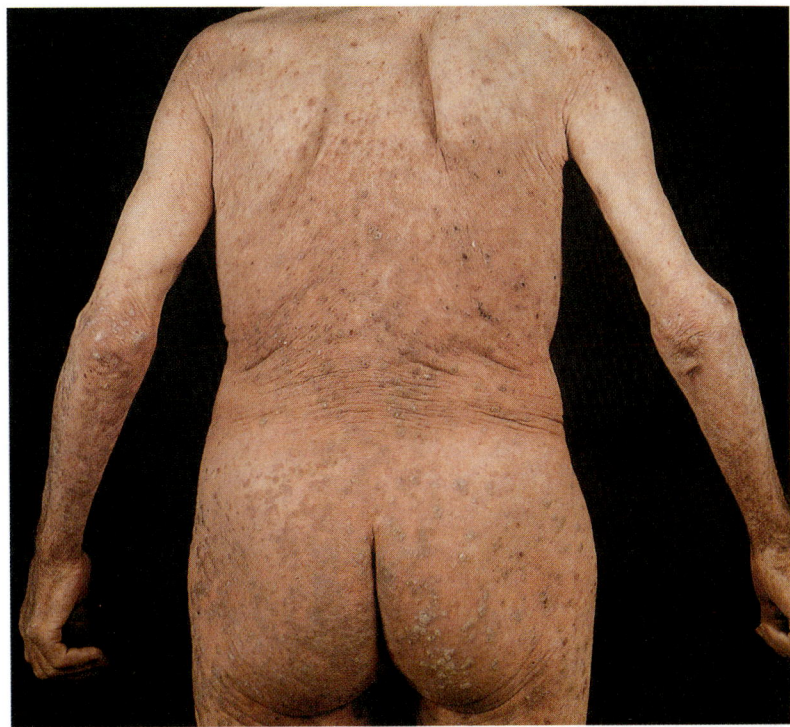

Abb. 3.40. Ausgedehntes lichenoides Arzneimittelexanthem
(mit freundlicher Genehmigung von Professor K. Wolff, Wien).

Tabelle 3.9. Medikamente, die lichenoide Reaktionen auslösen können.

Betablocker	Carbamazepin
Captopril	Demeclocyclin
Methyldopa	Phenytoin
Thiazide	Ethambutol
Furosemid	Isoniazid
Gold	p-Aminosalicylsäure
Malariamittel	Streptomycin
Mepacrin (Quinacrin, Atebrin)	Phenothiazin
Chloroquin	Phenylbutazon
Chinin	Pyrimethamin
Chinidin	Levamisol
Chlorpropamid	Cinnarazin
Penicillamin	Flunarizin
Tiopronin	Cyanamid
Pyritinol	Nandrolon
Amiphenazol	Wismuth

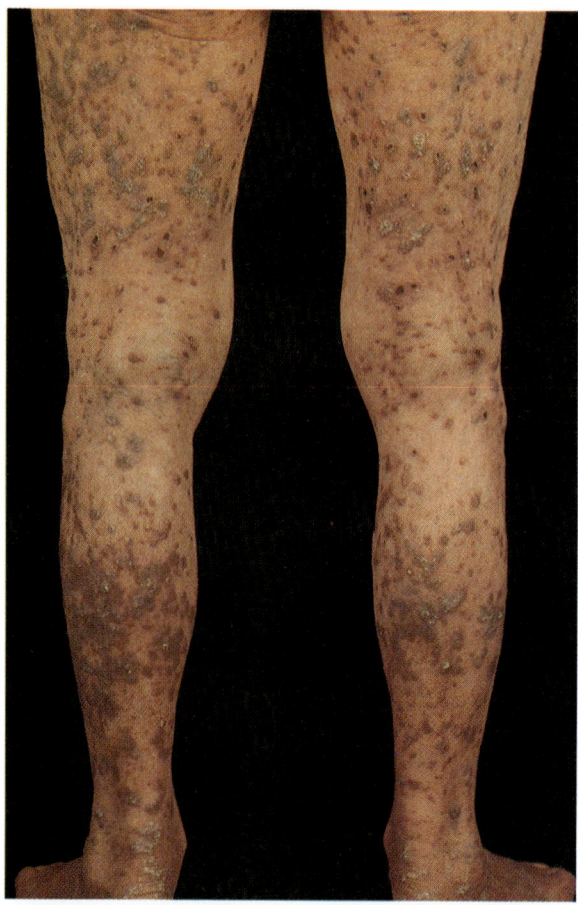

Abb. 3.41. Ausgedehntes lichenoides Arzneimittelexanthem
(mit freundlicher Genehmigung
von Professor K. Wolff, Wien).

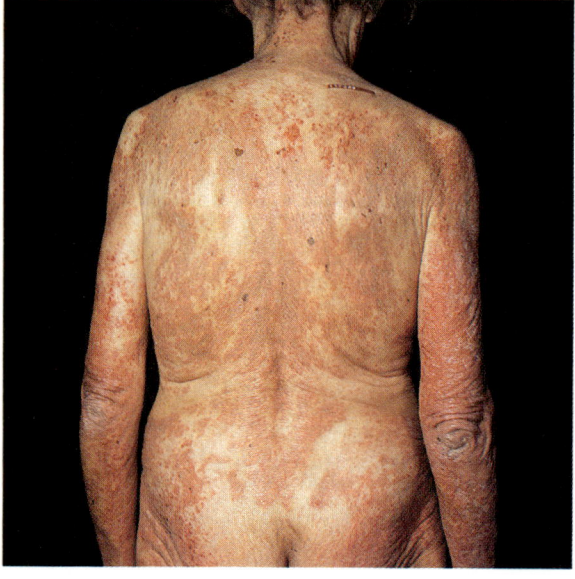

Abb. 3.42. Ausgeprägtes lichenoides Arzneimittelexanthem bei einem mit Cinnarazin und Lorazepam
behandelten Patienten.

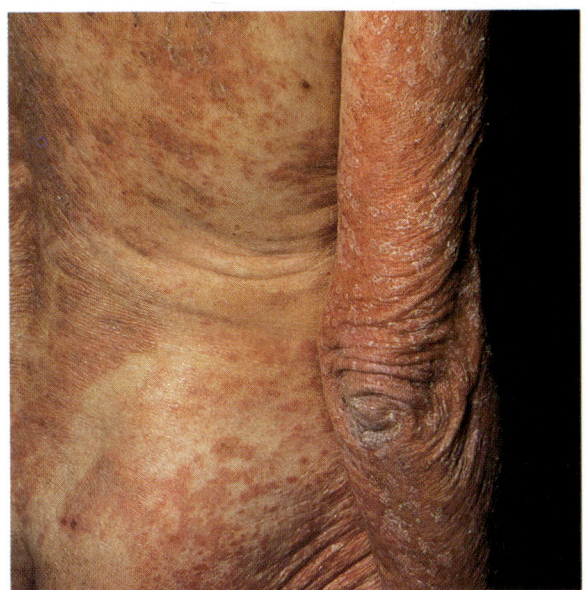

Abb. 3.43. Nahaufnahme eines lichenoiden Arzneimittelexanthems bei einem mit Cinnarazin und Lorazepam behandelten Patienten.

3.42 und 3.43) sowie Cyanamid [14]. Unter Pyritinol [15–18] und Thiaziden [19,20] können sich Läsionen bevorzugt in lichtexponierten Arealen entwickeln. Im Gegensatz zum idiopathischen Lichen ruber planus kann die lichenoide Eruption nach Mepacrin maligne entarten [21]. Bei einem durch Cinnarazin verursachten lichenoiden Arzneimittelexanthem waren die klinischen und immunfluoreszenzoptischen Befunde eines Lichen ruber planus mit dem Nachweis eines zirkulierenden IgG-Antikörpers gegen die Basalmembranzone kombiniert; derartige Antikörper findet man beim Lichen planus pemphigoides [22]. Ein lichenoides Exanthem folgte dem Auftreten eines durch Procainamid induzierten Lupus erythematodes [23]. Lichenoide Exantheme können sich außerdem bei Photolaboranten, die mit bestimmten p-Phenylendiaminen arbeiten, aus einer Kontaktdermatitis entwickeln [24,25]. In einer Untersuchungsreihe entstanden entweder ekzematöse oder lichenoide Veränderungen, aber auch bei den Patienten mit Läsionen mit dem klinischen und histologischen Aspekt eines Lichen ruber planus waren die Epikutantestungen ekzematös. [25].

Differentialdiagnose: Paraneoplastischer Pemphigus

Die vor kurzem erstmals beschriebene Krankheitsentität des paraneoplastischen Pemphigus kann sich mit urtikariellen, papulosquamösen, lichenoiden, Erythema-exsudativum-multiforme-ähnlichen oder der toxischen epidermalen Nekrolyse gleichenden Hautläsionen präsentieren. Schleimhauterosionen sind meist vorhanden [26]. Die lichenoide Variante der Eruption kann ein lichenoides Arzneimittelexanthem vortäuschen (Abb. 3.44). Die Immunfluoreszenz zeigt die Ablagerungen von Autoantikörpern in den epidermalen und epithelialen (Harnblasenepithel etc.!)

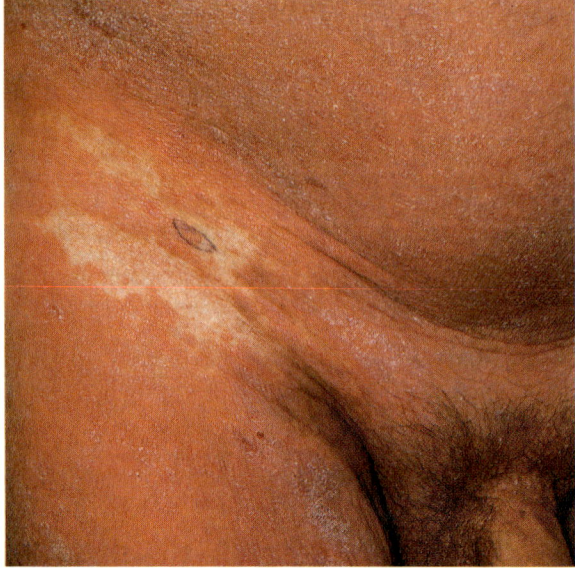

Abb. 3.44. Lichenoide Eruption bei einem Patienten mit paraneoplastischem Pemphigus und Non-Hodgkin-Lymphom. Eine Hautbiopsie zeigte interzelluläre Ablagerungen von Autoantikörpern in der Epidermis.

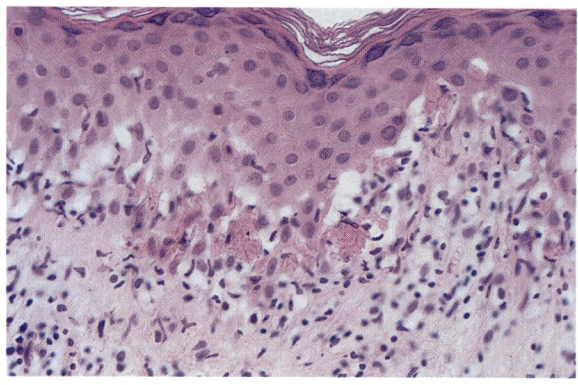

Abb. 3.45. Histopathologie eines lichenoiden Arzneimittelexanthems: Man sieht ein bandförmiges Infiltrat von Lymphozyten in der dermoepidermalen Verbindungszone, eine Degeneration der basalen Keratinozyten und zahlreiche Kolloidkörperchen.

Interzellularräumen, aber auch linear-granuläre Komplementablagerungen im Bereich der Basalmembranzone.

Histologie [27–31]

Die histologischen Veränderungen können unspezifisch sein oder denen eines idiopathischen Lichen ruber planus ähneln (Abb. 3.45), obwohl das zelluläre Infiltrat eher pleomorph und weniger dicht ist. Der Befund einer fokalen Parakeratose und stellenweisen Unterbrechung des Stratum granulosum sowie der Nachweis von zytoiden Körperchen im Stratum corneum und Stratum granulosum der Epidermis weisen auf eine medikamentöse Genese hin [28]. In älteren Läsionen kann man die Zeichen der Narbenbildung mit Zerstörung der Schweißdrüsen feststellen. Die Histopathologie eines lichenoiden Arzneimittelexanthems mit einer Photokomponente ist häufig nicht von der des idiopathischen Lichen ruber planus zu unterscheiden [30].

Immunpathogenese

Die Mechanismen, durch die lichenoide Arzneimittelreaktionen ausgelöst werden, sind im Grunde unbekannt. Es wurde jedoch die Hypothese entwickelt, daß sich lichenoide Arzneimittelexantheme als eine Folge von autoreaktiven zytotoxischen T-Zell-Klonen entwickeln könnten, die gegen einen Komplex von Medikament und Klasse-II-MCH-Antigen gerichtet sind; Keratinozyten und Langerhans-Zellen würden demnach vom Immunsystem als „nicht-Selbst" angesehen werden. Für die Richtigkeit dieser Theorie spricht die Beobachtung, daß die Injektion klonierter autoreaktiver T-Zellen von Nagetieren bei den Empfängertieren eine lichenoide Reaktion auslösen kann [32]. Über eine Korrelation zwischen dem Auftreten von epidermotropen T-Zellen und Klasse-II-MCH-Antigen (HLA-DR) exprimierenden Keratinozyten und Langerhans-Zellen wurde ebenfalls berichtet [33].

1 Almeyda J, Levantine A. Drug reactions XVI. Lichenoid drug eruptions. *Br J Dermatol* 1971; **85**: 604−7.

2 Hödl S. Nebenwirkungen der Beta-Rezeptorenblocker an der Haut. *Z Hautkr* 1983; **58**: 17−28.

3 Bravard P, Barbet M, Eich D, *et al*. Éruption lichénoide au captopril. *Ann Dermatol Venereol (Paris)* 1983; **110**: 433−8.

4 Reinhardt LA, Wilkin JK, Kirkendall WM. Lichenoid eruption produced by captopril. *Cutis* 1983; **31**: 98−9.

5 Anderson TE. Lichen planus following quinidine therapy. *Br J Dermatol* 1967; **79**: 500.

6 Maltz BL, Becker LE. Quinidine-induced lichen planus. *Int J Dermatol* 1980; **19**: 96−7.

7 Wolf R, Dorfman B, Krakowski A. Quinidine-induced lichenoid and eczematous photodermatitis. *Dermatologica* 1987; **174**: 285−9.

8 De Larrard G, Jeanmougin M, Moulonguet I, *et al*. Toxidermie lichénoide alopéciante a la quinidine. *Ann Dermatol Vénéréol (Paris)* 1988; **115**: 1172−4.

9 Shatin M, Canizares O, Worthington EL. Lichen planus-like drug eruption due to para-amino salicylic acid. Report of 5 cases, two showing mouth lesions. *J Invest Dermatol* 1953; **21**: 135−8.

10 Van Hecke E, Kint A, Temmerman L. A lichenoid eruption induced by penicillamine. *Arch Dermatol* 1981; **117**: 676−7.

11 Kurumaji Y, Miyazaki K. Tiopronin-induced lichenoid eruption in a patient with liver disease and positive patch test reaction to drugs with sulfhydryl group. *J Dermatol (Tokyo)* 1990; **17**: 176−81.

12 Barnett JH, Barnett SM. Lichenoid drug reactions to chlorpropamide and tolazamide. *Cutis* 1984; **34**: 542−4.

13 Aihara M, Kitamura K, Ikezawa Z. Lichenoid drug eruption due to nandrolone furylpropionate (Cemelon®). *J Dermatol (Tokyo)* 1989; **16**: 330−4.

14 Torrelo A, Soria C, Rocamora A, *et al*. Lichen planus-like eruption with esophageal involvement as a result of cyanamide. *J Am Acad Dermatol* 1990; **23**: 1168−9.

15 Dupré A, Carrère S, Launais B, Bonafé J-L. Lichen plan avec photosensibilis-ation après pyritinol et PUVA thérapie. *Ann Dermatol Vénéréol (Paris)* 1980; **107**: 557−9.

16 Duterque M, Crouzet J, Civatte J. Trois cas de lichen induit par le pyritinol. *Ann Dermatol Vénéréol (Paris)* 1983; **110**: 707−8.

17 Méraud J-P, Géniaux M, Tamisier M-M, *et al.* Eruption squamo-crouteuse a type histologique de lichen plan au cours d'un traitement par le pyritinol. *Ann Dermatol Vénéréol (Paris)* 1980; **107**: 561−4.

18 Ishibashi A, Hirano K, Nishiyama Y. Photosensitive dermatitis due to pyri-tinol. *Arch Dermatol* 1973; **107**: 427−8.

19 Robinson HN, Morison WL, Hood AF. Thiazide diuretic therapy and chronic photosensitivity. *Arch Dermatol* 1985; **121**: 522−4.

20 Addo HA, Ferguson J, Frain-Bell W. Thiazide-induced photosensitivity: a study of 33 subjects. *Br J Dermatol* 1987; **116**: 749−60.

21 Bauer F. Quinacrine hydrochloride drug eruption (tropical lichenoid derma-titis). Its early and late sequelae and its malignant potential. A review. *J Am Acad Dermatol* 1981; **4**: 239−48.

22 Miyagawa W, Ohi H, Muramatsu T, *et al.* Lichen planus pemphigoides-like lesions induced by cinnarizine. *Br J Dermatol* 1985; **112**: 607−13.

23 Sherertz EF. Lichen planus following procainamide-induced lupus erythema-tosus. *Cutis* 1988; **42**: 51−3.

24 Buckley WR. Lichenoid eruptions following contact dermatitis. *Arch Dermatol* 1958; **78**: 454−7.

25 Fry L. Skin disease from colour developers. *Br J Dermatol* 1965; **77**: 456−61.

26 Anhalt GJ, Kim S, Stanley JR, *et al.* Paraneoplastic pemphigus. An autoimmune mucocutaneous disease associated with neoplasia. *N Engl J Med* 1990; **323**: 1729−35.

27 Watanabe C, Hayashi T, Kawada A. Immunofluorescence study of drug-induced lichen planus-like lesions. *J Dermatol (Tokyo)* 1981; **8**: 473−7.

28 Van den Haute V, Antoine JL, Lachapelle JM. Histopathological discriminant criteria between lichenoid drug eruption and idiopathic lichen planus: retro-spective study on selected samples. *Dermatologica* 1989; **179**: 10−13.

29 Lever WF, Schaumburg-Lever G. *Histopathology of the Skin*, 7th edn. JB Lippincott, Philadelphia, 1990.

30 West AJ, Berger TG, LeBoit PE. A comparative histopathologic study of photodistributed and nonphotodistributed lichenoid drug eruptions. *J Am Acad Dermatol* 1990; **23**: 689−93.

31 Patterson JW. The spectrum of lichenoid dermatitis. *J Cutan Pathol* 1991; **18**: 67−74.

32 Shiohara T. The lichenoid tissue reaction. An immunological perspective. *Am J Dermatopathol* 1988; **10**: 252−6.

33 Shiohara T, Moriya N, Tanaka Y, *et al.* Immunopathological study of lichenoid skin diseases: correlation between HLA-DR-positive keratinocytes or Langerhans cells and epidermotropic T cells. *J Am Acad Dermatol* 1988; **18**: 67−74.

3.14 Photosensibilität

Medikamentös ausgelöste Photodermatosen, die zu Hautveränderungen auf lichtexponierten Arealen unter Aussparung der oberen Augenlider sowie der Region unter dem Kinn und hinter den Ohren führen, können eine phototoxische oder photoallergische Genese haben. Diese beiden Formen der Photosensibilitätsreaktionen können klinisch nicht immer

Tabelle 3.10. Medikamente, die eine Photosensibilität auslösen können.

Häufig	*Seltener: systemisch verabreichte*
Amiodaron	*Medikamente*
Phenothiazine	Ampicillin
Chlorpromazin	Antidepressiva: trizyklische
Promethazin	Imipramin
Psoralene	Protriptylin
Sulfonamide	Antidepressiva: MAO-Hemmer
Cotrimoxazol	(Monoaminooxidase)
Tetracycline	Phenelzin
Demeclocyclin	Antimykotika
Thiazide	Griseofulvin
Nichtsteroidale Antiphlogistika	Ketoconazol
Azapropazon	Betablocker
Piroxicam	Carbamazepin
Carprofen	Cimetidin
Diaprofensäure	Zytostatika
Benoxaprofen (aus dem Handel gezogen)	Dacarbazin
Nalidixinsäure	Fluorouracil
Kohlenteer	Mitomycin
	Vinblastin
Seltener: lokal angewandte Medikamente	Diazepam
Antihistaminika	Furosemid
Lokalanästhetika	Methyldopa
Benzydamin	Orale Kontrazeptiva
Hydrocortison	Chinin
Sonnenschutzmittel	Chinidin
p-Aminobenzoesäure (PABA)	Sulfonylharnstoffe
Benzophenon	Chlorpropamid
Halogenierte Salicylanilide	Tolbutamid
	Retinoide
	Isotretinoin
	Etretinat
	Triamteren

unterschieden werden und manche Medikamente können Hauterscheinungen über beide Mechanismen auslösen [1–10]. Die wichtigsten Medikamente, die für die Entstehung von Photodermatosen verantwortlich gemacht werden, sind in Tabelle 3.10 aufgeführt.

Phototoxische Reaktionen

Die phototoxischen Reaktionen sind häufiger und können bei fast jedem Menschen ausgelöst werden, der einer genügend hohen Medikamentendosis und einer ausreichenden Lichtbestrahlung ausgesetzt wird. Sie treten innerhalb von 5 bis 20 Stunden nach der ersten Sonnenexposition auf und gleichen einem ausgeprägten Sonnenbrand. In lichtexponierten Hautarealen treten Erythem, Ödem, Blasenbildung, nässende Erosionen, Schuppung und schließlich eine Resthyperpigmentierung auf. Eine Photo-Onycholysis kann sich entwickeln. Folgende Medikamente sind anerkannte Ursachen für phototoxische Reaktionen: Tetracycline [11–15], besonders Demeclocyclin, seltener Doxycyclin, Oxytetracyclin und Tetracyclin sowie selten Minocyclin

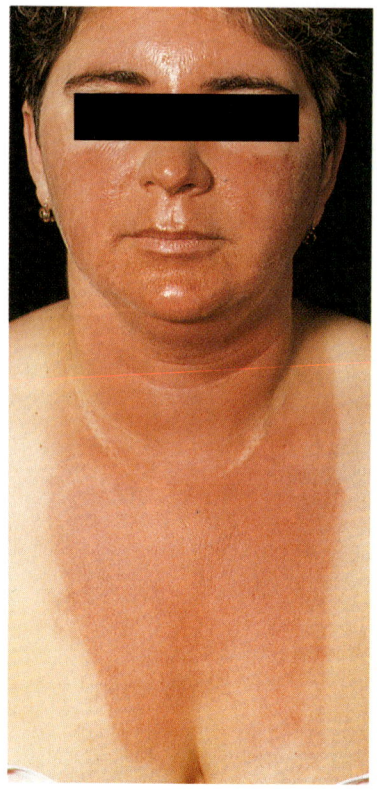

Abb. 3.46. Phototoxische Reaktion auf das Antiphlogistikum Lonazolac.

und Metacyclin; Phenothiazine, besonders Chlorpromazin, Promethazin
und seltener Thioridazin; Sulfonamide; Furosemid [16] und Nalidixinsäure
[17–19], die beide ein Pseudo-Porphyrie-Syndrom mit Blasenbildung in
lichtexponierten Arealen, besonders an den Unterschenkeln und Füßen,
auslösen können; nichtsteroidale Antiphlogistika (Abb. 3.46) [20,21], darunter Piroxicam [21–23], Carprofen und Tiaprofensäure [24] (und Benoxaprofen, jetzt aus dem Handel gezogen [25]); Psoralene; Amiodaron (das in
mehr als 50 % der Fälle eine Photosensibilität auslöst) [26–29]; bestimmte
Zytostatika [30], darunter Dacarbazin [30,31], 5-Fluorouracil, Mitomycin
und Vinblastin; Kohlenteer und seine Derivate.

1 Cronin E. Photosensitisers. In *Contact Dermatitis*. Churchill Livingstone,
   Edinburgh, 1980, pp 414–60.
2 Hawk JLM. Photosensitizing agents used in the United Kingdom. *Clin Exp
   Dermatol* 1984; **9**: 300–2.
3 Johnson BE. Light sensitivity associated with drugs and chemicals. In Jarrett
   A (ed.) *The Physiology and Pathophysiology of the Skin*. Academic Press, New
   York, 1984, pp 2541–606.
4 Epstein JH, Wintroub BU. Photosensitivity to drugs. *Drugs* 1985; **30**: 42–57.
5 Frain-Bell W. Drug-induced photosensitivity. In *Cutaneous Photobiology*.
   Oxford University Press, Oxford, 1985, 74–7.

6 Ljunggren B, Bjellerup M. Systemic drug photosensitivity. *Photodermatol* 1986; **3**: 26–35.
7 Elmets CA. Drug-induced photoallergy. *Dermatol Clin* 1986; **4**: 231–41.
8 Lowe NJ. Cutaneous phototoxicity reactions. *Br J Dermatol*; 1986; **115** (Suppl 31): 86–92.
9 Harber LC, Bickers DR. Drug induced photosensitivity (phototoxic and photo-allergic drug reactions). In *Photosensitivity Diseases. Principles of Diagnosis and Treatment*, 2nd edn. BC Decker Inc, Toronto, 1989, pp 160–202.
10 Rosen C. Photo-induced drug eruptions. *Semin Dermatol* 1989; **8**: 149–57.
11 Blank H, Cullen SI, Catalano PM. Photosensitivity studies with demethyl-chlortetracycline and doxycycline. *Arch Dermatol* 1968; **97**: 1–2.
12 Ramsay CA. Longwave ultraviolet radiation sensitivity induced by oxytetra-cycline: a case report. *Clin Exp Dermatol* 1977; **2**: 255–8.
13 Cullen SI, Catalano PM, Helfmann RS. Tetracycline sun sensitivity. *Arch Dermatol* 1966; **93**: 77.
14 Frost P, Weinstein GP, Gomez EC. Phototoxic potential of minocycline and doxycycline. *Arch Dermatol* 1972; **105**: 681–3.
15 Wright AL, Colver GB. Tetracyclines — how safe are they? *Clin Exp Dermatol* 1988; **13**: 57–61.
16 Burry JN, Lawrence JR. Phototoxic blisters from high frusemide dosage. *Br J Dermatol* 1976; **94**: 495–9.
17 Baes H. Photosensitivity caused by nalidixic acid. *Dermatologica* 1968; **136**: 61–4.
18 Birkett DA, Garretts M, Stevenson CJ. Phototoxic bullous eruptions due to nalidixic acid. *Br J Dermatol* 1969; **81**: 342–4.
19 Ramsay CA, Obreshkova E. Photosensitivity from nalidixic acid. *Br J Dermatol* 1974; **91**: 523–8.
20 Przybilla B, Ring J, Schwab U, *et al.* Photosensibilisierende Eigenschaften nichtsteroidaler Antirheumatika im Photopatch-Test. *Hautarzt* 1987; **38**: 18–25.
21 Stern RS. Phototoxic reactions to piroxicam and other nonsteroidal anti-inflammatory agents. *N Engl J Med* 1983; .**309**: 186–7.
22 Serrano G, Bonillo J, Aliaga A, *et al.* Piroxicam-induced photosensitivity. *In vivo* and *in vitro* studies of its photosensitizing potential. *J Am Acad Dermatol* 1984; **11**: 113–20.
23 Figueiredo A, Fontes Ribeiro CA, Conçalo S, *et al.* Piroxicam-induced photo-sensitivity. *Contact Dermatitis* 1987; **17**: 73–9.
24 Przybilla B, Ring J, Galosi A, Dorn M. Photopatch test reactions to tiaprofenic acid. *Contact Dermatitis* 1984; **1**: 55–6. .
25 Ferguson J, Addo HA, McGill PE, *et al.* A study of benoxaprofen-induced photosensitivity. *Br J Dermatol* 1982; **107**: 429–42.
26 Chalmers RJG, Muston HL, Srinivas V, Bennett DH. High incidence of amiodarone-induced photosensitivity in North-west England. *Br Med J* 1982; **285**: 341.
27 Zachary CB, Slater DN, Holt DW, *et al.* The pathogenesis of amiodarone-induced pigmentation and photosensitivity. *Br J Dermatol* 1984; **110**: 451–6.
28 Walter JF, Bradner H, Curtis GP. Amiodarone photosensitivity. *Arch Dermatol* 1984; **120**: 1591–4.
29 Ferguson J, Addo HA, Jones S, *et al.* A study of cutaneous photosensitivity induced by amiodarone. *Br J Dermatol* 1985; **113**: 537–49.
30 Kerker BJ, Hood AF. Chemotherapy-induced cutaneous reactions. *Semin Dermatol* 1989; **8**: 173–81.
31 Bonifazi E, Angelini G, Meneghini CL. Adverse photoreaction to dacarbazine (DITC). *Contact Dermatitis* 1981; **7**: 161.

Photoallergische Reaktionen

Im Gegensatz zu den phototoxischen Reaktionen benötigen die photoallergischen Reaktionen eine Latenzzeit, in der es zur Sensibilisierung kommt. Sie treten gewöhnlich bei erneuter Medikamenteneinnahme und Lichtexposition einer sensibilisierten Person innerhalb von 24 Stunden auf. Anders als die phototoxischen Reaktionen können sie über das bestrahlte Areal hinausreichen. Die meisten systemisch verabreichten Medikamente, die eine photoallergische Reaktion auslösen, verursachen auch eine Phototoxizität. Bei Patienten mit einer Photoallergie kann es eine Kreuzsensibilität bei Einnahme chemisch verwandter Substanzen geben. Verschiedene Mechanismen können an photoallergischen Reaktionen beteiligt sein. Das Licht kann entweder das Hapten oder seine Bindungsfreudigkeit an das Trägermolekül verändern [1].

Photoallergische Reaktionen können sich auch als Folge einer lokalen Photokontaktdermatitis auf ein topisches Photoallergen entwickeln. Die Photokontaktdermatitis ist eine relativ häufige Ursache der Photosensibilität; bei einer multizentrischen Studie war sie für 9 % der Fälle verantwortlich [2]. Zu den topischen Photoallergenen gehören Antihistaminika, Chlorpromazin, Lokalanästhetika [3], Benzydamin, Hydrocortison, Desoximetason und Sonnenschutzmittel, die Paraaminobenzoesäure (PABA) und deren Derivate enthalten. Sonnenschutzmittel ohne PABA und PABA-haltige Sonnenschutzmittel mit Lichtschutzfaktoren über 8 enthalten meist Benzophenone. Kontakt- und Photoallergien gegen Benzophenone sind seltener beschrieben worden als solche gegen PABA-Derivate, könnten aber häufiger als angenommen sein [4,5]. Halogenierte Salicylanilide, die früher als Desinfektionsmittel in Seifen verwendet wurden, und verwandte Verbindungen können ebenfalls eine Photokontaktdermatitis auslösen (Abb. 3.47). Photoallergische Reaktionen können außerdem nach systemischer Verabreichung von Medikamenten auftreten [6], z.B. bei Phenothiazinen (Chlorpromazin, Promethazin), Sulfonamiden, aromatischen Sulfonamiden wie Thiazid-Diuretika [7,8], oralen Antidiabetika (Chlorpropamid und Tolbutamid), Griseofulvin [9] und Chinidin [10,11]. Durch Thiazid verursachte Lichteruptionen können durch ein Erythem oder eine Dermatitis charakterisiert sein oder ein lichenoides Bild bieten. Es kann ein dem subakutkutanen Lupus erythematodes ähnliches Exanthem ausgelöst werden. Photoallergische Reaktionen durch Griseofulvin können klinisch ekzematös aussehen, gelegentlich einer Pellagra gleichen oder Pigmentveränderungen aufweisen; es kann eine Photo-Kreuzsensibilität mit Penizillin bestehen. In manchen Fällen waren Photo-Patchtests positiv. Die Histologie der photoallergischen Reaktionen auf Griseofulvin wurde als nicht spezifisch beschrieben. Die direkte Immunfluoreszenz zeigte Immunglobuline und Komplementkomponenten in der dermo-epidermalen Grenzzone und in einer perivaskulären Verteilung in der papillären Dermis [9]. Chindininduzierte Photoreaktionen können entweder ekzematös oder lichenoid sein, in schweren Fällen kann eine persistierende, Livedo-reticularis-ähnliche Reaktion auftreten [10–12]. Trizyklische Antidepressiva können sowohl eine Kontaktallergie als auch eine Photosensibilisierung auslösen [13]. Nichtste-

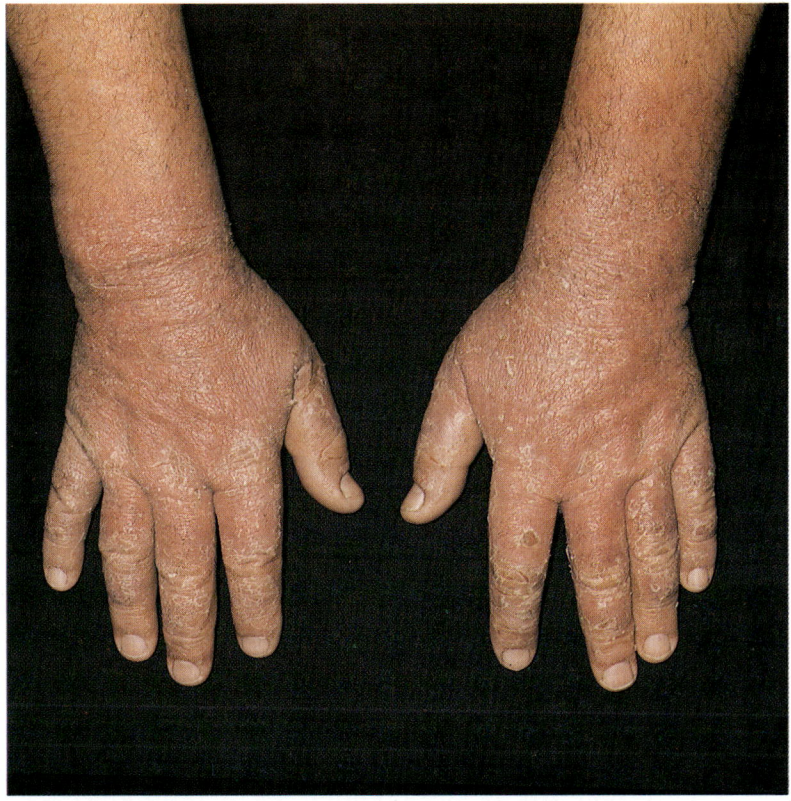

Abb. 3.47. Photoallergische Kontaktdermatitis durch halogeniertes Salicylanilid.

roidale Antiphlogistika, Desinfektionsmittel, Sonnenschutzmittel, Phenothiazine und Duftstoffe verursachten in einer 5-Jahres-Untersuchung der
deutsch-österreichisch-schweizerischen Photo-Patchtest-Gruppe am häufigsten photoallergische Reaktionen [14].

1 Harber LC, Baer RL. Pathogenic mechanisms of drug-induced photosensitivity. *J Invest Dermatol* 1972; **58**: 327−42.
2 Wennersten G, Thune P, Brodthagen H, *et al*. The Scandinavian multicenter
photopatch study. Preliminary results. *Contact Dermatitis* 1984; **10**: 305−9.
3 Horio T. Photosensitivity reaction to dibucaine. Case report and experimental
induction. *Arch Dermatol* 1979; **115**: 986−7.
4 Knobler E, Almeida L, Ruxkowski AM, *et al*. Photoallergy to benzophenone.
Arch Dermatol 1989; **125**: 801−4.
5 Schauder S, Ippen H. Photoallergisches und allergisches Kontaktekzem durch
Dibenzoylmethan-Verbindungen und andere Lichtschutzfilter. *Hautarzt* 1988;
39: 435−40.
6 Giudici PA, Maguire HC. Experimental photoallergy to systemic drugs.
J Invest Dermatol 1985; **85**: 207−11.
7 Robinson HN, Morison WL, Hood AF. Thiazide diuretic therapy and chronic
photosensitivity. *Arch Dermatol* 1985; **121**: 522−4.

8 Addo HA, Ferguson J, Frain-Bell W. Thiazide-induced photosensitivity: a study of 33 subjects. *Br J Dermatol* 1987; **116**: 749−60.

9 Kojima T, Hasegawa T, Ishida H, *et al.* Griseofulvin-induced photodermatitis. Report of six cases. *J Dermatol (Tokyo)* 1988; **15**: 76−82.

10 De Groot WP, Wuite J. Livedo racemosa-like photosensitivity reaction during quinidine durettes medication. *Dermatologica* 1974; **148**: 371−6.

11 Bruce S, Wolf JE Jr. Quinidine-induced photosensitive livedo reticularis-like eruption. *J Am Acad Dermatol* 1985; **12**: 332−6.

12 Marion DF, Terrien CM Jr. Photosensitive livedo reticularis. *Arch Dermatol* 1973; **108**: 100−1.

13 Ljunggren B, Bojs G. A case of photosensitivity and contact allergy to systemic tricyclic drugs, with unusual features. *Contact Dermatitis* 1991; **24**: 259−65.

14 Hölzle E, Neumann N, Hausen B, *et al.* Photopatch testing: The 5-year experience of the German, Austrian, and Swiss photopatch test group. *J Am Acad Dermatol* 1991; **25**: 59−68.

Chronisch-aktinische Dermatitis [1−4]

Nach dem Auftreten einer Photoallergie durch den Kontakt mit einem Photoallergen wie halogeniertem Salicylanilid, Chinoxalin-Dioxid oder dem Duftstoff Moschus-Ambrette entwickeln manche Patienten eine persistierende Lichtempfindlichkeit sowohl der lichtexponierten als auch der bedeckten Haut, auch wenn die auslösende Substanz fortan vermieden wird. Ein derartiger Patient wird auch als „persistent light reactor" bezeichnet. Das Aktionsspektrum für die anfänglich vorliegende Photokontaktreaktion liegt im Bereich der langwelligen Ultraviolettstrahlung (UVA, 315 bis 400 nm). Die Progression zur persistierenden Lichtempfindlichkeit ist von einer Verschiebung des Aktionsspektrums in den UVB-Bereich (280 bis 315 nm) begleitet. Der Begriff „aktinisches Retikuloid" wurde geprägt, um eine schwere, chronische Photodermatose zu beschreiben, die vor allem bei älteren Männern auftritt und durch infiltrierte Plaques auf ekzematösem Grund (in lichtexponierten Arealen), histologische Veränderungen, die denen eines kutanen T-Zell-Lymphoms gleichen, und durch eine Photosensibilität gegen UVB- und UVA-Bestrahlung charakterisiert ist. Der Begriff chronisch-aktinische Dermatitis (Abb. 3.48) wurde eingeführt, um das Spektrum der Patienten mit photoallergischem Kontaktekzem, persistierender Lichtreaktivität und aktinischem Retikuloid zu umschreiben. Man hält diese Hauterscheinungen jetzt für Varianten einer einzigen Krankheit, die vor allem bei älteren Männern auftritt [1−4].

Bei manchen Patienten scheint es eine klare Entwicklung einer früher bestehenden photoallergischen Kontaktdermatitis oder einer persistierenden Photosensibilität nach systemischer Medikation zu einer chronisch-aktinischen Dermatitis zu geben. Es wurde angenommen, daß ultraviolettes Licht vielleicht einen Bestandteil der normalen Haut so verändert, daß er nicht länger als „Selbst" erkannt wird und so eine Allergie vom verzögerten Typ auslöst. Hinweise, die diese Theorie zumindest in bezug auf die Entwicklung einer chronisch-aktinischen Dermatitis aus einer photoallergischen Kontaktdermatitis unterstützen, stammen aus einer *In-vitro*-Studie, bei der die phototoxische Oxidation von Histidin in Albumin, das als

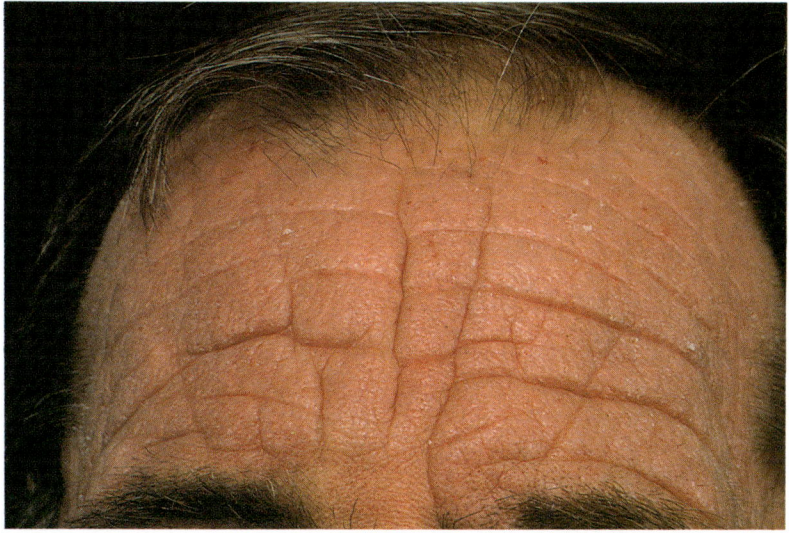

Abb. 3.48. Ausgeprägte Lichenifikation der exponierten Haut der Stirn bei einem Patienten mit einer chronisch-aktinischen Dermatitis
(mit freundlicher Genehmigung des St. John's Institute of Dermatology, London).

Trägerprotein für den Photosensibilisator Tetrachlorsalicylanilid dient, das Albumin zu einem schwachen Antigen macht [5]. Mehrere Untersuchungen haben darauf hingewiesen, daß an der chronisch-aktinischen Dermatitis eine T-Zell-vermittelte Immunreaktion beteiligt ist. Hautinfiltrate enthalten T-Lymphozyten, von denen viele die Zeichen einer Aktivierung (HLA-DR, Interleukin 2-Rezeptor) oder einer Proliferation (Ki67-Kernantigen, Transferrin-Rezeptor) exprimieren. Zusätzlich findet man Langerhans-Zellen und andere Makrophagen [6–8]. In den Hautinfiltraten, die ausgeprägte histologische Veränderungen zeigen, überwiegen eher CD8$^+$ Suppressor-/zytotoxische T-Zellen. HLA-DR$^+$ (Nicht-Langerhans-Zell)-Makrophagen und andere Leukozyten wandern in die Epidermis ein und man hat eine fokale HLA-DR-Expression auf Keratinozyten gefunden.

1 Wolf C, Hönigsmann H. Das Syndrom der chronisch-aktinischen Dermatitis. Persistierende Lichtreaktion — aktinisches Retikuloid. *Hautarzt* 1988; **39**: 635–41.

2 Norris PG, Hawk JL. Chronic actinic dermatitis: A unifying concept. *Arch Dermatol* 1990; **126**: 376–8.

3 Ive FA, Magnus IA, Warin RP, Wilson Jones E. 'Actinic reticuloid'; a chronic dermatosis associated with severe photosensitivity and the histological resemblance to lymphoma. *Br J Dermatol* 1969; **81**: 469–85.

4 Lim HW, Buchness MR, Ashinoff R, Soter NA. Chronic actinic dermatitis: study of the spectrum of chronic photosensitivity in 12 patients. *Arch Dermatol* 1990; **126**: 317–23.

5 Kochevar IE, Harber LC. Photoreactions of 3,3',4',5-tetrachlorosalicylanilide with proteins. *J Invest Dermatol* 1977; **68**: 151–6.

6 Ralfkiaer E, Lange Wantzin G, Stein H, Mason DY. Photosensitive dermatitis with actinic reticuloid syndrome: an immunohistological study of the cutaneous infiltrate. *Br J Dermatol* 1986; **114**: 47−56.
7 Norris PG, Morris J, Smith NP, *et al*. Chronic actinic dermatitis: An immuno-histologic and photobiologic study. *J Am Acad Dermatol* 1989; **21**: 966−71.
8 Toonstra H, van der Putte SCJ, van Wichen DF, *et al*. Actinic reticuloid: immunohistochemical analysis of the cutaneous infiltrate in 13 patients. *Br J Dermatol* 1989; **120**: 779−86.

Porphyrie und Pseudoporphyrie

Eine Reihe von Medikamenten können eine Porphyria cutanea tarda mit entsprechender Photosensibilität oder ein Pseudoporphyrie-Syndrom mit Blasenbildung auslösen. Für Einzelheiten wird der Leser auf den Abschnitt 3.19 verwiesen (Seite 122).

„Photo-Recall"-Reaktionen

Eine seltsame Photo-recall-artige Eruption, die auf das Hautareal eines einen Monat zuvor erlittenen Sonnenbrandes beschränkt war, trat bei einem mit Cefazolin und Gentamycin behandelten Patienten auf [1]. Nach einer Bestrahlung des Beckens wegen eines Adenokarzinoms der Prostata trat bei einem Patienten nach Sonnenbestrahlung mehrfach eine Hautreaktion in dem entsprechenden Areal auf [2]. In Verbindung mit Methotrexat kann es zur schweren Reaktivierung von Sonnenbränden kommen [3,4].

1 Flax SH, Uhle P. Photo recall-like phenomenon following the use of cefazolin and gentamicin sulfate. *Cutis* 1990; **46**: 59−61.
2 Del Guidice SM, Gerstley JK. Sunlight-induced radiation recall. *Int J Dermatol* 1988; **27**: 415−16.
3 Mallory SB, Berry DH. Severe reactivation of sunburn following methotrexate use. *Pediatrics* 1986; **78**: 514−15.
4 Westwick TJ, Sherertz EF, McCarley D, Flowers FP. Delayed reactivation of sunburn by methotrexate: sparing of chronically sun-exposed skin. *Cutis* 1987; **39**: 49−51.

Photo-Onycholyse

Eine Photo-Onycholyse kann durch Tetracyclin, PUVA-Therapie und die Fluorochinolon-Antibiotika Pefloxacin und Ofloxacin ausgelöst werden.

3.15 Pigmentstörungen

Hyperpigmentierung (Tabelle 3.11.)

Medikamentös bedingte Veränderungen der Hautfarbe [1−3] können die Folge einer gesteigerten (oder seltener einer verminderten) Melaninsynthe-

Tabelle 3.11. Medikamente, die eine Pigmentierung verursachen können.

Orale Kontrazeptiva	Schwermetalle
Minocyclin	Gold
Malariamittel	Blei
Chloroquin	Silber
Hydroxychloroquin	Zytostatika
Mepacrin	Amiodaron
Chlorpromazin	Karotin
Imipramin	Clofazimin

se, einer gesteigerten Lipofuszinsynthese oder von Ablagerungen von Inhaltsstoffen von Medikamenten in der Haut sein. Am häufigsten handelt es sich jedoch um eine postinflammatorische Hyperpigmentierung, z.B. nach einem fixen Arzneimittelexanthem. Orale Kontrazeptiva können ein Chloasma verursachen [4]. Zu den anderen Medikamenten, die mit einer kutanen Hyperpigmentierung in Verbindung gebracht werden, gehören Minocyclin [5,6], Malariamittel [7–10], Chlorpromazin [11], Imipramin [12], Amiodaron [13], Karotin und Schwermetalle. Eine Langzeit-Malariatherapie (mehr als 4 Monate) mit Chloroquin [7,8] oder Hydrochloroquin [8] kann zu einer, meist vorübergehenden, bräunlichen oder blauschwarzen Pigmentierung besonders an den Schienbeinen, im Gesicht, am harten Gaumen oder subungual führen. Chloroquin hat eine Affinität zu Melanin [9]. Eine gelbliche Verfärbung kann unter Mepacrin oder Amodiaquin auftreten. Die Pigmentierung scheint durch Melanin, Hämosiderin und Mepacrin enthaltende Komplexe zustande zu kommen, da eine ultrastrukturelle Mikroanalyse Schwefel nachgewiesen hat [10]. Eine hochdosierte Langzeitbehandlung mit Phenothiazinen (besonders Chlorpromazin) führt als Folge einer phototoxischen Reaktion zu einer blaugrauen oder bräunlichen Pigmentierung in sonnenexponierten Hautarealen. Folgende Zytostatika können mit Farbveränderungen einhergehen [14]: Bleomycin, Busulfan, topisches Carmustin, Cyclophosphamid, Daunorubicin, Fluorouracil, Hydroxyharnstoff, topisches Mechloräthamin, Methotrexat, Mithramycin, Mitomycin und Thiotepa. Busulfan und Doxorubicin führen zur Pigmentierung der Schleimhäute. Nagelverfärbungen können nach einer Behandlung mit Bleomycin, Cyclophosphamid, Daunorubicin, Doxorubicin und Fluorouracil auftreten. Methotrexat kann eine Pigmentierung der Haare, Cyclophosphamid eine Pigmentierung der Zähne hervorrufen.

Gold kann eine blaugraue Pigmentierung lichtexponierter Areale (Chrysosis) [15] und Silber eine ähnliche Verfärbung (Argyrie) verursachen (Abb. 3.49) [16,17]. Bei Bleivergiftung kann eine blauschwarze Linie am Zahnfleischsaum und eine Graufärbung der Haut auftreten. Clofazimin ruft eine rotbraune Verfärbung der lichtexponierten Haut und der Konjunktiven sowie eine Rotfärbung von Schweiß, Urin und Stuhl hervor [18]. Selten kann, z.B. unter Nikotinsäure, eine der Acanthosis nigricans ähnliche Reaktion auftreten. Eine langdauernde lokale Anwendung von Hydrochinon kann eine schiefergraue oder blauschwarze Pigmentierung (Ochronose) verursachen [19]. Die lokale Applikation eines roten Azofarbstoffes, der von

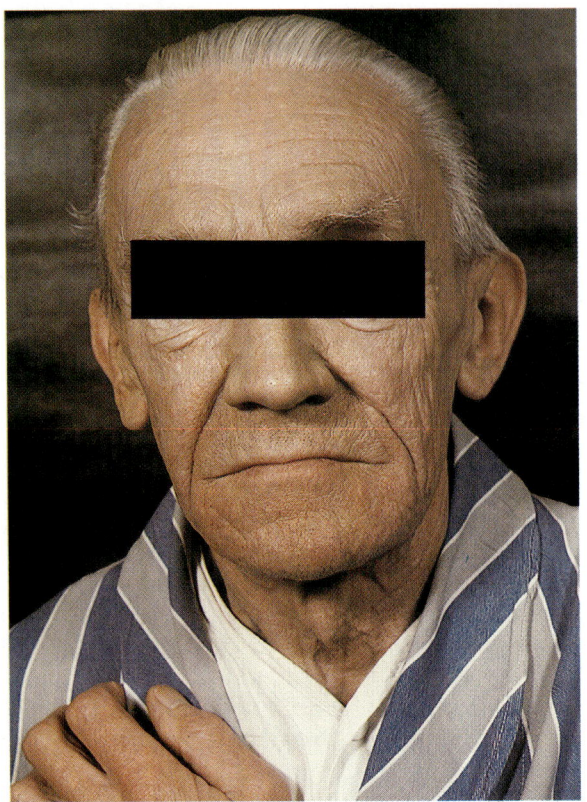

Abb. 3.49. Schiefergraue Pigmentierung bei Argyrie.

Hindufrauen als Kosmetikum („Kumkum") verwendet wird, kann ebenfalls zu einer Pigmentierung führen [20].

Hypopigmentierung

Topisches Thiotepa hat ein periorbitales Leukoderm verursacht [21]. Eine Hypopigmentierung als Folge einer Exposition am Arbeitsplatz ist aufgetreten durch: Monobenzyläther des Hydrochinons, para-tertiäres Butylcatechol, para-tertiäres Butylphenol, para-tertiäres Amylphenol, Monomethyläther des Hydrochinons und Hydrochinon selbst [22,23]. Außerdem kann sich eine Hypopigmentierung nach Kontakt mit phenolhaltigen Germiziden [24] und nach Gebrauch von Diphencypron zur Behandlung einer Alopecia areata entwickeln [25].

1 Levantine A, Almeyda J. Drug reactions: XXII. Drug induced changes in pigmentation. *Br J Dermatol* 1973; **89**: 105−12.
2 Granstein RD, Sober AJ. Drug- and heavy metal-induced hyperpigmentation. *J Am Acad Dermatol* 1981; **5**: 1−18.
3 Ferguson J, Frain-Bell W. Pigmentary disorders and systemic drug therapy. *Clin Dermatol* 1989; **7**: 44−54.

4 Smith AG, Shuster S, Thody AJ, et al. Chloasma, oral contraceptives, and plasma immunoreactive beta-melanocyte-stimulating hormone. J Invest Dermatol 1977; **68**: 169−70.

5 McGrae JD, Zelickson AS. Skin pigmentation secondary to minocycline therapy. Arch Dermatol 1980; **116**: 1262−5.

6 Layton AM, Cunliffe WJ. Minocycline induced pigmentation in the treatment of acne − a review and personal observations. J Dermatol Treat 1989; **1**: 9−12.

7 Doll JLC, Keane JA. Disturbances of pigmentation with chloroquine. Br Med J 1959; **i**: 1387−9.

8 Tuffanelli D, Abraham RK, Dubois EJ. Pigmentation from antimalarial therapy. Its possible relationship to the ocular lesions. Arch Dermatol 1963; **88**: 419−26.

9 Sams WM, Epstein JH. The affinity of melanin for chloroquine. J Invest Dermatol 1965; **45**: 482−8.

10 Leigh IM, Kennedy CTC, Ramsey JD, Henderson WJ. Mepacrine pigmentation in systemic lupus erythematosus. New data from an ultrastructural, biochemical and analytical electron microscope investigation. Br J Dermatol 1979; **101**: 147−53.

11 Benning TL, McCormack KM, Ingram P, et al. Microprobe analysis of chlorpromazine pigmentation. Arch Dermatol 1988; **124**: 1541−4.

12 Hashimoto K, Joselow SA, Tye MJ. Imipramine hyperpigmentation: A slate-gray discoloration caused by long-term imipramine administration. J Am Acad Dermatol 1991; **25**: 357−61.

13 Zachary CB, Slater DN, Holt DW, et al. The pathogenesis of amiodarone-induced pigmentation and photosensitivity. Br J Dermatol 1984; **110**: 451−6.

14 Kerker BJ, Hood AF. Chemotherapy-induced cutaneous reactions. Semin Dermatol 1989; **8**: 173−81.

15 Leonard PA, Moatamed F, Ward JR, et al. Chrysiasis: the role of sun exposure in dermal hyperpigmentation secondary to gold therapy. J Rheumatol 1986; **13**: 58−64.

16 Marshall JP II, Schneider RP. Systemic argyria secondary to topical silver nitrate. Arch Dermatol 1977; **113**: 1077−9.

17 Gherardi R, Brochard P, Chamak B, et al. Human generalized argyria. Arch Pathol Lab Med 1984; **108**: 181−2.

18 Thomsen K, Rothenborg HW. Clofazimine in the treatment of pyoderma gangrenosum. Arch Dermatol 1979; **115**: 851−2.

19 Hull PR, Procter LR. The melanocyte: An essential link in hydroquinone-induced ochronosis. J Am Acad Dermatol 1990; **22**: 529−31.

20 Goh CL, Kozuka T. Pigmented contact dermatitis from 'kumkum'. Clin Exp Dermatol 1986; **11**: 603−6.

21 Harben DJ, Cooper PH, Rodman OG. Thiotepa-induced leukoderma. Arch Dermatol 1979; **115**: 973−4.

22 James O, Mayes RW, Stevenson CJ. Occupational vitiligo induced by p-tert-butyl phenol, a systemic disease? Lancet 1977; **ii**: 1217−19.

23 Stevenson CJ. Occupational vitiligo: clinical and epidemiological aspects. Br J Dermatol 1981; **105** (Suppl 21): 51−6.

24 Kahn G. Depigmentation caused by phenolic detergent germicides. Arch Dermatol 1970; **102**: 177−87.

25 Hatzis J, Gourgiotou K, Tosca A, et al. Vitiligo as a reaction to topical treatment with diphencyprone. Dermatologica 1988; **177**: 146−8.

3.16 Akneiforme und pustulöse Eruptionen

Die Bezeichnung „akneiform" wird auf Arzneimittelnebenwirkungen angewandt, die einer Acne vulgaris gleichen [1,2]. Die Läsionen sind papulopustulös, aber Komedonen fehlen gewöhnlich. ACTH, Kortikosteroide [3], wie z.B. Dexamethason für neurochirurgische Patienten (Abb. 3.50 und 3.51), anabole Steroide bei Bodybuildern [4], Androgene (bei Frauen), orale Kontrazeptiva, Iodide und Bromide können akneiforme Eruptionen verursachen. Isoniazid kann eine Akne induzieren, besonders bei Patienten, die das Medikament langsam abbauen [5]. Andere Medikamente, die mit der Entstehung eines akneiformen Exanthems in Verbindung gebracht wurden, sind Dantrolen [6], Danazol [7], Chinidin [8], Lithium [9] und Azathioprin [10].

Außerdem wurde über pustulöse Reaktionen in Verbindung mit zahlreichen anderen Medikamenten berichtet [11–14]: Pyrimethamin, Furosemid, Piperazin-Ethionamat, Iodide und Bromide, Carbamazepin [15], Naproxen [16], Chloramphenicol-Succinat, Norfloxacin [17], Streptomycinsulfat [18], Ampicillin, Amoxicillin (Abb. 3.52), Cephalosporine (Cefalexin und Cephadrin) [19,20], Imipenem [21], Cotrimoxazol [22], Isoniazid, das Mukolytikum Eprazinon [23], Hydrochloroquin [24] und Diltiazem [25]. Ein generalisiertes pustulöses Exanthem, das wahrscheinlich durch Penizillin verursacht war, zeigte das histologische Bild einer leukozytoklastischen Vaskulitis [26]. Eine neuere Untersuchungsreihe an 63 Patienten mit einer akuten generalisierten exanthematischen Pustulose zeigte, daß in 87 % der Fälle Arzneimittel verantwortlich waren. Bei 80 % der Patienten waren Antibiotika (besonders Ampicillin, Amoxicillin, Spiramycin, Erythromycin und Cycline) als Auslöser vermutet worden [27]. Auch eine Überempfindlichkeit

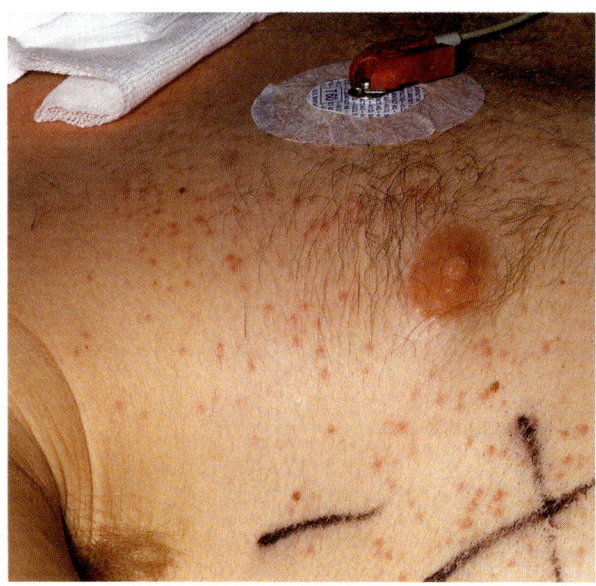

Abb. 3.50. Steroidakne bei einem Patienten der Neurochirurgie, der über 17 Tage mit 50 mg Dexamethason täglich behandelt wurde.

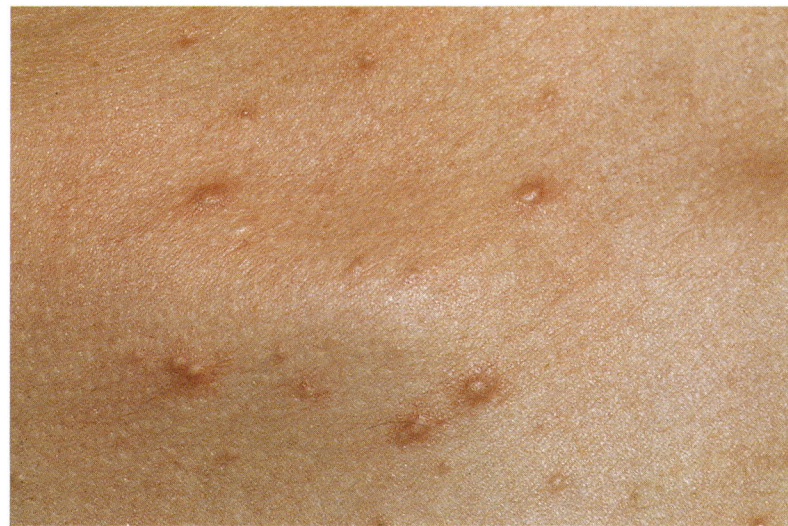

Abb. 3.51. Papulopustulöses Exanthem nach systemischer Steroidtherapie (mit freundlicher Genehmigung von Prof. H. Kerl, Universität Graz).

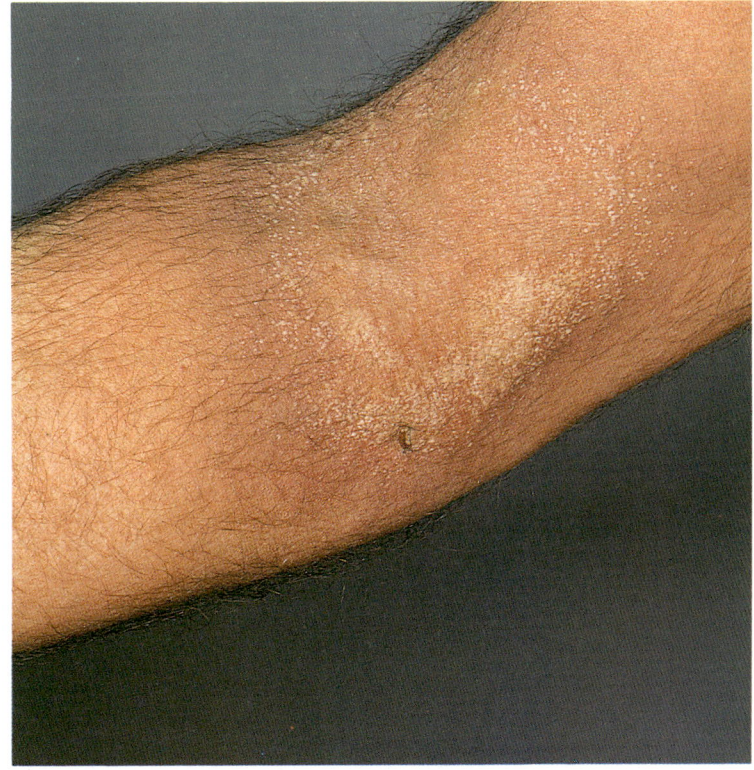

Abb. 3.52. Pustulierende Eruption in der Ellenbeuge eines mit Epicillin behandelten Patienten.

gegen Quecksilber wurde als auslösende Ursache festgestellt. Die Pustulose entwickelte sich innerhalb von 24 Stunden nach Medikamentengabe, begann häufig im Gesicht oder den Gelenkbeugen, breitete sich schnell aus, war von Fieber begleitet und bildete sich spontan unter Schuppung zurück. Gesichtsödem, Purpura, Bläschen und Blasen sowie Erythema-exsudativum-multiforme-artige Läsionen wurden ebenfalls beobachtet. Das histologische Bild zeigte spongiforme oberflächliche Pusteln, ein Ödem in den dermalen Papillen, perivaskuläre Infiltrate von neutrophilen Leukozyten als Ausdruck einer leukozytoklastischen Vaskulitis und Fibrinablagerungen. Über eine neutrophile Leukozytose wurde häufig berichtet und ein vorübergehendes Nierenversagen trat bei 32 % der Patienten auf. Die Autoren nahmen an, daß die früher als „medikamentös induzierte pustulöse Psoriasis" eingestuften Fälle tatsächlich dieses Krankheitsbild dargestellt haben könnten. Es wurden auch Fälle einer generalisierten Pustelbildung in Verbindung mit dem durch Phenytoin induzierten Überempfindlichkeits-Syndrom berichtet [28].

1 Hitch JM. Acneform eruptions induced by drugs and chemicals. *JAMA* 1967; **200**: 879−80.
2 Bedane C, Souyri N. Les acnés induites. *Ann Dermatol Vénéréol (Paris)* 1990; **117**: 53−8.
3 Hurwitz RM. Steroid acne. *J Am Acad Dermatol* 1989; **21**: 1179−81.
4 Merkle T, Landthaler M, Braun-Falco O. Acne-conglobata-artige Exazerbation einer Acne vulgaris nach Einnahme von Anabolika und Vitamin-B-Komplexhaltigen Präparaten. *Hautarzt* 1990; **41**: 280−2.
5 Cohen LK, George W, Smith R. Isoniazid-induced acne and pellagra. Occurrence in slow inactivators of isoniazid. *Arch Dermatol* 1974; **109**: 377−81.
6 Pembroke AC, Saxena SR, Kataria M, Zilkha KD. Acne induced by dantrolene. *Br J Dermatol* 1981; **104**: 465−8.
7 Greenberg RD. Acne vulgaris associated with antigonadotrophic (Danazol) therapy. *Cutis* 1979; **24**: 431−2.
8 Burkhart CG. Quinidine-induced acne. *Arch Dermatol* 1981; **117**: 603−4.
9 Heng MCY. Cutaneous manifestations of lithium toxicity. *Br J Dermatol* 1982; **106**: 107−9.
10 Schmoeckel C, von Liebe V. Akneiformes Exanthem durch Azathioprin. *Hautarzt* 1983; **34**: 413−15.
11 McMillan AL. Generalized pustular drug rash. *Dermatologica* 1973; **146**: 285−91.
12 Ogino A, Tagami H, Takahashi C, Higuchi T. Generalized pustular toxic erythema: Pathogenetic relationship between pustule and epidermal appendage (hair follicle or sweat duct). *Acta Derm Venereol (Stockh)* 1978; **58**: 257−61.
13 Staughton RCD, Harper JI, Rowland Payne CME, et al. Toxic pustuloderma: a new entity? *J R Soc Med* 1984; **77** (Suppl 4): 6−8.
14 Bernard P, Amici JM, Catanzano G, et al. Toxicodermie pustuleuse aigüe generalisée. A propos d'un cas induit par la josamycine. *Ann Dermatol Vénéréol (Paris)* 1989; **116**: 31−3.
15 Commens CA, Fischer GO. Toxic pustuloderma following carbamazepine therapy. *Arch Dermatol* 1988; **124**: 178−9.
16 Grattan CEH. Generalized pustular drug rash due to naproxen. *Dermatologica* 1989; **179**: 57−8.
17 Shelley ED, Shelley WB. The subcorneal pustular drug eruption: an example induced by norfloxacin. *Cutis* 1988; **42**: 24−7.

18 Kushimoto H, Aoki T. Toxic erythema with generalized follicular pustules caused by streptomycin. *Arch Dermatol* 1981; **117**: 444−5.

19 Kalb RE, Grossman ME. Pustular eruption following administration of cephadrine. *Cutis* 1986; **38**: 58−60.

20 Jackson H, Vion B, Levy PM. Generalized eruptive pustular drug rash due to cephalexin. *Dermatologica* 1988; **177**: 292−4.

21 Escallier F, Dalac S, Foucher JL, *et al.* Pustulose exanthématique aiguë généralisée imputabilité a l'imipéneme (Tienam®). *Ann Dermatol Vénéréol (Paris)* 1989; **116**: 407−9.

22 MacDonald KJS, Green CM, Kenicer KJA. Pustular dermatosis induced by co-trimoxazole. *Br Med J* 1986; **293**: 1279−80.

23 Faber M, Maucher OM, Stengel R, Goerttler E. Epraxinonenexanthem mit subkornealer Pustelbildung. *Hautarzt* 1984; **35**: 200−3.

24 Lotem M, Ingber A, Segal R, Sandbank M. Generalized pustular drug rash induced by hydroxychloroquine. *Acta Derm Venereol (Stockh)* 1990; **70**: 250−1.

25 Lambert DG, Dalac S, Beer F, *et al.* Acute generalized exanthematous pustular dermatitis induced by diltiazem. *Br J Dermatol* 1988; **118**: 308−9.

26 Röckl H. Medikamentenallergische Vasculitis leucocytoclastica unter dem Bild eines generalisierten pustulösen Exanthems. *Hautarzt* 1981; **32**: 467−70.

27 Roujeau J-C, Bioulac-Sage P, Bourseau C, *et al.* Acute generalized exanthematous pustulosis. Analysis of 63 cases. *Arch Dermatol* 1991; **127**: 1333−8.

28 Kleier RS, Breneman DL, Boiko S. Generalized pustulation as a manifestation of the anticonvulsant hypersensitivity syndrome. *Arch Dermatol* 1991; **127**: 1361−4.

3.17 Ekzematöse Eruptionen

Auf das Thema der Kontaktdermatitis sowohl in ihrer toxischen als auch ihrer allergischen Form wird an dieser Stelle nicht eingegangen, da es sich dabei um ein sehr umfangreiches Gebiet handelt und es in einer Reihe ausgezeichneter Lehrbücher, auf die der Leser für nähere Informationen verwiesen wird [1–5], ausführlich abgehandelt worden ist. Dieser Abschnitt wird jedoch das Krankheitsbild behandeln, das als „systemische Dermatitis medicamentosa vom Kontakttyp" bezeichnet wird [6–10].

Arzneimittel-Ätiologie

Ein Patient, dessen Sensibilisierung gegen ein bestimmtes Medikament ursprünglich als Folge einer allergischen Kontaktdermatitis ablief, kann eine ekzematöse Reaktion entwickeln, wenn in der Folge die gleiche oder eine chemisch verwandte Substanz systemisch verabreicht wird. Das Exanthem neigt zu einem symmetrischen Auftreten, kann aber in erster Linie und am ausgeprägtesten an den Stellen auftreten, die von der ursprünglichen Kontaktdermatitis betroffen waren. Eine weitere Zufuhr des Medikaments kann zur Generalisation der Hautveränderungen führen. Beispielsweise können Patienten mit einer Kontaktallergie gegen Äthylendiamin nach einer Aminophyllin-Injektion eine Urtikaria oder ein generalisiertes Ekzem entwickeln, da Äthylendiamin als Lösungsvermittler für Theophyllin verwendet wird [11,12]. Patienten, die eine Paraben-Kontaktallergie haben, können auf Medikamente, die Parabene als Konservierungsmittel enthalten, mit einem ekzematösen Exanthem reagieren [13]. Gleicherweise können sensibilisierte Patienten ein Ekzem nach oraler Einnahme von Neomycin [14,15] oder Hydrochinolinen [15] entwickeln, und ein Ekzem nach Gabe von Apresolin und Isoniazid wurde mit einer Kreuzallergie gegen ein Hydrazin-Derivat in einem Fleckenentferner, gegen den der Patient eine Kontaktallergie entwickelt hatte, in Zusammenhang gebracht [16]. Diabetiker, die durch lokal angewandte Präparationen mit Para-Amino-Verbindungen wie Paraphenylendiamin in Haarfärbemitteln und Paraaminobenzoesäure in Sonnenschutzmitteln oder durch bestimmte Lokalanästhetika wie Benzocain sensibilisiert worden sind, können nach Einnahme der oralen Antidiabetika Tolbutamid oder Chlorpropamid eine systemische Kontaktdermatitis entwickeln. Auch Sulfonylharnstoffe können als Folge einer Kreuzreaktion bei Sulfanilamid-allergischen Patienten ein Ekzem verursachen. Phenothiazine können eine allergische Kontaktdermatitis, photoallergische Reaktionen und eine ekzematöse Dermatitis vom Kontakttyp auslösen und mit bestimmten Antihistaminika kreuzreagieren. Bei Patienten, die durch Thiurame in Gummihandschuhen sensibilisiert wurden, kann Disulfiram (Antabus®) bei der Behandlung des Alkoholismus Ekzeme verursachen. „Systemische Reaktionen vom Kontaktdermatitis-Typ" wurden weiter beschrieben unter [8]: Acetylsalicylsäure, Codein, Phenobarbital, Dimethylsulfoxid, Hydroxychinon, Nystatin, Vitamin B1, Vitamin C, Parabene, Butylhydroxyanisol und Hydroxytoluen.

Der beschreibende Begriff „baboon (Pavian) syndrome" wurde zur Bezeichnung einer charakteristischen systemischen allergischen Kontaktdermatitis verwendet, die durch ein diffuses Erythem der Gesäßbacken, der Innenflächen der Oberschenkel und der Achselhöhlen gekennzeichnet ist und durch Ampicillin, Nickel und Quecksilber ausgelöst wird [17]. Epikutantests fallen meist positiv aus und sind häufig vesikulös. Die Histologie der Hautveränderungen kann eine leukozytoklastische Vaskulitis zeigen. Eine orale Provokation mit dem verdächtigten Antigen kann zur Bestätigung der Diagnose notwendig sein. Eine Antabus®-Therapie kann bei einem gegen Nickel allergischen Alkoholiker dieses Syndrom auslösen, da das Medikament zu einem anfänglich akuten Anstieg der Nickelkonzentration im Blut führt [17]. Unter der Bezeichnung „Quecksilber-Exanthem" wurden in Japan Hautveränderungen beschrieben, die bei Patienten mit einer Quecksilber-Allergie nach Inhalation von Quecksilberdämpfen aus zerbrochenen Thermometern auftraten.

Vor kurzem wurde über ekzematöse Reaktionen auf endogene oder exogene systemische Kortikosteroide bei Patienten berichtet, die im Epikutantest positiv gegen lokal applizierte Kortikosteroide reagierten [18]. In vitro sind Präparationen von angereicherten Langerhans-Zellen, nicht aber die von antigenpräsentierenden mononukleären Zellen aus dem peripheren Blut in der Lage, den T-Zellen kortikosteroidsensibler Patienten Kortikosteroide zu präsentieren [19]. Dies könnte erklären, warum systemische Provokationstests mit Hydrocortison zu einer auf die Haut der Patienten beschränkten Reaktion führen. Eine andere mögliche Erklärung wäre, daß antigenspezifische T-Zell-Klone nur in der Haut persistieren und für die lokale Natur der Exazerbationen verantwortlich sind [20].

Die umgekehrte Situation zur „systemischen medikamentös induzierten Kontaktdermatitis" kann ebenfalls auftreten. Die primäre Sensibilisierung durch eine orale Therapie kann nämlich gelegentlich eine ekzematöse Arzneimittelnebenwirkung induzieren, oder ein Patient mit einem medikamentös induzierten Exanthem kann später bei topischer Applikation des Medikaments eine lokalisierte Kontaktdermatitis zeigen. Letztere Reaktion wurde auch „endogenes Kontaktekzem" genannt [21]. Solche Ekzeme können nach Behandlung mit Penizillin [22], Methyldopa, Allopurinol, Indometacin und Sulfonamiden, Gold, Chinin, Chloramphenicol, Clonidin und Bleomycin [23] auftreten. Das alkylierende Mitomycin C, das bei Blasenkarzinomen intravesikal appliziert wird, wurde mit einem ekzematösen Exanthem, das bei manchen Patienten vor allem im Gesicht und auf den Handflächen und Fußsohlen auftritt, in Verbindung gebracht. Diese Patienten können positive Epikutantests gegen das Medikament zeigen [24,25]. Einige der wichtigeren Ursachen der ekzemartigen Arzneimittelreaktionen sind in Tabelle 3.12 aufgelistet. Die Allergie gegen das verdächtigte Medikament kann manchmal durch einen Epikutantest bestätigt werden, nachdem die Hautreaktion abgeklungen ist.

Tabelle 3.12. Systemisch verabreichte Medikamente, die ein allergisches Kontaktekzem auf chemisch verwandte, topisch angewandte Medikamente reaktivieren können [3].

Systemisch verabreichtes Medikament	Topisch angewandtes Medikament
Äthylendiamin-Antihistaminika Aminophyllin Piperazin	Aminophyllin Zäpfchen Äthylendiaminhydrochlorid
Organische und anorganische Quecksilber-verbindungen	Hydragyrum praecipitatum album
Benzoin-Inhalation	Peru-Balsam
Procain Acetohexamid p-Aminosalicylsäure Azo-Farbstoffe in Lebensmitteln und Medikamenten Chlorothiazid Chlorpropamid Tolbutamid	Benzocain (Para-Amino-Verbindung) Glyceryl-PABA-Sonnenschutzmittel
Chloralhydrat	Chlorbutanol
Chlorjodhydroxychinolin	Halogenierte Hydroxychinolin-Cremes (Vioform)
Jodide, jodierte organische Verbindungen, Röntgenkontrastmittel	Jod
Streptomycin, Kanamycin, Paromomycin, Gentamycin	Neomycinsulfat
Nitroglycerin Tabletten	Nitroglycerin-Lösung
Disulfiram (Antabus)	Thiuram

1 Cronin E. *Contact Dermatitis*. Churchill Livingstone, Edinburgh, 1980.
2 Nater JP, de Groot AC. *Unwanted Effects of Cosmetics and Drugs Used in Dermatology*, 2nd edn. Elsevier, Amsterdam, 1985.
3 Fisher AA. *Contact Dermatitis*. Lea & Febiger, Philadelphia, 1986.
4 Frosch PJ, Dooms-Goossens A, Lachapelle J-M, *et al.* (eds) *Current Topics in Contact Dermatitis*. Springer-Verlag, Berlin, 1989.
5 Rycroft RJG, Menné T, Frosch PJ, Benezra CM (eds) *Textbook of Contact Dermatitis*. Springer-Verlag, Berlin, 1992.
6 Cronin E. Contact dermatitis XVII. Reactions to contact allergens given orally or systemically. *Br J Dermatol* 1972; **86**: 104–7.
7 Truchetet F, Grosshans E, Brandenburger M. Les tests cutanés dans l'allergie médicamenteuse endogène. *Ann Dermatol Vénéréol (Paris)* 1987; **114**: 989–97.
8 Menné T, Veien NK, Maibach HI. Systemic contact-type dermatitis due to drugs. *Semin Dermatol* 1989; **8**: 144–8.
9 Menné T, Maibach HI. Systemic contact allergy reactions. *Immunol Allergy Clin North Am* 1989; **9**: 507–22.
10 Aquilina C, Sayag J. Eczéma par réactogenes internes. *Ann Dermatol Vénéréol (Paris)* 1989; **116**: 753–65.
11 Berman BA, Ross RN. Ethylenediamine: systemic eczematous contact-type dermatitis. *Cutis* 1983; **31**: 594–8.
12 Hardy C, Schofield O, George CF. Allergy to aminophylline. *Br Med J* 1983; **286**: 2051–2.
13 Aeling JL, Nuss DD. Systemic eczematous 'contact-type' dermatitis medicamentosa caused by parabens. *Arch Dermatol* 1974; **110**: 640.
14 Menné T, Weismann K. Hämatogenes Kontaktekzem nach oraler Gabe von Neomyzin. *Hautarzt* 1984; **35**: 319–20.
15 Ekelund E-G, Möller H. Oral provocation in eczematous contact allergy to neomycin and hydroxy-quinolines. *Acta Derm Venereol (Stockh)* 1969; **49**: 422–6.
16 van Ketel WG. Contact dermatitis from a hydrazine-derivative in a stain remover. Cross sensitization to apresoline and isoniazid. *Acta Derm Venereol (Stockh)* 1964; **44**: 49–53.
17 Andersen KE, Hjorth N, Menné. The baboon syndrome: systemically-induced allergic contact dermatitis. *Contact Dermatitis* 1984; **10**: 97–100.
18 Lauerma AI, Reitamo S, Maibach HI. Systemic hydrocortisone/cortisol induces allergic skin reactions in presensitized subjects. *J Am Acad Dermatol* 1991; **24**: 182–5.
19 Lauerma AI, Räsänen L, Reunala T, Reitamo S. Langerhans cells but not monocytes are capable of antigen presentation *in vitro* in corticosteroid contact hypersensitivity. *Br J Dermatol* 1991; **123**: 699–705.
20 Scheper RJ, Von Blomberg M, Boerrigter GH, *et al.* Induction of immunological memory in the skin. Role of local T cell retention. *Clin Exp Immunol* 1983; **51**: 141–8.
21 Pirilä V. Endogenic contact eczema. *Allerg Asthma* 1970; **16**: 15–19.
22 Girard JP. Recurrent angioneurotic oedema and contact dermatitis due to penicillin. *Contact Dermatitis* 1978; **4**: 309.
23 Lincke-Plewig H. Bleomycin-Exantheme. *Hautarzt* 1980; **31**: 616–18.
24 Colver GB, Inglis JA, McVittie E, *et al.* Dermatitis due to intravesical mitomycin C: a delayed-type hypersensitivity reaction? *Br J Dermatol* 1990; **122**: 217–24.
25 De Groot AC, Conemans JMH. Systemic allergic contact dermatitis from intravesical instillation of the antitumor antibiotic mitomycin C. *Contact Dermatitis* 1991; **24**: 201–9.

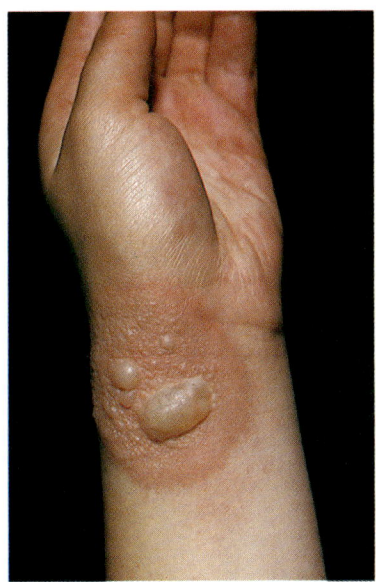

Abb. 3.53. Bullöses fixes Arzneimittelexanthem nach Einnahme von Sulfamethoxydiazin.

3.18 Bullöse Reaktionen

Blasenbildende Arzneimittelexantheme umfassen zahlreiche verschiedene klinische Reaktionen, so daß auch eine entsprechend große Zahl von Pathomechanismen beteiligt ist. Isolierte Blasen, die häufig vorzugsweise an den Extremitäten lokalisiert sind, können durch eine Vielzahl chemisch unterschiedlicher Medikamente verursacht werden [1]. Fixe Arzneimittel-exantheme (Abb. 3.53), Erythema-exsudativum-multiforme und die medikamentös induzierte Vaskulitis können eine bullöse Komponente aufweisen. Die medikamentös ausgelöste toxische epidermale Nekrolyse ist ebenfalls von ausgedehnter Blasenbildung begleitet. Die spezifischen, medikamentös induzierten Krankheiten wie die Porphyrie und Pseudoporphyrie, das bullöse Pemphigoid und der Pemphigus werden im folgenden getrennt behandelt.

Bullöse Eruptionen bei Medikamentenüberdosierung

Blasen können bei komatösen Patienten nach Überdosierung mit Barbituraten, Methadon, Meprobamat, Imipramin, Nitrazepam oder Glutethimid [1–5] vor allem an Aufliegestellen auftreten.

1 Bork K. *Cutaneous Side Effects of Drugs*. WB Saunders, Philadelphia, 1988.
2 Brehmer-Andersson E, Pedersen NB. Sweat gland necrosis and bullous skin changes in acute drug intoxication. *Acta Derm Venereol (Stockh)* 1969; **49**: 157–62.
3 Mandy S, Ackerman AB. Characteristic traumatic skin lesions in drug-induced coma. *JAMA* 1970; **213**: 253–6.

4 Arndt KA, Mihm MC Jr, Parrish JA. Bullae: A cutaneous sign of a variety of neurologic diseases. *J Invest Dermatol* 1973; **60**: 312–20.

5 Herschtal D, Robinson MJ. Blisters of the skin in coma induced by amitriptyline and chlorazepate dipotassium. Report of a case with underlying sweat gland necrosis. *Arch Dermatol* 1979; **115**: 499.

3.19 Porphyrie und Pseudoporphyrie

Medikamentös induzierte Porphyrie

Das klinische Bild der medikamentös induzierten Porphyrie

Nach Literaturberichten kann eine Vielzahl von Medikamenten (Tabelle 3.13) eine Exazerbation der akuten hepatischen Porphyrien bedingen. Sie verursachen entweder eine vermehrte Zerstörung des Häms oder sie hemmen die Hämsynthese [1,2]. Zu den Medikamenten, die mit der Auslösung einer Porphyria cutanea tarda in Verbindung gebracht wurden, gehören besonders die Barbiturate, Griseofulvin (das die Ferrochelatase hemmt), Sulfonamide, Rifampicin und Östrogene, die Männern mit Prostatakarzinom oder Frauen entweder allein oder in Form der Antibaby-Pille [3–8] gegeben wurden. Das klinische Bild umfaßt Photosensibilität, Hypertrichose lichtexponierter Areale, das Auftreten von Blasen, Erosionen und Milien sowie Vernarbung, besonders an den Handrücken (Abb. 3.54). Eine Porphyria cutanea tarda wurde in der Türkei durch den Verzehr von Weizen ausgelöst, der mit dem Fungizid Hexachlorbenzol gebeizt worden war. Hierbei waren Kinder stärker betroffen als Erwachsene [9]. In Industriebetrieben haben Kontakte mit anderen polyhalogenierten Kohlenwasserstoffen, zu denen Dichlorphenole, Trichlorphenole, Dioxin und polychlorierte und polybromierte Biphenyle gehören, ebenfalls diese Krankheit ausgelöst [1,10].

Histologie

Die histologische Untersuchung zeigt eine subepidermale Blasenbildung, eine Verdickung der Wände der Blutgefäße, die sich in der PAS-Färbung gut

Tabelle 3.13. Medikamente, deren Anwendung bei Patienten mit akuter intermittierender Porphyrie, Porphyria cutanea tarda und Porphyria variegata gefährlich ist [1].

Aminoglutethimid	Meprobamat
Barbiturate	Novobiocin
Carbamazepin	Östrogene
Carbromal	Primidon
Chlorpropamid	Progestagene
Danazol	Pyrazolon-Derivate
Diclofenac	Sulfonamide
Diphenylhydantoin	Tolbutamid
Ergotamin-Präparate	Trimethadion
Glutethimid	Valproinsäure
Griseofulvin	

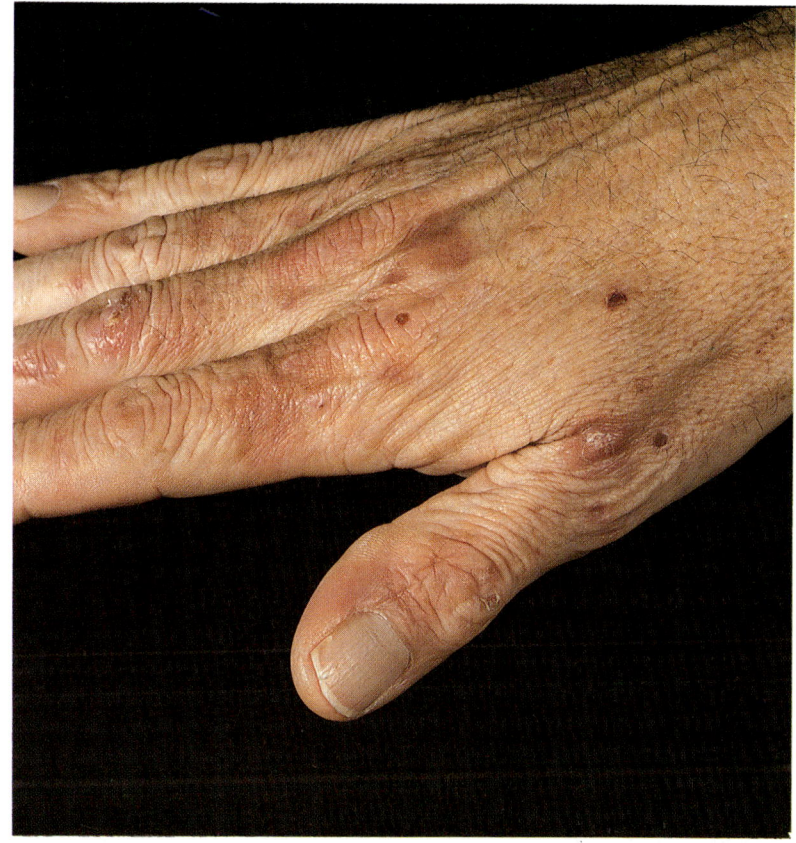

Abb. 3.54. Erytheme, hämorrhagische Krusten und Narbenbildung als Folge der Blasenbildung bei einer Porphyria cutanea tarda.

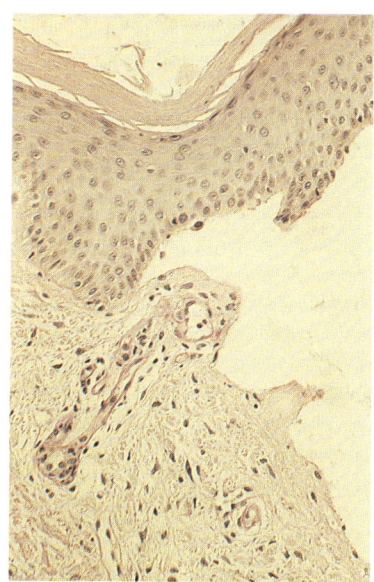

Abb. 3.55. Subepidermale Spaltbildung und Wandverdik-kung dermaler Blutgefäße bei Porphyria cutanea tarda; PAS-Färbung.

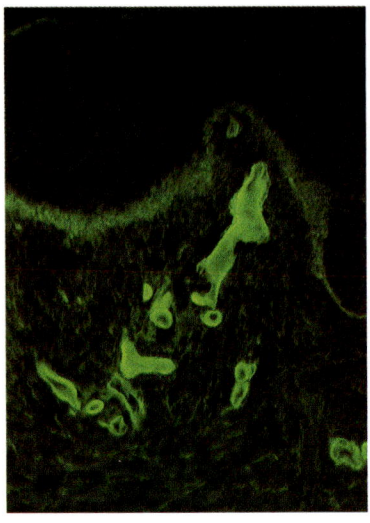

Abb. 3.56. Direkte Immunfluoreszenz mit Anti-human-IgG-Antikörpern bei Porphyria cutanea tarda: Deutliche Fluoreszenz der verdickten Gefäßwände und entlang der dermo-epidermalen Verbindungszone.

darstellt, und ein eher gering ausgeprägtes entzündliches Infiltrat in der Dermis (Abb. 3.55). Die subepidermale Blasenbildung mit Kohärenztrennung in der Lamina lucida tritt sowohl bei der Porphyria cutanea tarda als auch bei der medikamentös induzierten Porphyrie auf [11]. Die direkte Immunfluoreszenz zeigt die Ablagerung von Immunglobulinen und Komplementkomponenten in den verdickten Wänden der Blutgefäße und entlang der dermo-epidermalen Grenzzone (Abb. 3.56).

1 Targovnick SE, Targovnik JH. Cutaneous drug reactions in porphyrias. *Clin Dermatol* 1986; **4**: 111–17.

2 Köstler E, Seebacher C, Riedel H, Kemmer C. Therapeutische und pathogenetische Aspekte der Porphyria cutanea tarda. *Hautarzt* 1986; **37**: 210–16.

3 Becker FT. Porphyria cutanea tarda induced by estrogens. *Arch Dermatol* 1965; **92**: 252–6.

4 Vail JT. Porphyria cutanea tarda and estrogens. *JAMA* 1967; **20**: 671–4.

5 Roenigk HH, Gottlob ME. Estrogen-induced porphyria cutanea tarda. Report of three cases. *Arch Dermatol* 1970; **102**: 260–6.

6 Behm AR, Unger WP. Oral contraceptives and porphyria cutanea tarda. *Can Med Assoc J* 1974; **110**: 1052–4.

7 Byrne JPH, Boss JM, Dawber RPR. Contraceptive pill-induced porphyria cutanea tarda presenting with onycholysis of the finger nails. *Postgrad Med J* 1976; **52**: 535–8.

8 Millar JW. Rifampicin-induced porphyria cutanea tarda. *Br J Dis Chest* 1980; **74**: 405–8.

9 Cam C, Nigogosyan G. Acquired toxic porphyria cutanea tarda due to hexachlorobenzene. *JAMA* 1963; **183**: 88–91.

10 Bleiberg J, Wallen M, Brodken R, *et al*. Industrially acquired porphyria. *Arch Dermatol* 1964; **89**: 793–7.

11 Dabski C, Beutner EH. Studies of laminin and type IV collagen in blisters of porphyria cutanea tarda and drug-induced pseudoporphyria. *J Am Acad Dermatol* 1991; **25**: 28–32.

Pseudoporphyrie

Die Pseudoporphyrie, bei der eine porphyrieähnliche Blasenbildung in lichtexponierten Hautarealen der Extremitäten bei einem normalen Porphyrinstoffwechsel auftritt, kann durch hohe Furosemiddosen [1], durch Naproxen [2], Nalidixinsäure [1], Tetracycline [4,5], Sulfonylharnstoffe und nichtsteroidale Antiphlogistika [6,7] verursacht werden. In einigen Fällen wurden phototoxische Mechanismen verantwortlich gemacht. Ein ähnliches Syndrom wurde bei einem Patienten berichtet, der sehr hohe Dosen von Pyridoxin (Vitamin B6) einnahm [8]. Der Gebrauch von UVA-Sonnenbänken kann zu einem Pseudoporphyrie-Syndrom führen [9–12]. Ein Pseudoporphyrie-Syndrom wurde auch bei Patienten beschrieben, die wegen eines Nierenversagens eine Dialysebehandlung erhielten. Hierbei können die Porphyrinspiegel normal oder verändert sein [13–15].

1 Burry JN, Lawrence JR. Phototoxic blisters from high frusemide dosage. *Br J Dermatol* 1976; **94**: 495−9.

2 Judd LE, Henderson DW, Hill DC. Naproxen-induced pseudoporphyria: a clinical and ultrastructural study. *Arch Dermatol* 1986; **122**: 451−4.

3 Keane JT, Pearson RW, Malkinson FD. Nalidixic acid-induced photosensitivity in mice: a model for pseudoporphyria. *J Invest Dermatol* 1984; **82**: 210−13.

4 Epstein JH, Tuffanelli DL, Seibert JS, Epstein WL. Porphyria-like cutaneous changes induced by tetracycline hydrochloride photosensitization. *Arch Dermatol* 1976; **112**: 661−6.

5 Hawk JLM. Skin changes resembling hepatic cutaneous porphyria induced by oxytetracycline photosensitization. *Clin Exp Dermatol* 1980; **5**: 321−5.

6 Stern RS. Phototoxic reactions to piroxicam and other nonsteroidal anti-inflammatory agents. *N Engl J Med* 1983; **309**: 186−7.

7 Taylor BJ, Duffill MB. Pseudoporphyria from nonsteroidal anti-inflammatory drugs. *N Z Med J* 1987; **100**: 322−3.

8 Baer R, Stilman MA. Cutaneous skin changes probably due to pyridoxine abuse. *J Am Acad Dermatol* 1984; **10**: 527−8.

9 Farr PM, Marks JM, Diffey BL, Ince P. Skin fragility and blistering due to use of sunbeds. *Br Med J* 1988; **296**: 1708−9.

10 Murphy GM, Wright J, Nicholls DSH, *et al.* Sunbed-induced pseudoporphyria. *Br J Dermatol* 1989; **120**: 555−62.

11 Poh-Fitzpatrick MB, Ellis DL. Porphyria like bullous dermatosis after chronic intense tanning bed and/or sunlight exposure. *Arch Dermatol* 1989; **125**: 1236−8.

12 Sternberg A. Pseudoporphyria and sunbeds. *Acta Derm Venereol (Stockh)* 1990; **70**: 354−6.

13 Gilchrest B, Rowe JW, Mihm ME Jr. Bullous dermatosis of hemodialysis. *Ann Intern Med* 1975; **83**: 480−3.

14 Poh-Fitzpatrick MB, Bellet N, DeLeo VA, *et al.* Porphyria cutanea tarda in two patients treated with hemodialysis for chronic renal failure. *N Engl J Med* 1978; **299**: 292−4.

15 Gupta AK, Gupta MA, Cardella CJ, Haberman HF. Cutaneous complications of chronic renal failure and dialysis. *Int J Dermatol* 1986; **25**: 498−504.

3.20 Medikamentös induziertes bullöses Pemphigoid

Idiopathisches bullöses Pemphigoid

Das idiopathische bullöse Pemphigoid ist eine Autoimmunkrankheit, die hauptsächlich bei älteren Patienten vorkommt und sich mit großen prall gespannten Blasen auf erythematösem oder urtikariellem Grund manifestiert. Die Blasenbildung erfolgt subepidermal, die direkte Immunfluoreszenz zeigt Ablagerungen von Immunglobulinen (IgG) und Komplementkomponenten (C3) entlang der dermo-epidermalen Grenzzone. Die Patienten haben häufig zirkulierende IgG-Autoantikörper, die an ein Antigen mit einem Molekulargewicht von 220 bis 240 kD (das „bullöse Pemphigoid-Antigen") binden [1].

Arzneimittel-Ätiologie

Das Auftreten eines medikamentös ausgelösten bullösen Pemphigoids wurde nach Verabreichung verschiedener Medikamente berichtet. Dazu gehören vor allem das Furosemid [4,5], aber auch Penicillamin [6,7], das Penicillamin-Analog Tiobutarit [8], Penizillin [9] und dessen Derivate [10], Sulfasalazin, Salicylazosulfapyridin, Phenacetin [11], Novoscabin, topisch angewandtes Fluorouracil und die PUVA-Therapie [12]. Mehrere dieser Medikamente haben Schwefel im Molekül und es ist diskutiert worden, daß die Thiol-Gruppe eine Rolle in der Pathogenese des medikamentös induzierten bullösen Pemphigoids spielt. Wir haben ein durch Flupentixol/Melitracen ausgelöstes bullöses Pemphigoid beobachtet (Abb. 3.57 und 3.58). Bei einem durch Phenacetin induzierten Fall konnte die in der direkten

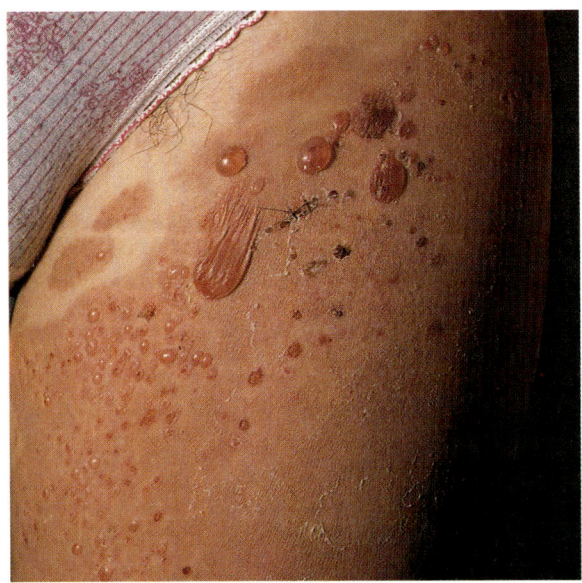

Abb. 3.57. Bullöses Pemphigoid nach Einnahme von Flupentioxol-Melitracen bei einer 26jährigen Patientin.

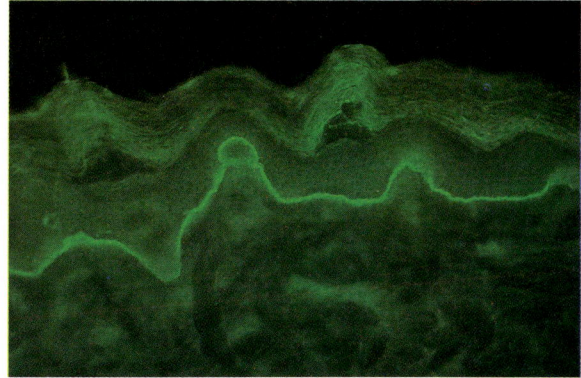

Abb. 3.58. Indirekte Immunfluoreszenz bei einem medikamentös induzierten bullösen Pemphigoid; Nachweis von zirkulierenden Anti-Basalmembranzone-Antikörpern.

Immunfluoreszenz nachgewiesene Bindung von zirkulierenden Anti-Basalmembranzone-Autoantikörpern durch eine Vorinkubation des Substrats mit Serum von Patienten mit einem bullösen Pemphigoid nicht vollständig blockiert werden, wie dies beim idiopathischen bullösen Pemphigoid der Fall ist [11]. Dies wies darauf hin, daß sich die Determinanten für Autoantikörper beim medikamentös induzierten bullösen Pemphigoid von denen bei der idiopathischen Form unterscheiden. Eine blasenbildende Hauterkrankung, die dem bullösen Pemphigoid sowohl klinisch als auch immunfluoreszenzoptisch glich, entwickelte sich bei einem Mann nach Injektionen von humanen Plazentaextrakten. Sein Serum reagierte jedoch bei der Immunoblot-Untersuchung nicht mit dem 220–240 kD bullösen Pemphigoid-Antigen [13]

Klinisch-pathologisches Bild des medikamentös induzierten Pemphigoids

Das klinische Bild des medikamentös induzierten Pemphigoids variiert in einem breiten Spektrum [3]. Es umfaßt (manchmal wenige) weit verstreute große, pralle Blasen, vernarbende Plaques sowie ein Erythema-exsudativum-multiforme- oder pemphigusartiges Bild. Die betroffenen Patienten sind eher jünger als das Durchschnittsalter beim Beginn eines idiopathischen bullösen Pemphigoids. Histologisch kann man perivaskuläre Infiltrate von Lymphozyten und eosinophilen und neutrophilen Granulozyten, sub- und intraepidermale Bläschen mit fokaler Keratinozyten-Nekrose und Thromben in den tiefen dermalen Blutgefäßen finden. Gewebegebundene und zirkulierende IgG-Anti-Basalmembranzone-Antikörper können fehlen [6] oder es können zusätzliche Autoantikörper, die in den Interzellular-Räumen [7] oder im Zytoplasma von Keratinozyten binden [11], nachgewiesen werden. Manche Fälle von medikamentös induziertem bullösen Pemphigoid treten nur kurzzeitig auf, während andere chronisch werden. Ein vernarbendes Pemphigoid wurde in Verbindung mit Clonidin [14] und mit Practolol (nicht mehr im Handel) beschrieben [15].

1 Stanley JR, Hawley-Nelson P, Yuga SH, *et al*. Characterization of bullous pemphigoid antigen: a unique basement membrane protein of stratified squamous epithelia. *Cell* 1981; **24**: 897–903.

2 Ahmed AR, Newcomer VD. Drug-induced bullous pemphigoid. *Clin Dermatol* 1987; **5**: 8−10.
3 Ruocco V, Sacerdoti G. Pemphigus and bullous pemphigoid due to drugs. *Int J Dermatol* 1991; **30**: 307−12.
4 Fellner MJ, Katz JM. Occurrence of bullous pemphigoid after furosemide therapy. *Arch Dermatol* 1976; **112**: 75−7.
5 Castel T, Gratacos R, Castro J, *et al.* Bullous pemphigoid induced by furosemide. *Clin Exp Dermatol* 1981; **6**: 635−8.
6 Brown MD, Dubin HV. Penicillamine-induced bullous pemphigoid-like eruption. *Arch Dermatol* 1987; **123**: 1119−20.
7 Rasmussen HB, Jepsen LV, Brandrup F. Penicillamine-induced bullous pemphigoid with pemphigus-like antibodies. *J Cutan Pathol* 1989; **16**: 154−7.
8 Yamaguchi R, Oryu F, Hidano A. A case of bullous pemphigoid induced by tiobutarit (D-penicillamine analogue). *J Dermatol (Tokyo)* 1989; **16**: 308−11.
9 Alcalay J, David M, Ingber A, *et al.* Bullous pemphigoid mimicking bullous erythema multiforme: an untoward side effect of penicillins. *J Am Acad Dermatol* 1988; **18**: 345−9.
10 Hodak E, Ben-Shetrit A, Ingber A, Sandbank M. Bullous pemphigoid: an adverse effect of ampicillin. *Clin Exp Dermatol* 1990; **15**: 50−2.
11 Kashihara M, Danno K, Miyachi Y, *et al.* Bullous pemphigoid-like lesions induced by phenacetin: report of a case and an immunopathologic study. *Arch Dermatol* 1984; **120**: 1196−9.
12 Abel EA, Bennett A. Bullous pemphigoid. Occurrence in psoriasis treated with psoralens plus long-wave ultraviolet radiation. *Arch Dermatol* 1979; **115**: 988−9.
13 Saurat J-H, Didierjean L, Mérot Y, Salomon D. Blistering skin disease in a man after injections of human placental extracts. *Br Med J* 1988; **297**: 775.
14 Van Joost T, Faber WR, Manuel HR. Drug-induced anogenital cicatricial pemphigoid. *Br J Dermatol* 1980; **102**: 715−18.
15 Van Joost T, Crone RA, Overdijk AD. Ocular cicatricial pemphigoid associated with practolol therapy. *Br J Dermatol* 1976; **94**: 447−50.

3.21 Medikamentös induzierter Pemphigus

Idiopathischer Pemphigus

Die idiopathischen Krankheiten Pemphigus vulgaris, foliaceus und erythematosus sind bullöse Autoimmunerkrankungen, bei denen die Blasenbildung oberflächlicher liegt als beim bullösen Pemphigoid. Bei den Pemphigus foliaceus- und erythematosus-Varianten können Blasen fehlen und Erytheme, Krusten und Schuppen die wesentlichen klinischen Merkmale darstellen. Beim Pemphigus vulgaris sieht man eher Erosionen als intakte Blasen, und Ulzerationen der Mundschleimhaut sind üblich. Alle Pemphigusformen sind histologisch durch intraepidermale Spaltbildung und Akantholyse (beim Pemphigus vulgaris suprabasal, beim Pemphigus foliaceus subcorneal) charakterisiert. In der direkten bzw. indirekten Immunfluoreszenz lassen sich gewebegebundene oder zirkulierende IgG-Autoantikörper, die „gitterförmig" in den Interzellularräumen der Epidermis binden, nachweisen. Diese Autoantikörper lösen die Blasenbildung aus, wie man aus Experimenten ableiten kann, in denen bei neugeborenen Nagetieren durch passiven Transfer von IgG von Pemphiguspatienten ein Pemphigus erzeugt wurde [1]. Beim idiopathischen Pemphigus foliaceus binden die Autoantikörper an einen charakteristischen Komplex von epidermalen Polypeptiden mit den Molekulargewichten 260, 160 (das desmosomale Protein Desmoglein) und 85 kD, während sie beim Pemphigus vulgaris an einen anderen Komplex von epidermalen Proteinen mit den Molekularge- wichten 210 kD, 130 kD und 85 kD [2] binden. Das beiden Komplexen gemeinsame 85 kD-Polypeptid ist das desmosomale Adhärenz-Molekül Plakoglobin [3].

Arzneimittel-Ätiologie

Eine Anzahl von Medikamenten wurde mit der Ausbildung einer Krankheit, die dem idiopathischen Pemphigus sehr ähnelt (Tabelle 3.14), in Verbindung gebracht [4–13]. Etwa 80 % der Fälle wurden durch Medikamente mit einer Thiol-Gruppe ausgelöst. Dazu gehören Medikamente mit einer Thiol- Gruppe im Molekül, besonders Penicillamin (Abb. 3.59) (etwa 7 % der Patienten, die das Medikament länger als 6 Monate einnehmen, entwickeln einen Pemphigus) [14–19] und das strukturell verwandte Medikament Captopril [19–22], Natriumaurothiomalat, Medikamente mit Disulfidbrük- ken wie das Pyritinol [23], S-Thiopyridoxin, Thiopronin, das chemisch mit dem Penicillamin verwandt ist und als alternatives Therapeutikum bei Penicillamin-Intoleranz eingesetzt wird [24], und Mercaptopropionylglycin [25] sowie auch Medikamente mit Schwefel in einer Ringverbindung (wie Piroxicam), die durch den Stoffwechsel in eine Thiolform überführt wird [26]. Penizillin [27–29] und seine Derivate Ampicillin [29], Procain-Penizillin und Amoxicillin [12] können ebenfalls einen Pemphigus auslösen. Spuren von Penicillamin sind als metabolische Abbauprodukte des Penizillins im Plasma der Patienten mit einem durch Penizillin induzierten Pemphigus nachweisbar [27], so daß auch diese Fälle zu der durch Medikamente mit einer Thiol-Gruppe ausgelösten Kategorie von Pemphiguserkrankungen

Tabelle 3.14. Medikamente, die mit der Entwicklung eines Pemphigus in Verbindung gebracht wurden.

Medikamente mit einer Thiol-Gruppe	Pyrazolonderivate
Penicillamin	Aminophenazon
Captopril	Aminopyrin
Natriumaurothiomalat	Azapropazon
Pyritinol	Oxyphenylbutazon
Thiamazol	Phenylbutazon
Tiopronin	
Mercaptopropionylglycin	Verschiedene
	Hydantoin
Medikamente ohne Thiol-Gruppe	Levodopa
Antibiotika	Lysin-Acetylsalicylat
Penicillin und seine Derivate	Phenobarbital
Rifampicin	Piroxicam
Cefalexin	Progesteron
Cefadroxil	Propranolol
	Heroin

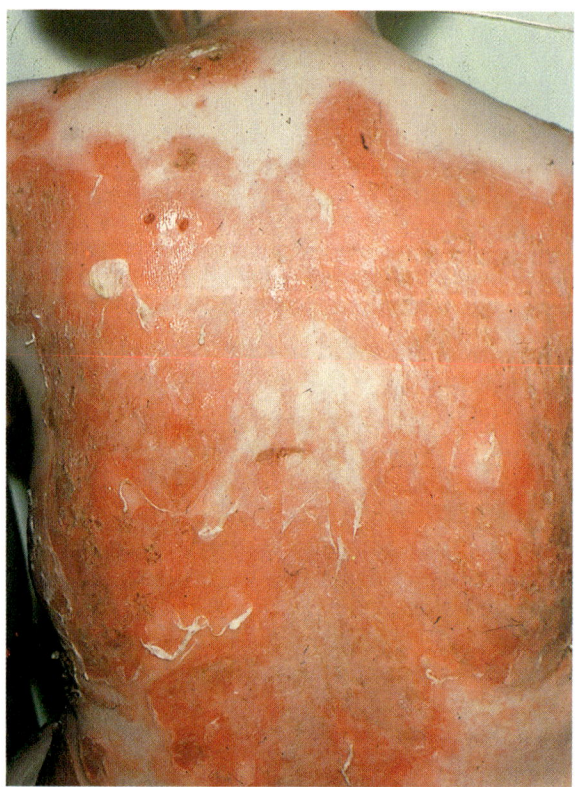

Abb. 3.59. Ausgedehnte ober-flächliche Erosionen eines D-Penicill-amin-induzierten Pemphigus foli-aceus (mit freundlicher Genehmi-gung von Dr. M.M. Black, St. John's Institute of Dermatology, London).

gehören könnten. Rifampicin [30,31], Cefalexin [32], Cefadroxil [12], Pyrazolon-Derivate [33], Propranolol, Ibuprofen, Pentachlorphenol, Phe-nobarbital [34], Phosphamid, Hydantoin, Kombinationen von Indometacin und Aspirin [35], Propranolol, Meprobamat [36] und Heroin sind alle als seltene Ursachen für pemphigusartige Reaktionen aufgelistet worden.

Klinisch-pathologisches Bild des medikamentös induzierten Pemphigus

Beim medikamentös induzierten Pemphigus entspricht das klinische Bild meist dem eines Pemphigus foliaceus (Abb. 3.59), seltener dem eines Pemphigus erythematosus oder Pemphigus herpetiformis (mit anulären oder gyrierten Läsionen) [35,38]; urtikarielle Herde kommen vor. Ein medikamentös induzierter Pemphigus vulgaris [26, 27, 29] ist selten. Die Mundschleimhaut ist bei 50 % der Patienten beteiligt. Die Ebene der intraepidermalen Spaltbildung (Abb. 3.60) variiert sowohl innerhalb einer einzelnen als auch zwischen verschiedenen Läsionen ein und desselben Patienten.

Die Mehrzahl der Patienten mit einem medikamentös induzierten Pemphi-gus haben gewebegebundene und/oder, mit niedrigen Titern, zirkulierende Autoantikörper gegen Zelloberflächen-Antigene von epidermalen Kerati-nozyten (Abb. 3.61) [5,19]. Immunpräzipitationsuntersuchungen haben

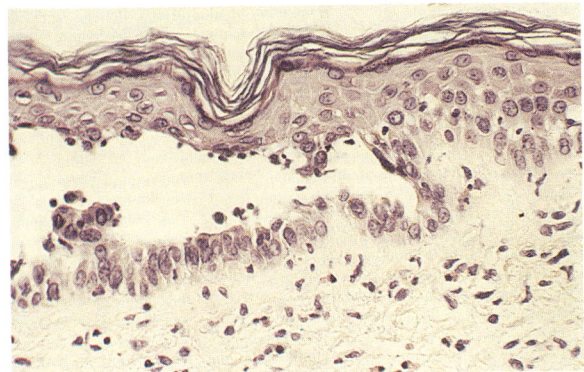

Abb. 3.60. Suprabasale Spaltbildung durch Akantholyse bei einem Pemphigus vulgaris.

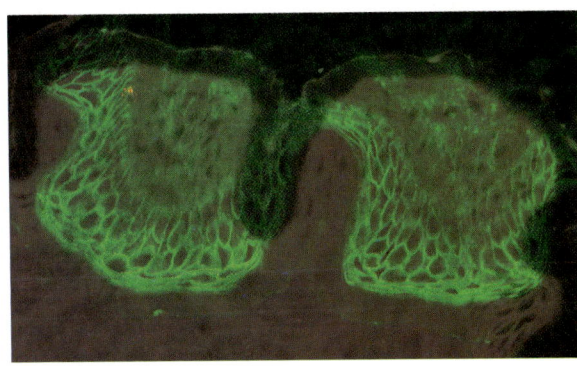

Abb. 3.61. Die indirekte Immunfluoreszenz bei einem Pemphigus foliaceus zeigt die interzelluläre Bindung zirkulierender IgG-Autoantikörper.

gezeigt, daß drei Patienten mit einem medikamentös induzierten Pemphigus foliaceus (zwei nach Penicillamin und einer auf Captopril) und ein Patient mit einem medikamentös induzierten Pemphigus vulgaris (auf Captopril) zirkulierende Autoantikörper mit – auf molekularer Ebene – gleicher Antigenspezifität hatten wie die Autoantikörper von Patienten mit den entsprechenden Formen des idiopathischen Pemphigus [19]. Beim durch Penicillamin induzierten Pemphigus haben 10 % der Patienten keine gewebegebundenen und mehr als 30 % keine zirkulierenden Autoantikörper [9]. Epikutantests [27] und der Lymphozyten-Transformationstest mit dem Medikament können gelegentlich positiv ausfallen.

Prognose des medikamentös induzierten Pemphigus

Die Reaktion bildet sich gewöhnlich innerhalb von Wochen nach dem Absetzen der Therapie zurück, kann aber auch über Jahre persistieren, und gelegentlich einen tödlichen Ausgang nehmen [15,26]. Patienten mit einem Pemphigus, der durch ein Medikament mit einem Sulfhydryl-Radikal ausgelöst wurde, zeigen in 39 % der durch Penicillamin induzierten und in 53 % der durch andere Medikamente mit einer SH-Gruppe induzierten

Fälle eine Spontanheilung nach Absetzen der Therapie, verglichen mit einer Spontanheilungsrate von nur 15 % bei Medikamenten, die keine Sulfydryl-Gruppe enthalten [12,13]. Es wurde die Hypothese aufgestellt, daß die Abheilungstendenz eines medikamentös induzierten Pemphigus nach Absetzen der Therapie mit einem Fehlen zirkulierender oder gewebegebundener Autoantikörper in Zusammenhang steht. Die Krankheit kann jedoch auch trotz vorhandener zirkulierender und gewebegebundener Autoantikörper abheilen [19].

Pathomechanismen beim medikamentös induzierten Pemphigus

Da nur sehr wenige Patienten nach Medikamenteneinnahme einen Pemphigus entwickeln, wurde die Bedeutung genetischer Faktoren diskutiert. Die Phänotypen HLA-A26, -B38 und -DR4 wurden bei mehreren Patienten mit einem medikamentös induzierten Pemphigus festgestellt [11]. Die Existenz von Haplotypen, die eine Prädisposition für die Entwicklung eines medikamentös induzierten Pemphigus bedeuten, ist jedoch umstritten [9].

Die aktive Sulfhydryl-Gruppe, die vielen Medikamenten, die einen Pemphigus auslösen können, gemeinsam ist [40], könnte an die Pemphigus-Antigen-Komplexe binden und dabei deren Funktionen bei der Zelladhäsion stören. Es wurde vor kurzem berichtet, daß Medikamente mit Thiol-Gruppen im Molekül, wie das Penicillamin, Captopril und Tiopronin, und auch Piroxicam tatsächlich *in vitro* in Abwesenheit von Autoantikörpern eine Akantholyse verursachen können [9,41–44]. Dies könnte, zumindest zum Teil, das schnelle Abheilen des medikamentös ausgelösten Pemphigus nach Absetzen von Medikamenten mit einer Thiolgruppe erklären. Andererseits könnte die Bindung einer aktiven Thiol-Gruppe am Pemphigus-Antigen-Komplex diesen immunogen machen und so zur Autoantikörperproduktion führen. Da für die Penicillamin-Therapie eine Verbindung mit anderen Autoimmunkrankheiten wie der Myasthenia gravis bekannt ist [40], könnte sie gleichermaßen eine Immundysregulation mit einer erhöhten Neigung zur Autoantikörperbildung verursachen. Penicillamin hat tatsächlich immunmodulatorische Eigenschaften [45] und bei Patienten, die mit Penicillamin [46,47] und Captopril [48] behandelt wurden, können medikamentenspezifische Antikörper nachgewiesen werden. IgG-Antikörper aus dem Serum von Patienten mit idiopathischem Pemphigus induzieren in Organkulturen eine Akantholyse [49]. Es wurde diskutiert, daß beim sporadisch auftretenden Pemphigus die Bindung von Autoantikörpern an der Zelloberfläche von Keratinozyten eine Proteinaseaktivität mit nachfolgender Akantholyse auslösen könnte [50]. Ein ähnlicher Mechanismus wurde für den durch Penicillamin induzierten Pemphigus besprochen [51].

1 Anhalt GJ, Labib KS, Voorhees JS, *et al.* Induction of pemphigus in neonatal mice by passive transfer of IgG from patients with the disease. *N Engl J Med* 1982; **306**: 1189–92.
2 Eyre RW, Stanley JR. Identification of pemphigus vulgaris antigen extracted from normal human epidermis and comparison with pemphigus foliaceus antigen. *J Clin Invest* 1988; **81**: 807–12.

3 Korman NJ, Eyre RW, Klaus-Kovtun V, Stanley JR. Demonstration of an adhering-junction molecule (plakoglobin) in the autoantigens of pemphigus foliaceus and pemphigus vulgaris. *N Engl J Med* 1989; **321**: 631−5.

4 Fellner MJ, Moshell A, Mont MA. Pemphigus vulgaris and drug reactions. *Int J Dermatol* 1980; **20**: 115−18.

5 Kaplan RP, Callen JP. Pemphigus associated diseases and induced pemphigus. *Clin Dermatol* 1983; **1**: 42−71.

6 Ruocco V, Pisani M. Induced pemphigus. *Arch Dermatol Res* 1984; **274**: 123−40.

7 Pisani M, Ruocco V. Drug-induced pemphigus. *Clin Dermatol* 1986; **4**: 118−32.

8 Enjolras O, Sedel D, Leibowitch M, Escande J-P. Pemphigus induits. *Ann Dermatol Vénéréol (Paris)* 1987; **114**: 25−37.

9 Anhalt GJ. Drug-induced pemphigus. *Semin Dermatol* 1989; **8**: 166−72.

10 Civatte J. Durch Medikamente induzierte Pemphigus-Erkrankungen. *Dermatol Monatschr* 1989; **175**: 1−7.

11 Ruocco V, Sacerdoti G. Pemphigus and bullous pemphigoid due to drugs. *Int J Dermatol* 1991; **30**: 307−12.

12 Wolf R, Tamir A, Brenner S. Drug-induced versus drug-triggered pemphigus. *Dermatologica* 1991; **182**: 207−10.

13 Wolf R, Brenner S Arzneimittelbedingter Pemphigus − Übersicht. *Z Hautkr* 1991; **66**: 289−93.

14 Marsden RA, Ryan TJ, Van Hegan RI, et al. Pemphigus foliaceus induced by penicillamine. *Br Med J* 1976; **iv**: 1423−4.

15 Matkaluk RM, Bailin PL. Penicillamine-induced pemphigus foliaceus. A fatal outcome. *Arch Dermatol* 1981; **117**: 156−7.

16 Yung CW, Hambrick GW Jr. D-Penicillamine-induced pemphigus syndrome. *J Am Acad Dermatol* 1982; **6**: 317−24.

17 Zone J, Ward J, Boyce E, Schupbach C. Penicillamine induced pemphigus. *JAMA* 1982; **247**: 2705−7.

18 Kind P, Goerz G, Gleichmann E, Plewig G. Penicillamininduzierter Pemphigus. *Hautarzt* 1987; **38**: 548−52.

19 Korman NJ, Eyre RW, Stanley JR. Drug-induced pemphigus: autoantibodies directed against the pemphigus antigen complexes are present in penicillamine and captopril-induced pemphigus. *J Invest Dermatol* 1991; **96**: 273−6.

20 Parfrey PS, Clement M, Vandenburg MJ, Wright P. Captopril-induced pemphigus. *Br Med J* 1980; **281**: 194.

21 Clement M. Captopril-induced eruptions. *Arch Dermatol* 1981; **117**: 525−6.

22 Katz RA, Hood AF, Anhalt GJ. Pemphigus-like eruption from captopril. *Arch Dermatol* 1987; **123**: 20−1.

23 Civatte J, Duterque M, Blanchet P, et al. Deux cas de pemphigus superficiel induit par le pyritinol. *Ann Dermatol Vénéréol (Paris)* 1978; **105**: 573−7.

24 Alinovi A, Benoldi D, Manganelli P. Pemphigus erythematosus induced by thiopronin. *Acta Derm Venereol (Stockh)* 1982; **62**: 452−4.

25 Lucky PA, Skovby F, Thier SO. Pemphigus foliaceus and proteinuria induced by α-mercapto-propionylglyčine. *J Am Acad Dermatol* 1983; **8**: 667−72.

26 Martin RL, McSweeny GW, Schneider J. Fatal pemphigus vulgaris in a patient taking piroxicam. *N Engl J Med* 1983; **309**: 795−6.

27 Ruocco V, Rossi A, Pisani M, et al. An abortive form of pemphigus vulgaris probably induced by penicillin. *Dermatologica* 1979; **159**: 266−73.

28 Duhra PL, Foulds IS. Penicillin-induced pemphigus vulgaris. *Br J Dermatol* 1988; **118**: 307.

29 Fellner MJ, Mark AS. Penicillin- and ampicillin-induced pemphigus vulgaris. *Int J Dermatol* 1980; **19**: 392−3.

30 Gange RW, Rhodes EL, Edwards CO, Powell MEA. Pemphigus induced by rifampicin. *Br J Dermatol* 1976; **95**: 445−8.

31 Lee CW, Lim JH, Kang HJ. Pemphigus foliaceus induced by rifampicin. *Br J Dermatol* 1984; **111**: 619–22.

32 Wolf R, Dechner E, Ophir J, Brenner S. Cephalexin. A nonthiol drug that may induce pemphigus vulgaris. *Int J Dermatol* 1991; **30**: 213–15.

33 Chorzelski TP, Jablonska S, Blaszczyk M. Autoantibodies in pemphigus. *Acta Derm Venereol (Stockh)* 1966; **46**: 26.

34 Dourmishev AL, Rahman MA. Phenobarbital-induced pemphigus vulgaris. *Dermatologica* 1986; **173**: 256–8.

35 DeMento FJ, Grover RW. Acantholytic herpetiform dermatitis. *Arch Dermatol* 1973; **107**: 883–7.

36 Goddard W, Lambert D, Gavanou J, Chapius JL. Pemphigus acquit apres traitement par l'association propranolol-meprobamate. *Ann Dermatol Vénéréol (Paris)* 1980; **107**: 1213–16.

37 Fellner MJ, Winiger J. Pemphigus erythematosus and heroin addiction. *Int J Dermatol* 1978; **17**: 308–11.

38 Morioka S, Ogawa H. Herpetiform pemphigus-like skin lesions induced by D-penicillamine. *J Dermatol (Tokyo)* 1980; **7**: 425–9.

39 Stewart W-M, Lauret P, Boullie M-C, *et al.* A propos de deux cas d'accidents bulleux, dont un cas de pemphigus, dus a la pénicillamine. *Ann Dermatol Vénéréol (Paris)* 1977; **104**: 542–8.

40 Jaffe IA. Adverse effects profile of sulfhydryl compounds in man. *Am J Med* 1986; **80**: 471–6.

41 Ruocco V, de Angelis E, Lombardi ML, Pisani M. *In vitro* acantholysis by captopril and thiopronine. *Dermatologica* 1988; **176**: 115–23.

42 Yokel BK, Hood AF, Anhalt GJ. Induction of acantholysis in organ explant culture by penicillamine and captopril. *Arch Dermatol* 1989; **125**: 1367–70.

43 De Dobbeleer G, Godfrine S, De Graef C, *et al.* Reproduction d'acantholyse *in vitro* par l'addition de piroxicam, de captopril et de D-pénicillamine au milieu de culture de kératinocytes humains cultivés sur derme dévitalisé. *Ann Dermatol Vénéréol (Paris)* 1989; **116**: 279–80.

44 Ruocco V, Pisani M, de Angelis E, Lombardi ML. Biochemical acantholysis provoked by thiol drugs. *Arch Dermatol* 1990; **126**: 965–6.

45 Chen DM, Di Sabato G, Field L, *et al.* Some immunological effects of penicillamine. *Clin Exp Immunol* 1977; **30**: 317–22.

46 Sparrow GP. Penicillamine pemphigus and the nephrotic syndrome occurring simultaneously. *Br J Dermatol* 1978; **98**: 103–4.

47 Storch WB. Clinical significance of penicillamine antibodies. *Lancet* 1988; **ii**: 214.

48 Coleman JW, Yeung JHK, Roberts DH, *et al.* Drug-specific antibodies in patients receiving captopril. *Br J Clin Pharmacol* 1986; **22**: 161–5.

49 Schiltz JR, Michel B. Production of epidermal acantholysis in normal human skin *in vitro* by the IgG fraction from pemphigus serum. *J Invest Dermatol* 1976; **67**: 254–60.

50 Hashimoto K, Shafran KM, Webber PS, *et al.* Anti-cell surface pemphigus autoantibody stimulates plasminogen activator activity of human epidermal cells; a mechanism for the loss of epidermal cohesion and blister formation. *J Exp Med* 1983; **157**: 259–72.

51 Hashimoto K, Singer K, Lazarus GS. Penicillamine-induced pemphigus. Immunoglobulin from this patient induces plasminogen activator synthesis by human epidermal cells in culture: mechanism for acantholysis in pemphigus. *Arch Dermatol* 1984; **120**: 762–4.

3.22 Vaskulitis

Klinisches Bild

Die medikamentös ausgelöste nekrotisierende Vaskulitis der Haut manifestiert sich klinisch als palpable Purpura an den Beinen. Außerdem können urtikarielle Läsionen, hämorrhagische Blasen und ulzerierte Herde auftreten (Abb. 3.62 und 3.63). Sie kann nicht nur die Haut, sondern auch innere Organe wie Herz, Leber und Nieren betreffen und dabei zum Tode führen [2]. Varianten wie die Periarteriitis nodosa, die Purpura Schoenlein-Henoch und die hypokomplementämische Vaskulitis werden offensichtlich nur selten durch Medikamente ausgelöst. Die Vaskulitis kann eine Manifestation einer Immunkomplex-Krankheit sein [1–13].

Arzneimittel-Ätiologie

Medikamente, die mit dem Auftreten einer nekrotisierenden Vaskulitis in Verbindung gebracht wurden, sind in Tabelle 3.15 aufgelistet. Zu ihnen gehören: Ampicillin, Thiazid-Diuretika, Phenylbutazon, Sulfonamide, Chinidin [13], Hydralazin [14], Furosemid [15], Propylthiouracil [16–18], nichtsteroidale Antiphlogistika, Cimetidin [19], Cumarin [20], Amiodaron [21], die Hyposensibilisierungstherapie [22,23], die BCG-Impfung (die eine papulonekrotische Form der Vaskulitis auslösen kann) [24], Röntgenkontrastmittel [25], Lebensmittel- und Medikamentenzusatzstoffe [26] sowie Vitamin B6 [27]. Die leukozytoklastische Vaskulitis und die nekrotisierende Angiitis sind auch bei Drogenabhängigen beschrieben worden [28–30].

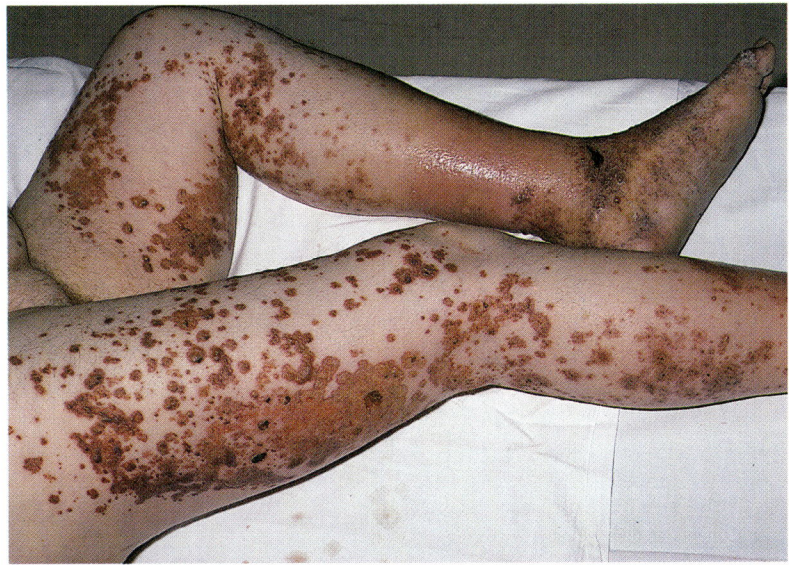

Abb. 3.62. Ausgeprägte leukozytoklastische Vaskulitis mit palpabler Purpura und hämorrhagischer Blasenbildung.

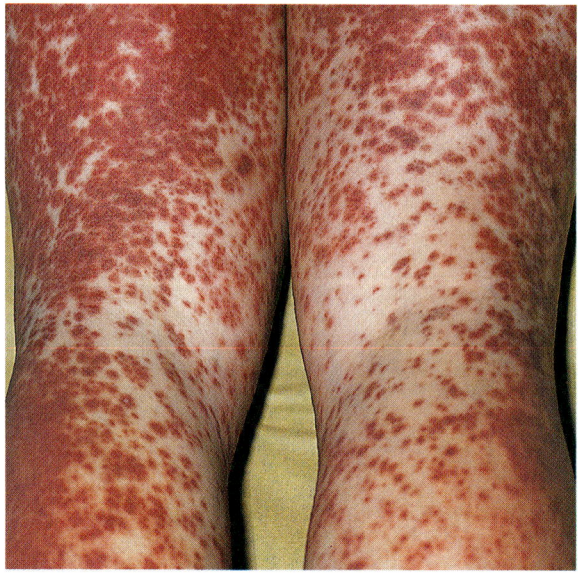

Abb. 3.63. Palpable Purpura bei leukozytoklastischer Vaskulitis.

Tabelle 3.15. Medikamente, von denen die Induktion einer Vaskulitis berichtet wurde.

Allopurinol	Impfungen
Aminosalicylsäure	Iodide
Amiodaron	Levamisol
Amphetamin	Maprotilin
Ampicillin	Methotrexat
Aspirin	Penicillin
Arsen	Phenacetin
Captopril	Phenothiazine
Chinidin	Phenylbutazon
Cimetidin	Phenytoin
Cumarin	Procainamid
Erythromycin	Propylthiouracil
Etacrynsäure	Röntgenkontrastmittel
Fluorochinolon-Antibiotika	Streptomycin
Furosemid	Sulfonamide
Griseofulvin	Trazodon
Guanethidin	Tetracyclin
Hydralazin	Thiazide

Histologie und Immunpathologie

Die Histologie ist durch ein entweder lymphozytäres oder leukozytoklastisches perivaskuläres Infiltrat charakterisiert [2,7,12,13,31]. Bei einer medikamentös induzierten lymphozytären Vaskulitis liegt ein Infiltrat von mononukleären Zellen und eosinophilen Granulozyten in der Umgebung und in den Wänden der betroffenen kleinen kutanen Blutgefäße ohne nachweisbare fibrinoide Ablagerungen vor. Bei der leukozytoklastischen

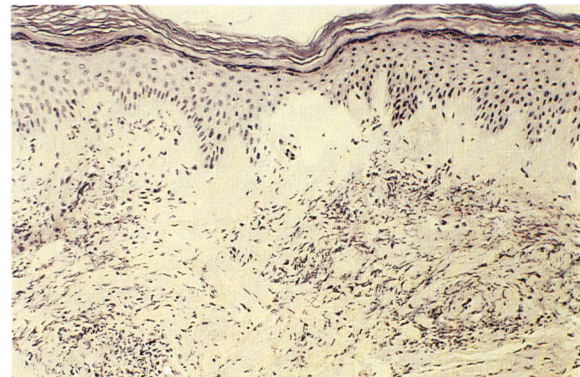

Abb. 3.64. Histopathologie einer leukozytoklastischen Vaskulitis der postkapillären Venolen in der oberen Dermis.

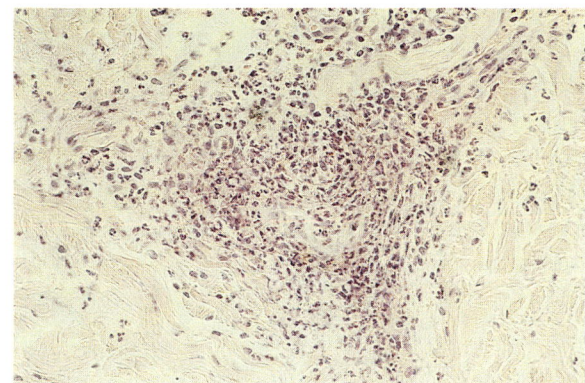

Abb. 3.65. Leukozytoklastische Vaskulitis eines dermalen Blutgefäßes mit Extravasaten von neutrophilen und polymorphkernigen Leukozyten und Erythrozyten sowie Leukozytoklasie.

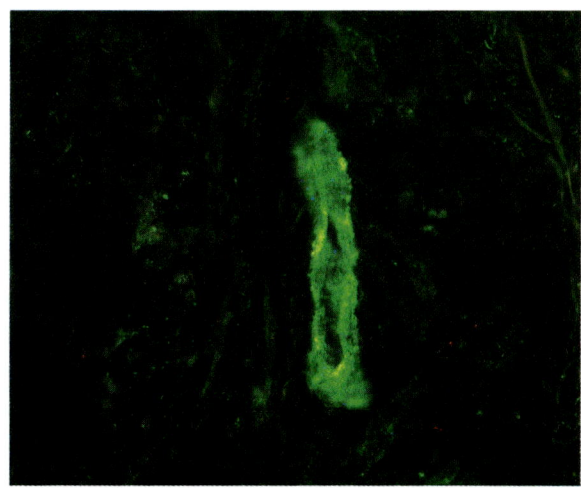

Abb. 3.66. Direkte Immunfluoreszenz bei leukozytoklastischer Vaskulitis; C3-Ablagerungen in den Wänden eines dermalen Blutgefäßes.

Vaskulitis findet man eine fibrinoide Degeneration der Gefäßwände von Venolen im oberen Corium mit einem Infiltrat von neutrophilen und wechselweise auch eosinophilen Granulozyten und mononukleären Zellen in den Gefäßwänden und in der umgebenden Dermis (Abb. 3.64). Eine Leukozytoklasie mit Kernstaub durch den Zerfall von neutrophilen Granulozyten ist meist ausgeprägt (Abb. 3.65). Eine histologische Studie einer durch Chinidin induzierten leukozytoklastischen Vaskulitis zeigte eine im Laufe der Zeit fortschreitende Veränderung von einem überwiegend neutrophilen zu einem vorwiegend mononukleären Infiltrat; diese Beobachtung deutet auf eine dynamische Natur des Entzündungsprozesses hin [13].

Entsprechend dem von Immunkomplexen abhängigen Pathomechanismus, der bei manchen Fällen der medikamentös induzierten Vaskulitis zum Tragen kommt, kann die direkte Immunfluoreszenz Ablagerungen von immunreaktiven Molekülen wie C3, IgM und IgA in den Wänden der Blutgefäße des oberen Coriums zeigen (Abb. 3.66).

1 Fauci AS, Haynes EF, Katz P. The spectrum of vasculitis; clinical, pathologic, immunologic and therapeutic considerations. *Ann Intern Med* 1978; **89**: 660−76.

2 Mullick FG, McAllister HA Jr, Wagner BM, Fenoglio JJ Jr. Drug-related vasculitis. Clinicopathologic correlations in 30 patients. *Hum Pathol* 1979; **10**: 313−25.

3 Sams WM Jr. Necrotizing vasculitis. *J Am Acad Dermatol* 1980; **3**: 1−13.

4 Herrmann WA, Kauffmann RH, van Es LA, *et al*. Allergic vasculitis. A histological and immunofluorescent study of lesional and non-lesional skin in relation to circulating immune complexes. *Arch Dermatol Res* 1980; **269**: 179−87.

5 Mackel SE, Jordon RE. Leukocytoclastic vasculitis. A cutaneous expression of immune complex disease. *Arch Dermatol* 1983; **118**: 296−301.

6 Wenner NP, Safai B. Circulating immune complexes in Henoch−Schönlein purpura. *Int J Dermatol* 1983; **22**: 383−5.

7 Massa MC, Su WPD. Lymphocytic vasculitis: is it a specific clinicopathologic entity? *J Cutan Pathol* 1984; **11**: 132−9.

8 Sanchez NP, Van Hale HM, Su WPD. Clinical and histopathologic spectrum of necrotizing vasculitis. Report of findings in 101 cases. *Arch Dermatol* 1985; **121**: 220−4.

9 Van Hale HM, Gibson LE, Schroeter AL. Henoch−Schönlein vasculitis; Direct immunofluorescence study of uninvolved skin. *J Am Acad Dermatol* 1986; **15**: 665−70.

10 Sams WM Jr. Immunologic aspects of cutaneous vasculitis. *Semin Dermatol* 1988; **7**: 140−8.

11 Sams WM Jr. Hypersensitivity angiitis. *J Invest Dermatol* 1989; **93**: 78S−81S.

12 Smoller BR, McNutt NS, Contreras F. The natural history of vasculitis. What the histology tells us about pathogenesis. *Arch Dermatol* 1990; **126**: 84−9.

13 Zax RH, Hodge SJ, Callen JP. Cutaneous leuckocytoclastic vasculitis. Serial histopathologic evaluation demonstrates the dynamic nature of the infiltrate. *Arch Dermatol* 1990; **126**: 69−72.

14 Peacock A, Weatherall D. Hydralazine-induced necrotizing vasculitis. *Br Med J* 1981; **282**: 1121−2.

15 Hendricks WM, Ader RS. Furosemide-induced cutaneous necrotizing vasculitis. *Arch Dermatol* 1977; **113**: 375−6.

16 Vasily DB, Tyler WB. Propylthiouracil-induced cutaneous vasculitis. Case presentation and review of literature. *JAMA* 1980; **243**: 458–61.

17 Gammeltoft M, Kristensen JK. Propylthio-uracil-induced cutaneous vasculitis. *Acta Derm Venereol (Stockh)* 1982; **62**: 171–3.

18 Cassorla FG, Finegold DN, Parks JS, *et al.* Vasculitis, pulmonary cavitation and anemia during antithyroid therapy. *Am J Dis Child* 1983; **137**: 118–22.

19 Mitchell GG, Magnusson AR, Weiler JM. Cimetidine-induced cutaneous vasculitis. *Am J Med* 1983; **75**: 875–6.

20 Tanay A, Yust I, Brenner S, *et al.* Dermal vasculitis due to coumadin hypersensitivity. *Dermatologica* 1982; **165**: 178–85.

21 Staubli M, Zimmerman A, Bircher J. Amiodarone-induced vasculitis and polyserositis. *Postgrad Med J* 1985; **61**: 245–7.

22 Phanuphak P, Kohler PF. Onset of polyarteritis nodosa during allergic hyposensitisation treatment. *Am J Med* 1980; **68**: 479–85.

23 Merk H, Kober ML. Vasculitis nach spezifischer Hyposensibilisierung. *Z Hautkr* 1982; **57**: 1682–5.

24 Lübbe D. Vasculitis allergica vom papulonekrotischen Typ nach BCG-Impfung. *Dermatol Monatsschr* 1982; **168**: 186–92.

25 Kerdel FA, Fraker DL, Haynes HA. Necrotizing vasculitis from radiographic contrast media. *J Am Acad Dermatol* 1984; **10**: 25–9.

26 Michäelsson G, Petterson L, Juhlin L. Purpura caused by food and drug additives. *Arch Dermatol* 1974; **109**: 49–52.

27 Ruzicka T, Ring J, Braun-Falco O. Vasculitis allergica durch Vitamin B$_6$. *Hautarzt* 1984; **35**: 197–9.

28 Citron BP, Halpern M, McCarron M, *et al.* Necrotizing angiitis associated with drug abuse. *N Engl J Med* 1970; **283**: 1003–11.

29 Lignelli GJ, Bucheit WA. Angiitis in drug abusers. *N Engl J Med* 1971; **284**: 112–13.

30 Gendelman H, Linzer M, Barland P, *et al.* Leukocytoclastic vasculitis in an intravenous heroin abuser. *N Y State J Med* 1983; **83**: 984–6.

31 Lever WF, Schaumburg-Lever G. *Histopathology of the Skin*, 7th edn. JB Lippincott, Philadelphia, 1990.

3.23 Medikamentös induzierter Lupus erythematodes (LE)

Klinisches Bild

Ein Krankheitsbild, das dem idiopathischen Lupus erythematodes gleicht, wurde in Verbindung mit vielen unterschiedlichen Medikamenten beobachtet [1–8], obwohl nur etwa 5 % der Fälle von systemischem Lupus erythematodes medikamentös induziert sind. Manifestationen an der Haut sind beim medikamentös induzierten Lupus erythematodes im allgemeinen selten. In einer Untersuchungsreihe zeigten 18 bzw. 26 % der Patienten mit einem durch Procainamid bzw. Hydralazin ausgelösten LE Hautveränderungen [8]. Ein erythematosquamöses Exanthem kann besonders in den lichtexponierten Arealen, im Gesicht („Schmetterlingserythem"), am Hals und an der Brust auftreten (Abb. 3.67). Eine Photosensibilität kann sehr ausgeprägt sein. Manche Patienten entwickeln Läsionen eines diskoiden LE mit Erythem, Schuppung, Atrophie, follikulären Hyperkeratosen und Pigmentveränderungen. Urtikaria- oder Erythema-exsudativum-multiforme-artige Reaktionen können ebenfalls vorkommen. Allgemeinsymptome

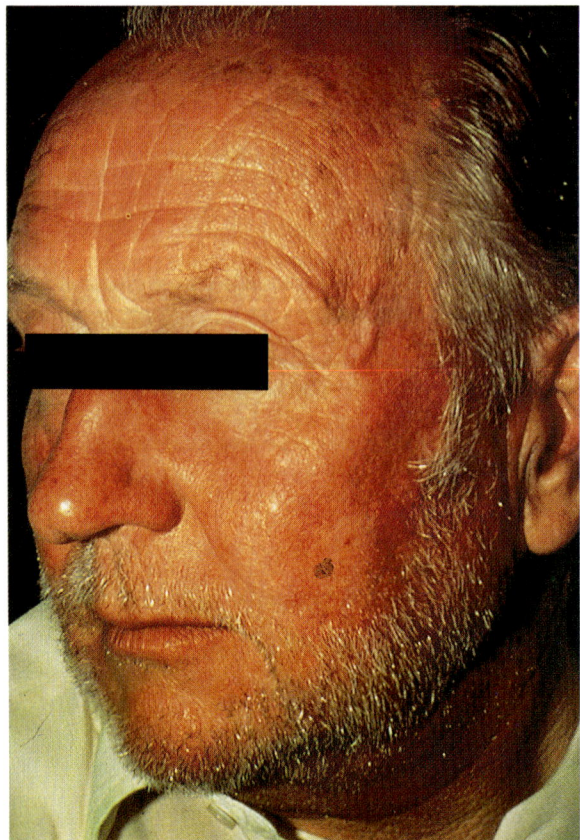

Abb. 3.67. Erythem der Nase und der Wangen bei einem medikamentös induzierten Lupus erythematodes.

wie Unwohlsein, Fieber, Myalgien und Arthralgien können auftreten und gelegentlich kann man die Befunde eines Raynaud-Phänomens, einer Arthritis oder einer Polyserositis feststellen. Eine Nierenbeteiligung ist selten, wurde aber, wie eine Beteiligung des Nervensystems, beschrieben. Die Krankheit bildet sich in der Regel, aber nicht immer, nach dem Absetzen des Medikaments zurück, tödliche Ausgänge wurden beschrieben [9].

Arzneimittel-Ätiologie

In Tabelle 3.16 ist eine unvollständige Liste der Medikamente angeführt, die verschiedenen Berichten zufolge ein dem systemischen LE ähnliches Syndrom auslösen oder einen idiopathischen LE exazerbieren können. Zu den Medikamenten, die am häufigsten mit der Induktion eines LE in Verbindung gebracht wurden, gehören vor allem Hydralazin [10–15] und Procainamid [9,16–18] und seltener Betablocker [18], Phenytoin, Isoniazid [19], Chinidin [20,21] und Methyldopa [22,23]. Auch über einen LE nach Penicillamin-Therapie [24,25] und einen subakut-kutanen Lupus erythematodes mit positiven Ro/SS-A-Antikörpern wurde in Zusammenhang mit Hydrochlorothiazid [26,27] oder Hydrochlorothiazid und Triamteren [28]

Tabelle 3.16. Medikamente, die Lupus-erythematodes-artige Syndrome induzieren können.

Allopurinol	Methysergid
Aminoglutethimid	Nitrofurantoin
p-Aminosalicylsäure	Orale Kontrazeptiva
Betablocker	Penicillin
Chinidin	Penicillamin
Chlorpromazin	Phenothiazin
Clonidin	Phenylbutazon
Cotrimoxazol	Primidon
Ethosuximid	Procainamid
Goldsalze	Thiouracile
Griseofulvin	Streptomycin
Hydantoine	Sulfasalazin
Hydralazin	Sulfonamide
Ibuprofen	Tetracyclin
Isoniazid	Thionamid
Lithium	Trimethadion
Methyldopa	

berichtet. Ein subakut-kutaner LE mit gyrierten Läsionen wurde in Verbindung mit Captopril beschrieben und ein LE-ähnliches Syndrom unter 2-Mercaptopropionylglycin [30]. Außerdem können verschiedene Medikamente wie Griseofulvin, Betablocker, Sulfonamide, Testosteron und Östrogene einen präexistenten systemischen Lupus erythematodes verschlechtern. Eine Antibaby-Pille löste bei einer Patientin Lupus erythematodes-Läsionen an den Handflächen und Fußsohlen aus [31].

Histologie und Immunpathologie

Voll ausgebildete Läsionen können ein vor allem um Hautanhangsgebilde lokalisiertes, fleckiges lymphoides Zellinfiltrat, ein Ödem im oberen Corium, hydropische Degeneration der epidermalen Basalzellschicht und, wechselhaft ausgeprägt, Hyperkeratose, follikuläre Hyperkeratosen und epidermale Atrophie zeigen [32].
Pathologische Laborbefunde sind häufig. Hierzu gehören das Vorliegen von LE-Zellen und von antinukleären Antikörpern (Abb. 3.68), die gegen Ribonukleoprotein, einzelsträngige DNS und besonders gegen Histone gerichtet sind [33–36]. Antikörper gegen native doppelsträngige DNS werden beim medikamentös induzierten Lupus erythematodes selten gefunden (im Gegensatz zum idiopathischen Lupus erythematodes) [4,6,33]. Die Komplementspiegel sind normal. Während Ablagerungen von Immunglobulinen und Komplementkomponenten in den betroffenen Hautarealen mit der direkten Immunfluoreszenz nachgewiesen werden können (Abb. 3.69), sind Ablagerungen von immunreaktiven Proteinen in klinisch unauffälliger Haut selten [37]. Diese Laborbefunde sind häufig auch bei anderweitig asymptomatischen Patienten besonders unter Hydralazin, Isoniazid, Procainamid und Methyldopa nachweisbar. Die Autoantikörper-Titer können trotz fortgesetzter Medikamentengabe absinken und

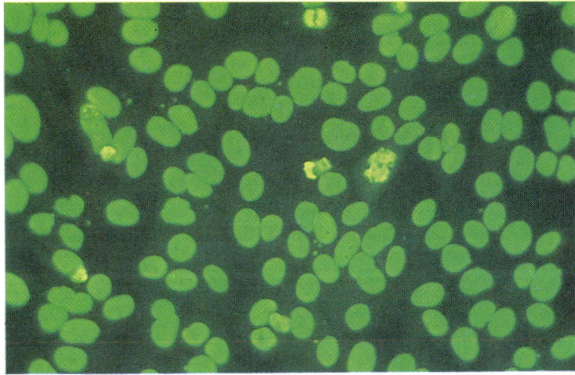

Abb. 3.68. Homogenes Muster antinukleärer Antikörper bei Lupus erythematodes; Hep-2-Zellinie als Substrat.

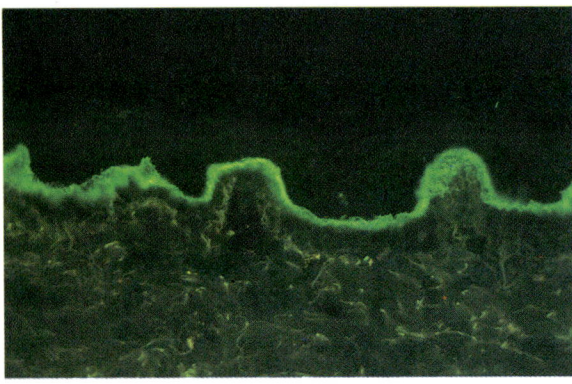

Abb. 3.69. Die direkte Immunfluoreszenz zeigt bandförmig-granuläre Ablagerungen von C3 in der Basalmembranzone einer Hautläsion bei einem Patienten mit Lupus erythematodes („L.E.-Band").

es wurde behauptet, daß eine Therapie nicht unbedingt abgesetzt werden muß, solange die Patienten asymptomatisch sind [12]. Patienten mit medikamentös induziertem Lupus können das Lupus-Antikoagulans aufweisen [38,39].

Pathomechanismen beim medikamentös induzierten Lupus Erythematodes

Die Neigung, einen medikamentös induzierten LE zu entwickeln, steht bis zu einem gewissen Grad unter genetischer Kontrolle. Sowohl Hydralazin als auch Procainamid werden durch Acetylierung inaktiviert. Es gibt nun einen genetischen Polymorphismus der *N*-Acetyltransferase und es besteht für den langsam acetylierenden Phänotyp ein erhöhtes Risiko, ein LE-artiges Syndrom zu entwickeln [11,30,40]. Der durch Hydralazin induzierte LE tritt am häufigsten bei Frauen mit dem HLA-DRw4-Haplotyp auf [11,13]. Eine Theorie, die entwickelt wurde, um das Auftreten des medikamentös induzierten LE mit Bildung von Antihiston-Antikörpern zu erklären, besagt, daß eine Interaktion zwischen Medikament und Kernmaterial zur Bildung eines Medikament-Nukleoprotein-Komplexes führt, der immunogen wirkt [35]. Andererseits wurde auch diskutiert, daß Medikamente die

Immunregulation so verändern können, daß eine Autoantikörperbildung begünstigt wird [4,14,35,41,42]. Procainamid und Hydralazin modulieren die Lymphozytenfunktion direkt [41–43] und können eine Autoreaktivität hervorrufen [43]. So wurde überlegt, daß Medikamente eine LE-artige Krankheit über einen Mechanismus, der analog dem bei der immunstimulatorischen Graft-vs.-host-Reaktion ist, verursachen könnten [44]. Ein weiterer möglicher Mechanismus, über den Medikamente ein LE-ähnliches Syndrom auslösen können, ist eine Hemmung der Komplementkaskade. Hydralazin, Isoniazid und Hydroxylamin-Metaboliten des Procainamid und Practolol hemmen die kovalente Bindung der Komplementkomponente C4 an Immunkomplexe und blockieren so die Bindung von C3 an diese Komplexe [15,18,19]. Dies wiederum verhindert die komplement-mediierte Clearance von löslichen und opsonisierten Immunkomplexen und prädisponiert zur Entwicklung eines LE-ähnlichen Syndroms [45].

1 Harpey JP. Lupus-like syndromes induced by drugs. *Ann Allergy* 1974; **33**: 256–61.

2 Lee SL, Chase PH. Drug-induced systemic lupus erythematosus: a critical review. *Semin Arthritis Rheum* 1975; **5**: 83–103.

3 Reidenberg MM. The chemical induction of systemic lupus erythematosus and lupus-like illnesses. *Arthritis Rheum* 1981; **24**: 1004–9.

4 Schoen RT, Trentham DE. Drug-induced lupus: An adjuvant disease? *Am J Med* 1981; **71**: 5–8.

5 Harmon CE, Portonova JP. Drug-induced lupus: clinical and serological studies. *Clin Rheum Dis* 1982; **8**: 121–35.

6 Stratton MA. Drug-induced systemic lupus erythematosus. *Clin Pharm* 1985; **4**: 657–63.

7 Totoritis MC, Rubin RL. Drug-induced lupus. Genetic, clinical, and laboratory features. *Postgrad Med* 1985; **78**: 149–52.

8 Dubois EL. Serologic abnormalities in spontaneous and drug-induced systemic lupus erythematosus. *J Rheumatol* 1975; **2**: 204–14.

9 Whittle TS Jr, Ainsworth SK. Procainamide-induced systemic lupus erythematosus. Renal involvement with deposition of immune complexes. *Arch Pathol Lab Med* 1976; **100**: 469–74.

10 Alarcón-Segovia D, Wakim KG, Worthington JW, Ward LE. Clinical and experimental studies on the hydralazine syndrome and its relationship to systemic lupus erythematosus. *Medicine* 1967; **46**: 1–33.

11 Batchelor JR, Welsh KI, Mansilla Tinoco R, et al. Hydralazine-induced systemic lupus erythematosus: influence of HLA-DR and sex on susceptibility. *Lancet* 1980; **i**: 1107–9.

12 Mansilla Tinoco R, Harland SJ, Ryan PJ, et al. Hydralazine, antinuclear antibodies, and the lupus syndrome. *Br Med J* 1982; **284**: 936–9.

13 Russell GI, Bing RF, Jones JA, et al. Hydralazine sensitivity: clinical features, autoantibody changes and HLA-DR phenotype. *Q J Med* 1987; **65**: 845–52.

14 Dubroff LM, Reid R Jr, Papalian M. Molecular models for hydralazine-related systemic lupus erythematosus. *Arthritis Rheum* 1981; **24**: 1082–5.

15 Sim E, Law S-KA. Hydralazine binds covalently to complement component C4. Different reactivity of C4A and C4B gene products. *FEBS Lett* 1985; **184**: 323–7.

16 Dubois EL. Procainamide induction of a systemic lupus erythematosus-like syndrome. Presentation of six cases, review of the literature, and analysis and follow up of reported cases. *Medicine* 1969; **48**: 217–28.

17 Blomgren SE, Condemi JJ, Vaughan JH. Procainamide-induced lupus erythematosus. Clinical and laboratory observations. *Am J Med* 1972; **52**: 338−48.

18 Sim E, Stanley L, Gill EW, Jones A. Metabolites of procainamide and practolol inhibit complement components C3 and C4. *Biochem J* 1988; **251**: 323−6.

19 Sim E, Gill EW, Sim RB. Drugs that induce systemic lupus erythematosus inhibit complement component C4. *Lancet* 1984; **ii**: 422−4.

20 McCormack GD, Barth WF. Quinidine induced lupus syndrome. *Semin Arthritis Rheum* 1985; **15**: 73−9.

21 Cohen MG, Kevat S, Prowse MV, *et al.* Two distinct quinidine-induced rheumatic syndromes. *Ann Intern Med* 1988; **108**: 369−71.

22 Harrington TM, Davis DE. Systemic lupus-like syndrome induced by methyldopa therapy. *Chest* 1981; **79**: 696−7.

23 Dupont A, Six R. Lupus-like syndrome induced by methyldopa. *Br Med J* 1982; **285**: 693−4.

24 Chalmers A, Thompson D, Stein HE, *et al.* Systemic lupus erythematosus during penicillamine therapy for rheumatoid arthritis. *Ann Intern Med* 1982; **97**: 659−63.

25 Tsankov NK, Lazarov AZ, Vasileva S, Obreshkova EV. Lupus erythematosus-like eruption due to D-penicillamine in progressive systemic sclerosis. *Int J Dermatol* 1990; **29**: 571−4.

26 Reed BR, Huff JC, Jones SK, *et al.* Subacute cutaneous lupus erythematosus associated with hydrochlorothiazide therapy. *Ann Intern Med* 1985; **103**: 49−51.

27 Berbis P, Vernay-Vaisse C, Privat Y. Lupus cutané subaigu observé au cours d'un traitement par diurétiques thiazidiques. *Ann Dermatol Vénéréol (Paris)* 1986; **113**: 1245−8.

28 Darken M, McBurney EI. Subacute cutaneous lupus erythematosus-like drug eruption due to combination diuretic hydrochlorothiazide and triamterene. *J Am Acad Dermatol* 1988; **18**: 38−42.

29 Patri P, Nigro A, Rebora A. Lupus erythematosus-like eruption from captopril. *Acta Derm Venereol (Stockh)* 1985; **65**: 447−8.

30 Katayama I, Nishioka K. Lupus like syndrome induced by 2-mercaptopropionylglycine. *J Dermatol (Tokyo)* 1986; **13**: 151−3.

31 Furukawa F, Tachibana T, Imamura S, Tamura T. Oral contraceptive-induced lupus erythematosus in a Japanese woman. *J Dermatol (Tokyo)* 1991; **18**: 56−8.

32 Lever WF, Schaumburg-Lever G. *Histopathology of the Skin*, 7th edn. JB Lippincott, Philadelphia, 1990.

33 Fritzler MJ, Tan EM. Antibodies to histones in drug-induced idiopathic lupus erythematosus. *J Clin Invest* 1978; **62**: 560−7.

34 Rubin RL, Nusinow SR, Johnson AD, *et al.* Serologic changes during induction of lupus-like disease by procainamide. *Am J Med* 1986; **80**: 999−1002.

35 Hobbs RN, Clayton AL, Bernstein RM. Antibodies to the five histones and poly(adenosine diphosphate-ribose) in drug induced lupus: implications for pathogenesis. *Ann Rheum Dis* 1987; **46**: 408−16.

36 Totoritis MC, Tan EM, McNally EM, *et al.* Association of antibody to histone complex H2A-H2B with symptomatic procainamide-induced lupus. *N Engl J Med* 1988; **318**: 1431−6.

37 Grossman J, Callerame ML, Condemi JJ. Skin immunofluorescence studies on lupus erythematosus and other antinuclear antibody-positive diseases. *Ann Intern Med* 1974; **80**: 496−500.

38 Bell WR, Boss GR, Wolfson JS. Circulating anticoagulant in the procainamide-induced lupus syndrome. *Arch Intern Med* 1977; **137**: 1471−3.

39 Canoso RT, Sise HS. Chlorpromazine-induced lupus anticoagulant and associated immunologic abnormalities. *Am J Hematol* 1982; **13**: 121−9.

40 Perry HM Jr, Sakamoto A, Tan EM. Relationship of acetylating enzyme to hydralazine toxicity. *J Lab Clin Med* 1967; **70**: 1020−1.

41 Adams LE, Sanders CE, Budinsky RA, *et al*. Immunomodulatory effects of procainamide metabolites: their implications in drug-related lupus. *J Lab Clin Med* 1989; **113**: 482−92.

42 Schopf RE, Hanauske-Abel HM, Tschank G, *et al*. Effects of hydrazyl group containing drugs on leukocyte functions: an immunoregulatory model for the hydralazine-induced lupus-like syndrome. *J Immunopharmacol* 1985; **7**: 385−401.

43 Cornacchia E, Golbus J, Maybaum J, *et al*. Hydralazine and procainamide inhibit T-cell DNA methylation and induce autoreactivity. *J Immunol* 1988; **140**: 2197−200.

44 Gleichman E, Pals ST, Rolinck AG, *et al*. Graft-versus-host reactions: clues to the etiopathogenesis of a spectrum of immunological diseases. *Immunol Today* 1984; **5**: 324−32.

45 Sim E. Drug-induced immune complex disease. *Complement Inflamm* 1989; **6**: 119−26.

3.24 Medikamentös induzierte Dermatomyositis

Zum klinischen Bild der Dermatomyositis gehören ein fliederfarbenes (heliotropes) Erythem sowie Ödeme um die Augen und an den Wangen, streifenförmige Erytheme über den Strecksehnen der Hände, leicht atrophe lila Papeln und Plaques über den Knöcheln (Gottron-Papeln), periunguale Teleangiektasien und Muskelschwäche, besonders im proximalen Schulter-Arm- und Beckengürtel-Bein-Bereich. Es gibt Berichte über eine Auslösung einer Dermatomyositis durch eine Vielzahl von Medikamenten, darunter Penicillamin [1−3], nichtsteroidale Antiphlogistika (Nifluminsäure und Diclofenac) [4], Carbamazepin [5] und Impfungen, wie z.B. mit BCG [6]. Hautläsionen an den Akren, die denen einer chronischen Dermatomyositis gleichen, wurden unter Hydroxyharnstoff (Hydroxycarbamid)-Langzeit-therapie gesehen [7].

1 Simpson NB, Golding JR. Dermatomyositis induced by penicillamine. *Acta Derm Venereol (Stockh)* 1979; **59**: 543−4.

2 Wojnorowska F. Dermatomyositis induced by penicillamine. *J R Soc Med* 1980; **73**: 884−6.

3 Carroll GC, Will RK, Peter JB, *et al*. Penicillamine induced polymyositis and dermatomyositis. *J Rheumatol* 1987; **14**: 995−1001.

4 Grob JJ, Collet AM, Bonerandi JJ. Dermatomyositis-like syndrome induced by nonsteroidal anti-inflammatory agents. *Dermatologica* 1989; **178**: 58−9.

5 Simpson JR. 'Collagen disease' due to carbamazepine (Tegretol). *Br Med J* 1966; **ii**: 1434.

6 Kass E, Staume S, Mellbye OJ, *et al*. Dermatomyositis associated with BCG vaccination. *Scand J Rheumatol* 1979; **8**: 187−91.

7 Richard M, Truchetet F, Friedel, *et al*. Skin lesions simulating chronic dermato-myositis during long-term hydroxyurea therapy. *J Am Acad Dermatol* 1989; **21**: 797−9.

3.25 Sklerodermieartige Reaktionen

Klinisch-pathologisches Bild der idiopathischen Morphaea,
Sklerodermie und eosinophilen Fasciitis

Die Morphaea (Sclerodermia circumscripta) ist eine lokalisierte Form der Sklerodermie, die sich in Form disseminierter weißlicher sklerotischer Plaques, häufig von einem „lilac ring" umgeben, zeigt. Die systemische Sklerose umfaßt eine glänzende, indurierte und gespannte Haut besonders an den Händen (Akrosklerosis oder Sklerodaktylie) aber auch am Rumpf, eine Kalzinose der Finger, ein Raynaud-Phänomen, mattenartige Teleangiektasien im Gesicht, eine Zuspitzung der Nase und radiale Furchenbildung um den Mund. Begleitend können eine ösophageale und gastrointestinale Dysmotilität, Malabsorption, Pulmonalfibrose mit Rechtsherzhypertrophie sowie eine Nierenbeteiligung, die zu Hypertonie und Nierenversagen führen kann, bestehen. Bei der eosinophilen Fasciitis werden schmerzhafte Schwellungen und eine Hautinduration mit negativem Venenzeichen, meist an einer oder mehreren Extremitäten, von einer Eosinophilie des peripheren Blutes begleitet.

Die Histologie von Morphaea und systemischer Sklerose [1] ist in den Frühstadien durch ein (vorwiegend lymphozytäres) entzündliches Infiltrat zwischen Kollagenbündeln und perivaskulär in der Dermis und besonders im subkutanen Fettgewebe sowie durch eine ausgedehnte Fibrosierung und frische Kollagenablagerungen charakterisiert. In späteren Stadien verschwinden die entzündlichen Infiltrate. Bei der eosinophilen Fasciitis ist die Faszie stark verdickt und von einem chronisch entzündlichen Infiltrat (mit eosinophilen Granulozyten) durchsetzt; das subkutane Fettgewebe und der darunterliegende Muskel können beteiligt sein [1,2]. Es wurde die Hypothese aufgestellt, daß das Zytokin transformierender Wachstumsfaktor β (TGF-β) mit der bei diesen Erkrankungen beobachteten Fibrose in Verbindung steht [3], da die mRNS und/oder die Proteinexpression bei der generalisierten Morphaea, der diffusen Fasciitis [4] und auch bei der progressiven, systemischen Sklerodermie [5] erhöht sind. TGF-β wird von aktivierten Lymphozyten und von Fibroblasten [6] freigesetzt und stimuliert verschiedene Fibroblastenaktivitäten, darunter die Synthese von Fibronektin und Kollagen Typ I und III sowie deren Einbau in die extrazelluläre Matrix [7,8].

1 Lever WF, Schaumburg-Lever G. *Histopathology of the Skin*, 7th edn. JB Lippincott, Philadelphia, 1990.

2 Hintner H, Tappeiner G, Egg D, *et al*. Fasziitis mit Eosinophilie. Das Shulman Syndrom. *Hautarzt* 1981; **32**: 75−9.

3 Smith EA, LeRoy EC. A possible role for transforming growth factor-β in systemic sclerosis. *J Invest Dermatol* 1990; **95**: 125S−127S.

4 Peltonen J, Kähari L, Jaakkola S, *et al*. Evaluation of transforming growth factor β and type I procollagen gene expression in fibrotic skin diseases by *in situ* hybridization. *J Invest Dermatol* 1990; **94**: 365−71.

5 Gruschwitz M, Müller PU, Sepp N, *et al*. Transcription and expression of transforming growth factor type beta in the skin of progressive systemic sclerosis: A mediator of fibrosis? *J Invest Dermatol* 1990; **94**: 197−203.

6 van Obberghen-Schilling E, Roche NS, Flanders KC, *et al.* Transforming growth factor β_1 positively regulates its own expression in normal and transformed cells. *J Biol Chem* 1988; **263**: 7741−6.

7 Ignotz RA, Massague J. Transforming growth factor-β stimulates the expression of fibronectin and collagen and their incorporation into the extracellular matrix. *J Biol Chem* 1986; **261**: 4337−45.

8 Varga J, Rosenbloom J, Jimenez SA. Transforming growth factor β (TGFβ) causes a persistent increase in steady-state amounts of type I and type III collagen and fibronectin mRNAs in normal human dermal fibroblasts. *Biochem J* 1987; **247**: 597−604.

Arzneimittel-Ätiologie

Penicillamin [1,2], Bleomycin [3–5], Bromocriptin [6,7], Vitamin K (Phytomenadion) [8–10], Natriumvalproat [11] und 5-Hydroxytryptophan kombiniert mit Carbidopa [12–15] (vergl. auch das im folgenden beschriebene Eosinophilie-Myalgie-Syndrom) wurden alle entweder mit lokalisierten der Morphaea oder generalisierten der systemischen Sklerose ähnlichen Reaktionen in Verbindung gebracht. Carbidopa, ein Inhibitor der aromatischen L-Aminosäuren-Decarboxylase, bindet Pyridoxalphosphat und kann einen Pyridoxalmangel mit erhöhten Kynureninspiegeln erzeugen. Sklerodermieartige Veränderungen entwickelten sich auch bei Patienten mit erhöhten Serotonin- und Kynureninspiegeln, die ebenfalls 5-Hydroxytryptophan erhalten hatten. Die eosinophile Fasciitis wurde bei einigen Patienten mit einer Tryptophan-Einnahme, aber auch mit Phenytoin in Zusammenhang gebracht [16]. Paradoxerweise wurde über eine therapeutische Wirkung von Penicillamin bei der Behandlung der Sclerodermia circumscripta berichtet [18].

1 Bernstein RM, Hall MA, Gostelow BE. Morphea-like reaction to D-penicillamine therapy. *Ann Rheum Dis* 1981; **40**: 42−4.

2 Miyagawa S, Yoshioka A, Hatoko M, *et al.* Systemic sclerosis-like lesions during long-term penicillamine therapy for Wilson's disease. *Br J Dermatol* 1987; **116**: 95−100.

3 Finch WR, Rodnan GP, Buckingham RB, *et al.* Bleomycin-induced scleroderma. *J Rheumatol* 1980; **7**: 651−9.

4 Bork K, Korting GW. Symptomatische Sklerodermie durch Bleomyzin. *Hautarzt* 1983; **34**: 10−12.

5 Snauwaert J, Degreef H. Bleomycin-induced Raynaud's phenomenon and acral sclerosis. *Dermatologica* 1984; **169**: 172−4.

6 Dupont E, Olivarius B, Strong MJ. Bromocriptine-induced collagenosis-like symptomatology in Parkinson's disease. *Lancet* 1982; **i**: 850−1.

7 Leshin B, Piette WW, Caplin RM. Morphea after bromocriptine therapy. *Int J Dermatol* 1989; **28**: 177−9.

8 Janin-Mercier A, Mosser C, Souteyrand P, Bourges M. Subcutaneous sclerosis with fasciitis and eosinophilia after phytonadione injections. *Arch Dermatol* 1985; **121**: 1421−3.

9 Brunskill NJ, Berth-Jones J, Graham-Brown RAC. Pseudosclerodermatous reaction to phytomenadione injection (Texier's syndrome). *Clin Exp Dermatol* 1988; **13**: 276−8.

10 Pujol RM, Puig L, Moreno A, *et al.* Pseudoscleroderma secondary to phytonadione (vitamin K_1) injections. *Cutis* 1989; **43**: 365−8.

11 Goihman-Yahr M, Leal G, Essenfeld-Yahr E. Generalized morphea: a side effect of valproate sodium? *Arch Dermatol* 1980; **116**: 621.

12 Sternberg EM, Van Woert MH, Young SN, *et al*. Development of a scleroderma-like illness during therapy with L-5-Hydroxytryptophan and Carbidopa. *N Engl J Med* 1980; **303**: 782–7.

13 Auffranc JC, Berbis P, Fabre JF, *et al*. Syndrome sclérodermiforme et poïkilodermique observé au cours d'un traitement par carbidopa et 5-hydroxytryptophanne. *Ann Dermatol Vénéréol (Paris)* 1985; **112**: 691–2.

14 Chamson A, Périer C, Frey J. Syndrome sclérodermiforme et poïkilodermique observé au cours d'un traitement par carbidopa et 5-hydroxytryptophanne. Culture de fibroblastes avec analyse biochimique du métabolisme du collagene. *Ann Dermatol Vénéréol (Paris)* 1986; **113**: 71.

15 Joly P, Lampert A, Thomine E, Lauret P. Development of pseudobullous morphea and scleroderma-like illness during therapy with L-5-hydroxytryptophan and carbidopa. *J Am Acad Dermatol* 1991; **25**: 332–3.

16 Gordon ML, Lebwohl MG, Phelps RG, *et al*. Eosinophilic fasciitis associated with tryptophan ingestion. A manifestation of eosinophilia-myalgia syndrome. *Arch Dermatol* 1991; **127**: 217–20.

17 Buchanan RR, Gordon DA, Muckle TJ, *et al*. The eosinophilic fasciitis syndrome after phenytoin (Dilantin) therapy. *J Rheumatol* 1980; **7**: 733–6.

18 Falanga V, Medsger TA Jr. D-Penicillamine in the treatment of localized scleroderma. *Arch Dermatol* 1990; **126**: 609–12.

Chemische und industrielle Ursachen sklerodermieartiger Reaktionen

Sklerodermieartige Veränderungen gehören zum klinischen Bild des „spanischen Giftöl-Syndroms" (toxisch-epidemisches Syndrom), das durch eine Kontamination von Rapsöl mit Acetanilid ausgelöst wurde [1]. Sklerodermieartige Veränderungen wurden auch durch den in Industriebetrieben gegebenen Kontakt mit Vinylchlorid [2], Epoxidharzen [3], organischen Lösungsmitteln [4] wie Trichloräthylen, Perchloräthylen [5] und Trichloräthan [6] und bei Bergarbeitern durch Silikatexposition hervorgerufen [7,8].

1 Rush PJ, Bell MJ, Fam AG. Toxic oil syndrome (Spanish oil disease) and chemically induced scleroderma-like conditions. *J Rheumatol* 1984; **11**: 262–4.

2 Harris DK, Adams WGF. Acroosteolysis occurring in men engaged in the polymerisation of vinyl chloride. *Br Med J* 1967; **3**: 712–24.

3 Yamakage A, Ishikawa H, Saito Y, Hattori A. Occupational scleroderma-like disorders occurring in men engaged in the polymerization of epoxy resins. *Dermatologica* 1980; **161**: 33–44.

4 Yamakage A, Ishikawa H. Generalized morphea-like scleroderma occurring in people exposed to organic solvents. *Dermatologica* 1982; **165**: 186–93.

5 Sparrow GP. A connective tissue disease similar to vinyl chloride disease in a patient exposed to perchlorethylene. *Clin Exp Dermatol* 1977; **2**: 17–22.

6 Flindt-Hansen H, Isager H. Scleroderma after occupational exposure to tricholorethylene and trichlorethane. *Acta Derm Venereol (Stockh)* 1987; **67**: 263–4.

7 Rodnan GP, Benedek TG, Medsger TA Jr, Cammarata RJ. The association of progressive systemic sclerosis (scleroderma) with coalminers' pneumoconiosis and other forms of silicosis. *Ann Intern Med* 1967; **66**: 323–4.

8 Rustin MHA, Bull HA, Ziegler V, *et al*. Silica-associated systemic sclerosis is clinically, serologically and immunologically indistinguishable from idiopathic systemic sclerosis. *Br J Dermatol* 1990; **123**: 725–34.

*Sklerodermieartige und andere Bindegewebsreaktionen, die durch Silikon-
oder Paraffinimplantate bei der Mammaplastik verursacht werden*

Die direkte Silikoninjektion in die Brust oder der Einsatz mit Silikongel
gefüllter Elastomerprothesen bei der vergrößernden Mammaplastik wurden mit der Entwicklung einer Morphaea oder Sklerodermie in Verbindung
gebracht [1−9]. Wenn man bedenkt, daß schätzungsweise 2 Millionen
amerikanische Frauen ein mit Silikongel gefülltes Brustimplantat erhalten
haben [7], ist das Risiko für diese Komplikation nicht sehr hoch. Charakte-
ristischerweise entwickeln sich die sklerodermieartigen Veränderungen
nach einer Latenzzeit von 2 bis 21 Jahren. Bei 2 Patientinnen folgte auf die
Entfernung der Implantate eine deutliche Rückbildung der progressiven
Systemsklerose [4]. Bei einer weiteren Patientin kam es nach Entfernung der
Implantate (aus denen nachweislich Silikon austrat) und Ersatz durch mit
Salzlösung gefüllte Implantate zur Abheilung der Sklerodermie [6]. Bei
anderen Patientinnen führte die Implantatentfernung nicht zur Besserung
der Sklerodermie [3,5]. Es gibt verschiedene Hypothesen über Mechanismen, die für die Entwicklung der Sklerodermie verantwortlich sein könnten:
eine Umwandlung von Silikon in das hochgradig immunogene Siliziumdi-
oxid durch Gewebemakrophagen, die Stimulation der Freisetzung des
transformierenden Wachstumsfaktors β durch Makrophagen (mit nachfolgender gesteigerter Kollagenbildung durch Fibroblasten), und die Induktion einer Autoimmunität durch einen Adjuvans-Effekt [6,7]. In einer
japanischen Untersuchungsreihe an Frauen mit Mammaaugmentationsope-
rationen war die Inzidenz der progressiven systemischen Sklerodermie
dreimal höher als erwartet und die Inzidenz der „mixed connective tissue
disease" war erhöht. In der Mehrheit der Fälle war Paraffin anstelle von
Silikon benutzt worden [10].
Obwohl die Sklerodermie die am häufigsten in diesem Zusammenhang
beschriebene Erkrankung ist, wurde auch das Auftreten anderer Kollage-
nosen nach Implantation Silikongel-gefüllter Prothesen beobachtet. Hierzu
gehören der systemische Lupus Erythematodes, die „mixed connective
tissue disease" (Sharp-Syndrom) sowie die rheumatoide Arthritis mit
Sjögren-Syndrom [1]. Die humane „Adjuvans-Krankheit" mit Arthralgien,
Lymphadenopathie, positiven Rheumafaktoren und antinukleären Antikörpern und Fremdkörpergranulomen in den Lymphknoten ist ebenfalls
beschrieben worden [7].

1 van Nunen SA, Gatenby PA, Basten A. Post-mammoplasty connective tissue
  disease. *Arthritis Rheum* 1982; **25**: 694−7.
2 Endo LP, Edwards NL, Longley S, *et al.* Silicone and rheumatic diseases.
  Semin Arthritis Rheum 1987; **17**: 112−18.
3 Spiera F. Scleroderma after silicone augmentation mammoplasty. *JAMA* 1988;
  260: 236−8.
4 Brozena SJ, Fenske NA, Cruse CW, *et al.* Human adjuvant disease following
  augmentation mammoplasty. *Arch Dermatol* 1988; **124**: 1383−6.
5 Varga J, Schumacher HR, Jimenez SA. Systemic sclerosis after augmentation
  mammoplasty with silicone implants. *Ann Intern Med* 1989; **111**: 277−83.

6 Sahn EE, Garen PD, Silver RM, Maize JC. Scleroderma following augmentation mammoplasty. Report of a case and review of the literature. *Arch Dermatol* 1990; **126**: 1198−202.

7 Varga J, Jimenez SA. Augmentation mammoplasty and scleroderma. Is there an association? *Arch Dermatol* 1990; **126**: 1220−2.

8 Vasey FB, Espinoza LR, Martinez-Osuna P, *et al*. Silicone and rheumatic disease: replace implants or not? *Arch Dermatol* 1991; **127**: 907.

9 Lazar AP, Lazar P. Localized morphea after silicone gel breast implantation: more evidence for a cause-and-effect relationship. *Arch Dermatol* 1991; **127**: 263.

10 Kumagai Y, Shiokawa Y, Medsger TA Jr, Rodnan GP. Clinical spectrum of connective tissue disease after cosmetic surgery. Observations on eighteen patients and a review of the Japanese literature. *Arthritis Rheum* 1984; **27**: 1−12.

3.26 Eosinophilie-Myalgie-Syndrom

Die Einnahme von Tryptophan als mildes Antidepressivum, „natürliches Hypnotikum" oder, um die Schmerztoleranz von Athleten zu erhöhen, ist mit dem Eosinophilie-Myalgie-Syndrom in Verbindung gebracht worden [1–8]. Dieses ist durch folgende akute Symptomatik charakterisiert: Eosinophilie über 1×10^9/l, Myalgien, Arthralgien, Schwellungen an den Extremitäten, Fieber, Schwäche und Abgeschlagenheit, Atembeschwerden (Husten, Dyspnoe und eosinophile Pneumonitis), pulmonale Hypertonie, Arrhythmien, aszendierende Polyneuropathie und verschiedene Hautmanifestationen. Zu den letzteren gehören ein diffuses morbilliformes Exanthem, Urtikaria, Angioödem, Dermographismus, Livedo reticularis und eine Alopezie. Eine kutane papulöse Mucinosis ist beschrieben worden [9–11]. Bei einem beträchtlichen Prozentsatz der Patienten entwickelt sich trotz des Absetzens des L-Tryptophans eine chronische Multisystemerkrankung.

Eine Untergruppe von Patienten, die Tryptophan in hohen Dosen einnahmen, entwickelte eine chronische Erkrankung mit Muskelschwäche, diffusen sklerodermieartigen oder einer Fasciitis ähnlichen Hautveränderungen, die am häufigsten die proximalen Extremitäten und den Rumpf unter Aussparung der Hände, Füße und des Gesichts befielen. Die Histologie zeigte eine Entzündung und Fibrose der Faszie, die gelegentlich bis in die untere Dermis und den angrenzenden Muskel reicht, eine Gewebeinfiltration mit eosinophilen Leukozyten und Glycosaminoglykan-Ablagerungen im Corium. Bei zwei Patienten wurden Pseudoxanthoma-elasticum-artige Papeln im Bereich sklerodermiformer Hautveränderungen am Hals und den Innenseiten der Arme beobachtet. Histologisch fand man hierbei fragmentierte elastische Fasern, aber eine Verkalkung fehlte [12].

Man nimmt heute an, daß das Eosinophilie-Myalgie-Syndrom durch eine Kontamination des Levotryptophans, möglicherweise durch 1,1'-Ethyliden-*bis* (Tryptophan), verursacht wird, das nach einer Veränderung des Herstellungsprozesses bei einer einzigen japanischen Firma zwischen Oktober 1988 und Juni 1989 in den Handel kam [13–15]. Zu den Veränderungen des

Herstellungsprozesses gehörte die Verwendung einer neuen Linie eines genetisch modifizierten *Bacillus amyloliquefaciens* und von verminderten Mengen von Kohlenstaub beim Reinigungsprozeß. Es wurde jedoch darauf hingewiesen, daß durch Levotryptophan bedingte Fälle von Morphaea und eosinophiler Fasciitis bereits vor dieser Kontaminationsepisode beschrieben worden waren [16,17]. Ähnliche kardiopulmonale, neuropathische und kutane Läsionen wurden auch beim „spanischen Giftöl-Syndrom" durch verseuchtes Rapsöl festgestellt [17,18]. Es ist interessant, daß bei beiden Krankheiten in der akuten Phase ähnliche Veränderungen des Tryptophan-stoffwechsels nachgewiesen wurden [17]. Beim L-Tryptophan-assoziierten Eosinophilie-Myalgie-Syndrom wurden erhöhte Spiegel des transformie-renden Wachstumsfaktors β (TGF-β), von Typ-VI-Kollagen und Fibronektin sowie von m-RNS für Typ-I- und -VI-Kollagen und TGF-β in der extrazel-lulären Matrix und/oder in Fibroblasten der Faszie gefunden [19,20]. Die Tatsache, daß es nur sehr wenige Fälle in Japan gab und keineswegs alle Personen in den USA, die dieses Medikament einnahmen, das Syndrom entwickelten, weist auf die Bedeutung anderer, möglicherweise genetischer, Faktoren bei der Entwicklung des Eosinophilie-Myalgie-Syndroms hin.

1 Varga J, Heiman-Patterson D, Emery D, *et al*. Clinical spectrum of the systemic manifestations of the eosinophilia—myalgia syndrome. *Semin Arthritis Rheum* 1990; **19**: 313—28.

2 Lacour JP, Ortonne JP. Syndrome myalgies-hyperéosinophile lié au L-tryptophanne. *Ann Dermatol Vénéréol (Paris)* 1990; **117**: 991—8.

3 Silver R, Heyes P, Maize J, *et al*. Scleroderma, fasciitis, and eosinophilia associated with the ingestion of tryptophan. *N Engl J Med* 1990; **322**: 874—8.

4 Kaufman LD, Seidman RJ, Phillips ME, Gruber BL. Cutaneous manifestations of the L-tryptophan-associated eosinophilia—myalgia syndrome: A spectrum of sclerodermatous skin disease. *J Am Acad Dermatol* 1990; **23**: 1063—9.

5 Philen RM, Eidson M, Kilbourne EM, *et al*. Eosinophilia—myalgia syndrome. A clinical case series of 21 patients. *Arch Intern Med* 1991; **151**: 533—7.

6 Reinauer S, Plewig G. Das Eosinophilie—Myalgie Syndrom. *Hautarzt* 1991; **42**: 137—9.

7 Gordon ML, Lebwohl MG, Phelps RG, *et al*. Eosinophilic fasciitis associated with tryptophan ingestion. A manifestation of eosinophilia—myalgia syn-drome. *Arch Dermatol* 1991; **127**: 217—20.

8 Connolly SM, Quimby SR, Griffing WL, Winkelmann RK. Scleroderma and L-tryptophan: A possible explanation of the eosinophilia—myalgia syndrome. *J Am Acad Dermatol* 1991; **23**: 451—7.

9 Dubin DB, Kwan TH, Morse DMA, Case DC. Cutaneous mucinosis in a patient with eosinophilia—myalgia syndrome associated with L-tryptophan ingestion. *Arch Dermatol* 1990; **126**: 1517—18.

10 Farmer KL, Hebert AA, Rapini RP, Jordan RE. Dermal mucinosis in the eosinophilia—myalgia syndrome. *Arch Dermatol* 1990; **126**: 1518—20.

11 Valicenti JMK, Fleming MG, Pearson RW, *et al*. Papular mucinosis in L-tryptophan-induced eosinophilia—myalgia syndrome. *J Am Acad Dermatol* 1991; **25**: 54—8.

12 Mainetti C, Masouyé I, Saurat J-H. Pseudoxanthoma elasticum-like lesions in the L-tryptophan-induced eosinophilia—myalgia syndrome. *J Am Acad Dermatol* 1991; **24**: 657—8.

13 Slutsker L, Hoesly FC, Miller LM, *et al*. Eosinophilia—myalgia syndrome associated with exposure to tryptophan from a single manufacturer. *JAMA* 1990; **264**: 213—17.

14 Belongia EA, Hedberg CW, Gleich GJ, *et al.* An investigation of the cause of the eosinophilia—myalgia syndrome associated with tryptophan use. *N Engl J Med* 1990; **323**: 357—65.

15 Mayeno AN, Lin F, Foote CS, *et al.* Characterization of 'peak E', a novel amino acid associated with eosinophilia—myalgia syndrome. *Science* 1990; **250**: 1707—8.

16 Blauvelt A, Falanga V. Idiopathic and L-tryptophan-associated eosinophilic fasciitis before and after L-tryptophan contamination. *Arch Dermatol* 1991; **127**: 1159—66.

17 Silver RM. Unraveling the eosinophilia—myalgia syndrome. *Arch Dermatol* 1991; **127**: 1214—16.

18 Kilbourne EM, Rigau-Perez JG, Heath CW Jr, *et al.* Clinical epidemiology of toxic-oil syndrome: manifestations of a new illness. *N Engl J Med* 1983; **309**: 1408—14.

19 Varga J, Petonen J, Uitto J, Jimenez SA. Development of diffuse fasciitis with eosinophilia during L-tryptophan treatment: demonstration of elevated type I collagen gene expression in affected tissues: a clinicopathological study of four patients. *Ann Intern Med* 1990; **112**: 344—52.

20 Peltonen J, Varga J, Sollberg S, *et al.* Elevated expression of the genes for transforming growth factor-β_1 and type VI collagen in diffuse fasciitis associated with the eosinophilia—myalgia syndrome. *J Invest Dermatol* 1991; **96**: 20—5.

21 Mizutani T, Mizutani H, Hashimoto K, *et al.* Simultaneous development of two cases of eosinophilia—myalgia syndrome with the same lot of L-tryptophan in Japan. *J Am Acad Dermatol* 1991; **25**: 512—17.

3.27 Erythema nodosum

Das Erythema nodosum ist durch das Auftreten sehr schmerzhafter subkutaner Knoten, die meist an der Vorderseite der Unterschenkel

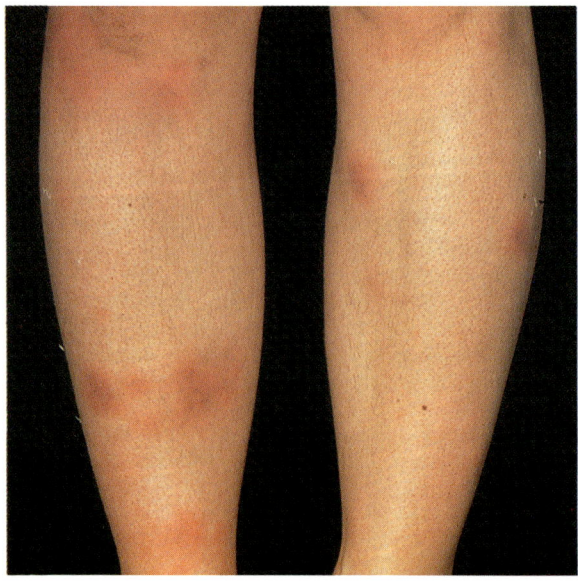

Abb. 3.70. Erythema nodosum bei einer Patientin, die ein orales Kontrazeptivum (Norethisteron-Ethinylestradiol), Penicillin und Propyphenazon-Paracetamol eingenommen hatte.

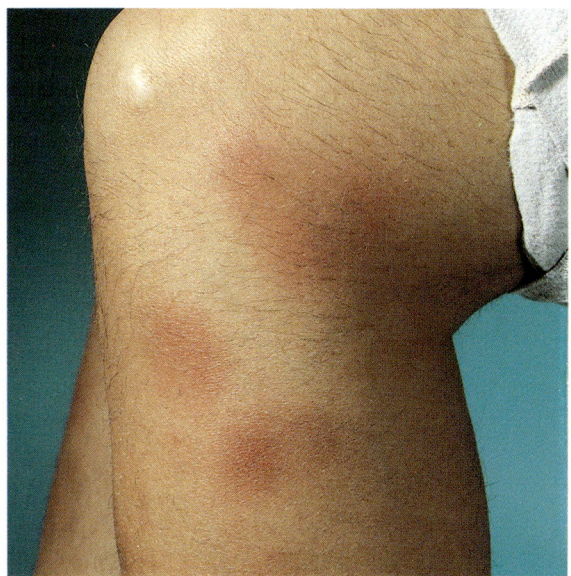

Abb. 3.71. Erythema nodosum durch ein orales Kontrazeptivum (Desogestrel-Ethinylestradiol).

lokalisiert sind, gekennzeichnet (Abb. 3.70 und 3.71). Sulfonamide und verschiedene Analgetika, Antipyretika und Antibiotika wurden mit der Ätiologie des Erythema nodosum in Verbindung gebracht [1]. Die Antibaby-Pille kann eine Rolle spielen, möglicherweise über eine Erhöhung des Östrogenspiegels [2,3].

1 Bork K. *Cutaneous Side Effects of Drugs*. WB Saunders, Philadelphia, 1988.
2 Posternal F, Orusco MMM, Laugier P. Eythème noueux et contraceptifs oraux. *Bull Derm* 1974; **81**: 642−5.
3 Bombardieri S, Di Munno O, Di Punzio C, Pasero G. Erythema nodosum associated with pregnancy and oral contraceptives. *Br Med J* 1977; **i**: 1509−10.

3.28 Pseudolymphomartige Eruptionen

Eine Anzahl von Medikamenten kann ein Reaktionsmuster hervorrufen, das ein Lymphom vortäuscht [1]. Die Symptomatik des Pseudolymphom-Syndroms, das im Zusammenhang mit der Gabe verschiedener Antikonvulsiva auftritt, umfaßt Fieber, ein generalisiertes Exanthem, eine Lymphadenopathie mit unterschiedlich ausgeprägter Hepatosplenomegalie, eine gestörte Leberfunktion, Arthralgien, Eosinophilie und Blut-Dyskrasien. Besonders Phenytoin aber auch Mephenytoin, Trimethadion, Phenobarbital und Carbamazepin wurden als auslösendes Medikament angeschuldigt [1−5]. Die Hautläsionen bei Patienten mit derartigen Reaktionen auf Phenytoin oder Carbamazepin können das histologische Bild einer Mycosis fungoides zeigen [6−11].
Einige nicht antikonvulsiv wirkende Medikamente, darunter ACE-Hemmer [12], Atenolol [13], Mexiletin, Thioridazin, ᴅ-Penicillamin und Moduretic,

wurden mit einer der Mycosis fungoides ähnlichen Arzneimitteleruption in Zusammenhang gebracht [1]. Ein Erythema-anulare-centrifugum-artiges pseudolymphomatöses Exanthem trat unter Levomepromazin-Therapie auf [14]. Das Pseudolymphom-Syndrom bildet sich meist nach dem Absetzen des Medikaments zurück. Eine Verkennung dieses Syndroms hat zum Einsatz von Zytostatika, sogar mit tödlichem Ausgang, geführt. Gelegentlich kann sich ein echtes Lymphom entwickeln.

Hochmolekulares Polyvinylpyrrolidon, das in Depotpräparaten subkutan oder intramuskulär appliziert wurde, wurde mit dem Auftreten von Pseudotumoren entfernt von der Injektionsstelle in Verbindung gebracht [15,16].

1 Kardaun SH, Scheffer E, Vermeer BJ. Drug-induced pseudolymphomatous skin reactions. *Br J Dermatol* 1988; **118**: 545−52.

2 Gams RA, Neal JA, Conrad FG. Hydantoin-induced pseudolymphoma. *Ann Intern Med* 1968; **69**: 557−68.

3 Charlesworth EN. Phenytoin-induced pseudolymphoma syndrome. *Arch Dermatol* 1977; **113**: 477−80.

4 Shuttleworth D, Graham-Brown RAC, Williams AJ, et al. Pseudo-lymphoma associated with carbamazepine. *Clin Exp Dermatol* 1984; **9**: 421−3.

5 Yates P, Stockdill G, McIntyre M. Hypersensitivity to carbamazepine presenting as pseudolymphoma. *J Clin Pathol* 1986; **39**: 1224−8.

6 Rosenthal CJ, Noguera CA, Coppola A, et al. Pseudolymphoma with mycosis fungoides manifestations, hyperresponsiveness to diphenylhydantoin and lymphocyte disregulation. *Cancer* 1982; **49**: 2305−14.

7 Cooke LE, Hardin TC, Hendrickson DJ. Phenytoin-induced pseudolymphoma with mycosis fungoides manifestations. *Clin Pharm* 1988; **7**: 153−7.

8 Souteyrand P, D'Incan M. Drug induced mycosis fungoides-like lesions. *Curr Probl Dermatol* 1990; **19**: 176−82.

9 Wolf R, Kahane E, Sandbank M. Mycosis fungoides-like lesions associated with phenytoin therapy. *Arch Dermatol* 1985; **121**: 1181−2.

10 Rijlaarsdam U, Scheffer E, Meijer CJLM, et al. Mycosis fungoides-like lesions associated with phenytoin and carbamazepine therapy. *J Am Acad Dermatol* 1991; **24**: 216−20.

11 Welykyj S, Gradini R, Nakao J, Massa M. Carbamazepine-induced eruption histologically mimicking mycosis fungoides. *J Cutan Pathol* 1990; **17**: 111−16.

12 Furness PN, Goodfield MJ, MacLennan KA, et al. Severe cutaneous reactions to captropril and enalapril: histological study and comparison with early mycosis fungoides. *J Clin Pathol* 1986; **39**: 902−7.

13 Henderson CA, Shamy HK. Atenolol-induced pseudolymphoma. *Clin Exp Dermatol* 1990; **15**: 119−20.

14 Blazejak T, Hölzle E. Phenothiazin-induziertes Pseudolymphom. *Hautarzt* 1990; **41**: 161−3.

15 Oehlschlaegel G, Marquart K-H, Steuer G, Burg G. Iatrogener, durch Polyvinylpyrrolidon (PVP) induzierter 'Pseudotumor' der Haut. *Hautarzt* 1983; **34**: 555−60.

16 Bork K. Multiple Lymphozytome an den Einstichstellen als Komplikation einer Akupunkturbehandlung. Zur traumatischen Entstehung des Lymphozytoms. *Hautarzt* 1983; **34**: 496−9.

3.29 Erythromelalgie

Die Erythromelalgie wird durch brennende Schmerzen, Erythem, Schwellung und Erwärmung der Füße und Hände charakterisiert. Die Symptome werden durch Tieflagerung, Erwärmung oder Bewegung verschlimmert und können häufig durch Kühlen und Hochlagern der Extremität gelindert werden [1]. Zu den Medikamenten, die mit der Erythromelalgie in Verbindung gebracht wurden, gehören Nicardipin [2], Nifedipin [3], Bromocriptin [4] und Pergolid [5].

1 Healsmith MF, Graham-Brown RAC, Burns DA. Erythromelalgia. *Clin Exp Dermatol* 1991; **16**: 46−8.

2 Levesque H, Moore N, Wolfe LM, Courtoid H. Erythromelalgia induced by nicardipine (inverse Raynaud's phenomenon?). *Br Med J* 1989; **298**: 1252−3.

3 Fisher JR, Padnick MB, Olstein S. Nifedipine and erythromelalgia. *Ann Intern Med* 1983; **98**: 671−2.

4 Eisler T, Hall RP, Kalavar KAR, Calne DB. Erythromelalgia-like eruption in Parkinsonian patients treated with bromocriptine. *Neurology* 1981; **37**: 1368−70.

5 Monk BE, Parkes JD, Du Vivier A. Erythromelalgia following pergolide administration. *Br J Dermatol* 1984; **111**: 97−9.

3.30 Medikamentös induzierte Alopezie

Arzneimittel-Ätiologie

Bei einer beträchtlichen Zahl von Medikamenten wurde das Auslösen eines Haarausfalls beschrieben [1–6]. Die wichtigsten Ursachen sind in Tabelle

Tabelle 3.17. Medikamente, die eine Alopezie verursachen können.

Antikoagulanzien	Retinoide
Cumarine	Etretinat
Dextran	Isotretinoin
Heparin	Verschiedene
Heparinoide	Albendazol
Antikonvulsiva	Allopurinol
Carbamazepin	Amphetamin
Valproinsäure	Bromocriptin
Zytostatika	Captopril
Medikamente mit Wirkung auf das ZNS	Colestyramin
Amitriptylin	Cimetidin
Doxepin	Dixyrazin
Haloperidol	Gentamycin
Lithium	Gold
Cholesterin senkende Substanzen	Ibuprofen
Clofibrat	Levodopa
Nikotinsäure	Metoprolol
Triparanol	Orale Kontrazeptiva
Thyreostatika	Propranolol
Carbimazol	Trimethadion
Thiouracile	

3.17 aufgeführt. Zytotoxische Medikamente können eine Alopezie entweder durch ein Anagen- oder Telogeneffluvium verursachen. Zu den Chemotherapeutika, die mit der Entwicklung einer Alopezie in Zusammenhang gebracht wurden, gehören: Amsacrin, Bleomycin, Cyclophosphamid, Cytarabin, Dactinomycin, Daunorubicin, Doxorubicin, Etoposid, Fluorouracil, Methotrexat und die Nitrosoharnstoffe [4]. Ein Telogeneffluvium wurde durch Antikoagulanzien (Heparin und Cumarin-Antikoagulanzien), Thyreostatika (Carbimazol und Thiouracile), Levodopa, Propranolol, Albendazol und orale Kontrazeptiva verursacht. Hydantoine können eine Kopfglatze und an anderen Stellen eine Hypertrichose auslösen, Retinoide und Clofibrat können eine Alopezie durch Störung der Verhornung verursachen. Ein temporärer Haarverlust wurde nach 5-Aminosalicylsäure-Einläufen [7] beschrieben und der Gebrauch von Bromocriptin [8] und Danazol hat eine generalisierte Alopezie ausgelöst [9]. Bestimmte Betablocker haben einen gesteigerten Haarausfall verursacht [10,11]. Lokal am Auge angewandte Betablocker, besonders Timolol und gelegentlich Betaxolol oder Levobunolol [12], wurden ebenfalls mit einer Alopezie in Verbindung gebracht [12]. Eine Alopezie begleitet von Konjunktivitis und Ichthyosis wurde auf Dixyrazin zurückgeführt [13] und Ibuprofen wurde als Alopezie-Ursache beschrieben [14].

1 Levantine A, Almeyda J. Drug reactions XXIII. Drug induced alopecia. *Br J Dermatol* 1973; **89**: 549−53.

2 Blankenship ML. Drugs and alopecia. *Australas J Dermatol* 1983; **24**: 100−4.

3 Brodin MB. Drug-related alopecia. *Dermatol Clinics* 1987; **5**: 571−9.

4 Kerker BJ, Hood AF. Chemotherapy-induced cutaneous reactions. *Semin Dermatol* 1989; **8**: 173−81.

5 Rook A, Dawber R. *Diseases of the Hair and Scalp*, 2nd edn. Blackwell Scientific Publications, Oxford, 1990.

6 Merk HF. Drugs affecting hair growth. In Orfanos CE, Happle R (eds) *Hair and Hair Diseases*. Springer-Verlag, Berlin, 1990; pp 601−9.

7 Kutty PK, Raman KRK, Hawken K, Barrowman JA. Hair loss and 5-aminosalicylic acid enemas. *Ann Intern Med* 1982; **97**: 785−6.

8 Blum I, Leiba S. Increased hair loss as a side effect of bromocriptine treatment. *N Engl J Med* 1980; **303**: 1418.

9 Duff P, Mayer AR. Generalized alopecia: an unusual complication of danazol therapy. *Am J Obstet Gynecol* 1981; **141**: 349−50.

10 England JR, England JD. Alopecia and propranolol therapy. *Aust Fam Physician* 1982; **11**: 225−6.

11 Graeber CW, Lapkin RA. Metoprolol and alopecia. *Cutis* 1981; **28**: 633−4.

12 Fraunfelder FT, Meyer SM, Menacker SJ. Alopecia possibly secondary to topical ophthalmic β-blockers. *JAMA* 1990; **263**: 1493−4.

13 Poulsen J. Hair loss, depigmentation of hair, ichthyosis, and blepharoconjunctivitis produced by dixyrazine. *Acta Derm Venereol (Stockh)* 1981; **61**: 85−8.

14 Meyer HC. Alopecia associated with ibuprofen. *JAMA* 1979; **242**: 142.

3.31 Medikamentös induzierte Hypertrichose

Der Hirsutismus, der bei Frauen durch Kortikosteroide, Androgene und bestimmte Progesterone ausgelöst wird, ist wohlbekannt. Andere Medika-

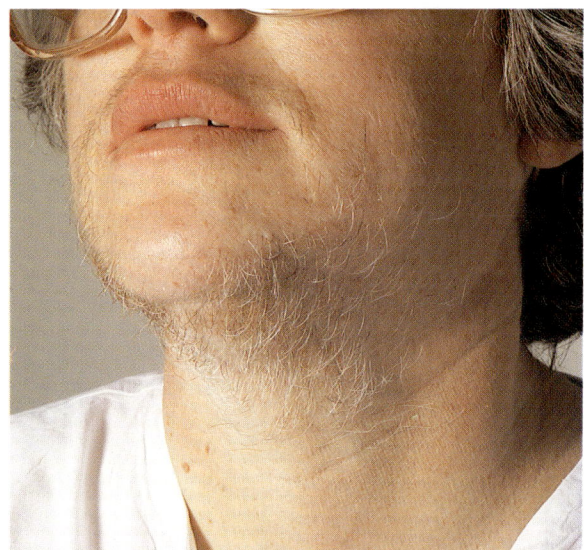

Abb. 3.72. Hypertrichose nach 14jähriger Phenytoineinnahme.

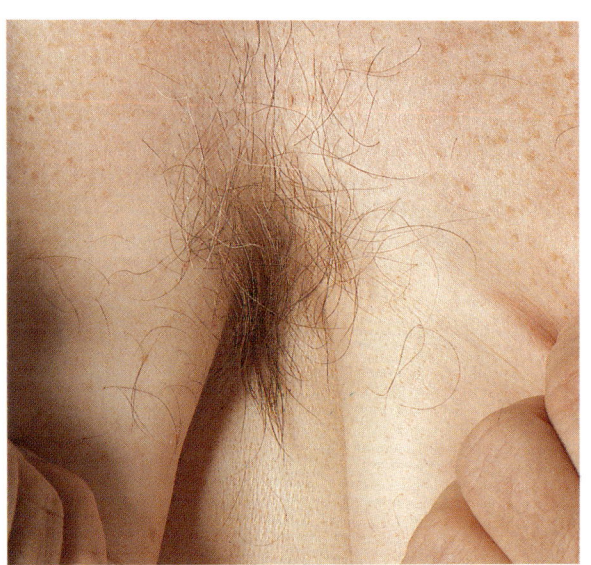

Abb. 3.73. Intermammäre Hypertrichose nach 14jähriger Phenytoineinnahme.

mente, die eine Hypertrichose verursachen können, wie besonders das Phenytoin (Abb. 3.72 und 3.73), sind in Tabelle 3.18 aufgelistet. Bis zu 50 % der mit Diazoxid behandelten Kinder und bis zu 40 % der Patienten unter Cyclosporin-A-Therapie entwickeln einen Hirsutismus. Zidovudin hat ein exzessives Wachstum der Wimpern verursacht [3].

Tabelle 3.18. Medikamente, die eine Hypertrichose verursachen können.

Androgene	Minoxidil
Benoxaprofen (aus dem Handel gezogen)	Penicillamin
Kortikosteroide	Phenytoin
Cyclosporin A	Psoralene
Diazoxid	Streptomycin

1 Rook A, Dawber R. *Diseases of the Hair and Scalp*, 2nd edn. Blackwell Scientific Publications, Oxford, 1990.
2 Merk HF. Drugs affecting hair growth. In: Orfanos CE, Happle R (eds) *Hair and Hair Diseases*. Springer-Verlag: Berlin, 1990; pp 601–9.
3 Klutman NE, Hinthorn DR. Excessive growth of eyelashes in a patient with AIDS being treated with zidovudine. *N Engl J Med* 1991; **324**: 1896.

3.32 Medikamentös verursachte Nagelveränderungen

Medikamentös induzierte Nagelveränderungen sind in mehreren Übersichtsartikeln abgehandelt worden [1–6]. Schwermetalle können folgende Veränderungen verursachen: Arsen führt zur Ausbildung breiter weißer Querlinien (Mees-Streifen), Silber zu einer Blauverfärbung der Lunulae, Gold zu dünnen und brüchigen längsgestriften Nägeln, gelbbrauner Verfärbung und Onycholyse und Blei zu einer partiellen Leuchonychie. Die D-Penicillamin-Therapie kann vom „Syndrom der gelben Nägel" und einer Nageldystrophie begleitet sein. Zytostatika können quer- oder längsgerichtete Pigmentierungen, Splitterblutungen, Beau-Reil-Querfurchen (querverlaufende Rillen im Nagel, die einer Periode gestörten Nagelwachstums entsprechen; Abbildung 3.74), Leuchonychie, Mees-Streifen, Onycholyse,

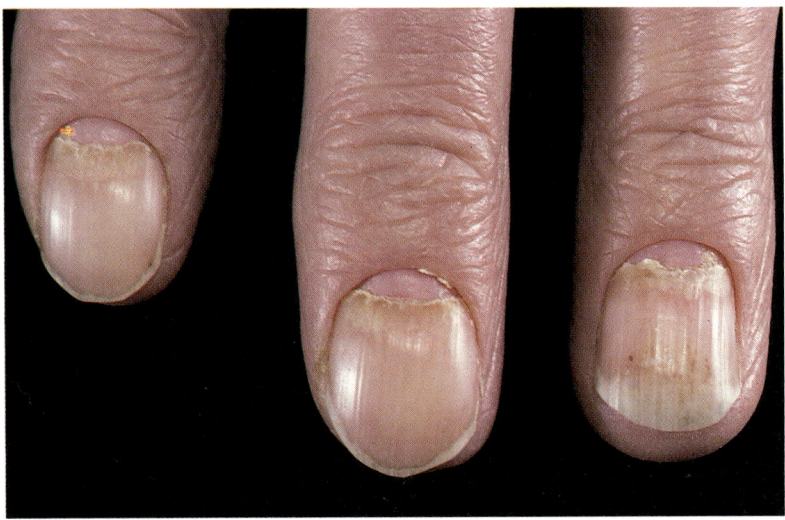

Abb. 3.74. Beau-Reilsche Furchen.

Verkürzung der Lunulae, Blässe, Atrophie, Nagelabstoßung und verlangsamtes Wachstum hervorrufen. Unter Methotrexat ist eine akute Paronychie aufgetreten. Betablocker können eine psoriasiforme Nageldystrophie mit Onycholyse und subungualer Hyperkeratose, Thiazid-Diuretika eine Onycholyse auslösen. Verfärbungen oder Pigmentierungen treten unter Malariamedikamenten (blaubraune Verfärbung), Lithium (goldene Verfärbung), Phenolphthalein (dunkelblaue Verfärbung), Phenothiazinen (blauschwarze oder -rote Pigmentierung), Phenytoin, Psoralenen und Tetracyclinen (gelbe Pigmentierung) auf. Orale Kontrazeptiva können eine Onycholyse und Photo-Onycholyse auslösen, werden aber auch mit einem gesteigerten Nagelwachstum und einer Verminderung des Aufsplitterns und der Brüchigkeit der Nägel in Verbindung gebracht. Im Gegensatz dazu kann Heparin das Nagelwachstum verlangsamen und Querstreifen und subunguale Hämatome verursachen. Retinoide können eine Verdünnung und gesteigerte Brüchigkeit der Nägel, Onychoschisis, Onycholyse, einen temporären Nagelverlust, einwachsende Nägel, periunguale Granulationen und eine Paronychie verursachen.

Onycholyse

Medikamente, die eine Onycholyse [6,7] (fokale gelbliche Verfärbungen als Folge einer Ablösung des Nagels vom Nagelbett; Abbildung 3.75) und Photo-Onycholyse auslösen können, sind in Tabelle 3.19 aufgeführt.

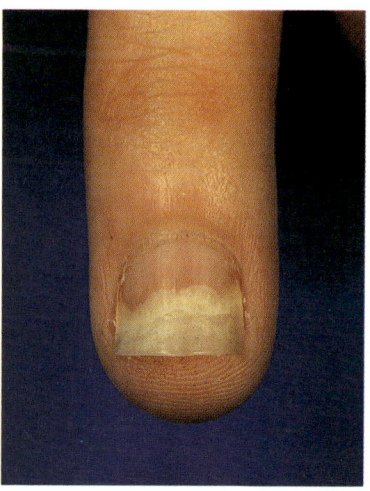

Abb. 3.75. Onycholyse der Nägel.

Tabelle 3.19. Medikamente, die eine Onycholysis verursachen können.

Antibiotika	Verschiedene
Cefaloridin	Acridin
Cloxacillin	Benoxaprofen (aus dem Handel
Chloramphenicol	gezogen)
Chlortetracyclin	Captopril
Dexamethyl-Chlortetracyclin	Norethindron und Mestranol
Doxycyclin	Practolol
Fluorochinolone	Psoralene
Minocyclin	Phenothiazine
Tetracyclinhydrochlorid	Retinoide
	Sulfonamid-verwandte Medikamente
Chemotherapeutika	Thiazide
Adriamycin	
Bleomycin	*Photo-Onycholyse*
5-Fluorouracil	Orale Kontrazeptiva
Mitoxantron	Psoralene
	Fluorochinolone
	Tetracycline

1 Daniel CR III, Scher RK. Nail changes secondary to systemic drugs or ingestants. *J Am Acad Dermatol* 1984; **10**: 250−8.

2 Fenton DA. Nail changes due to drugs. In Samman PD, Fenton DA. *The Nails in Disease*, 4th edn. William Heinemann Medical Books, London, 1986; pp 121−5.

3 Fenton DA, Wilkinson JD. The nail in systemic diseases and drug-induced changes. In Baran R, Dawber RPR (eds) *Diseases of the Nails and their Management*. Blackwell Scientific Publications, Oxford, 1984; pp 205−65.

4 Daniel CR III, Scher RK. Nail changes secondary to systemic drugs or ingestants. In Scher RK, Daniel CR III (eds) *Nails: Therapy, Diagnosis, Surgery*. W.B. Saunders, Philadelphia, 1990; pp 192−201.

5 Zaias N. *The Nail in Health and Disease*, 2nd edn. Appleton Lange, East Norwalk, Connecticut, 1990.

6 Baran R, Juhlin L. Drug-induced photo-onycholysis. Three subtypes identified in a study of 15 cases. *J Am Acad Dermatol* 1987; **17**: 1012−16.

7 Daniel CR. Onycholysis: an overview. *Semin Dermatol* 1991; **10**: 34−40.

3.33 Medikamentös bedingte Mundschleimhautveränderungen

Arzneimittelnebenwirkungen, die die Mundhöhle betreffen, sind seltener als Reaktionen an der Haut und wurden in Übersichtsarbeiten ausführlich abgehandelt [1]. Von Geschmacksstörungen wurde bei einer Vielzahl verschiedener Medikamente, darunter Captopril, Griseofulvin und Metronidazol, berichtet.

Xerostomie

Mundtrockenheit (Xerostomie) kann eine Folge anticholinerger Medikamentennebenwirkungen sein. Eine Xerostomie wurde in Verbindung mit Antidepressiva, Tranquilizern, Parkinsonmedikamenten, Antihypertensiva und gastrointestinalen Spasmolytika (Tabelle 3.20) beobachtet. Von einer

Tabelle 3.20. Medikamente, die eine Xerostomie hervorrufen können.

Antidepressiva
 Trizyklische
  Amitriptylin
  Doxepin
  Imipramin
 Monoaminoxidase-Hemmer
  Isocarboxazid
  Phenelzin
 	
Psychotrope Substanzen
 Chlorpromazin
 Thioridazin
 Haloperidol
 Prochlorperazin
	Tranquilizer
	 Diazepam
	 Chlordiazepoxid
	 Hydroxyzin
	
	Parkinsonmedikamente
	
	Antihypertensiva (Ganglienblocker)
	
	Gastrointestinale Spasmolytika
	 Atropin
	 Propanthelinbromid
	 Phenobarbital

Speicheldrüsenentzündung, die mit Fieber und einem Exanthem einhergehen kann, wurde bei bis zu 15 % der mit Phenylbutazon behandelten Patienten berichtet [2]. Ein ähnliches Syndrom kann bei wiederholter Anwendung iodierter Röntgenkontrastmittel [3] und unter Nitrofurantoin [4] auftreten.

Stomatitis

Eine Stomatitis (gekennzeichnet durch entzündliche, bullöse oder ulzeröse Veränderungen der Mundschleimhaut) kann als Teil einer medikamentös bedingten lichenoiden Arzneimittelreaktion, eines fixen Arzneimittelexanthems oder eines Erythema-exsudativum-multiforme, aber auch unabhängig von diesen Krankheiten als Nebenwirkung verschiedener Medikamente auftreten (Tabelle 3.21). Zu den Chemotherapeutika, die eine Stomatitis oder Ulzera im Bereich der Wangenschleimhaut auslösen, gehören [5]: Actinomycin D, Amsacrin, Bleomycin, Busulfan, Chlorambucil, Cyclophosphamid, Dactinomycin, Daunorubicin, Doxorubicin, Fluorouracil, Interleu-

Tabelle 3.21. Medikamente, die eine Stomatitis oder Mundschleimhaut-Ulzera verursachen können.

Chemotherapeutika Antirheumatika Gold Naproxen Indometacin Penicillamin Zomepirac Antidepressiva Amitriptylin Doxepin Imipramin	Antihypertensiva Captopril Hydralazin Methyldopa (selten) Verschiedene Chlorpromazin Valproinsäure

kin-2, Mercaptopurin, Methotrexat, Mithramycin, Mitomycin, Nitrosoharnstoffe, Procarbazin und Vincristin. Penicillamin kann im Rahmen eines
medikamentös ausgelösten Pemphigus [6] oder einer lichenoiden Arzneimittelreaktion eine Stomatitis oder Ulzerationen verursachen. Die Goldtherapie ist eine andere bekannte Ursache für eine Stomatitis [7]. Allergische
Reaktionen auf zahnmedizinische Materialien und Therapeutika können
eine Stomatitis verursachen sowie auch eine Kontaktdermatitis beim
zahnmedizinischen Personal [8]. Eine Stomatitis aufgrund einer toxischen
oder allergischen Kontaktdermatitis kann durch Lokalanästhetika, Antibiotika enthaltende Lutschtabletten, Hustentropfen, Mundwasser, Zahnpasta,
parfümierte Lippenstifte, zahnmedizinische Haftmittel und Acrylharz-
Zahnprothesen ausgelöst werden [1]. Gold kann, allerdings nur sehr selten,
eine allergische Kontaktstomatits verursachen [9].

Hyperpigmentierung

Eine Hyperpigmentierung der Mundschleimhaut kann unter Behandlung
mit Chemotherapeutika auftreten [10] und Östrogen kann eine Hypermelanose der Gingiva verursachen [11]. Amalgam-Tätowierungen mit lokaler
Hyperpigmentierung der Wangenschleimhaut (Abb. 3.76) können als Folge
einer Amalgam-Implantation in weiche Gewebe, besonders der Gingiva
oder der alveolären Schleimhaut, entstehen [12].

Reaktionen auf antibakterielle,
antimykotische und immunsuppressive Therapeutika

Systemisch verabreichte Antibiotika und Immunsuppressiva [13] sowie
Kortikosteroid-Aerosole [14] können zur Entstehung einer Candidiasis der

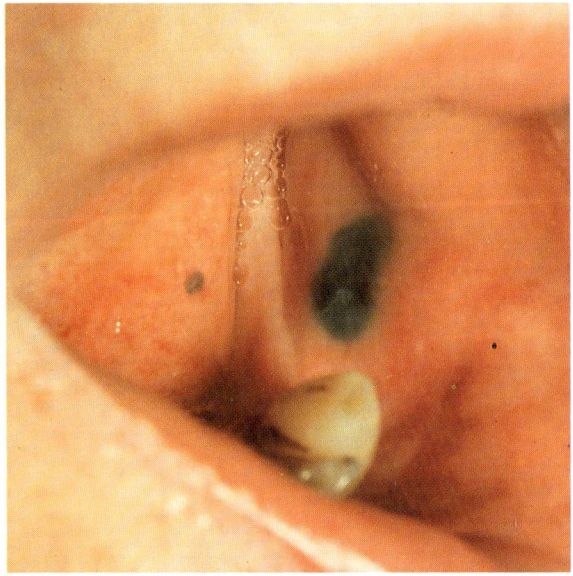

Abb. 3.76. Hyperpigmentierung der
Mundschleimhaut durch Quecksilber
in einer Amalgam-Zahnfüllung.

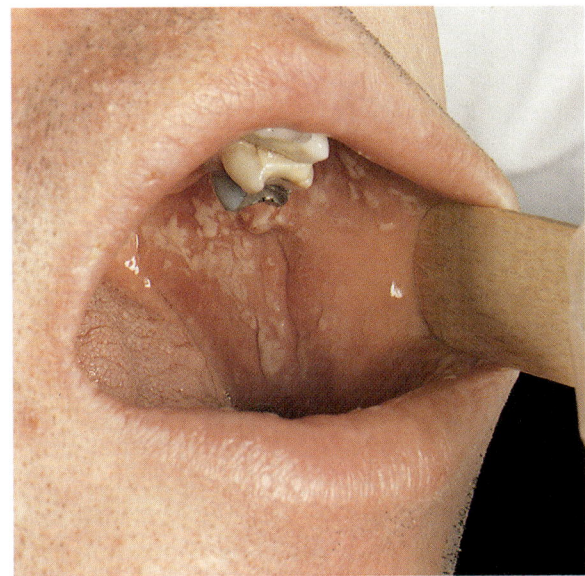

Abb. 3.77. Orale Candidiasis bei einem Patienten unter Antibiotika-Behandlung.

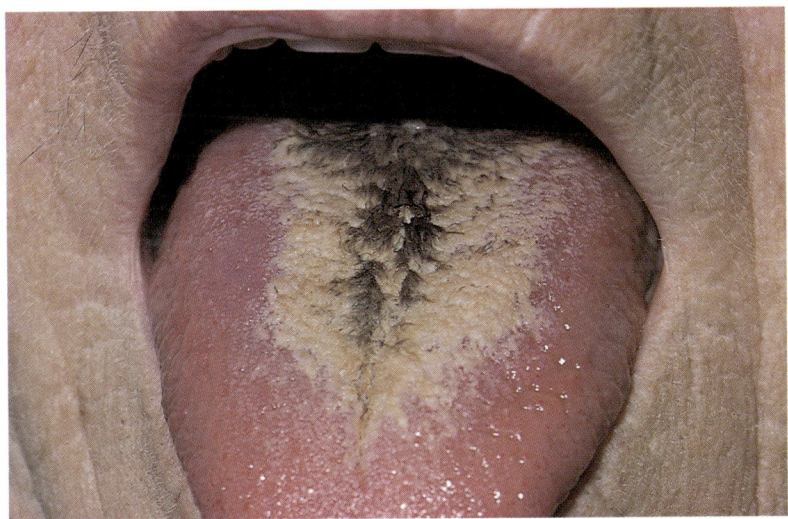

Abb. 3.78. Schwarze Haarzunge.

Mundschleimhaut führen (Abb. 3.77). Eine schwarze Haarzunge (Abb. 3.78) kann in Verbindung mit einer Breitspektrum-Antibiotikatherapie und unter Griseofulvin-Behandlung auftreten.

Gingivahyperplasie

Eine Gingivahyperplasie (Abb. 3.79) kann durch Phenytoin [15], Nifedipin [16], Diltiazem [17] und Cyclosporin A [18] verursacht werden.

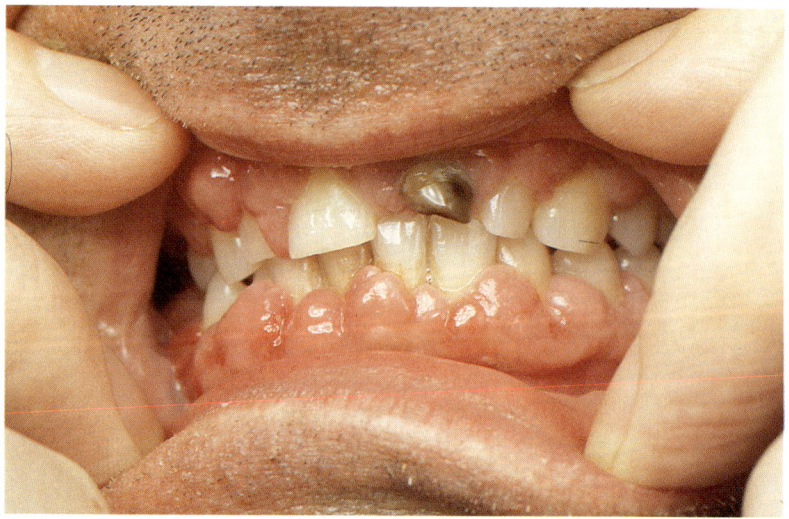

Abb. 3.79. Gingivahyperplasie bei einem Patienten unter kombinierter Cyclosporin-A- und Nifedi-pin-Behandlung
(mit freundlicher Genehmigung von Dr. D.H. McGibbon, St. John's Dermatological Centre, London).

1 Zelickson BD, Rogers RS III. Drug reactions involving the mouth. *Clin Dermatol* 1986; **4**: 98−109.
2 Speed BR, Spelman DW. Sialadenitis and systemic reactions associated with phenylbutazone. *Aust N Z J Med* 1982; **12**: 261−4.
3 Chohen JC, Roxe DM, Said R, *et al*. Iodide mumps after repeated exposure to iodinated contrast media. *Lancet* 1980; **i**: 762−3.
4 Meyboom RH, van Gent A, Zinkstok DJ. Nitrofurantoin-induced parotitis. *Br Med J* 1982; **285**: 1049.
5 Kerker BJ, Hood AF. Chemotherapy-induced cutaneous reactions. *Semin Dermatol* 1989; **8**: 173−81.
6 Hay KD, Muller HK, Rade PC. D-Penicillamine-induced mucocutaneous lesions with features of pemphigus. *Oral Surg* 1978; **45**: 385−95.
7 Glenert U. Drug stomatitis due to gold therapy. *Oral Surg* 1984; **58**: 52−6.
8 Gall H. Allergien auf zahnärztliche Werkstoffe und Dentalpharmaka. *Hautarzt* 1983; **34**: 326−31.
9 Wiesenfeld D, Ferguson MM, Forsyth A, *et al*. Allergy to dental gold. *Oral Surg* 1984; **57**: 158−60.
10 Krutchik AN, Buzdar AU. Pigmentation of the tongue and mucous membranes associated with cancer chemotherapy. *South Med J* 1979; **72**: 1615−16.
11 Hertz RS, Beckstead PC, Brown WJ. Epithelial melanosis of the gingiva possibly resulting from the use of oral contraceptives. *J Am Dent Assoc* 1980; **100**: 713−14.
12 Buchner A, Hansen LS. Amalgam pigmentation (amalgam tattoo) of the oral mucosa: a clinicopathologic study of 268 cases. *Oral Surg* 1980; **49**: 139−47.
13 Torack RM. Fungus infections associated with antibiotic and steroid therapy. *Am J Med* 1957; **22**: 872−82.
14 Chervinsky P, Petraco AJ. Incidence of oral candidiasis during therapy with triamcinolone acetonide aerosol. *Ann Allergy* 1979; **43**: 80−3.
15 Hassell TM, Page RC, Narayanan AS, Cooper CG. Diphenylhydantoin (dilantin) gingival hyperplasia: drug induced abnormality of connective tissue. *Proc Natl Acad Sci* 1976; **73**: 2909−12.

16 Benini PL, Crosti C, Sala F, *et al.* Gingival hyperplasia by nifedipine. Report of a case. *Acta Derm Venereol (Stockh)* 1985; **65**: 362−5.
17 Giustiniani S, Robustelli della Cuna F, Marieni M. Hyperplastic gingivitis during diltiazem therapy. *Int J Cardiol* 1987; **15**: 247−9.
18 Frosch PJ, Ruder H, Stiefel A, *et al.* Gingivahyperplasie und Seropapeln unter Cyclosporinbehandlung. *Hautarzt* 1988; **39**: 611−16.

3.34 Oligospermie

Eine Oligospermie als Nebenwirkung bestimmter Medikamente [1] kann lediglich durch Unfruchtbarkeitsuntersuchungen zu Tage treten. Östrogene, Androgene, Cyproteronacetat, zytotoxische Medikamente, darunter auch Methotrexat in der Behandlung der Psoriasis [2], Colchicin, die meisten Monoaminooxidase-Hemmer, Ketoconazol und Sulfasalazin wurden mit einer Oligospermie in Verbindung gebracht. Die synthetischen Retinoide Isotretinoin und Etretinat scheinen die Spermienzahl nicht zu beeinträchtigen [3,4].

1 Drife JO. Drugs and sperm. *Br Med J* 1982; **284**: 844−5.
2 Sussman A, Leonard JM. Psoriasis, methotrexate, and oligospermia. *Arch Dermatol* 1980; **116**: 215−17.
3 Schill W-B, Wagner A, Nikolowski J, Plewig G. Aromatic retinoid and 13-*cis*-retinoic acid: spermatological investigations. In Orfanos CE, Braun-Falco O, Farber EM, *et al.* (eds) *Retinoids. Advances in Basic Research and Therapy.* Springer Verlag, Berlin, 1981, pp 389−95.
4 Töröck L, Kása M. Spermatological and endocrinological examinations connected with isotretinoin treatment. In Saurat JH (ed.) *Retinoids: New Trends in Research and Therapy.* Karger, Basel, 1985, pp 407−10.

Teil III: Wichtige oder häufig verordnete Medikamente

4. Antibakterielle Medikamente

4.1 Beta-Laktam-Antibiotika

Penizillin

Toxische Reaktionen nach Gabe von Penizillin sind extrem selten und entwickeln sich gewöhnlich nur nach Verabreichung sehr hoher Dosen, können aber bei Patienten mit eingeschränkter Nierenfunktion auch unter normaler Dosierung auftreten. Eine Enzephalopathie kann die Folge sein. Im Gegensatz dazu sind immunologische Reaktionen häufig [1–5]. Eine Allergie gegen Penizillin wird bei bis zu 10 % der behandelten Patienten beobachtet [6]. Alle Penizilline einschließlich der halbsynthetischen Penizilline sind kreuzallergen. Allergische Reaktionen sind im allgemeinen gegen halbsynthetische Verbindungen häufiger als gegen die natürlichen Penizilline. Alle vier Formen der allergischen Reaktionen können auftreten: Urtikaria und anaphylaktischer Schock (Typ 1), hämolytische Anämie oder

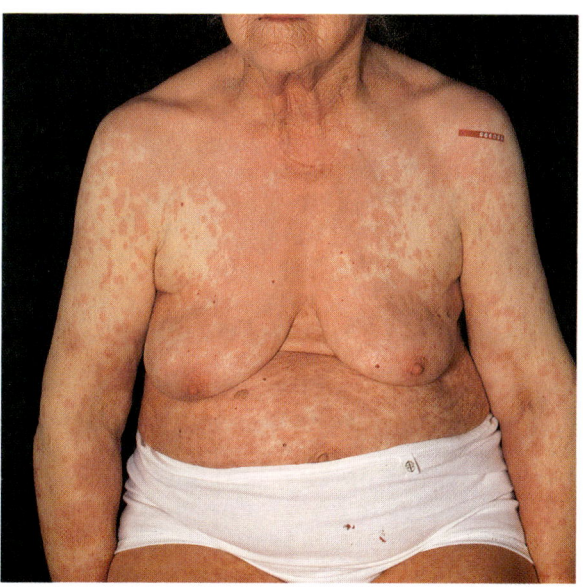

Abb. 4.1. Teils konfluierendes Exanthem bei einer mit Penicillin, Amoxicillin und Flucloxacillin behandelten Patientin.

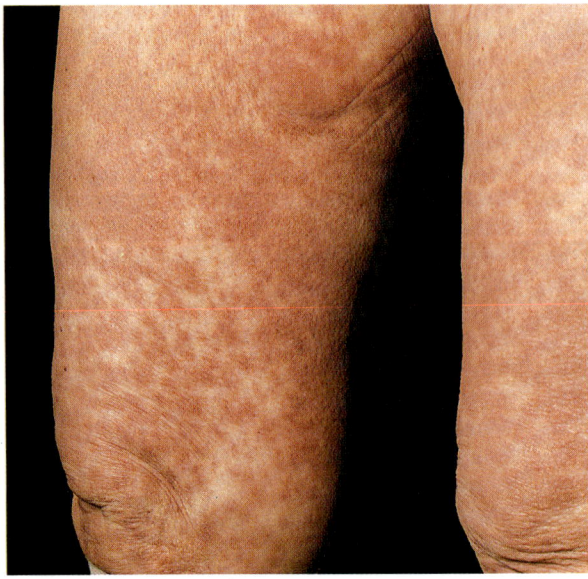

Abb. 4.2. Makulopapulöses Exanthem mit einer Purpurakomponente bei einem mit Penicillin, Amoxicillin und Flucloxacillin behandelten Patienten.

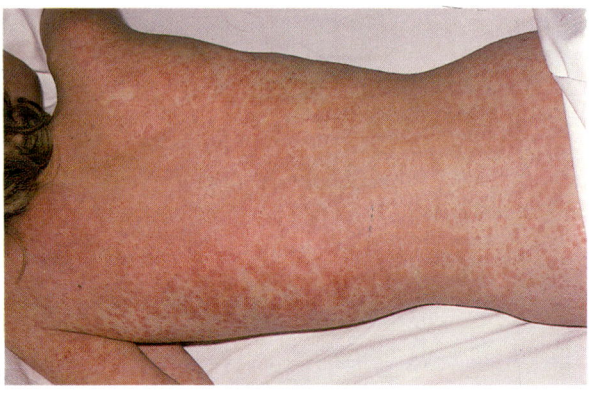

Abb. 4.3. Ausgedehntes Erythema-exsudativum-multiforme-artiges Arzneimittelexanthem nach Gabe von Penicillin.

Agranulozytose (Typ 2), allergische Vaskulitis oder der Serumkrankheit ähnliche Reaktionen (Typ 3) oder die allergische Kontaktdermatitis [7] (Typ 4).

Klinisches Bild

Sofortreaktionen treten innerhalb einer Stunde auf und verlaufen mit Urtikaria, Larynxödem, Bronchospasmus und/oder anaphylaktischem Schock. Diese Reaktionen können sich auch mit der gleichen klinischen Symptomatik 1 bis 72 Stunden später entwickeln. Reaktionen, die mehr als 72 Stunden nach der Verabreichung des Medikaments auftreten, werden als Spätreaktionen bezeichnet. Hierzu gehören makulopapulöse, scarlatiniforme oder morbilliforme Exantheme (Abb. 4.1 und 4.2), Urtikaria, Serumkrankheit, Erythema-exsudativum-multiforme (Abb. 4.3), hämolytische Anämie, Thrombozytopenie und Neutropenie. Fieber ist die häufigste Reaktion. Die Urtikaria hat keine spezifischen Merkmale, kann aber über Monate persistieren. Episoden einer Serumkrankheit dauern gewöhnlich etwa 12 Tage, können aber, besonders nach Depot-Penizillinen, bedeutend länger anhalten. Rückfälle treten manchmal nach kräftiger Belastung der Muskeln auf, in die das Penizillin injiziert worden war.

Penizillin-Antigene

Die Untersuchungen der Antigenstrukturen, die für die Penizillinallergie verantwortlich sind, zeigten zuerst eine „Hauptdeterminante", nämlich die Penicilloyl-Gruppe, die durch die spontane Hydrolyse von Penizillin gebildet wird (Penicilloyl-Polylysin wird für die Hauttestung verwendet). Später wurde nachgewiesen, daß bei der Metabolisierung des Benzyl-Penizillins kleine Mengen weiterer antigener Verbindungen („minor determinants") gebildet werden [3]. Die meisten anaphylaktischen allergischen Reaktionen vom Soforttyp werden durch IgE-Antikörper gegen die „minor determinants" vermittelt, während die später auftretenden Reaktionen gewöhnlich die Folge von IgE-Antikörpern gegen die Hauptdeterminante sind [3,4].

Epidemiologie

Anaphylaktische Reaktionen nach Gabe von Penizillin sollen nach Literaturberichten bei etwa 0,015 % der Behandlungszyklen auftreten. Zu tödlichen Folgen kam es bei 0,0015 bis 0,002 % (d.h. 1 von 50.000 bis 100.000) der Behandlungsserien [8], so daß es in jedem Jahr in den USA mehrere Hundert Todesfälle durch dieses Medikament gab [9]. Erwachsene zwischen 20 und 49 Jahren haben dabei das höchste Risiko [10]. Eine Atopie scheint nicht für eine häufigere Produktion von IgE-Antikörpern und für die Entwicklung von Nebenwirkungen gegen Beta-Laktam-Antibiotika zu prädisponieren, möglicherweise erhöht sie aber das Risiko einer schweren Reaktion [3]. Eine Anaphylaxie tritt häufiger nach parenteraler Gabe und nur sehr selten, wenn auch beschrieben, nach oraler Einnahme auf [10]. Makulopapulöse Exantheme treten in etwa 2 % der Behandlungszyklen auf [3]. Bei einer positiven Anamnese einer Penizillinunverträglichkeit steigt das Risiko einer neuerlichen Nebenwirkung auf etwa 10 % an [11]. Ein hoher Prozentsatz von Kindern (33 % in einer Untersuchung) können die positive Reaktion im Hauttest innerhalb eines Jahres wieder verlieren [12]. In der Praxis treten nur bei sehr wenigen Kindern, die angeblich allergisch gegen Penizillin sind, tatsächlich nach Gabe des Medikaments Nebenwirkungen auf [4]. Die Zeitspanne, in der penizillinspezifische IgE-Antikörper verschwinden, variiert bei Erwachsenen von 10 Tagen bis zu einer dauerhaften Persistenz sehr stark [3]. Bei einer Gruppe penizillinallergischer Patienten ist das Risiko einer erneuten IgE-vermittelten Reaktion umgekehrt proportional zur Zeit, die seit der letzten Reaktion verstrichen ist [11]. In einer Untersuchung zeigten 80 bis 90 % der Patienten 2 Monate nach einer akuten allergischen Reaktion im Hauttest eine positive Reaktion, aber nur weniger als 20 % reagierten 10 Jahre später positiv [13]. Dennoch bleibt bei Patienten mit einer positiven Anamnese einer IgE-vermittelten Reaktion das Risiko eines erneuten Auftretens einer solchen Nebenwirkung bestehen, auch wenn im Hauttest keine IgE-Antikörper mehr nachweisbar sind [14]. Man sollte auch bedenken, daß die meisten schweren und tödlich verlaufenden allergischen Reaktionen auf Beta-Laktam-Antibiotika bei Menschen auftreten, die nie zuvor eine allergische Nebenwirkung gehabt haben. Eine negative Anamnese sollte daher kein falsches Sicherheitsgefühl erzeugen [3]. Eine kontinuierliche Prophylaxe verursacht nur sehr selten allergische Nebenwirkungen [15].

Zur Auslösung der Allergie können bei einem sensibilisierten Menschen schon minimale Mengen des Medikaments ausreichen, wie z.B. von kontaminierten Spritzen, Zahnwurzelkanal-Einlagen, viralen Impfstoffen, kontaminierten Milch- oder Fleischprodukten und kontaminiertem Transfusionsblut [16]. Urtikaria und Atemnot traten bei einer gegen Penizillin allergischen Ehefrau eines Mannes auf, der parenteral Mezlocillin erhielt, und wurden als Folge einer Penizillinübertragung über die Samenflüssigkeit gedeutet [17].

Andere Erscheinungsbilder von Penizillinreaktionen

Neben den oben beschriebenen Reaktionen wurde über einige andere Nebenwirkungen im Zusammenhang mit Penizillin berichtet. Dazu gehören das Erythema-exsudativum-multiforme [18], vesikulöse und bullöse Eruptionen, eine exfoliative Dermatitis [19], Purpura, fixes Arzneimittelexanthem [1], postinflammatorische Elastolyse (Cutis laxa), die in einem Fall generalisiert war und schließlich zum Tode führte [20], sowie einige sehr seltene Fälle von Pemphigus vulgaris [21–23], Pemphigoid [24] und pustulöser Psoriasis [25]. Es wurde vermutet, daß Penizillin bei der chronischen „idiopathischen" Urtikaria eine Rolle spielen könnte [26].

Cloxacillin und Flucloxacillin

Cloxacilline weisen eine Kreuzreaktion mit Penizillinen auf, rufen aber im Gegensatz zu Ampicillin keine charakteristischen Exantheme hervor. Flucloxacillin löst selten eine primäre Penizillinallergie aus.

1 Beeley L. Allergy to penicillin. *Br Med J* 1984; **288**: 511–12.

2 Erffmeyer JE. Penicillin allergy. *Clin Rev Allergy* 1986; **4**: 171–88.

3 Weiss ME, Adkinson NF. Immediate hypersensitivity reactions to penicillin and related antibiotics. *Clin Allergy* 1989; **18**: 515–40.

4 Anonymous. Penicillin allergy in childhood. *Lancet* 1988; **i**: 420.

5 Weber EA, Knight A. Testing for allergy to antibiotics. *Semin Dermatol* 1989; **8**; 204–12.

6 Van Arsdael PP. The risk of penicillin reactions. *Ann Intern Med* 1968; **69**: 1071.

7 Stejskal VDM, Forsbeck M, Olin R. Side chain-specific lymphocyte responses in workers with occupational allergy induced by penicillins. *Int Arch Allergy Appl Immunol* 1987; **82**: 461–4.

8 Idsøe O, Guthe T, Willcox RR, de Weck AL. Nature and extent of penicillin side reactions, with particular reference to fatalities from anaphylactic shock. *Bull WHO* 1968; **38**: 159−88.

9 Feinberg SM. Allergy from therapeutic products. Incidence, importance, recognition, and prevention. *JAMA* 1961; **178**: 815−18.

10 Simmonds J, Hodges S, Nicol F, Barnett D. Anaphylaxis after oral penicillin. *Br Med J* 1978; **ii**: 1404.

11 Sogn DD. Penicillin allergy. *J Allergy Clin Immunol* 1984; **74**: 589−93.

12 Chandra RK, Joglekar SA, Tomas E. Penicillin allergy: anti-penicillin IgE antibodies and immediate hypersensitivity skin reactions employing major and minor determinants of penicillin. *Arch Dis Child* 1980; **55**: 857−60.

13 Sullivan TJ, Wedner HJ, Shatz GS, *et al.* Skin testing to detect penicillin allergy. *J Allergy Clin Immunol* 1981; **68**: 171−80.

14 Adkinson NF Jr. Risk factors for drug allergy. *J Allergy Clin Immunol* 1984; **74**: 567−72.

15 Wood HF, Simpson R, Feinstein AR, *et al.* Rheumatic fever in children and adolescents. A long-term epidemiologic study of subsequent prophylaxis, streptococcal infections, and clinical sequelae. I. Description of the investigative techniques and the population studied. *Ann Intern Med* 1964; **60** (Suppl. 5): 6−17.

16 Michel J, Sharon R. Non-haemolytic adverse reaction after transfusion of a blood unit containing penicillin. *Br Med J* 1980; **i**: 152−3.

17 Burks JH, Fliegalman R, Sokalski SJ. An unforeseen complication of home parenteral antibiotic therapy. *Arch Intern Med* 1989; **149**: 1603−4.

18 Staretz LR, DeBoom GW. Multiple oral and skin lesions occurring after treatment with penicillin. *J Am Dent Assoc* 1990; **121**: 436−7.

19 Levine BB. Skin rashes with penicillin therapy: current management. *N Engl J Med* 1972; **286**: 42−3.

20 Kerl H, Burg G, Hashimoto K. Fatal, penicillin-induced, generalized, post-inflammatory elastolysis (cutis laxa). *Am J Dermatopathol* 1983; **5**: 267−76.

21 Ruocco V, Rossi A, Pisani M, *et al.* An abortive form of pemphigus vulgaris probably induced by penicillin. *Dermatologica* 1979; **159**: 266−73.

22 Duhra PL, Foulds IS. Penicillin-induced pemphigus vulgaris. *Br J Dermatol* 1988; **118**: 307.

23 Fellner MJ, Mark AS. Penicillin- and ampicillin-induced pemphigus vulgaris. *Int J Dermatol* 1980; **19**: 392−3.

24 Alcalay J, David M, Ingber A, *et al.* Bullous pemphigoid mimicking bullous erythema multiforme: An untoward side effect of penicillins. *J Am Acad Dermatol* 1988; **18**: 345−9.

25 Katz M, Seidenbaum M, Weinrauch L. Penicillin-induced generalized pustular psoriasis. *J Am Acad Dermatol* 1988; **17**: 918−20.

26 Boonk WJ, Van Ketel WG. The role of penicillin in the pathogenesis of chronic urticaria. *Br J Dermatol* 1982; **106**: 183−90.

Ampicillin [1−5]

Ein morbilliformes Exanthem, das an den Extremitäten beginnt und dann generalisiert, tritt bei 5 bis 10 % der mit Ampicillin behandelten Patienten auf. Es entwickelt sich meist 7 bis 12 Tage nach Therapiebeginn. Dieses Zeitintervall legt das Vorliegen eines allergischen Mechanismus nahe. Trotzdem aber bildet sich das Exanthem spontan zurück, auch wenn das Ampicillin weitergegeben wird, und es muß bei wiederholter Einnahme nicht neuerlich auftreten. Hauttests sind meist negativ. Eine urtikarielle

Reaktion, die bei etwa 1 % der Patienten auftritt [2], weist auf das Vorliegen einer IgE-vermittelten Typ-I-Allergie gegen Penizillin hin. Die Verwendung hochgereinigter Präparate hat die Exanthemrate auf 1,4 % reduziert [3]. Eine Ampicillinbehandlung von Patienten, die unter einer infektiösen Mononukleose leiden, führt bei bis zu 100 % der Betroffenen zu ausgeprägten morbilliformen Eruptionen, die gelegentlich eine Purpurakomponente aufweisen (Abb. 4.4 und 4.5) [5,6]. Auch bei Patienten mit Zytomegalievirus-Infektion oder chronisch lymphatischer Leukämie sind Hautreaktionen nach Gabe von Ampicillin häufig [7,8]. Allopurinol (wie auch eine Niereninsuffizienz) erhöht bei gleichzeitiger Gabe von Ampicillin die Exanthem-

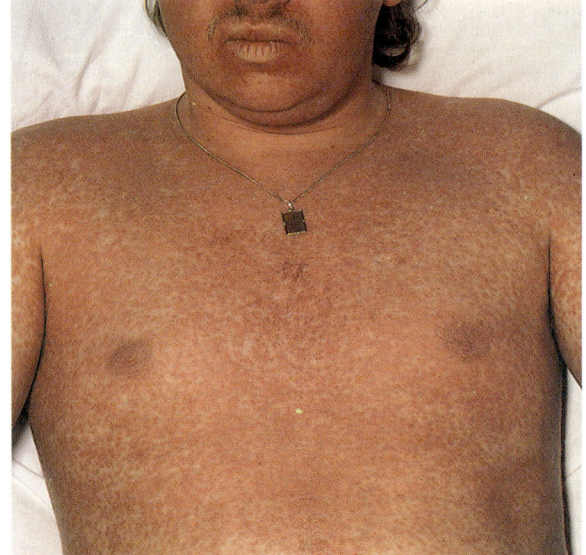

Abb. 4.4. Ausgeprägtes morbilliformes Exanthem mit Purpurakomponente bei einem Patienten mit Ampicillinbehandlung bei Pfeifferschem Drüsenfieber.

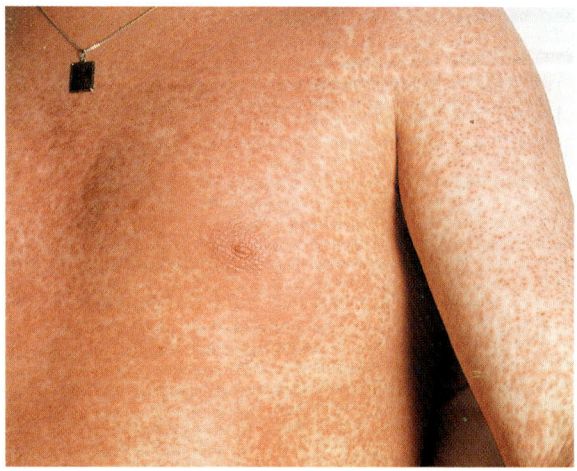

Abb. 4.5. Nahaufnahme des Ampicillinexanthems bei einem Patienten mit Pfeifferschem Drüsenfieber.

häufigkeit bis zu 22% [9]. In Einzelfällen wurde Ampicillin mit dem Auftreten eines fixen Arzneimittelexanthems [10], Erythema-exsudativum-multiforme, Stevens-Johnson-Syndroms [11], einer toxischen epidermalen Nekrolyse [12], Purpura Schoenlein-Henoch [13], Serumkrankheit [14] und eines Pemphigus vulgaris [15] in Verbindung gebracht. Bei einem Patienten, der die Anamnese einer Psoriasis angab, führte die Ampicillinbehandlung bei zwei verschiedenen Gelegenheiten zu einer Erythrodermie; beim Intrakutantest entwickelte sich bei Ampicillin, nicht aber bei der Kochsalz-Kontrollösung, eine psoriasiforme Reaktion [16]. Nach Auftreten einer Urtikaria unter Ampicillingabe ist eine Reexposition des Patienten mit diesem Medikament oder anderen Penizillinen kontraindiziert, denn es wurde über anaphylaktische Reaktionen nach Ampicillintherapie berichtet. Das Risiko ist nach morbilliformen Exanthemen zwar deutlich geringer, aber nicht zu vernachlässigen.

Methicillin

Methicillin verursachte bei einem Patienten mit Pfeifferschem Drüsenfieber das erneute Aufflammen eines gerade abgeklungenen Ampicillinexanthems [17].

Amoxicillin

Hautreaktionen, darunter Urtikaria, morbilliforme oder makulopapulöse Exantheme, treten in 1,5 bis 3,1% der Behandlungszyklen mit Amoxicillin auf [18–20]. Bei Kindern wurde unter Amoxicillintherapie eine Serumkrankheit beobachtet [21]. Amoxicillin verursachte auch ein fixes Arzneimittelexanthem [22] und eine seltsame, rezidivierende, lokalisierte pustulöse Reaktion [23]. Das Medikament wurde auch mit der Entwicklung einer akuten generalisierten exanthematischen Pustulose in Verbindung gebracht [24]. Bei drei Patienten mit negativen Ergebnissen im Hauttest mit Benzylpenicilloyl-Polylysin und im RAST (Radio-Allergo-Sorbent-Test) mit Benzylpenicilloyl wurde das Auftreten von anaphylaktischen Reaktionen unter der Behandlung und bei Provokation mit Amoxicillin berichtet; 2 Patienten reagierten im Hauttest und im RAST mit Amoxicillin [25]. In einer weiteren Untersuchungsreihe reagierten 20 von 64 Patienten mit der Diagnose einer Penizillinallergie gegen Amoxicillin, nicht aber gegen andere Penizilline [26]. Bei HIV-positiven Patienten treten möglicherweise häufiger Exantheme unter Behandlung mit Amoxicillin und Clavulansäure auf [27].

1 Almeyda J, Levantine A. Drug reactions XIX. Adverse cutaneous reactions to the penicillins – ampicillin rashes. Br J Dermatol 1972; **87**: 293–7.

2 Bass JW, Crowley DM, Steele RW, et al. Adverse effects of orally administered ampicillin. J Pediatr 1973; **83**: 106–8.

3 Leading Article. Ampicillin rashes. Br Med J 1975; **ii**: 708–9.

4 Saurat JH, Ponvert CL, Soubrane CL, et al. Sensibilisation à la pénicilline après accident cutané dû à l'ampicilline. Nouv Presse Méd 1976: **5**: 25–7.

5 Weiss ME, Adkinson NF. Immediate hypersensitivity reactions to penicillin and related antibiotics. *Clin Allergy* 1988; **18**: 515−40.

6 Pullen H, Wright N, Murdoch J McC. Hypersensitivity reactions to anti-bacterial drugs in infectious mononucleosis. *Lancet* 1967; **ii**: 1176−8.

7 Klemola E. Hypersensitivity reactions to ampicillin in cytomegalovirus mono-nucleosis. *Scand J Infect Dis* 1970; **2**: 29.

8 Cameron SJ, Richmond J. Ampicillin hypersensitivity in lymphatic leukaemia. *Scot Med J* 1972; **16**: 425−7.

9 Jick H, Slone D, Shapiro S, *et al.* Excess of ampicillin rashes associated with allopurinol or hyperuricemia. A report from the Boston Collaborative Drug Surveillance Program, Boston University Medical Center. *N Engl J Med* 1972; **286**: 505−7.

10 Arndt KA, Parrish J. Ampicillin rashes. *Arch Dermatol* 1973; **107**: 74.

11 Gupta HL, Dheman R. Ampicillin induced Stevens−Johnson syndrome. *J Indian Med Assoc* 1979; **72**: 188−9.

12 Tagami H, Tatsuta K, Iwatski K, Yamada M. Delayed hypersensitivity in ampicillin-induced toxic epidermal necrolysis. *Arch Dermatol* 1983; **119**: 910−13.

13 Beeching NJ, Gruer LD, Findlay CD, Geddes AM. A case of Henoch−Schönlein purpura syndrome following oral ampicillin. *J Antimicrob Chemother* 1982; **10**: 479−82.

14 Caldwell JR, Cliff LE. Adverse reactions to antimicrobial agents. *JAMA* 1974; **230**: 77−80.

15 Fellner MJ, Mark AS. Penicillin- and ampicillin-induced pemphigus vulgaris. *Int J Dermatol* 1980; **19**: 392−3.

16 Saito S, Ikezawa Z. Psoriasiform intradermal test reaction to ABPC in a patient with psoriasis and ABPC allergy. *J Dermatol (Tokyo)* 1990; **17**: 677−83.

17 Fields DA. Methicillin rash in infectious mononucleosis. *West J Med* 1981; **133**: 521.

18 Wise PJ, Neu HC. Experience with amoxicillin: an overall summary of clinical trials in the United States. *J Infect Dis* 1974; **129** (Suppl): S266−S267.

19 Levine LR. Quantitative comparison of adverse reactions to cefaclor versus amoxicillin in a surveillance study. *Pediatr Infect Dis* 1985; **4**: 358−61.

20 Bigby M, Jick S, Jick H, Arndt K. Drug-induced cutaneous reactions. A report from the Boston Collaborative Drug Surveillance Program on 15 438 consecutive inpatients, 1975 to 1982. *JAMA* 1986; **256**: 3358−63.

21 Chopra R, Roberts J, Warrington RJ. Severe delayed-onset hypersensitivity reactions to amoxicillin in children. *Can Med Assoc J* 1989; **140**: 921−3.

22 Chowdhury FH. Fixed genital drug eruption. *Practical Med* 1982; **226**: 1450.

23 Shuttleworth D. A localized, recurrent pustular eruption following amoxycillin administration. *Clin Exp Dermatol* 1989; **14**: 367−8.

24 Roujeau J-C, Bioulac-Sage P, Bourseau C, *et al.* Acute generalized exanthematous pustulosis. Analysis of 63 cases. *Arch Dermatol* 1991; **127**: 1333−8.

25 Blanca M, Perez E, Garcia J, *et al.* Anaphylaxis to amoxicillin but good tolerance to benzylpenicillin. *Allergy* 1988; **43**: 508−10.

26 Blanca M, Vega J, Garcia J, *et al.* Allergy to amoxicillin with good tolerance to other penicillins. Study of the incidence of patients allergic to betalactams. *Clin Exp Allergy* 1990; **20**: 475−81.

27 Battegay M, Opravil M, Wütrich B, Lüthy R. Rash with amoxicillin-clavulanate therapy in HIV-infected patients. *Lancet* 1989; **ii**: 1100.

Cephalosporine

Bei Patienten mit Nierenerkrankungen können nach Gabe von Cephalosporinen toxische Reaktionen auftreten. Durch Interferenz mit Gerinnungsfaktoren kann es zu Blutungen kommen. Nebenwirkungen der Cephalosporine sind bei penizillinallergischen Patienten als Folge einer Kreuzüberempfindlichkeit zwar häufiger, aber auch primäre Sensibilisierungen sind nicht selten [3]. Bis zu 50 % der Patienten, die im Hauttest positiv auf Penizillin reagieren, zeigen auch positive Hauttest-Reaktionen gegen Cephalosporine [4]. Es sind jedoch zu wenige Patienten mit im Hauttest nachgewiesener Penizillinallergie mit Cephalosporinen getestet worden (und umgekehrt), um die wirkliche Inzidenz der Kreuzreaktivität feststellen zu können [5]. Neuere Cephalosporine zeigen zwar angeblich eine geringere Kreuzreaktivität mit Penizillin [6], man sollte sie aber dennoch bei Patienten mit einer Penizillinallergie in der Anamnese am besten vermeiden [5].

Zu den Unverträglichkeitsreaktionen gehören verschiedene Exantheme und die Kontakturtikaria [7]. Fälle von Anaphylaxie (gegen Cefaclor) [8] und tödlichem anaphylaktischen Schock (im Zusammenhang mit Cefalotin) [9] wurden berichtet. Vulvovaginitis und Pruritus ani sind nicht selten. Eine exfoliative Dermatitis wurde auf Cefoxitin zurückgeführt [10]. Intoleranzreaktionen gegen Alkohol, wie unter Disulfiram beobachtet, wurden bei neueren Vertretern dieser Medikamentengruppe beschrieben. Pustulöse Reaktionen wurden unter Cefradin, Cefalexin und Cefazolin beobachtet [11–13]. Es gibt Berichte, daß Cephalosporine [14], darunter Cefalexin [15], eine toxische epidermale Nekrolyse bzw. einen Pemphigus vulgaris ausgelöst haben [16]. Cefazolin hat ein ungewöhnliches fixes Arzneimittelexanthem verursacht [17]. Ein seltsames Photo-recall-artiges Phänomen, bei dem sich die Reaktion auf das Areal eines einen Monat zuvor erlittenen Sonnenbrandes beschränkte, folgte einer Behandlung mit Cefazolin und Gentamicinsulfat [18]. Ceftazidim wurde mit der Entwicklung eines Erythema-exsudativum-multiforme in Verbindung gebracht [19].

Monobaktame

Monobaktame (z.B. Aztreonam) weisen eine schwache Kreuzreaktivität mit IgE-Antikörpern gegen Penizillin auf [20,21], es wurden aber bei penizillinallergischen Patienten allergische Sofortreaktionen beim Erstkontakt mit Aztreonam beobachtet [22,23]. Im allgemeinen wird Aztreonam von Hochrisiko-Patienten, die gegen andere Beta-Laktam-Antibiotika allergisch sind, gut vertragen, aber nach dem Erstkontakt werden 20 % der Patienten sensibilisiert [24].

Carbapeneme

Kreuzreaktivität und allergische Reaktionen nach Gabe von Imipenem treten bei Patienten mit einer bekannten Penizillinallergie auf [2,25].

Carbapeneme sollten daher bei Patienten mit Penizillinallergie vermieden werden [5]. Die Kombination von Imipenem mit Cilastatin, einem nicht antibiotischen Enzyminhibitor, der den Abbau von Imipenem zu nephrotoxischen Metaboliten verhindert, kann eine Phlebitis oder Schmerzen am Infusionsort verursachen [26]. Imipenem wurde mit einer pustulösen Eruption [27] und Imipenem-Cilastatin mit einem palmoplantaren Pruritus während der Infusion bei einem Kind mit AIDS in Zusammenhang gebracht [28].

1 Weiss ME, Adkinson NF. Immediate hypersensitivity reactions to penicillin and related antibiotics. *Clin Allergy* 1988; **18**: 515−40.
2 Saxon A, Beall CN, Rohr AS, *et al.* Immediate hypersensitivity reactions to beta-lactam antibiotics. *Ann Intern Med* 1987; **107**: 204−15.
3 Moellering RC Jr, Swartz MN. Drug therapy. The newer cephalosporins. *N Engl J Med* 1976; **294**: 24−8.
4 Sullivan TJ, Wedner HJ, Shatz GS, *et al.* Skin testing to detect penicillin allergy. *J Allergy Clin Immunol* 1981; **68**: 171−80.
5 Weber EA, Knight A. Testing for allergy to antibiotics. *Semin Dermatol* 1989; **8**: 204−12.
6 Korting HC. Zephalosporin-Allergie und Zephalosporin-Penizillin-Kreuzallergie unter besonderer Berücksichtigung für die venerologische Therapie bedeutsamer anaphylaktischer Reaktionen. *Hautarzt* 1984; **35**: 225−9.
7 Tuft L. Contact urticaria from cephalosporins. *Arch Dermatol* 1975; **111**: 1609.
8 Nishioka K, Katayama I, Kobayashi Y, Takijiri C. Anaphylaxis due to cefaclor hypersensitivity. *J Dermatol (Tokyo)* 1986; **13**: 226−7.
9 Spruell FG, Minette LJ, Sturner WQ. Two surgical deaths associated with cephalothin. *JAMA* 1974; **229**: 440−1.
10 Kannangara DW, Smith B, Cohen K. Exfoliative dermatitis during cefoxitin therapy. *Arch Intern Med* 1982; **142**: 1031−2.
11 Kalb R, Grossman ME. Pustular eruption following administration of cephadrine. *Cutis* 1986; **38**: 58−60.
12 Jackson H, Vion B, Levy PM. Generalized eruptive pustular drug rash due to cephalexin. *Dermatologica* 1988: **177**: 292−4.
13 Fayol J, Bernard P, Bonnetblanc JM. Pustular eruption following the administration of cefazolin: A second case report. *J Am Acad Dermatol* 1988; **19**: 571.
14 Nichter LS, Harman DM, Bryant CA, *et al.* Cephalosporin-induced toxic epidermal necrolysis. *J Burn Care Rehabil* 1983; **4**: 358−60.
15 Hogan DJ, Rooney ME. Toxic epidermal necrolysis due to cephalexin. *J Am Acad Dermatol* 1987; **17**: 852.
16 Wolf R, Dechner E, Ophir J, Brenner S. Cephalexin. A nonthiol drug that may induce pemphigus vulgaris. *Int J Dermatol* 1991; **30**: 213−15.
17 Sigal-Nahum M, Konqui A, Gauliet A, Sigal S. Linear fixed drug eruption. *Br J Dermatol* 1988; **118**: 849−51.
18 Flax SH, Uhle P. Photo recall-like phenomenon following the use of cefazolin and gentamicin sulfate. *Cutis* 1990; **46**: 59−61.
19 Pierce TH, Vig SJ, Ingram PM. Ceftazidime in the treatment of lower respiratory tract infection. *J Antimicrob Chemother* 1983; **12** (Suppl A): 21−5.
20 Adkinson NF, Saxon A, Spence MR, Swabb EA. Cross-allergenicity and immunogenicity of aztreonam. *Rev Infect Dis* 1985; **7** (Suppl 4): S613−S621.
21 Saxon A, Hassner A, Swabb EA, *et al.* Lack of cross-reactivity between aztreonam, a monobactam antibiotic, and penicillin-allergic subjects. *J Infect Dis* 1984; **149**: 16.
22 Hantson P, de Coninck B, Horn JL, Mahieu P. Immediate hypersensitivity to aztreonam and imipenem. *Br Med J* 1991; **302**: 294−5.

23 Alvarez JS, Del Castillo JAS, Garcia IS, Ortiz MJA. Immediate hypersensitivity to aztreonam. *Lancet* 1990; **335**: 1094.

24 Moss RB. Sensitization to aztreonam and cross-reactivity with other beta-lactam antibiotics in high-risk patients with cystic fibrosis. *J Allergy Clin Immunol* 1991; **87**: 78−88.

25 Saxon A, Adelman DC, Patel A, *et al*. Imipenem cross-reactivity with penicillin in humans. *J Allergy Clin Immunol* 1988; **82**: 213−17.

26 Anon. Imipenem + cilastatin − a new type of antibiotic. *Drug Ther Bull* 1991; **29**: 43−4.

27 Escallier F, Dalac S, Foucher JL, *et al*. Pustulose exanthématique aiguë généralisée imputabilité a l'imipéneme (Tienam®). *Ann Derm Vénéréol (Paris)* 1989; **116**: 407−9.

28 Machado ARL, Silva CLO, Galyão NAM. Unusual reaction to imipenem−cilastatin in a child with the acquired immunodeficiency syndrome. *J Allergy Clin Immunol* 1991; **87**: 754.

4.2 Tetrazykline

Viele der Nebenwirkungen sind allen Medikamenten dieser Gruppe gemeinsam und eine Kreuzüberempfindlichkeit kommt vor [1]. Übelkeit, Erbrechen und Diarrhoe sind bekannte dosisabhängige Nebenwirkungen. Eine orale oder vaginale Candidiasis können als Folge eines Überwucherns von Kommensalen entstehen. Eine Wiederaufnahme der Therapie führt nicht notwendigerweise zu einer erneuten Vaginitis [2].

Photosensibilität

Alle Tetrazykline, besonders aber Demeclocyclin (Demethylchlortetracyclin), können Photosensibilitätsreaktionen hervorrufen [1,3−9], die klinisch einem übermäßigen Sonnenbrand, manchmal mit Blasenbildung, gleichen. Da hierzu hohe Serumspiegel prädisponieren, nimmt man an, daß eine Phototoxizität eine Rolle spielt. In der lichtgeschädigten Haut findet man hohe Konzentrationen von Tetraczyklinen [3]. Reaktionen sowohl gegen UVA als auch gegen UVB wurden berichtet. Die Symptome können über Monate persistieren [1]. Es kann sich an den Fingern und, wenn lichtexponiert, auch an den Zehen eine Photo-Onycholyse entwickeln; der Daumen, der normalerweise weniger lichtexponiert ist, kann verschont bleiben [10−13]. Eine Tetrazyklintherapie sollte am besten vermieden werden, wenn dem Patienten eine nennenswerte Sonnenexposition bevorsteht. Nach chronischer Sonnenexposition können sich Porphyria-cutanea-tarda-artige Veränderungen entwickeln [9,14]. Ein lichtabhängiges, lichenoides Exanthem wurde Demeclocyclin zugeschrieben [15].

1 Wright AL, Colver GB. Tetracyclines − how safe are they? *Clin Exp Dermatol* 1988; **13**: 57−61.

2 Hall JH, Lupton ES. Tetracycline therapy for acne: incidence of vaginitis. *Cutis* 1977; **20**: 97−8.

3 Cullen SI, Catalano PM, Helfmann RS. Tetracycline sun sensitivity. *Arch Dermatol* 1966; **93**: 77.

4 Blank H, Cullen SI, Catalano PM. Photosensitivity studies with demethyl-chlortetracycline and doxycycline. *Arch Dermatol* 1968; **97**: 1–2.

5 Frost P, Weinstein GP, Gomez EC. Phototoxic potential of minocycline and doxycycline. *Arch Dermatol* 1972; **105**: 681–3.

6 Ramsay CA. Longwave ultraviolet radiation sensitivity induced by oxytetra-cycline: a case report. *Clin Exp Dermatol* 1977; **2**: 255–8.

7 Epstein E. High-dose tetracycline therapy. *Arch Dermatol* 1977; **113**: 236.

8 Kaidbey KH, Kligman AM. Identification of systemic phototoxic drugs by human intradermal assay. *J Invest Dermatol* 1978; **70**: 272–4.

9 Hawk JLM. Skin changes resembling hepatic cutaneous porphyria induced by oxytetracycline photosensitization *Clin Exp Dermatol* 1980; **5**: 321–5.

10 Frank SB, Cohen HJ, Minkin W. Photo-onycholysis due to tetracycline hydro-chloride and doxycycline. *Arch Dermatol* 1971; **103**: 520–1.

11 Baker H. Photo-onycholysis caused by tetracyclines. *Br Med J* 1977; **ii**: 519–20.

12 Bethell HJN. Photo-onycholysis caused by demethylchlortetracycline. *Br Med J* 1977; **2**: 96.

13 Kestel JL Jr. Photo-onycholysis from minocycline. Side effects of minocycline therapy. *Cutis* 1981; **28**: 53–4.

14 Epstein JH, Tuffanelli DL, Seibert JS, Epstein WL. Porphyria-like cutaneous changes induced by tetracycline hydrochloride photosensitization. *Arch Dermatol* 1976; **112**: 661–6.

15 Jones HE, Lewis CW, Reisner JE. Photosensitive lichenoid eruption associated with demeclocycline. *Arch Dermatol* 1972; **106**: 58–63.

Pigmentierung

Metacyclin ist eine seltene Ursache für Pigmentstörungen [1]. Eine Lang-zeitbehandlung der Akne mit Minocyclin kann zu einer Pigmentierung führen. Obwohl dies im allgemeinen für eine seltene Nebenwirkung gehalten wird, kann sie doch bei etwa 3,7 % der Patienten auftreten [2–7]. Die durchschnittliche Zeit bis zur Entwicklung der Pigmentveränderungen betrug 5 Monate und das Auftreten dieser Komplikation scheint nicht mit der Gesamtdosis des Medikaments zusammenzuhängen [6]. Bei zwei Schwestern unter Langzeitbehandlung mit Minocyclin, die zudem mit einem Mischpräparat von Cyproteronacetat und Ethinylestradiol behandelt wurden, traten Hyperpigmentierungen im Gesicht auf. Es wurde angenom-men, daß die Pigmentierung entweder aufgrund einer genetischen Verän-derung der Metabolisierung des Medikaments oder durch einen Verstär-kungseffekt durch die Begleittherapie zustande kam [7]. Andere Medika-mente, darunter Amitriptylin [3], Phenothiazine und 13-*cis*-Retinoesäure wurden ebenfalls mit einer Verstärkung einer durch Minocyclin verursach-ten Hyperpigmentierung in Zusammenhang gebracht.

Drei Formen von Pigmentierungen wurden unter Minocyclintherapie beschrieben und können einzeln oder kombiniert auftreten [6]. Eine fokale Form mit gut abgegrenzten blauschwarzen Flecken wird an Stellen früherer Entzündungen oder in Narben, besonders in Verbindung mit Aknenarben, gesehen. Minocyclin wurde mit postinflammatorischen Hyperpigmentie-rungen bei Frauen, die sich einer Sklerotherapie unterzogen hatten, in Verbindung gebracht [8]. Wir selbst konnten eine Pigmentierung unter

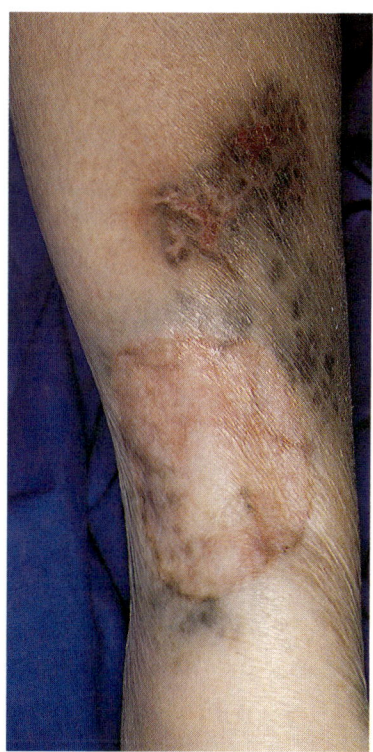

Abb. 4.6. Pigmentierung um eine Pyoderma-gangräno-sum-Narbe bei einem mit Minocyclin behandelten Patienten (mit freundlicher Genehmigung von Dr. M.M. Black, St. John's Institute of Dermatology, London).

Minocyclintherapie eines Pyoderma gangränosum beobachten (Abb. 4.6). Makulöse oder mehr diffuse Hyperpigmentierungen können auch entfernt von den AkneNehealen auftreten, besonders an den Streckseiten der Unterschenkel und Unterarme sowie auf lichtexponierter Haut. Diese zwei Formen der Pigmentierung verblassen nach dem Absetzen der Therapie mit einer durchschnittlichen Dauer von 12 Monaten bis zur vollständigen Rückbildung [6]. Hartnäckigere, diffuse, braungraue Veränderungen können sich besonders in sonnenexponierten Hautarealen entwickeln. Die Pigmentierung kann auch die Nägel, Knochen, Zähne, Thyroidea, Aorta und das Endokard betreffen [9,10]. Histologische und elektronenoptische Untersuchungen haben vermehrt Melanin, Hämosiderin und entweder Minocyclin oder einen Metaboliten in der Haut nachgewiesen [11–13]. Pigment kann auch in dermalen Histiozyten und myoepithelialen Zellen gefunden werden [12]. Minocyclin wird beim Menschen zu einem braunschwarzen Abbauprodukt metabolisiert [14].

Unter Therapie mit Tetrazyklinen kann sich eine Pigmentierung der Konjunktiven entwickeln [15,16], unter Minocyclin eine Pigmentierung der Skleren und Nägel [17]. Bei Patienten, deren Akne mit Tetracyclin [18] oder Minocyclin [19] behandelt wird, können sich selten kutane Osteome als blaue Knoten der Haut, die unter ultraviolettem Licht gelb fluoreszieren, entwickeln. Eine gelbe Verfärbung der Nägel ist eine gelegentlich beobach-

tete Nebenwirkung [20]. Bei einer Patientin, die Minocyclin und Phenothiazine einnahm, trat eine schwarze Galaktorrhoe auf [21].

1 Möller H, Rausing A. Methacycline pigmentation: a five-year follow-up. *Acta Derm Venereol (Stockh)* 1980; **60**: 495–501.
2 Basler RSW. Minocycline-related hyperpigmentation. *Arch Dermatol* 1985; **121**: 606–8.
3 Basler RSW, Goetz CS. Synergism of minocycline and amitryptyline in cutaneous hyperpigmentation. *J Am Acad Dermatol* 1985; **12**: 577.
4 Basler RSW. Minocycline-related hyperpigmentation. *Arch Dermatol* 1985; **121**: 606–8.
5 Prigent F, Cavelier-Balloy B, Tollenaere C, Civatte J. Pigmentation cutanée induite par la minocycline: deux cas. *Ann Dermatol Vénéréol (Paris)* 1986; **113**: 227–33.
6 Layton AM, Cunliffe WJ. Minocycline induced pigmentation in the treatment of acne – a review and personal observations. *J Dermatol Treat* 1989; **1**: 9–12.
7 Eedy DJ, Burrows D. Minocycline-induced pigmentation occurring in two sisters. *Clin Exp Dermatol* 1991; **16**: 55–7.
8 Leffell DJ. Minocycline hydrochloride hyperpigmentation complicating treatment of venous ectasia of the extremities. *J Am Acad Dermatol* 1991; **24**: 501–2.
9 Wolfe ID, Reichmister J. Minocycline hyperpigmentation: skin, tooth, nail, and bone involvement. *Cutis* 1984; **33**: 475–8.
10 Butler JM, Marks R, Sutherland R. Cutaneous and cardiac valvular pigmentation with minocycline. *Clin Exp Dermatol* 1985; **10**: 432–7.
11 Sato S, Murphy GF, Bernard JD, *et al*. Ultrastructural and X-ray microanalytical observations on minocycline-related hyperpigmentation of the skin. *J Invest Dermatol* 1981; **77**: 264–71.
12 Argenyi ZB, Finelli L, Bergfeld WF, *et al*. Minocycline-related cutaneous hyperpigmentation as demonstrated by light microscopy, electron microscopy and X-ray energy spectroscopy. *J Cutan Pathol* 1987; **14**: 176–80.
13 Okada N, Moriya K, Nishida K, *et al*. Skin pigmentation associated with minocycline therapy. *Br J Dermatol* 1989; **121**: 247–54.
14 Nelis HJCF, DeLeenheer AP. Metabolism of minocycline in humans. *Drug Metab Dispos* 1982; **10**: 142–6.
15 Brothers DM, Hidayat AA. Conjunctival pigmentation associated with tetracycline medication. *Ophthalmol (Rochester)* 1981; **88**: 1212–15.
16 Messmer E, Font RL, Sheldon G, Murphy D. Pigmented conjunctival cysts following tetracycline/minocycline therapy. Histochemical and electron microscopic observations. *Ophthalmol (Rochester)* 1983; **90**: 1462–8.
17 Angeloni VL, Salasche SJ, Ortiz R. Nail, skin, and scleral pigmentation induced by minocycline. *Cutis* 1988; **42**: 229–33.
18 Walter JF, Macknet KD. Pigmentation of osteoma cutis caused by tetracycline. *Arch Dermatol* 1979; **115**: 1087–8.
19 Moritz DL, Elewski B. Pigmented postacne osteoma cutis in a patient treated with minocycline: Report and review of the literature. *J Am Acad Dermatol* 1991; **24**: 851–3.
20 Hendricks AA. Yellow lunulae with fluorescence after tetracycline therapy. *Arch Dermatol* 1980; **116**: 438–40.
21 Basler RSW, Lynch PJ. Black galactorrhea as a complication of minocycline and phenothiazine therapy. *Arch Dermatol* 1985; **121**: 417–18.

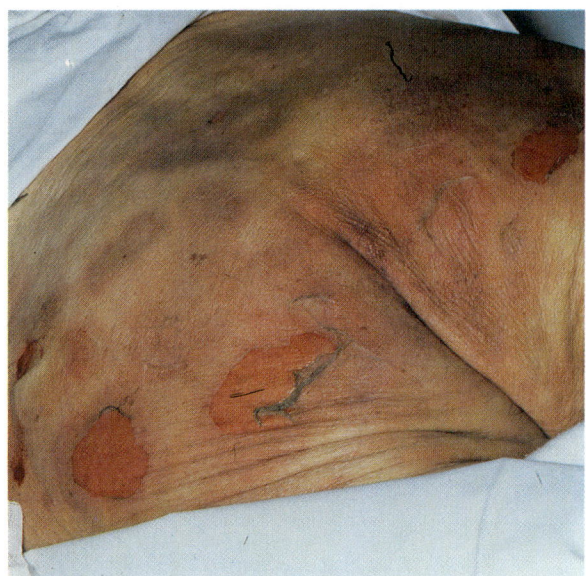

Abb. 4.7. Multilokuläres fixes Arzneimittelexanthem nach Doxycyclintherapie. Die Veränderungen gleichen einer toxischen epidermalen Nekrolyse.

Andere kutane Nebenwirkungen

Allergische Reaktionen treten bei Tetrazyklinen bedeutend seltener als bei Penizillinen auf. Es wurde über morbilliforme, urtikarielle, und Erythema-exsudativum-multiforme-artige und bullöse Eruptionen [1,2] sowie eine exfoliative Dermatitis und ein Erythema nodosum berichtet; bei einem Patienten kam es wiederholt zu einem follikulären, akneiformen Exanthem [4]. Eine gramnegative Follikulitis im Gesicht, für die ein *Proteus* verantwortlich sein kann, ist zwar selten aber wohlbekannt; die Erkrankung spricht auf Ampicillin an [5]. Tetrazykline sind eine bekannte Ursache für fixe Arzneimittelexantheme (Abb. 4.7) [6–8] und Minocyclin [9] sowie Doxycyclin [10] haben ein Stevens-Johnson-Syndrom ausgelöst. Eine toxische epidermale Nekrolyse wurde beobachtet [11]. Es wurde behauptet, daß Tetrazykline eine Psoriasis verstärken können [12,13]. Eine Reaktion, die einem Sweet-Syndrom (akute febrile neutrophile Dermatose) glich, konnte durch orale Provokation mit Minocyclin reproduziert werden [14].

1 Shelley WB, Heaton CL. Minocycline sensitivity. *JAMA* 1973; **224**: 125–6.
2 Fawcett IW, Pepys J. Allergy to a tetracycline preparation – a case report. *Clin Allergy* 1976; **6**: 301–4.
3 Bridges AJ, Graziano FM, Calhoun W, Reizner GT. Hyperpigmentation, neutrophilic alveolitis, and erythema nodosum resulting from minocycline. *J Am Acad Dermatol* 1990; **22**: 959–62.
4 Bean SF. Acneiform eruption from tetracycline. *Br J Dermatol* 1971; **85**: 585–6.
5 Leyden JJ, Marples RR, Mills OH Jr, Kligman AM. Gram-negative folliculitis – a complication of antibiotic therapy in acne vulgaris. *Br J Dermatol* 1973; **88**: 533–8
6 Jolly HW, Sherman IJ Jr, Carpenter CL, *et al*. Fixed drug eruptions due to tetracyclines. *Arch Dermatol* 1978; **114**: 1484–5.

7 Fiumara NJ, Yaqub M. Pigmented penile lesions (fixed drug eruptions) associated with tetracycline therapy for sexually transmitted diseases. *Sex Transm Dis* 1980; **8**: 23—5.

8 Chan HL, Wong SN, Lo FL. Tetracycline-induced fixed drug eruptions; influence of dose and structure of tetracyclines. *J Am Acad Dermatol* 1985; **13**: 302—3.

9 Shoji A, Someda Y, Hamada T. Stevens—Johnson syndrome due to minocycline therapy. *Arch Dermatol* 1987; **123**: 18—20.

10 Curley RK, Verbov JL. Stevens—Johnson syndrome due to tetracyclines — a case report (doxycycline) and review of the literature. *Clin Exp Dermatol* 1987; **12**: 124—5.

11 Tatnall FM, Dodd HJ, Sarkany I. Elevated serum amylase in a case of toxic epidermal necrolysis. *Br J Dermatol* 1985; **113**: 629—30.

12 Tsankov M, Botev-Zlatkov M, Lazarova AZ, *et al.* Psoriasis and drugs: Influence of tetracyclines on the course of psoriasis. *J Am Acad Dermatol* 1988; **19**: 629—32.

13 Bergner T, Przybilla B. Psoriasis and tetracyclines. *J Am Acad Dermatol* 1990; **23**: 770.

14 Mensing H, Kowalzick L. Acute febrile neutrophilic dermatosis (Sweet's syndrome) caused by minocycline. *Dermatologica* 1991; **182**: 43—6.

Wirkungen auf den Fötus und die Zähne

Es finden sich nur wenige Hinweise, daß Tetrazykline teratogen wirken [1]. Es gibt einen isolierten Fallbericht über angeborene Anomalien bei einem Kind, dessen Mutter Clomocyclin zur Therapie der Akne einnahm [2]. Gelbe Zahnverfärbungen durch Tetrazyklinexposition während der Mineralisation der ersten oder der bleibenden Zähne sind bekannt [3–6]. Die gelbbraun fluoreszierende Verfärbung kommt durch eine Komplexbildung mit Kalziumorthophosphat zustande. Tetrazykline sollten daher schwangeren Frauen und Kindern unter 12 Jahren nicht gegeben werden. Tetrazykline gehen in die Muttermilch über, aber eine Chelatbildung mit Kalzium vermindert ihre Absorption, so daß eine Zahnverfärbung wahrscheinlich verhindert wird [1]. Tetrazykline können bis in die späte Jugend in kalzifizierenden Zähnen wie den Molaren abgelagert werden, aber da diese normalerweise nicht sichtbar sind, stellt dies auch kein Problem dar [6]. Minocyclin kann in seltenen Fällen auch die Zähne bei Erwachsenen färben [7–9].

1 Wright AL, Colver GB. Tetracyclines — how safe are they? *Clin Exp Dermatol* 1988; **13**: 57—61.

2 Corcoran R, Castles JM. Tetracycline for acne vulgaris and possible teratogenesis. *Br Med J* 1977; **ii**: 807—8.

3 Conchie JM, Munroe JD, Anderson DO. The incidence of staining of permanent teeth by the tetracyclines. *Can Med Assoc J* 1970; **103**: 351—6.

4 Grossman ER, Walchek A, Freedman H. Tetracyclines and permanent teeth: the relation between dose and tooth color. *Pediatrics* 1971; **47**: 567—70.

5 Moffitt JM, Cooley RO, Olsen NH, Hefferren JJ. Prediction of tetracycline-induced tooth discolouration. *J Am Dent Assoc* 1974; **88**: 547—52.

6 Grossman ER. Tetracycline and staining of the teeth. *JAMA* 1986; **225**: 2442.

7 Poliak SC, DiGiovanna JJ, Gross EG, *et al.* Minocycline-associated tooth discoloration in young adults. *JAMA* 1985; **254**: 2930—2.

8 Rosen T, Hoffmann TJ. Minocycline-induced discoloration of the permanent teeth. *J Am Acad Dermatol* 1989; **21**: 569.

9 Berger RS, Mandel EN, Hayes TJ, Grimwood RR. Minocycline staining of the oral cavity. *J Am Acad Dermatol* 1989; **21**: 1300−1.

Systemische Nebenwirkungen

Eine Langzeittherapie einer Akne mit Tetrazyklinen kann selten zu einer Erhöhung des intrakraniellen Drucks führen [1,2]. Da Retinoide diese Wirkung verstärken können, ist es am sichersten, sie bei der Akne nicht in Kombination mit Tetrazyklinen einzusetzen. Bei einigen Patienten wurden ösophageale Ulzera beschrieben [3]. Mit Ausnahme von Doxycyclin und Minocyclin können die Tetrazykline ein Nierenversagen verstärken. Eine Kombinationstherapie von Tetrazyklinen mit nephrotoxischen Medikamenten wie Gentamicin oder Diuretika sollte daher vermieden werden [4]. Unbrauchbar gewordene Tetrazykline haben eine von einem Exanthem begleitete Nephropathie verursacht. Patienten sollten davor gewarnt werden, „abgelaufene" oder unsachgemäß gelagerte Tetrazykline einzunehmen, da zerfallende Tetrazykline ein Fanconi-artiges Syndrom mit renaler tubulärer Azidose und Proteinurie [5,6] sowie Laktatazidose [7] verursachen können. Bei zwei Aknepatienten wurde nach einigen Wochen einer Routinetherapie mit Minocyclin eine schwere, selbstlimitierte Hauteruption zusammen mit einem akuten Leberversagen, das in einem Fall tödlich verlief, beobachtet [8]. Lungeninfiltrate mit eosinophiler oder neutrophiler Alveolitis wurden selten im Zusammenhang mit einer Tetracyclin- oder Minocyclintherapie beschrieben [9–11]. Es gab vereinzelt Fallberichte, die Tetrazykline mit einem systemischen Lupus erythematodes in Verbindung brachten [12].

1 Walters BNJ, Gubbay SS. Tetracycline and benign intracranial hypertension: report of five cases. *Br Med J* 1979; **282**: 19−20.

2 Pearson MG, Littlewood SM, Bowden AN. Tetracycline and benign intracranial hypertension. *Br Med J* 1981; **282**: 568−9.

3 Channer KS, Hollanders D. Tetracycline-induced oesophageal ulceration. *Br Med J* 1981; **282**: 1359−60.

4 Wright AL, Colver GB. Tetracyclines − how safe are they? *Clin Exp Dermatol* 1988; **13**: 57−61.

5 Moser RH. Bibliographies on diseases: medical progress. Reactions to tetracyclines. *Clin Pharmacol Ther* 1966; **7**: 117−31.

6 Frimpter GW, Timpanelli AE, Eisenmenger WJ, et al. Reversible 'Fanconi syndrome' caused by degraded tetracycline. *JAMA* 1963; **184**: 111−13.

7 Montoliu J, Carrera M, Darnell A, et al. Lactic acidosis and Fanconi's syndrome due to degraded tetracycline. *Br Med J* 1981; **281**: 1576−7.

8 Davies MG, Kersey PJW. Acute hepatitis and exfoliative dermatitis associated with minocycline. *Br Med J* 1989; **298**: 1523−4.

9 Ho D, Tashkin DP, Bein ME, Sharma O. Pulmonary infiltrates and eosinophilia associated with tetracycline. *Chest* 1979; **76**: 33−5.

10 Otero M, Goodpasture HG. Pulmonary infiltrates and eosinophilia from minocycline. *Br J Dermatol* 1983; **250**: 2602.

11 Yokoyama A, Mizushima Y, Suzuki H, *et al*. Acute eosinophilic pneumonia induced by minocycline: prominent Kerley B lines as a feature of positive rechallenge test. *Jpn J Med* 1990; **29**: 195–8.

12 Domz CA, Minamara DH, Hozapfel HF. Tetracycline provocation in lupus erythematosus. *Ann Intern Med* 1959; **50**: 1217.

Gastrointestinale Absorption und Medikamenteninteraktionen

Die Absorption von Tetrazyklinen ist reduziert, wenn sie zusammen mit Nahrungsmitteln (besonders wenn diese wie die Milch Kalzium oder Eisen enthalten) oder Medikamenten wie Eisenpräparaten oder Antazida eingenommen werden [1]. Folgende Abnahmen der Serumspiegel wurden nach einer Testmahlzeit berichtet: Oxytetrazyklin 50 % [1], Minocyclin 13 % [1] und Doxycyclin 20 % [2]. Oxytetrazyklin kann bei insulinabhängigen Diabetikern eine blutzuckersenkende Wirkung haben [3]. Tetrazykline können zudem die Wirkung von Warfarin durch Hemmung der Prothrombinaktivität verstärken und den Serumspiegel von gleichzeitig verabreichtem Lithium erhöhen [4].

1 Leyden JJ. Absorption of minocycline HCl and tetracycline hydrochloride. Effect of food, milk and iron. *J Am Acad Dermatol* 1985; **12**: 308–12.

2 Welling PG, Koch PA, Lau CC, Craig WA. Bioavailability of tetracycline and doxycycline in fasted and nonfasted subjects. *Antimicrob Agents Chemother* 1977; **11**: 462–9.

3 Miller JB. Hypoglycaemic effect of oxytetracycline. *Br Med J* 1966; **2**: 1007.

4 McGennis AJ. Lithium carbonate and tetracycline interaction. *Br Med J* 1978; i: 1183.

Tetrazykline und hormonelle Kontrazeptiva

Es wurde berichtet, daß Tetrazykline mit der Wirkung von Ovulationshemmern (Pille) interferieren können [1,2], und es ist üblich, weibliche Patienten darüber zu informieren und eine zusätzliche oder alternative Verhütungsmethode während der Behandlung vorzuschlagen. Es besteht jedoch Uneinigkeit darüber, ob tatsächlich ein signifikantes Interaktionsrisiko besteht [3–5].

1 Bacon JF, Shenfield GM. Pregnancy attributable to interaction between tetracycline and oral contraceptives. *Br Med J* 1980; **280**: 293.

2 Hughes BR, Cunliffe WJ. Interactions between the oral contraceptive pill and antibiotics. *Br J Dermatol* 1990; **122**: 717–18.

3 Fleischer AB Jr, Resnick SD. The effect of antibiotics on the efficacy of oral contraceptives. *Arch Dermatol* 1989; **125**: 1562–4.

4 Orme ML'E, Back DJ. Interactions between oral contraceptive steroids and broad-spectrum antibiotics. *Clin Exp Dermatol* 1986; **11**: 327–31.

5 De Groot AC, Eshuis H, Stricker BHC. Oral contraceptives and antibiotics in acne. *Br J Dermatol* 1991; **124**: 212.

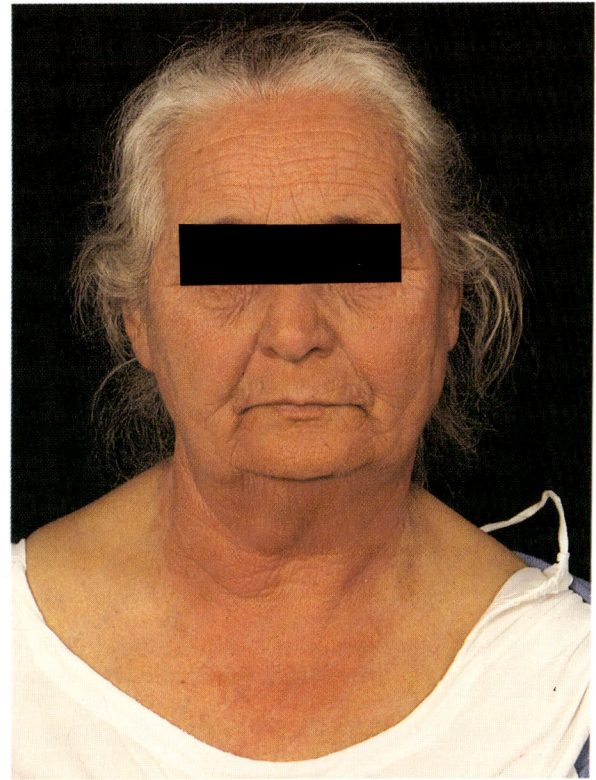

Abb. 4.8. Photoallergische Eruption nach Behandlung mit Trimethoprim-Sulfamethoxazol.

4.3 Sulfonamide

Bei 1 bis 5 % aller exponierten Patienten treten Nebenwirkungen auf. „Langsame Acetylierer" haben ein erhöhtes Risiko [1–6], wie auch bei AIDS-Patienten Hautreaktionen häufiger sind [7]. Typ-I-Reaktionen (Urtikaria und Anaphylaxie) sind selten, wurden aber beobachtet, phototoxische und photoallergische Reaktionen (Abb. 4.8) kommen vor [8,9]. Morbilliforme und rubeoliforme Exantheme, Erythema-exsudativum-multiforme, Stevens-Johnson-Syndrom, toxische epidermale Nekrolyse [10–14], Erythema nodosum [1], generalisierte exfoliative Dermatitis [1,15,16] und fixe Arzneimittelexantheme [17] sind alle unter einer Sulfonamidtherapie beobachtet worden. Außerdem wurden ein Lupus erythematodes-artiges Syndrom und eine allergische Vaskulitis [18] dokumentiert. Gelegentlich werden eine Agranulozytose oder eine hämolytische Anämie ausgelöst.

1 Koch-Weser J, Sidel VW, Dexter M, *et al.* Adverse reactions to sulfisoxazole, sulfamethoxazole, and nitrofurantoin. Manifestations and specific reaction rates during 2,118 courses of therapy. *Arch Intern Med* 1971; **128**: 399–404.
2 Sehgal UN, Rege VL, Kharangate UN. Fixed drug eruptions caused by medications: a report from India. *Int J Dermatol* 1978; **17**: 78–81.

3 Kauppinen K, Stubb S. Drug eruptions: Causative agents and clinical types. A series of inpatients during a 10-year period. *Acta Derm Venereol (Stockh)* 1984; **64**: 320−4.

4 Bigby M, Jick S, Jick H, Arndt K. Drug-induced cutaneous reactions. A report from Boston Collaborative Drug Surveillance Program on 15 438 consecutive inpatients, 1975 to 1982. *JAMA* 1986; **256**: 3358−63.

5 Anon. Hypersensitivity to sulphonamides − A clue? (Editorial). *Lancet* 1986; **ii**: 958−9.

6 Rieder MJ, Uetrecht J, Shear NH, *et al*. Diagnosis of sulfonamide hypersensitivity reactions by *in-vitro* 'rechallenge' with hydroxylamine metabolites. *Ann Intern Med* 1989; **110**: 286−9.

7 De Raeve L, Song M, Van Maldergem L. Adverse cutaneous drug reactions in AIDS. *Br J Dermatol* 1988; **119**: 521−3.

8 Epstein JH. Photoallergy. A review. *Arch Dermatol* 1972; **106**: 741−8.

9 Hawk JLM. Photosensitizing agents used in the United Kingdom. *Clin Exp Dermatol* 1984; **9**: 300−2.

10 Kauppinen K. Cutaneous reactions to drugs. With special reference to severe mucocutaneous bullous eruptions and sulphonamides. *Acta Derm Venereol (Stockh)* 1972; **52** (Suppl 68): 1−89.

11 Carrol OM, Bryan PA, Robinson RJ. Stevens−Johnson-syndrome associated with long-acting sulfonamides. *JAMA* 1966; **195**: 691−3.

12 Aberer W, Stingl G, Wolff K. Stevens−Johnson-Syndrom und toxische epidermale Nekrolyse nach Sulfonamideinahme. *Hautarzt* 1982; **33**: 484−90.

13 Chan H-L, Stern RS, Arndt KA, *et al*. The incidence of erythema multiforme, Stevens−Johnson syndrome, and toxic epidermal necrolysis. A population-based study with particular reference to reactions caused by drugs among outpatients. *Arch Dermatol* 1990; **126**: 43−7.

14 Schöpf E, Stühmer A, Rzany B, *et al*. Toxic epidermal necrolysis and Stevens−Johnson syndrome. An epidemiologic study from West Germany. *Arch Dermatol* 1991; **127**: 839−42.

15 Nicolis GD, Helwig EB. Exfoliative dermatitis. A clinicopathologic study of 135 cases. *Arch Dermatol* 1973; **108**: 788−97.

16 Sehgal VN, Srivastava G. Exfoliative dermatitis. A prospective study of 80 patients. *Dermatologica* 1986; **173**: 278−84.

17 Sehgal VN, Gangwani OP. Fixed drug eruption. Current concepts. *Int J Dermatol* 1987; **26**: 67−74.

18 Lehr D. Sulfonamide vasculitis. *J Clin Pharmacol* 1972; **2**: 181−9.

Sulfasalazin

Exantheme treten bei 1 bis 5 % der Patienten auf, aber eine Desensibilisierung ist möglich [1]. Vier von 23 wegen einer Psoriasis mit Sulfasalazin behandelten Patienten entwickelten Hauterscheinungen, deren Natur nicht spezifiziert wurde [2]. Photosensibilität [3] und ein fixes Arzneimittelexanthem [4] wurden dokumentiert, über eine toxische epidermale Nekrolyse, erythroide Hypoplasie und Agranulozytose wurde berichtet [5]. Bronchiolitis obliterans und Alveolitis sind bekannte Komplikationen und eine akute allergische Pneumonie wurde beschrieben. Ein Lupus erythematodes, einschließlich des zerebralen Lupus, kann ausgelöst werden [6]. Eine reversible Oligospermie kann auftreten [7], ein reversibler Haarverlust wurde auf die Anwendung des Medikaments in Einläufen zurückgeführt [8]. Viele dieser Nebenwirkungen werden einem Trägermolekül, dem

Sulfapyridin, zugeschrieben, das die 5-Aminosalicylsäure, die bei der Colitis ulcerosa aktive Komponente des Sulfasalazin, zu seinem Wirkungsort im Kolon bringt. Patienten, die „langsame Acetylierer" sind, können besonders zu Nebenwirkungen neigen [9]. Die Urtikaria und möglicherweise die Nierentoxizität sind auf die 5-Aminosalicylsäure-Komponente zurückzuführen [10].

Mesalazin (5-Aminosalicylsäure)

Fieber, Exanthem und Lungenbeteiligung mit beidseitigen interstitiellen Verschattungen im Thoraxröntgenbild und einer eingeschränkten pulmonalen Kohlendioxid-Diffusion wurden bei einem Patienten beobachtet, in dessen Anamnese Hautreaktionen nach Gabe von Sulfasalazin zu erheben waren [11]. Das Medikament kann Nierenschäden verursachen und wurde in einer Fallstudie mit einer tödlich verlaufenden Knochenmarkssuppression und Thrombozytopenie in Verbindung gebracht [12].

Olsalazin

Diesem Medikament, das aus einem Dimer von zwei Molekülen der 5-Aminosalicylsäure, durch eine Azo-Brücke verbunden, besteht, fehlen die unerwünschten Wirkungen des Sulfapyridin. Dennoch leidet nahezu jeder fünfte Patient an Durchfällen, Exanthemen, Übelkeit und Bauchschmerzen, die schwer genug sind, um das Medikament absetzen zu müssen [10].

Sulfamethoxypyridazin

Bei einem Patienten mit „linearer IgA-Dermatose" wurde eine obliterierende Bronchiolitis und Alveolitis nach Verwendung dieses Medikaments beschrieben [13].

1 Holdsworth CD. Sulphasalazine desensitisation. *Br Med J* 1981; **282**: 110.
2 Gupta AK, Ellis CN, Siegel MT, *et al*. Sulfasalazine improves psoriasis. A double-blind analysis. *Arch Dermatol* 1990; **126**: 487−93.
3 Watkinson G. Sulfasalazine: a review of 40 years' experience. *Drugs* 1986; **32**: 1−11.
4 Kanwar AJ, Singh M, Yunus M, Belhaj MS. Fixed eruption to sulphasalazine. *Dermatologica* 1987; **174**: 104.
5 Maddocks JL, Slater DN. Toxic epidermal necrolysis, agranulocytosis and erythroid hypoplasia associated with sulphasalazine. *J R Soc Med* 1980; **73**: 587−8.
6 Rafferty P, Young AC, Haeny MR. Sulphasalazine-induced cerebral lupus erythematosus. *Postgrad Med J* 1982; **58**: 98−9.
7 Drife JO. Drugs and sperm. *Br Med J* 1982; **84**: 844−5.
8 Kutty PK, Raman KRK, Hawken K, Barrowman JA. Hair loss and 5-aminosalicylic acid enemas. *Ann Intern Med* 1982; **97**: 785−6.

9 Das KM, Eastwood MA, McManus JPA, Sircus W. Adverse reactions during salicylazosulfapyridine therapy and the relation with drug metabolism and acetylator phenotype. *N Engl J Med* 1973; **289**: 491−5.

10 Olsalazine − a further choice in ulcerative colitis. *Drug Ther Bull* 1990; **28**: 57−8.

11 Le Gros V, Saveuse H, Lesur G, Brion N. Lung and skin hypersensitivity to 5-aminosalicylic acid. *Br Med J* 1991; **302**: 970.

12 Daneshmend TK. Mesalazine-associated thrombocytopenia. *Lancet* 1991; **337**: 1297−8.

13 Godfrey KM, Wojñarowska F, Friedland JS. Obliterative bronchiolitis and alveolitis associated with sulphamethoxypyridazine (Lederkyn) therapy for linear IgA disease of adults. *Br J Dermatol* 1990; **123**: 125−31.

Sulfadoxin

Dieses Sulfonamid wird in der Malariaprophylaxe in Kombination mit Pyrimethamin eingesetzt. Das Risiko von Nebenwirkungen scheint sehr gering zu sein, aber Medikamentenfieber, toxische epidermale Nekrolyse und Photodermatitis wurden im Zusammenhang mit dem Medikament beschrieben [1]. Ein Stevens-Johnson-Syndrom kann unter einer Malaria-prophylaxe mit Fansidar® (Pyrimethamin und Sulfadoxin) [1−4] oder unter Sulfadoxin allein [5] auftreten. Ein AIDS-Patient entwickelte nach Gabe von Fansidar® eine toxische epidermale Nekrolyse [6].

1 Koch-Weser J, Hodel C, Leimer R, Styk S. Adverse reactions to pyrimeth-amine/sulfadoxine. *Lancet* 1982; **ii**: 1459.

2 Hornstein OP, Ruprecht KW. Fansidar-induced Stevens−Johnson syndrome. *N Engl J Med* 1982; **307**: 1529−30.

3 Miller KD, Lobel HO, Satriale RF, *et al*. Severe cutaneous reactions among American travelers using pyrimethamine−sulfadoxine (Fansidar) for malaria prophylaxis. *Am J Trop Med Hyg* 1986; **35**: 451−8.

4 Ortel B, Sivayathorn A, Hönigsmann H. An unusual combination of photo-toxicity and Stevens−Johnson syndrome due to antimalarial therapy. *Dermato-logica* 1989; **178**: 39−42.

5 Hernborg A. Stevens−Johnson syndrome after mass prophylaxis with sulfa-doxine for cholera in Mozambique. *Lancet* 1985; **i**: 1072−3.

6 Raviglione MC, Dinan WA, Pablos-Mendez A, *et al*. Fatal toxic epidermal necrolysis during prophylaxis with pyrimethamine and sulfadoxine in a human immunodeficiency virus-infected person. *Arch Intern Med* 1988; **148**: 2863−5.

Trimethoprim-Sulfamethoxazol (Cotrimoxazol)

Die allgemeine Inzidenz und die Reaktionsmuster der Nebenwirkungen der Kombination von Sulfamethoxazol und Trimethoprim entsprechen etwa denen der Sulfonamide im allgemeinen; Hautreaktionen sieht man bei 3,3 % der Patienten [1−4]. Schwere kutane Nebenwirkungen verschiedener Art treten bei etwa 1 von 100.000 Patienten, die das Medikament einnehmen, auf [3,4]. Bei AIDS-Patienten besteht eine bedeutend höhere Inzidenz für

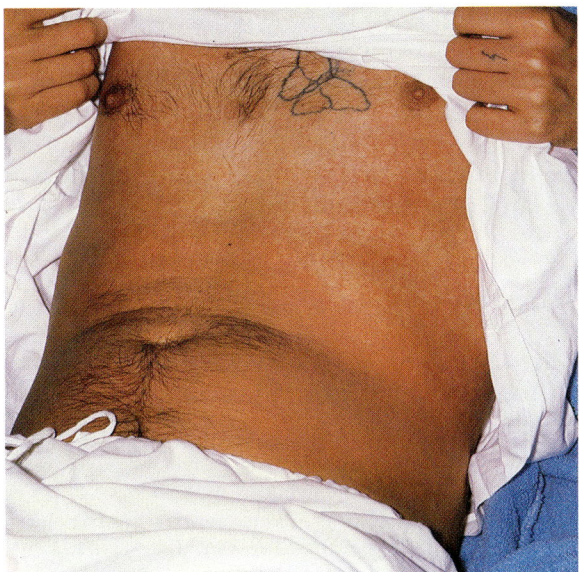

Abb. 4.9. Konfluierendes makulo-papulöses Exanthem bei einem mit Trimethoprim-Sulfamethoxazol behandelten AIDS-Patienten.

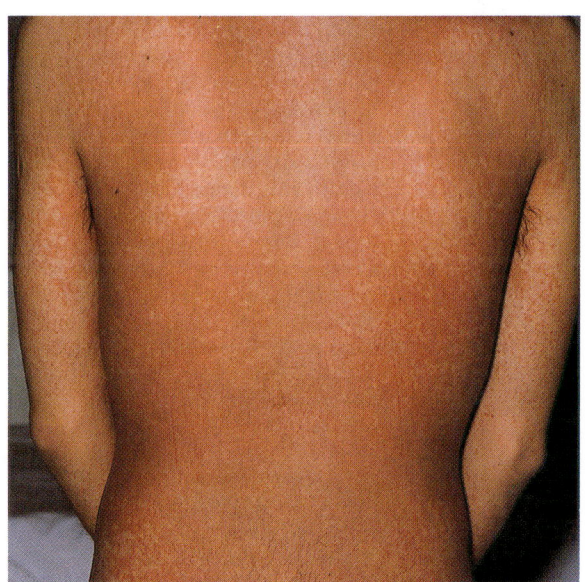

Abb. 4.10. Ausgedehnte makulo-papulöse Eruption bei einem mit Trimethoprim-Sulfamethoxazol behandelten AIDS-Patienten.

Nebenwirkungen [5–12]. In dem in den Abbildungen 4.9 und 4.10 gezeigten Fall wurde die Gabe des Medikaments als essentiell erachtet und es wurde trotz des Auftretens eines Exanthems weiter verabreicht. Dieses verschlechterte sich zunächst, klang dann aber spontan ab. Fixe Arzneimittelexantheme treten ebenfalls auf [13–16] und können sowohl durch die Sulfonamid- als auch die Trimethoprim-Komponente bedingt sein. Ein ausgedehntes fixes Arzneimittelexanthem, das eine toxische epidermale Nekrolyse vortäuschte, wurde in einem Fall beschrieben [17], pustulöse Eruptionen wurden beobachtet [18]. Zu den schweren kutanen Nebenwirkungen gehörten ein Erythema-exsudativum-multiforme, ein Stevens-Johnson-Syndrom [19,20], das tödlich verlief [20], die toxische epidermale Nekrolyse bei AIDS-Patienten, eine kutane Vaskulitis und eine tödlich verlaufende Agranulozytose [22].

Trimethoprim

Allein gegeben verursacht diese Substanz weniger Nebenwirkungen als die Sulfonamide. Ein fixes Arzneimittelexanthem wurde nachgewiesen [23,24].

1 Lawson DH, Jick H. Adverse reactions to co-trimoxazole in hospitalized patients. *Am J Med Sci* 1976; **275**: 53−7.

2 Jick J. Adverse reactions to trimethoprim−sulphamethoxazole in hospitalized patients. *Rev Infect Dis* 1982; **4**: 426−8.

3 Lawson DH, Paice BJ. Adverse reactions to trimethoprim−sulfamethoxasole. *Rev Infect Dis* 1982; **4**: 429−33.

4 Huisman MV, Buller HR, TenCate JW. Co-trimoxasole toxicity. *Lancet* 1984; **ii**: 1152.

5 Jaffe HS, Amman J, Abrams DI, *et al.* Complication of cotrimoxazole in treatment of AIDS associated *Pneumocystis carinii* pneumonia in homosexual men. *Lancet* 1983; **ii**: 1109−11.

6 Mitsuyasu R, Groopman J, Volberding P. Cutaneous reaction to trimethoprim−sulfamethoxazole in patients with AIDS and Kaposi's sarcoma. *N Engl J Med* 1983; **308**: 1535−6.

7 Gordin FM, Simon GL, Wofsy CB, *et al.* Adverse reactions to trimethoprim sulfamethoxazole in patients with the acquired immune deficiency syndrome. *Ann Intern Med* 1984; **100**: 495−9.

8 Cohn DL, Penley KA, Judson FN, *et al.* The acquired immunodeficiency syndrome and a trimethoprim−sulfamethoxazole-adverse reaction. *Ann Intern Med* 1984; **100**: 311.

9 Kovacs JA, Hiemenz JW, Macher AM, *et al. Pneumocystis carinii* pneumonia: a comparison between patients with the acquired immunodeficiency syndrome and patients with other immunodeficiencies. *Ann Intern Med* 1984; **100**: 663−71.

10 De Raeve L, Song M, Van Maldergem L. Adverse cutaneous drug reactions in AIDS. *Br J Dermatol* 1988; **119**: 521−3.

11 Arnold P, Guglielmo J, Hollander H. Severe hypersensitivity reaction upon rechallenge with trimethoprim−sulfamethoxazole in a patient with AIDS. *Drug Intell Clin Pharm* 1988; **22**: 43−4.

12 Coopman SA, Stern RS. Cutaneous drug reactions in human immunodeficiency virus infection. *Arch Dermatol* 1991; **127**: 714−17.

13 Talbot MD. Fixed genital drug reaction. *Practitioner* 1980; **224**: 823−4.

14 Varsano I, Amir Y. Fixed drug eruption due to cotrimoxasole. *Dermatologica* 1989; **178**: 232.

15 Van Voorhees A, Stenn KS. Histological phases of bactrim-induced fixed drug eruption. The report of one case. *Am J Dermatopathol* 1987; **9**: 528−32.

16 Bharija SC, Belhaj MS. Fixed drug eruption due to cotrimoxazole. *Australas J Dermatol* 1989; **30**: 43−4.

17 Baird BJ, De Villez RL. Widespread bullous fixed drug eruption mimicking toxic epidermal necrolysis. *Int J Dermatol* 1988; **27**: 170−4.
18 MacDonald KJS, Green CM, Kenicer KJA. Pustular dermatosis induced by co-trimoxazole. *Br Med J* 1986; **293**: 1279−80.
19 Azinge NO, Garrick GA. Stevens−Johnson syndrome (erythema multiforme) following ingestion of trimethoprim−sulfamethoxazole on two separate occasions in the same person. A case report. *J Allergy Clin Immunol* 1978; **62**: 125−6.
20 Beck MH, Portnoy B. Severe erythema multiforme complicated by fatal gastrointestinal involvement following co-trimoxasole therapy. *Clin Exp Dermatol* 1979; **4**: 201−4.
21 Wåhlin A, Rosman N. Skin manifestations with vasculitis due to co-trimoxazole. *Lancet* 1976; **ii**: 1415.
22 Lawson DH, Henry DA, Jick H. Fatal agranulocytosis attributed to co-trimoxazole therapy. *Br Med J* 1976; **ii**: 316.
23 Kanwar AJ, Bharija SC, Singh M, Belhaj MS. Fixed drug eruption to trimethoprim. *Dermatologica* 1986; **172**: 230−1.
24 Hughes BR, Holt PJA, Marks R. Trimethoprim associated fixed drug eruption. *Br J Dermatol* 1987; **116**: 241−2.

4.4 Aminoglykoside

Gentamicin, Tobramycin, Streptomycin und Kanamycin kreuzreagieren und sind alle potentiell ototoxisch und nephrotoxisch. Exantheme nach Gabe von Streptomycin sind häufig und entwickeln sich bei 5 % oder mehr der Patienten. Eine Fortsetzung der Behandlung mit diesen Medikamenten kann bei einer Minderzahl der Patienten zu einer generalisierten exfoliativen Dermatitis führen [1], bei einem anderen Teil der Patienten aber klingt das Exanthem ab und die Behandlung kann fortgesetzt werden. Urtikaria, makulopapulöse Exantheme, Fieber und Eosinophilie sind bei dieser Medikamentengruppe wohlbekannte Reaktionen. Bei älteren Frauen, die in der Anamnese Thrombosen aufweisen und eine Antikoagulanzientherapie mit Heparin erhielten, wurden nach subkutanen Injektionen von Aminoglykosid-Antibiotika (Gentamicin, Sisomicin und Netilmicin) Hautnekrosen beobachtet [2–4]. Diese Reaktion trat auch nach einer intramuskulären Injektion von Sisomicin bei einem Patienten mit gestörter Fibrinolyse und pathologischer Neutrophilenfunktion auf [5]. Ein toxisches Erythem mit generalisierter follikulärer Pustulose wurde unter Streptomycinbehandlung beschrieben [6].

1 Karp S, Bakris G, Cooney A, *et al*. Exfoliative dermatitis secondary to tobramycin sulfate. *Cutis* 1991; **47**: 331−2.
2 Taillandier J, Manigaud G, Fixy P, Dumont D. Nécroses cutanées induites par la gentamicine sous-cutanée. *Presse Méd* 1984; **13**: 1574−5.
3 Duterque M, Hubert Asso AM, Corrard A. Lésions nécrotiques par injections sous cutanées de gentamicine et de sisomicine. *Ann Dermatol Vénéréol (Paris)* 1985; **112**: 707−8.
4 Bernard P, Paris M, Cantanzano G, Bonnetblanc JM. Vascularite cutanée localisée induite par la Nétilmicine. *Presse Méd* 1987; **16**: 915−16.

5 Grob JJ, Mege JL, Follano J, *et al.* Skin necrosis after injection of aminosides. Arthus reaction, local toxicity, thrombotic process or pathergy? *Dermatologica* 1990; 180: 258−62.
6 Kushimoto H, Aoki T. Toxic erythema with generalized follicular pustules caused by streptomycin. *Arch Dermatol* 1981; 117: 444−5.

4.5 Verschiedene Antibiotika

Chloramphenicol

Obwohl eine Kontaktdermatitis nach lokaler Anwendung von Chloramphenicol häufig ist, sind Überempfindlichkeitsreaktionen bei oraler Therapie selten. Makulöse, papulöse und urtikarielle Eruptionen und selten auch ein Erythema-exsudativum-multiforme oder eine toxische epidermale Nekrolyse [2] wurden beobachtet [1], ein Juckreiz kann sehr ausgeprägt sein. Es besteht das Risiko, eine aplastische Anämie zu entwickeln [3], und die Anwendung von Chloramphenicol-haltigen Augentropfen hat zum Tode geführt [4].

1 Unsdek HE, Curtiss WP, Neill EJ. Skin eruption due to chloramphenicol (Chloromycetin®). *Arch Dermatol Syphil* 1951; 64: 217.
2 Mathé P, Aubert L, Labouche F, *et al.* Syndrome de Lyell. Etiologie médicamenteuse: rôle probable de chloramphénicol. *J Méd Bordeaux* 1965; 42: 1367−76.
3 Hargraves MM, Mills SD, Heck FJ. Aplastic anemia associated with the administration of chloramphenicol. *JAMA* 1952; 149: 1293−300.
4 Fraunfelder FT, Bagby GC. Ocular chloramphenicol and aplastic anemia. *N Engl J Med* 1983; 308: 1536.

Clindamycin und Lincomycin

Diese Antibiotika wurden besonders mit der potentiell lebensbedrohlichen pseudomembranösen Kolitis, die durch eine Superinfektion mit *Clostridium difficile* bedingt ist, in Zusammenhang gebracht [1−3]. Vancomycin oder Metronidazol sind die Medikamente der Wahl bei dieser Komplikation. Überempfindlichkeitsreaktionen der Haut sind bei Gabe von Lincomycin selten, häufig dagegen bei Clindamycin, wo sie bei bis zu 10 % der Patienten auftreten. Erythema-exsudativum-multiforme und Anaphylaxie sind sehr selten [4].

1 Dantzig PI. The safety of long-term clindamycin therapy for acne. *Arch Dermatol* 1976; 112: 53−4.
2 Tan SG, Cunliffe WJ. The unwanted effects of clindamycin in acne. *Br J Dermatol* 1976; 94: 313−15.
3 Leading Article. Antibiotic-associated colitis: a progress report. *Br Med J* 1978; i: 669−71.
4 Lochmann O, Kohout P, Vymola F. Anaphylactic shock following the administration of clindamycin. *J Hyg Epiderm Microbiol Immunol* 1977; 21: 441−7.

Erythromycin

Dies ist eines der nebenwirkungsärmsten Antibiotika, die zur Zeit eingesetzt werden. Eine Cholestase, die durch den Estolatester verursacht wird, ist die einzige potentiell ernste Nebenwirkung. Allergische Hautreaktionen sind selten, aber wenn sie auftreten, können Hauttests positiv ausfallen [1].

1 Van Ketel WG. Immediate and delayed-type allergy to erythromycin. *Contact Dermatitis* 1976; **2**: 363−4.

Fusidinsäure

Die lokale Anwendung kann zu einer Kontaktdermatitis führen, Überempfindlichkeitsreaktionen bei oraler oder parenteraler Gabe sind hingegen sehr selten. Nach intravenöser Anwendung trat ein Ikterus auf.

Spiramycin

Exantheme können, meist als flüchtige Erytheme, beim Gebrauch dieses Makrolid-Medikaments in bis zu 1 % der Fälle auftreten. Spiramycin, bei Toxoplasmose in der Schwangerschaft gegeben, wurde in einem Fall mit einem juckenden erythematösen makulopapulösen Exanthem, begleitet von Eosinophilie und einer Erhöhung der γ-Glutamyltranspeptidase, in Verbindung gebracht [1]. Das Medikament hat auch eine allergische Vaskulitis verursacht [2].

1 Ostlere LS, Langtry JAA, Staughton RCD. Allergy to spiramycin during prophylactic treatment of fetal toxoplasmosis. *Br Med J* 1991; **302**: 970.
2 Galland MC, Rodor F, Jouglard J. Spiramycin allergic vasculitis: first report. *Therapie* 1987; **42**: 227−9.

Vancomycin

Allergische Hautreaktionen treten bei bis zu 5 % der Patienten auf. Eine rasch intravenös verabreichte Vancomycininfusion kann eine histamininduzierte anaphylaktoide Reaktion auslösen, die durch einen Flush, ein makulopapulöses Exanthem am Hals, Rumpf und den Extremitäten (das sogenannte „Roter-Mann-Syndrom"), anhaltende Hypotonie und in seltenen Fällen Herzstillstand charakterisiert ist [1]. Bei einem Patienten mit dieser Komplikation verlief eine Desensibilisierung erfolgreich [2]. Durch Vancomycin wurde auch eine lineare IgA-Dermatose ausgelöst, die bei Provokation erneut auftrat [3]

1 Pau AK, Khakoo R. Red-neck syndrome with slow infusion of vancomycin. *N Engl J Med* 1985; **313**: 756−7.

2 Lin RY. Desensitization in the management of vancomycin hypersensitivity. *Arch Intern Med* 1990; **150**: 2197−8.

3 Baden LA, Apovian C, Imber MJ, Dover JS. Vancomycin-induced linear IgA bullous dermatosis. *Arch Dermatol* 1988; **124**: 1186−8.

4.6 Tuberkulostatika

Folgende Medikamente haben Literaturberichten zufolge eine Kontaktdermatitis verursacht: Isoniazid, Rifampicin, Ethambutol, Para-Aminosalicylsäure, Streptomycin und Kanamycin [1]. Die Inzidenz anderer Nebenwirkungen der einzelnen Medikamente ist schwer abzuschätzen, da in der Regel mehrere Medikamente kombiniert gegeben werden.

Ethambutol

Allergische Reaktionen sind sehr selten. Die Nebenwirkungen beschränken sich weitgehend auf Sehstörungen mit Abnahme der Sehschärfe, Farbenblindheit und Gesichtsfeldeinschränkungen. Diese Störungen sind meist reversibel, wenn das Medikament sofort abgesetzt wird. Die Patienten sollten vor und während der Therapie augenärztlich überwacht werden.

Ethionamid

Ekzeme, besonders an der Stirn, akneiforme Exantheme, Schmetterlingsexantheme im Gesicht, Stomatitis, Alopezie und Purpura sind als Nebenwirkungen von Ethionamid beschrieben worden.

Isoniazid

Bei weniger als 1 % der Patienten treten allergische Hautreaktionen auf. Ein akneiformes Exanthem, das meist bei Patienten, die das Medikament langsam inaktivieren, auftritt, ist wohlbekannt [2,3]. Urtikaria, Purpura und ein Lupus erythematodes-artiges Syndrom [4,5] wurden ebenfalls beschrieben. Bei unterernährten Patienten wurde selten aufgrund eines Stoffwechsel-Antagonismus mit Nikotinsäure und des dadurch entstehenden Pyridoxin-Mangels ein der Pellagra ähnliches Syndrom ausgelöst [2,6]. Eine exfoliative Dermatitis wurde beschrieben [7]

Rifampizin

Überempfindlichkeitsreaktionen der Haut sind sehr selten. Es gab einzelne Berichte über ein bullöses Erythema-exsudativum-multiforme, eine toxische epidermale Nekrolyse [8] und einen Pemphigus [9,10]; ein bestehender

Pemphigus kann exazerbieren [11]. Es können meist vorübergehende Störungen der Leberfunktion und Thrombozytopenien auftreten. Rifampicin hat auch eine Porphyria cutanea tarda ausgelöst [12]. Es induziert Leberenzyme und kann dadurch die Wirkungen einer Reihe von Medikamenten, einschließlich der oralen Kontrazeptiva, abschwächen.

Streptomycin

(siehe oben unter Aminoglykoside)

Thioacetazon

Schwere Unverträglichkeitsreaktionen der Haut, darunter makulopapulöse Exantheme (mit Schleimhautbeteiligung und Allgemeinsymptomen) und Stevens-Johnson-Syndrom [13], wurden beschrieben. Bei 4 bis 17 % der Fälle treten Exantheme auf [14]. Allergische Hautreaktionen wurden bei 20 % der HIV-seropositiven Patienten beobachtet, verglichen mit nur 1 % der HIV-seronegativen Patienten, die das Medikament als Teil einer Tuberkulosetherapie erhielten. 3 von 93 HIV-positiven Patienten verstarben infolge einer toxischen epidermalen Nekrolyse [14]. Figurierte Erytheme, die einem Erythema anulare centrifugum ähneln, können ebenfalls auftreten [15].

1 Holdiness MR. Contact dermatitis to antituberculous drugs. *Contact Dermatitis* 1986; **15**: 282−8.
2 Cohen LK, George W, Smith R. Isoniazid-induced acne and pellagra. Occurrence in slow acetylators of isoniazid. *Arch Dermatol* 1974; **109**: 377−81.
3 Oliwiecki S, Burton JL. Severe acne due to isoniazid. *Clin Exp Dermatol* 1988; **13**: 283−4.
4 Grunwald M, David M, Feuerman EJ. Appearance of lupus erythematosus in a patient with lichen planus treated by isoniazide. *Dermatologica* 1982; **165**: 172−7.
5 Sim E, Gill EW, Sim RB. Drugs that induce systemic lupus erythematosus inhibit complement C4. *Lancet* 1984; **ii**: 422−4.
6 Schmutz JL, Cuny JF, Trechot P, *et al.* Les érythemes pellagroïdes médicamenteux. Une observations d'érytheme pellagroïde secondaire a l'isoniazide. *Ann Dermatol Vénéréol (Paris)* 1987; **114**: 569−76.
7 Rosin MA, King LE Jr. Isoniazid-induced exfoliative dermatitis. *South Med J* 1982; **75**: 81.
8 Okano M, Kitano Y, Igarashi T. Toxic epidermal necrolysis due to rifampicin. *J Am Acad Dermatol* 1987; **17**: 303−4.
9 Gange RW, Rhodes EL, Edwards CO, Powell MEA. Pemphigus induced by rifampicin. *Br J Dermatol* 1976; **95**: 445−8.
10 Lee CW, Lim JH, Kang HJ. Pemphigus foliaceus induced by rifampicin. *Br J Dermatol* 1984; **111**: 619−22.
11 Miyagawa S, Yamanashi Y, Okuchi T, *et al.* Exacerbation of pemphigus by rifampicin. *Br J Dermatol* 1986; **114**: 729−32.
12 Millar JW. Rifampicin-induced porphyria cutanea tarda. *Br J Dis Chest* 1980; **74**: 405−8.
13 Fegan D, Glennon J. Cutaneous sensitivity to thiacetazone. *Lancet* 1991; **337**: 1036.

14 Nunn P, Kibuga D, Gathua S, *et al*. Cutaneous hypersensitivity reactions due to thiacetazone in HIV-1 seropositive patients treated for tuberculosis. *Lancet* 1991; **337**: 627–30.

15 Ramesh V. Eruption resembling erythema annulare centrifugum. *Australas J Dermatol* 1987; **28**: 44.

4.7 Medikamente gegen die Lepra

Clofazimin

Dieses Medikament verursacht regelmäßig eine reversible, dosisabhängige, braunorange Pigmentierung der Haut (Abb. 4.11) [1–3]. Probebiopsien von zwei Patienten mit lepromatöser Lepra, die unter Clofazimin-Langzeitthe-rapie standen, zeigten Zeroid-Lipofuszin-Pigment und auch Clofazimin in den Phagolysosomen von Makrophagen [3]. Bei einem Patienten trat in den Narbengebieten eines chronisch-diskoiden Lupus erythematodes eine blau-rote Pigmentierung auf [4]. Xerodermie, Pruritus, Phototoxizität, Akne und unspezifische Exantheme wurden beschrieben [2]. Gastrointestinale Symptome durch eine direkte Darmreizung können früh auftreten und sind schnell reversibel. Eine ulzeröse Enteritis kann nach 9- bis 14monatiger Behandlung auftreten. Eine hochdosierte Langzeittherapie kann persistie-rende Diarrhöen, Bauchschmerzen und Gewichtsverlust verbunden mit Ablagerungen von kristallinem Clofazimin in der Submukosa des Dünn-darms und den mesenterialen Lymphknoten zur Folge haben [5,6]. Nieren-infarkte wurden ebenfalls mit diesem Syndrom in Zusammenhang gebracht [7,8].

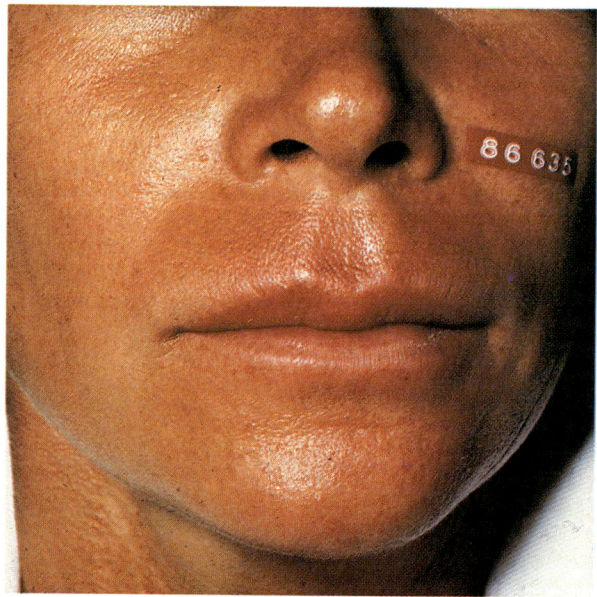

Abb. 4.11. Rötlich-braune Pig-mentierung nach Gabe von Clofa-zimin.

1 Thomsen K, Rothenborg HW. Clofazimine in the treatment of pyoderma gangrenosum. *Arch Dermatol* 1979; **115**: 851–2.

2 Yawalker SJ, Vischer W. Lamprene (clofazimine) in leprosy. Basic information. *Lepr Rev* 1979; **50**: 135–44.

3 Job CK, Yoder L, Jacobson RR, Hastings RC. Skin pigmentation from clofazimine therapy in leprosy patients: A reappraisal. *J Am Acad Dermatol* 1990; **23**: 236–41.

4 Kossard S, Doherty E, McColl I, Ryman W. Autofluorescence of clofazimine in discoid lupus erythematosus. *J Am Acad Dermatol* 1987; **17**: 867–71.

5 Harvey RF, Harman RRM, Black C, *et al.* Abdominal pain and malabsorption due to tissue deposition of clofazimine (Lamprene) crystals. *Br J Dermatol* 1977; **97** (Suppl. 15): 19.

6 Venencie PY, Cortez A, Orieux G, *et al.* Clofazimine enteropathy. *J Am Acad Dermatol* 1986; **15**: 290–1.

7 Jopling WAH. Complications of treatment with clofazimine (Lamprene: B.663). *Lepr Rev* 1976; **47**: 1–3.

8 McDougall AC, Horsfall WR, Hede JE, Chaplin AJ. Splenic infarction and tissue accumulation of crystals associated with the use of clofazimine (Lamprene: B.663) in the treatment of pyoderma gangrenosum. *Br J Dermatol* 1980; **102**: 227–30.

Dapson

Bei 3 % der wegen Lepra behandelten Westafrikaner treten fixe Arzneimittelexantheme auf [1,2]. Auch ein Erythema-exsudativum-multiforme [1] und eine exfoliative Dermatitis [2] wurden während einer Lepratherapie beobachtet. Eine andere, ungewöhnliche Nebenwirkung ist eine allergische Reaktion innerhalb des ersten Therapiemonats mit Fieber, exfoliativer Dermatitis, Hepatitis, Lymphadenopathie und Anämie [3]. Ein tödlich verlaufendes, der infektiösen Mononukleose ähnelndes Syndrom entwickelte sich bei einem birmesischen Kind unter Dapson-Behandlung einer lepromatösen Lepra [4].

Hämatologische Nebenwirkungen

Die Lebensdauer der Erythrozyten ist immer verkürzt, aber eine klinisch manifeste hämolytische Anämie ist selten. Patienten mit niedrigen Glukose-6-Phosphat-Dehydrogenase-Spiegeln in den roten Blutkörperchen [5] und „langsame Acetylierer" [6] haben ein erhöhtes Risiko, diese Komplikation zu entwickeln. Man sieht eine Methämoglobinämie und die Bildung von Heinz-Innenkörperchen. Eine Agranulozytose ist selten, aber wohlbekannt, und kann sich in den ersten Wochen der Behandlung entwickeln [7,8]. Bei Patienten, die Dapson zur Behandlung einer Dermatitis herpetiformis erhielten, trat diese Nebenwirkung bei einer mittleren Tagesdosis von 100 mg und nach einer durchschnittlichen Behandlungsdauer von 7 Wochen auf [8]. Das Gesamtrisiko betrug 1 Fall auf 3000 Patientenjahre mit Dapson-Exposition. Eine Agranulozytose trat jedoch Schätzungen zufolge bei 1 von 425 und 1 von 240 Patienten auf, die erstmals Dapson wegen einer Dermatitis herpetiformis erhielten [8]. Von amerikanischen Soldaten, die Dapson zur Malariaprophylaxe verwendeten, entwickelten etwa 1 von

10.000 bis 1 von 20.000 eine Agranulozytose [9]. Ältere Patienten vertragen Dapson oft nicht gut und Sulfapyridin oder Sulfamethoxypyridazin (das letztere ist unter Nennung des Patienten von den Lederle Laboratorien erhältlich) sollten bei Erkrankungen mit IgA-Ablagerungen bevorzugt werden.

Andere Nebenwirkungen

Es können schwere aber gewöhnlich reversible Hypalbuminämien, die durch ein Versagen der Albuminproduktion [10,11] oder durch ein atypisches nephrotisches Syndrom bedingt sind, auftreten. Selten verursacht Dapson eine periphere Neuropathie [12] oder eine Optikusatrophie [13], nach Überdosierungen kam es zu permanenten Netzhautschäden [14]. Gelegentlich kann eine Psychose ausgelöst werden [15].

1 Dutta RK. Erythema multiforme bullosum due to dapsone. *Lepr India* 1980; **52**: 306−9.
2 Browne SG. Antileprosy drugs. *Br Med J* 1971; **iv**: 558−9.
3 Tomecki KJ, Catalano CJ. Dapsone hypersensitivity: The sulfone syndrome revisited. *Arch Dermatol* 1981; **117**: 38−9.
4 Frey HM, Gershon AA, Borkowsky W, Bullock WE. Fatal reaction to dapsone during treatment of leprosy. *Ann Intern Med* 1981; **94**: 777−9.
5 Beutler E. Glucose-6-Phosphate dehydrogenase deficiency. *Lancet* 1991; **324**: 169−74.
6 Ellard GA, Gammon PT, Savin LA, Tan RSH. Dapsone acetylation in dermatitis herpetiformis. *Br J Dermatol* 1974; **90**: 441−4.
7 Potter MN, Yates P, Slade R, Kennedy CTC. Agranulocytosis caused by dapsone therapy for granuloma annulare. *J Am Acad Dermatol* 1989; **20**: 87−8.
8 Hörnstein P, Keisu M, Wiholm B-E. The incidence of agranulocytosis during treatment of dermatitis herpetiformis with dapsone as reported in Sweden, 1972 through 1988. *Arch Dermatol* 1990; **126**: 919−22.
9 Ognibene AJ. Agranulocytosis due to dapsone. *Ann Intern Med* 1970; **75**: 521−4.
10 Kingham JG, Swain P, Swarbrick ET, *et al.* Dapsone and severe hypoalbuminaemia: a report of two cases. *Lancet* 1979; **ii**: 662−4.
11 Cowan RE, Wright JT. Dapsone and severe hypoalbuminaemia in dermatitis herpetiformis. *Br J Dermatol* 1981; **104**: 201−4.
12 Ahrens EM, Meckler RJ, Callen JP. Dapsone-induced peripheral neuropathy. *Int J Dermatol* 1986; **25**: 314−16.
13 Homeida M, Babikr A, Daneshmend TK. Dapsone-induced optic atrophy and motor neuropathy. *Br Med J* 1980; **281**: 1180.
14 Kenner DJ, Holt K, Agnello R, Chester GH. Permanent retinal damage following massive dapsone overdose. *Br J Ophthalmol* 1980; **64**: 741−4.
15 Fine J-D, Katz SI, Donahue MJ, Hendricks AA. Psychiatric reaction to dapsone and sulfapyridine. *J Am Acad Dermatol* 1983; **9**: 274−5.

Thalidomid

Teratogenität (Phokomelie), Magenbeschwerden, Schläfrigkeit, neuropsychiatrische Störungen und eine sensible periphere Neuropathie, die sich nach mehreren Monaten entwickelt, wurden beschrieben [1]. Eine Dermatitis mit Begleiteosinophilie entwickelte sich bei einigen Patienten mit Erythema nodosum leprosum, die über mehrere Jahre mit Thalidomid behandelt wurden [2]. Einige HIV-infizierte Patienten, die wegen ausgeprägter oropharyngealer aphtöser Ulcera mit Thalidomid behandelt wurden, entwickelten bei erneutem Kontakt allergische Reaktionen mit Fieber, Tachykardie und ausgedehnten erythematösen makulösen Exanthemen [3].

1 Revuz J. Actualité du thalidomide. *Ann Dermatol Vénéréol (Paris)* 1990; **117**: 313−21.
2 Waters MFR. An internally controlled double blind trial of thalidomide in severe erythema nodosum leprosum. *Lepr Rev* 1971; **42**: 26−42.
3 Williams I, Weller IVD, Malin A, *et al.* Thalidomide hypersensitivity in AIDS. *Lancet* 1991; **337**: 436−7.

4.8 Metronidazol und Tinidazol

Metronidazol

Pruritus und fixe Arzneimittelexantheme sind selten [1,2]. Eine Pityriasis-rosea-artige Reaktion wurde beschrieben [3]. Eine reversible periphere Neuropathie kann eine Langzeittherapie komplizieren.

Tinidazol

Ein fixes Arzneimittelexanthem wurde bei Kreuzreaktion mit Metronidazol berichtet [4,5].

1 Naik RPC, Singh G. Fixed drug eruption due to metronidazole. *Dermatologica* 1977; **155**: 59−60.
2 Shelley WB, Shelley ED. Fixed drug eruption due to metronidazole. *Cutis* 1987; **39**: 393−4.
3 Maize JC, Tomecki KJ. Pityriasis rosea-like drug eruption secondary to metronidazole. *Arch Dermatol* 1977; **113**: 1457−8.
4 Kanwar AJ, Sharma R, Rajagopalan M, Kaur S. Fixed drug eruption due to tinidazole with cross-reactivity with metronidazole. *Dermatologica* 1990; **181**: 277.
5 Mishra D, Mobashir M, Zaheer MS. Fixed drug eruption and cross-reactivity between tinidazole and metronidazole. *Int J Dermatol* 1990; **29**: 740.

4.9 Chinolone

Diese Verbindungen sind mit der Nalidixinsäure verwandt [1–5]. Bei bis zu 6 % der Patienten kommt es zu gastrointestinalen Nebenwirkungen. Allergische Reaktionen mit Hautbeteiligung, meist in Form von Exanthemen und Juckreiz, wurden bei 0,5 bis 2 % der Patienten (bis zu 2,4 % bei Patienten, die

Cinoxacin erhielten) beobachtet [1–5]. Fieber, Urtikaria, Angioödem und anaphylaktoide Reaktionen sind selten und wurden bei Gabe von Cinoxacin [6], Ciprofloxacin [7] und Pipemidsäure [8] dokumentiert. Ein fixes Arzneimittelexanthem durch Pipemidsäure wurde beschrieben [9]. Norfloxacin hat einen pustulösen Ausschlag verursacht [10]; Ciprofloxacin [11,12], Pefloxacin und Fleroxacin [13] wurden mit einer Photosensibilität in Zusammenhang gebracht; Pefloxacin und Ofloxacin haben eine Photo-Onycholysis verursacht [14]. Eine allergische leukozytoklastische Vaskulitis wurde sowohl unter Therapie mit Ofloxacin als auch mit Ciprofloxacin beobachtet [15,16]. Die intravenöse Infusion von Ciprofloxacin über kleine Venen am Handrücken kann mit Lokalreaktionen an der Infusionsstelle einhergehen [17]. Ciprofloxacin wurde in Einzelfällen mit einer toxischen epidermalen Nekrolyse in Verbindung gebracht [18].

Nalidixinsäure

Hautreaktionen sind häufig und treten bei bis zu 5 % der Patienten auf. Verschiedene allergische Reaktionen einschließlich der exfoliativen Dermatitis kommen vor. Eine durch das Medikament bedingte Phototoxizität ist wohlbekannt [11, 19–22]. Eine bullöse Photodermatitis kann, meist an den Händen oder Füßen, auftreten, Vernarbung und erhöhte Hautverletzlichkeit können eine Porphyria cutanea tarda vortäuschen. Hierfür ist langwelliges UV-Licht verantwortlich [22]. Ein Lupus erythematodes-artiges Syndrom [24] und eine vorübergehende Alopezie wurden ebenfalls beschrieben.

1 Christ W, Lehnert T, Ulbrich B. Specific toxicologic aspects of the quinolones. *Rev Infect Dis* 1988; **10** (Suppl 1): S141–S146.

2 Wolfson JS, Hooper DC. Fluoroquinolone antimicrobial agents. *Clin Microbiol Rev* 1989; **2**: 378–424.

3 Hooper DC, Wolfson JS. Fluoroquinolone antimicrobial agents. *N Engl J Med* 1991; **324**: 384–94.

4 Sisca TS, Heel RC, Romankiewicz JA. Cinoxacin: a review of its pharmacological properties and therapeutic efficacy in the treatment of urinary tract infections. *Drugs* 1983; **25**: 544–69.

5 Campoli-Richards DM, Monck JP, Price A, *et al.* Ciprofloxacin. A review of its antibacterial activity, pharmacokinetic properties and therapeutic use. *Drugs* 1988; **35**: 373–447.

6 Stricker BHC, Slagboom G, Demaeseneer R, *et al.* Anaphylactic reactions to cinoxacin. *Br Med J* 1988; **297**: 1434–5.

7 Davis H, McGoodwin E, Reed TG. Anaphylactoid reactions reported after treatment with ciprofloxacin. *Ann Intern Med* 1989; **111**: 1041–3.

8 Gerber D. Anaphylaxis with pipemidic acid. *S Afr Med J* 1985; **67**: 999.

9 Miyagawa S, Yamashina Y, Hirota S, Shirai T. Fixed drug eruption due to pipemidic acid. *J Dermatol (Tokyo)* 1991; **18**: 59–60.

10 Shelley ED, Shelley WB. The subcorneal pustular drug eruption: An example induced by norfloxacin. *Cutis* 1988; **42**: 24–7.

11 Nederost ST, Dijkstra JWE, Handel DW. Drug-induced photosensitivity reaction. *Arch Dermatol* 1989; **125**: 433–4.

12 Ferguson J, Johnson BE. Ciprofloxacine-induced photosensitivity: *in vitro* and *in vivo* studies. *Br J Dermatol* 1990; **123**: 9–20.

13 Bowie WR, Willetts V, Jewesson PJ. Adverse reactions in a dose-ranging study with a new long-acting fluoroquinolone, fleroxacin. *Antimicrob Agents Chemother* 1989; **33**: 1778−82.

14 Baran R, Brun P. Photoonycholysis induced by the fluoroquinolones pefloxacine and ofloxacine. Report on 2 cases. *Dermatologica* 1986; **173**: 185−8.

15 Huminer C, Cohen JD, Majafla R, Dux S. Hypersensitivity vasculitis due to ofloxacin. *Br Med J* 1989; **299**: 303.

16 Choc U, Rothschield BM, Laitman L. Ciprofloxacin-induced vasculitis. *N Engl J Med* 1989; **320**: 257−8.

17 Thorsteinsson SB, Bergan T, Johannesson G, *et al*. Tolerance of ciprofloxacin at injection site, systemic safety and effect on electroencephalogram. *Chemotherapy* 1987; **33**: 448−51.

18 Tham TCK, Allen G, Hayes D, *et al*. Possible association between toxic epidermal necrolysis and ciprofloxacin. *Lancet* 1991; **338**: 522.

19 Baes H. Photosensitivity caused by nalidixic acid. *Dermatologica* 1968; **136**: 61−4.

20 Birkett DA, Garretts M, Stevenson CJ. Phototoxic bullous eruptions due to nalidixic acid. *Br J Dermatol* 1969; **81**: 342−4.

21 Ramsay CA, Obreshkova E. Photosensitivity from nalidixic acid. *Br J Dermatol* 1974; **91**: 523−8.

22 Rosén K, Swanbeck G. Phototoxic reactions from some common drugs provoked by a high-intensity UVA lamp. *Acta Derm Venereol (Stockh)* 1982; **62**: 246−8.

23 Rubinstein A. LE-like disease caused by nalidixic acid. *N Engl J Med* 1979; **301**: 1288.

4.10 Antibiotika zur Behandlung von Harnwegsinfekten

Nitrofurantoin

Gelegentlich treten Juckreiz, morbilliforme Exantheme und Urtikaria auf. Erythema-exsudativum-multiforme, Erythema nodosum [1], eine exfoliative Dermatitis sowie ein Lupus erythematodes-artiges Syndrom [2] wurden ebenfalls beschrieben. Akute oder chronische Lungenaffektionen können diese Hautveränderungen begleiten und letztendlich zur Lungenfibrose führen [3]. Eine Polyneuritis kann Ausdruck einer dosisabhängigen Nebenwirkung sein. Selten können eine Hepatitis, ein cholestatischer Ikterus und eine Knochenmarkssuppression auftreten, pathologische Immunelektrophorese-Muster wurden beschrieben [4].

1 Chisholm JC, Hepner M. Nitrofurantoin induced erythema nodosum. *J Natl Med Assoc* 1981; **73**: 59−61.

2 Selross O, Edgren J. Lupus-like syndrome associated with pulmonary reaction to nitrofurantoin. *Acta Med Scand* 1975; **197**: 125−9.

3 Rantala H, Kirvelä O, Anttolainen I. Nitrofurantoin lung in a child. *Lancet* 1979; **ii**: 799−800.

4 Teppo AM, Haltia K, Wager O. Immunoelectrophoretic 'tailing' of albumin line due to albumin−IgG antibody complexes: a side effect of nitrofurantoin treatment? *Scand J Immunol* 1976; **5**: 249−61.

4.11 Lokal angewandte Antibiotika

Die Nebenwirkungen von lokal verwendeten Antibiotika wurden bereits übersichtlich dargestellt [1]. Eine allergische Kontaktdermatitis ist bei topischer Anwendung von Clindamycin, Erythromycin, Tetracyclin, Polymyxin B, Gentamicin sowie Mupirocin selten, hingegen bei Gebrauch von Neomycin häufiger zu beobachten. Das Auftreten von Resistenzen gegen Gentamicin [2] und Mupirocin [1] wurde mit dem weitverbreiteten Einsatz dieser Medikamente als Lokaltherapeutika in Zusammenhang gebracht. Es kann also eine kritiklose topische Anwendung dieser Substanzen deren Unwirksamkeit bedingen.

Bacitracin

Durch lokale Anwendung dieses Antibiotikums wurde bei Patienten mit Bacitracinallergie eine Anaphylaxie ausgelöst [3–5]. Die Patienten hatten vorher mehrfach Kontakt mit dem Medikament und zeigten bereits früher Lokalreaktionen mit Juckreiz, Urtikaria oder einer möglicherweise allergischen Kontaktdermatitis. Bei zwei Patienten wurden anaphylaktische Reaktionen nach Verwendung von Polyfax®-Salbe, die Polymyxin und Bacitracin enthält, beobachtet. Bei einem war früher ein positiver Epikutantest mit Polyfax® dokumentiert worden, beim anderen hatte eine klinische Intoleranz gegen das Präparat bestanden [6]. Die intrakutane Injektion von Bacitracin kann bei sensibilisierten Personen eine Histaminausschüttung mit Ausbildung großer Quaddeln bewirken [7].

Chloramphenicol

Urtikaria und Angioödem wurden nach lokaler Applikation beschrieben [8]. Eine tödlich verlaufende aplastische Anämie folgte der Anwendung von Chloramphenicol-haltigen Augentropfen [9].

Sulfonamide

Es gibt Berichte über das Auftreten eines Erythema-exsudativum-multiforme bzw. eines Stevens-Johnson-Syndroms nach lokaler Applikation von Sulfonamiden [10,11].

1 Hirschmann JV. Topical antibiotics in dermatology. *Arch Dermatol* 1988; **124**: 1691–700.
2 Noble WC. Choice of topical antibiotic: A microbiological viewpoint. *Clin Exp Dermatol* 1981; **6**: 503–7.
3 Roupe G, Strannegård Ö. Anaphylactic shock elicited by topical administration of bacitracin. *Arch Dermatol* 1969; **100**: 450–2.

4 Shechter JF, Wilkinson RD, Del Carpio J. Anaphylaxis following the use of bacitracin ointment: Report of a case and review of the literature. *Arch Dermatol* 1984; **120**: 909−11.

5 Katz BE, Fisher AA. Bacitracin: a unique topical antibiotic sensitiser. *J Am Acad Dermatol* 1987; **17**: 1016−24.

6 Eedy DJ, McMillan JC, Bingham EA. Anaphylactic reactions to topical antibiotic combinations. *Postgrad Med J* 1990; **66**: 858−9.

7 Bjorkner B, Moller H. Bacitracin: a cutaneous allergen and histamine releaser. *Acta Derm Venereol (Stockh)* 1973; **53**: 487−91.

8 Schewach-Millet M, Shpiro D. Urticaria and angioedema due to topically applied chloramphenicol ointment. *Arch Dermatol* 1985; **121**: 587.

9 Fraunfelder FT, Bagby GC. Ocular chloramphenicol and aplastic anemia. *N Engl J Med* 1983; **308**: 1536.

10 Gottschalk HR, Stone OJ. Stevens−Johnson syndrome from ophthalmic sulphonamide. *Arch Dermatol* 1976; **112**: 513−14.

11 Genvert GI, Cohen EJ, Donnenfeld ED, Blecher MH. Erythema multiforme after use of topical sulfacetamide. *Am J Ophthalmol* 1985; **99**: 465−8.

5. Antimykotika und antiviral wirkende Medikamente

5.1 Antimykotika

Die dermatologischen Aspekte der Antimykotika sind in einem Übersichtsartikel abgehandelt worden [1].

1 Lesher JL, Smith JG Jr. Antifungal agents in dermatology. *J Am Acad Dermatol* 1987; **17**: 383−94.

Amphotericin

Kutane Nebenwirkungen sind selten. Das Grey-Syndrom, charakterisiert durch aschene Hautfarbe, Akrozyanose und Erschöpfung, kann als Sofortreaktion nach Infusion von Amphotericin auftreten.

Fluconazol

Das Auftreten eines Angioödems nach Fluconazol wurde beschrieben [1]. Eine anaphylaktische Reaktion bei einem Patienten, der zuvor Ketoconazol und Metronidazol erhalten hatte, spricht für eine Kreuzüberempfindlichkeit [2]. Ein Stevens-Johnson-Syndrom wurde bei einem AIDS-Patienten beobachtet [3].

1 Abbott M, Hughes DL, Patel R, Kinghorn GR. Angio-oedema after fluconazole. *Lancet* 1991; **338**: 633.
2 Neuhaus G, Pavic N, Pletscher M. Anaphylactic reaction after oral fluconazole. *Br Med J* 1991; **302**: 1341.
3 Gussenhoven MJE, Haak A, Peereboom-Wynia JDR, van't Wout JW. Stevens−Johnson syndrome after fluconazole. *Lancet* 1991; **338**: 120.

Flucytosin

Flüchtige makulöse und urtikarielle Exantheme wurden beobachtet. Bei einem Patienten trat ein toxisches Erythem [1], bei einem anderen Patienten, der an AIDS litt, eine Anaphylaxie auf [2]. Eine Knochenmarkssuppression unter Flucytosintherapie wurde beschrieben.

1 Thyss A, Viens P, Ticchioni M, *et al*. Toxicodermie au cours d'un traitement par 5 fluorocytosine. *Ann Dermatol Vénéréol (Paris)* 1987; **114**: 1131–2.
2 Kotani S, Hirose S, Niiya K, *et al*. Anaphylaxis to flucytosine in a patient with AIDS. *JAMA* 1988; **260**: 3275–6.

Griseofulvin

Nebenwirkungen von Griseofulvin sind selten und in der Regel mild. Kopfschmerzen und gastrointestinale Beschwerden sind am häufigsten. Gelegentlich werden morbilliforme oder erythematöse (Abb. 5.1), selten auch hämorrhagische Eruptionen beobachtet [1,2]. Eine Photodermatitis [3,4] mit einem Aktionsspektrum über 320 nm ist hingegen keineswegs selten und imponiert klinisch meist als Ekzem, obwohl auch pellagraartige Veränderungen beobachtet werden können [4]. Diese Reaktion wird für photoallergisch gehalten und Photo-Patchtests sind bei manchen Patienten

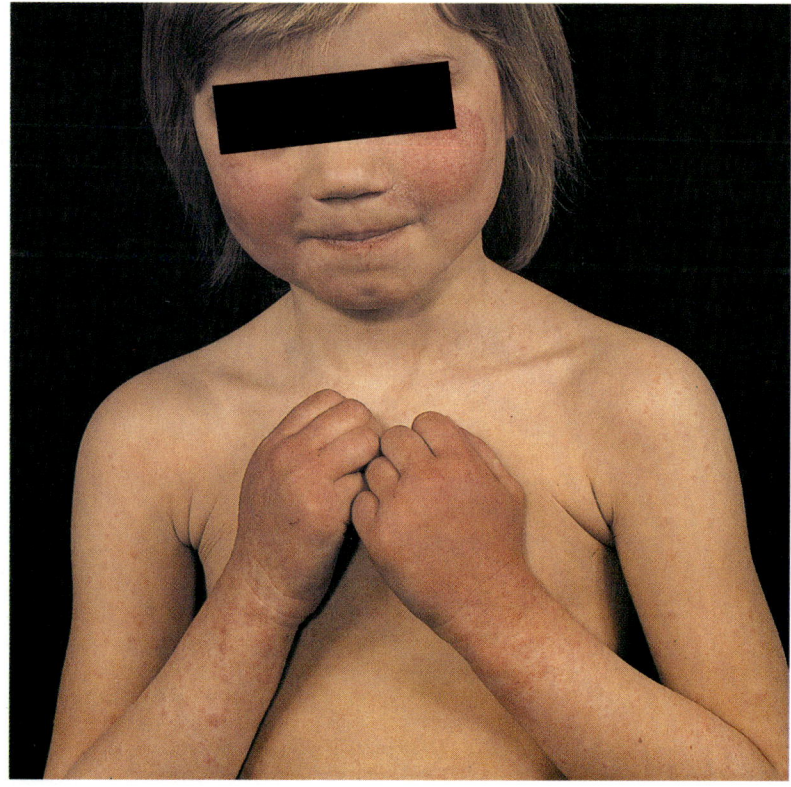

Abb. 5.1. Exanthem nach Therapie mit Griseofulvin; an der linken Wange ist die Dermatophyten-Infektion zu erkennen.

positiv. Es kann eine Photo-Kreuzreaktivität mit Penizillin bestehen [4]. Die Histologie kann unspezifisch sein und die direkte Immunfluoreszenz zeigte in einer Untersuchungsserie Immunglobulin- und Komplementablagerungen in der dermo-epidermalen Grenzzone und um die papillären Blutgefäße [4]. (Kälte)urtikaria, Angioödem und fixes Arzneimittelexanthem [5–8], Erythema-exsudativum-multiforme [9], Serumkrankheit [10], exfoliative Dermatitis [11] und toxische epidermale Nekrolyse [12,13] wurden beschrieben. Über die Exazerbation eines Lupus erythematodes wurde ebenfalls berichtet [14–18], in einem Fall nahm dies einen tödlichen Ausgang [17]. Patienten mit Antikörpern gegen SSA/Ro und SSB/La haben möglicherweise ein erhöhtes Risiko, ein Arzneimittelexanthem nach Gabe von Griseofulvin zu entwickeln [18,19]. Eine temporäre Granulozytopenie und eine Proteinurie können auftreten. Griseofulvin kann mit der Wirkung von Antikoagulanzien und Ovulationshemmern [20] interferieren und sollte in der Schwangerschaft nicht verabreicht werden.

1 Faergemann J, Maibach H. Griseofulvin and ketoconazole in dermatology. *Semin Dermatol* 1983; **2**: 262–9.

2 Von Pöhler H, Michalski H. Allergisches Exanthem nach Griseofulvin. *Dermatol Monatsschr* 1972; **58**: 383–90.

3 Jarratt M. Drug photosensitization. *Int J Dermatol* 1976; **15**: 317–23.

4 Kojima T, Hasegawa T, Ishida H, *et al.* Griseofulvin-induced photodermatitis. Report of six cases. *J Dermatol (Tokyo)* 1988; **15**: 76–82.

5 Feinstein A, Sofer E, Trau H, Schewach-Millet M. Urticaria and fixed drug eruption in a patient treated with griseofulvin. *J Am Acad Dermatol* 1984; **10**: 915–17.

6 Savage J. Fixed drug eruption to griseofulvin. *Br J Dermatol* 1977; **97**: 107–8.

7 Chang T. Cold urticaria and photosensitivity due to griseofulvin. *JAMA* 1965; **193**: 848–50.

8 Goldblatt S. Severe reaction to griseofulvin: sensitivity investigation. *Arch Dermatol* 1961; **83**: 936–7.

9 Rustin NHA, Bunker CB, Dowd P, Robinson TWE. Erythema multiforme due to griseofulvin. *Br J Dermatol* 1989; **120**: 455–8.

10 Prazak G, Ferguson JS, Comer JE, McNeil BS. Treatment of tinea pedis with griseofulvin. *Arch Dermatol* 1960; **81**: 821–6.

11 Reaves LE III. Exfoliative dermatitis occurring in a patient treated with griseofulvin. *J Am Geriat Soc* 1964; **12**: 889–92.

12 Taylor B, Duffill M. Toxic epidermal necrolysis from griseofulvin. *J Am Acad Dermatol* 1988; **19**: 565–7.

13 Mion G, Verdon G, Le Gulluche Y, *et al.* Fatal toxic epidermal necrolysis after griseofulvin. *Lancet* 1989; **ii**: 1331.

14 Alexander S. Lupus erythematosus in two patients after griseofulvin treatment of *Trichophyton rubrum* infection. *Br J Dermatol* 1962; **74**: 72–4.

15 Anderson WA, Torre D. Griseofulvin and lupus erythematosus. *J Med Soc N J* 1966; **63**: 161–2.

16 Watsky MS, Linfield YL. Lupus erythematosus exacerbated by griseofulvin. *Cutis* 1976; **17**: 361–3.

17 Madhok R, Zoma A, Capell H. Fatal exacerbation of systemic lupus erythematosus after treatment with griseofulvin. *Br Med J* 1985; **291**: 249–50.

18 Miyagawa S, Okuchi T, Shiomi Y, Sakamoto K. Subacute cutaneous lupus erythematosus lesions precipitated by griseofulvin. *J Am Acad Dermatol* 1989; **21**: 343–6.

19 Miyagawa S, Sakamoto K. Adverse reactions to griseofulvin in patients with circulating anti-SSA/Ro and SSB/La autoantibodies. *Am J Med* 1989; **87**: 100−2.

20 Coté J. Interaction of griseofulvin and oral contraceptives. *J Am Acad Dermatol* 1990; **22**: 124−5.

Ketoconazol

Juckreiz und gastrointestinale Beschwerden sind die häufigsten Nebenwirkungen [1]. Eine schwere Anaphylaxie wurde bei zwei Patienten beobachtet, von denen einer zuvor gegen lokal angewandtes Miconazol reagiert hatte [2]. Zu den weiteren Nebenwirkungen gehört auch die exfoliative Erythrodermie [3]. Das Medikament kann die Testosteronsynthese blockieren und so bei manchen Männern eine dosisabhängige Senkung des Testosteron-Serumspiegels mit nachfolgender Oligospermie, Impotenz, Libidoabnahme und Gynäkomastie verursachen [4−6]. Ketoconazol blockiert zudem das Ansprechen von Cortisol auf adrenokortikotrope Hormone und kann so zu einer Nebennieren-Insuffizienz führen [6−8]. Es wurde letztendlich auch über eine Hypothyreose berichtet [9].

Die schwerwiegendste Nebenwirkung ist eine idiosynkratische Hepatitis, die bei etwa 1 von 10.000 Patienten auftritt und zu einer fulminanten und potentiell tödlichen Lebernekrose führen kann [10−16].

1 Faergemann J, Maibach H. Griseofulvin and ketoconazole in dermatology. *Semin Dermatol* 1983; **2**: 262−9.

2 Van Dijke CPH, Veerman FR, Haverkamp HC. Anaphylactic reactions to ketoconazole. *Br Med J* 1983; **287**: 1673.

3 Rand R, Sober AJ, Olmstead PM. Ketoconazole therapy and exfoliative erthroderma. *Arch Dermatol* 1983; **119**: 97−8.

4 Graybill JR, Drutz DJ. Ketoconazole: a major innovation for treatment of fungal disease. *Ann Intern Med* 1980; **93**: 921−3.

5 Moncada B, Baranda L. Ketoconazole and gynecomastia. *J Am Acad Dermatol* 1982; **7**: 557−8.

6 Pont A, Graybill JR, Craven PC, et al. High-dose ketoconazole therapy and adrenal and testicular function in humans. *Arch Intern Med* 1984; **144**: 2150−3.

7 Pont A, Williams P, Loose D, et al. Ketoconazole blocks adrenal steroid synthesis. *Ann Intern Med* 1982; **97**: 370−2.

8 Sonino N. The use of ketoconazole as an inhibitor of steroid production. *N Engl J Med* 1987; **317**: 812−18.

9 Kitching NH. Hypothroidism after treatment with ketoconazole. *Br Med J* 1986; **293**: 993−4.

10 Horsburgh CR Jr, Kirkpatrick CJ, Teutsch CB. Ketoconazole and the liver. *Lancet* 1982; **i**: 860.

11 Stern RS. Ketoconazole: Assessing its risks. *J Am Acad Dermatol* 1982; **6**: 544.

12 Rollman O, Lööf L. Hepatic toxicity of ketoconazole. *Br J Dermatol* 1983; **108**: 376−8.

13 Duarte PA, Chow CC, Simmons F, Ruskin J. Fatal hepatitis associated with ketoconazole therapy. *Arch Intern Med* 1984; **144**: 1069−70.

14 Lewis J, Zimmerman HJ, Benson GD, Ishak KG. Hepatic injury associated with ketoconazole therapy: Analysis of 33 cases. *Gastroenterology* 1984; **86**: 503−13.

15 Lake-Bakaar G, Scheuer PJ, Sherlock S. Hepatic reactions associated with ketoconazole in the United Kingdom. *Br Med J* 1987; **294**: 419−22.
16 Knight TE, Shikuma CY, Knight J. Ketoconazole-induced fulminant hepatitis necessitating liver transplantation. *J Am Acad Dermatol* 1991; **25**: 398−400.

Nystatin

Nach Gabe von Nystatin wurden ein fixes Arzneimittelexanthem [1] und in einem Einzelfall auch ein Stevens-Johnson-Syndrom [2] beobachtet.

1 Pareek SS. Nystatin-induced fixed eruption. *Br J Dermatol* 1980; **103**: 679−80.
2 Garty B-Z. Stevens−Johnson syndrome associated with nystatin treatment. *Arch Dermatol* 1991; **127**: 741−2.

5.2 Antiviral wirksame Medikamente

Aciclovir

Insgesamt gibt es nur sehr wenige Nebenwirkungen dieses Medikaments [1]. Bei intravenöser Gabe kann es zu Entzündungsreaktionen und einer Phlebitis kommen. Durch renale Präzipitation des Aciclovir kann sich nach intravenöser Gabe, besonders bei Patienten mit Problemen der Nieren, eine Nephropathie entwickeln. Die Dosis sollte daher bei Patienten mit eingeschränkter Nierenfunktion reduziert werden. Eine Enzephalopathie kann auftreten und über periphere Ödeme wurde, wenn auch sehr selten, berichtet [2,3].

1 Arndt KA. Adverse reactions to acyclovir: topical, oral, and intravenous. *J Am Acad Dermatol* 1988; **18**: 188−90.
2 Hisler BM, Daneshvar SA, Aronson PJ, Hashimoto K. Peripheral edema and oral acyclovir. *J Am Acad Dermatol* 1988; **18**: 1142−3.
3 Medina S, Torrelo A, España A, Ledo A. Edema and oral acyclovir. *Int J Dermatol* 1991; **30**: 305−6.

Azidothymidin (Zidovudin)

Dieses Medikament, das in der Behandlung von AIDS eingesetzt wird, kann gastrointestinale Beschwerden, eine Knochenmarkssuppression (mit schwerer Anämie in 32 % und Leukopenie in 37 %), Myalgien, Kopfschmerzen und Schlaflosigkeit verursachen [1−4]. Diese Nebenwirkungen wurden von Angehörigen des Krankenpflegepersonals berichtet, die das Zidovudin als Versuch einer Prophylaxe der HIV-Infektion nach akzidentellen Nadelstichverletzungen erhielten [5,6]. Eine durch Zidovudin bedingte Thrombozytopenie führte bei einem AIDS-Patienten zu Ekchymosen um Kaposi-Sarkom-Läsionen, die eine schnelle intrakutane Ausbreitung des Neoplasmas vortäuschten [7]. Bei Nagern wurden nach Zidovudingabe Vaginaltumore festgestellt. Diffuse und auch isolierte Pigmentierungen an Handflächen und Fußsohlen sowie der Finger, der Fingernägel und der Mundschleimhaut wurden beobachtet [8–13]. Eine Lagehypotonie wurde beschrieben [14], dergleichen eine Hypertrichose der Augenlider [15]. Bei HIV-infizierten Patienten wurde eine mögliche Verbindung mit der neutrophilen ekkrinen Hidradenitis postuliert [16].

1 Gill PS, Rarick M, Brynes RK, *et al.* Azidothymidine associated with bone marrow failure in AIDS. *Ann Intern Med* 1987; **107**: 502−5.

2 Richman DD, Fiscal MA, Grieco MH, *et al.* The toxicity of azidothymidine (AZT) in the treatment of patients with AIDS or AIDS-related complex: a double blind, placebo-controlled trial. *N Engl J Med* 1987; **317**: 192−7.

3 Gelmon K, Montaner JS, Fanning M, *et al.* Nature, time course and dose dependence of zidovudine-related side-effects: results from the Multicenter Canadian Azidothymidine Trial. *AIDS* 1989; **3**: 555−61.

4 Moore RD, Creagh-Kirk T, Keruly J, *et al.* Long-term safety and efficacy of zidovudine in patients with advanced human immunodeficiency virus infection. *Arch Intern Med* 1991; **151**: 981−6.

5 Centers for Disease Control. Public health service statement on management of occupational exposure to human immunodeficiency virus, including considerations regarding zidovudine post-exposure use. *MMWR* 1990; **39**: 1−14.

6 Jeffries DJ. Zidovudine after occupational exposure to HIV. Hospitals should be able to give it within an hour. *Br Med J* 1991; **302**: 1349−51.

7 Barnett JH, Gilson E. Zidovudine-related thrombocytopenia simulating rapid growth of Kaposi's sarcoma. *Arch Dermatol* 1991; **127**: 1068−9.

8 Azon-Masoliver A, Mallolas J, Gatell J, Castel T. Zidovudine-induced nail pigmentation. *Arch Dermatol* 1988; **124**: 1570−1.

9 Fisher CA, McPoland PR. Azidothymidine-induced nail pigmentation. *Cutis* 1989; **43**: 552−4.

10 Bendick C, Rasokat H, Steigleder GK. Azidothymidine-induced hyperpigmentation of skin and nails. *Arch Dermatol* 1989; **125**: 1285−6.

11 Greenberg RG, Berger TG. Nail and mucocutaneous hyperpigmentation with azidothymidine therapy. *J Am Acad Dermatol* 1990; **22**: 327−30.

12 Grau-Massanes M, Millan F, Febrer MI, *et al.* Pigmented nail bands and mucocutaneous pigmentation in HIV-positive patients treated with zidovudine. *J Am Acad Dermatol* 1990; **22**: 687−8.

13 Tadini G, D'Orso M, Cusini M, *et al.* Oral mucosa pigmentation: A new side-effect of azidothymidine therapy in patients with acquired immunodeficiency syndrome. *Arch Dermatol* 1991; **127**: 267−8.

14 Loke RHT, Murray-Lyon IM, Carter GD. Postural hypotension related to zidovudine in a patient infected with HIV. *Br Med J* 1990; **300**: 163−4.

15 Klutman NE, Hinthorn DR. Excessive growth of eyelashes in a patient with AIDS being treated with zidovudine. *N Engl J Med* 1991; **324**: 1896.

16 Smith KJ, Skelton HG III, James WD, *et al.* Neutrophilic eccrine hidradenitis in HIV-infected patients. *J Am Acad Dermatol* 1990; **23**: 945−7.

Foscarnet

Nach Anwendung dieses Medikaments bei AIDS wurde ein generalisiertes Exanthem beobachtet [1].

1 Green ST, Nathwani D, Goldberg DJ, *et al.* Generalised cutaneous rash associated with foscarnet usage in AIDS. *J Infect* 1990; **21**: 227−8.

Didesoxycytidin

Eine makulopapulöse Reaktion mit oralen Ulcera entwickelte sich bei 70 % der mit diesem neuen AIDS-Mittel behandelten Patienten. Die Veränderungen bildeten sich trotz des Fortsetzens der Therapie spontan zurück [1].

1 McNeely MC, Yarchoan R, Broder S, Lawley TJ. Dermatologic complications associated with administration of 2',3'-dideoxycytidine in patients with human immunodeficiency virus infection. *J Am Acad Dermatol* 1989; **21**: 1213−17.

Idoxuridin

Nach parenteraler Anwendung von Idoxuridin kam es zu Alopezie und Nagelverlusten [1].

1 Nolan DC, Carruthers MM, Lerner AM. *Herpesvirus hominis* encephalitis in Michigan: report of thirteen cases, including six treated with idoxuridine. *N Engl J Med* 1970; **282**: 10−13.

6. Malariamittel und Anthelminthika

6.1 Malariamittel

Die Nebenwirkungen von Malariamitteln wurden in Übersichtsartikeln abgehandelt [1,2].

1 Ribrioux A. Antipaludéens de synthese et peau. *Ann Dermatol Vénéréol (Paris)* 1990; **117**: 975–90.
2 Ochsendorf FR, Runne U. Chloroquin und Hydroxychloroquin: Nebenwirkungsprofil wichtiger Therapeutika. *Hautarzt* 1991; **42**: 140–6.

Chloroquin und Hydrochloroquin

Bei Afrikanern unter Akut- oder Langzeittherapie tritt häufig Juckreiz auf, bei Europäern ist dies hingegen selten [1–4]. Pigmentveränderungen (Chloroquin bindet an Melanin [8]) entwickeln sich bei etwa 25 % der Patienten, die eines der beiden Malariamedikamente über mehr als vier Monate erhalten [5–8]. Schwärzliche bzw. blaurote Flecken an den Schienbeinen werden häufig beobachtet und in lichtexponierter Haut kann sich eine braungraue Pigmentierung entwickeln [7]. Ebenso können die Nagelbetten diffus oder in Querstreifen pigmentiert, der harte Gaumen diffus pigmentiert sein. Im Gegensatz dazu kann rot-blondes (aber nicht dunkles) Haar gebleicht werden [9].
Eine Lichtüberempfindlichkeit kann auftreten [10] und außerdem können verschiedene Formen der Porphyrie ausgelöst werden [11]. Die Wirkungen auf eine Psoriasis sind nicht vorhersehbar, aber die mögliche Auslösung einer schweren Psoriasis einschließlich einer psoriatischen Erythrodermie [17] ist seit langem bekannt [12–17]. Es bemerkten jedoch 88 % von 50 Psoriatikern, die mit Standarddosen von Chloroquin behandelt wurden, keine Veränderung ihrer Psoriasis [18]. Lichenoide Exantheme sind ungewöhnlich, ein Erythema anulare centrifugum ist selten [19]. Das Auftreten einer toxischen epidermalen Nekrolyse und einer pustulösen Eruption nach Gabe von Hydroxychloroquin wurde dokumentiert [20]. Unter Hydrochloroquin wurde auch eine toxische Psychose beschrieben [21]. Alle Malariamedikamente sind potentiell teratogen.

Chloroquin und Hydrochloroquin können schwerwiegende ophthalmologische Nebenwirkungen verursachen [22,23]. Bei 95 % der Patienten entstehen unter Langzeittherapie Hornhautablagerungen, von denen 95 % asymptomatisch sind [24]. Eine potentiell irreversible Retinopathie, die zur Erblindung führen kann, kann sich bei 0,45 bis 2 % der Patienten entwickeln [25,26]. Die Netzhautveränderungen können nach Absetzen des Medikaments fortschreiten. Es wird empfohlen, mit weniger als 250 mg (oder 4 mg/kg Körpergewicht) Chloroquin pro Tag zu behandeln und eine augenärztliche Voruntersuchung sowie 6monatliche ophthalmologische Kontrollen mit einem Amsler-Netz vorzunehmen. Eine Malariaprophylaxe mit zwei Tabletten wöchentlich soll ohne nennenswertes Risiko sein.

1 Osifo NG. Chloroquine induced pruritus among patients with malaria. *Arch Dermatol* 1984; **120**: 80−2.
2 Ekpechi OI, Okoro AN. A pattern of pruritus to chloroquine. *Arch Dermatol* 1964; **89**: 631−2.
3 Spencer HC, Poulter NR, Lury JD, Poulter CJ. Chloroquine-associated pruritus in a European. *Br Med J* 1982; **285**: 1703−4.
4 Salako LA. Toxicity and side-effects of antimalarials in Africa: a critical review. *Bull WHO* 1984; **62** (Suppl): 63−8.
5 Dall JLC, Keane JA. Disturbances of pigmentation with chloroquine. *Br Med J* 1959; **i**: 1387−9.
6 Tuffanelli D, Abraham RK, Dubois EJ. Pigmentation from antimalarial therapy; its possible relationship to the ocular lesions. *Arch Dermatol* 1963; **88**: 419−26.
7 Levy H. Chloroquine-induced pigmentation. Case reports. *S Afr Med J* 1982; **2**: 735−7.
8 Sams WM, Epstein JH. The affinity of melanin for chloroquine. *J Invest Dermatol* 1965; **45**: 482−8.
9 Dupré A, Ortonne J-P, Viraben R, Arfeux F. Choroquine-induced hypopigmentation of hair and freckles. Association with congenital renal failure. *Arch Dermatol* 1985; **121**: 1164−6.
10 Van Weelden H, Bolling HH, Baart de la Faille H, Van Der Leun JC. Photosensitivity caused by chloroquine. *Arch Dermatol* 1982; **118**: 290.
11 Davis MJ, Vander Ploeg DE. Acute porphyria and coproporphyrinuria following chloroquine therapy: a report of two cases. *Arch Dermatol* 1957; **75**: 796−800.
12 O'Quinn SE, Kennedy CB, Naylor LZ. Psoriasis, ultraviolet light and chloroquine. *Arch Dermatol* 1964; **90**: 211−16.
13 Baker H. The influence of chloroquine and related drugs on psoriasis and keratoderma blenorrhagicum. *Br J Dermatol* 1966; **78**: 161−6.
14 Abel EA, Dicicco LM, Orenberg EK, *et al*. Drugs in exacerbation of psoriasis. *J Am Acad Dermatol* 1986; **15**: 1007−22.
15 Nicolas J-F, Mauduit G, Haond J, *et al*. Psoriasis grave induit par la chloroquine (nivaquine). *Ann Dermatol Vénéréol (Paris)* 1988; **115**: 289−93.
16 Luzar MJ. Hydroxychloroquine in psoriatic arthropathy: Exacerbation of psoriatic skin lesions. *J Rheumatol* 1982; **9**: 462−4.
17 Slagel GA, James WD. Plaquenil-induced erythroderma. *J Am Acad Dermatol* 1985; **12**: 857−62.
18 Katugampola G, Katugampola S. Chloroquine and psoriasis. *Int J Dermatol* 1990; **29**: 153−4.
19 Ashurst PJ. Erythema annulare centrifugum. Due to hydroxychloroquine sulfate and chloroquine sulfate. *Arch Dermatol* 1967; **95**: 37−9.

20 Lotem M, Ingber A, Segal R, Sandbank M. Generalized pustular drug rash induced by hydroxychloroquine. *Acta Derm Venereol (Stockh)* 1990; **70**: 250−1.

21 Ward WQ, Walter-Ryan WG, Shehi GM. Toxic psychosis: A complication of antimalarial therapy. *J Am Acad Dermatol* 1985; **12**: 863−5.

22 Olansky AJ. Antimalarials and ophthalmologic safety. *J Am Acad Dermatol* 1982; **6**: 19−23.

23 Portnoy JZ, Callen JP. Ophthalmologic aspects of chloroquine and hydroxychloroquine safety. *Int J Dermatol* 1983; **22**: 273−8.

24 Easterbrook M. Ocular side effects and safety of antimalarial agents. *Am J Med* 1988; **85**; 23−9.

25 Marks JS. Choroquine retinopathy: is there a safe daily dose? *Ann Rheum Dis* 1982; **41**: 52−8.

26 Easterbrook M. Dose relationships in patients with early chloroquine retinopathy. *J Rheumatol* 1987; **14**: 472−5.

Mefloquin

Schwindel, Übelkeit, Erythem und neurologische Störungen wurden dokumentiert, ein Fallbericht beschreibt ein Stevens-Johnson-Syndrom.

1 Van Den Ende E, Van Gompel A, Colebunders R, Van Den Ende J. Mefloquine-induced Stevens−Johnson syndrome. *Lancet* 1991; **337**: 683.

Mepacrin (Atebrin, Quinacrin)

Dieses Medikament verursacht regelmäßig eine Gelbfärbung der Haut (einschließlich der Konjunktiven), die einen Ikterus vortäuschen kann [1]. Das Auftreten von lichenoiden Exanthemen bei Mepacrintherapie ist bekannt. Eine große Zahl von militärischem Personal, das im 2. Weltkrieg Mepacrin zur Malariaprophylaxe erhielt, entwickelte eine lichenoide Dermatitis, die schnell von Anhidrosis, Hautatrophie, Alopezie, Nagelveränderungen, Pigmentstörungen und Keratodermie gefolgt wurde [2,3]. Einige Patienten entwickelten nach Langzeiteinnahme über mehr als ein Jahr lokalisierte blauschwarze Hyperpigmentierungen, die auf den Gaumen, das Gesicht, die Schienbeine und Nagelbetten beschränkt waren. Jahre später traten lichenoide Knoten, schuppige rote Plaques, atrophe Läsionen an den Fußsohlen, Erosionen und Leukoplakien an der Zunge und warzige Wucherungen auf [3,4]. Eine Weiterentwicklung zu einem Plattenepithelkarzinom ist, besonders an den Handflächen, vorgekommen. Die Augentoxizität ist bedeutend geringer als beim Chloroquin.

1 Leigh JM, Kennedy CTC, Ramsey JD, Henderson WJ. Mepacrine pigmentation in systemic lupus erythematosus. *Br J Dermatol* 1979; **101**: 147−53.

2 Bauer F. Late sequelae of atabrine dermatitis: a new premalignant entity. *Aust J Dermatol* 1978; **19**: 9−12.

3 Bauer F. Quinacrine hydrochloride drug eruption (tropical lichenoid dermatitis). Its early and late sequelae and its malignant potential. A review. *J Am Acad Dermatol* 1981; **4**: 239−48.

4 Callaway JL. Late sequelae of quinacrine dermatitis, a new premalignant entity. *J Am Acad Dermatol* 1979; **1**: 456.

Pyrimethamin

Dieser Folsäure-Antagonist kann, auch bei sehr niedriger Dosierung, eine Agranulozytose verursachen, besonders wenn er mit Dapson kombiniert wird [1]. Das Vorkommen eines lichenoiden Exanthems und Photosensibilität wurden beschrieben [2]. Die Rate für alle schweren Nebenwirkungen von Pyrimethamin-Sulfadoxin (Fansidar®) ist mit 1 pro 2.100 Verschreibungen, für Hautreaktionen einschließlich des Stevens-Johnson-Syndroms mit 1 pro 4.900 (bei einer Sterblichkeitsrate von 1 pro 11.100) angegeben worden [3]. Die entspechenden Quoten waren für schwere Nebenwirkungen der Kombination von Pyrimethamin und Dapson (Maloprim) 1 pro 9.100 und für Blutdyskrasien 1 pro 20.000, bei einer Sterblichkeit von 1 pro 75.000 Verschreibungen. Eine toxische epidermale Nekrolyse, Angioödem, bullöse Veränderungen und schwere Lebererkrankungen sind ebenfalls aufgetreten. Da nur wenige schwerwiegende Reaktionen unter Chloroquin- und Proguanil-Behandlung beobachtet wurden, wurde empfohlen, die Anwendung der kombinierten Malariamittel einzuschränken [3].

1 Friman G, Nyström-Rosander C, Jonsell G, et al. Agranulocytosis associated with malaria prophylaxis with Maloprim. *Br Med J* 1983; **286**: 1244−5.
2 Cutler TP. Lichen planus caused by pyrimethamine. *Clin Exp Dermatol* 1980; **5**: 253−6.
3 Phillips-Howard PA, West LJ. Serious adverse drug reactions to pyrimethamine−sulphadoxine, pyrimethamine−dapsone and to amodiaquine in Britain. *J R Soc Med* 1990; **83**: 82−5.

Chinin

Chinin kann unter anderem auch eine thrombozytopenische Purpura verursachen [1,2]. Erytheme sowie urtikarielle, photoallergische, bullöse und fixe Arzneimittelexantheme wurden beschrieben, lichenoide Reaktionen sind selten. Wenn bereits eine kontaktallergische Überempfindlichkeit besteht, können ekzematöse Nebenwirkungen im Sinne eines „systemischen Kontaktekzems" [6] vorkommen. Splitterblutungen, makulopapulöse und papulonekrotische Exantheme an lichtexponierter Haut, die sich histologisch als lymphozytäre Vaskulitis erweisen, wurden in einem Fall beschrieben [7].

1 Belkin GA. Cocktail purpura. An unusual case of quinine sensitivity. *Ann Intern Med* 1967; **66**: 583−6.
2 Helmly RB, Bergin JJ, Shulman NR. Quinine-induced purpura: observation on antibody titers. *Arch Intern Med* 1967; **20**: 59−62.
3 Ljunggren B, Sjövall P. Systemic quinine photosensitivity. *Arch Dermatol* 1986; **122**: 909−11.

4 Ferguson J, Addo HA, Johnson BE, *et al.* Quinine induced photosensitivity: clinical and experimental studies. *Br J Dermatol* 1987; **117**: 631–40.
5 Diffey BL, Farr PM, Adams SJ. The action spectrum in quinine photosensitivity. *Br J Dermatol* 1988; **118**: 679–85.
6 Calnan CD, Caron GA. Quinine sensitivity. *Br Med J* 1961; **ii**: 1750–2.
7 Harland CC, Millard LG. Another quirk of quinine. *Br Med J* 1991; **302**: 295.

6.2 Anthelminthika

Amocarzin (CGP 6140)

Dieses makro- und mikrofilarizide Medikament, das in der Therapie der Onchozerkose eingesetzt wird, kann mit Schwindel und Juckreiz mit und ohne Exanthem in Zusammenhang stehen [1].

1 Poltera AA, Zea-Flores G, Guderian R, *et al.* Onchocercacidal effects of amo-carzine (CGP 6140) in Latin America. *Lancet* 1991; **337**: 583–4.

Benzimidazol-Verbindungen

Diese Medikamente werden sowohl in der Therapie des intestinalen Wurmbefalls als auch bei der Echinokokkose eingesetzt. Fieber, gastrointestinale Beschwerden, reversible Neutropenien und vorübergehende Leberfunktionsstörungen wurden beschrieben. Ein Telogeneffluvium wurde sowohl unter Albendazol [1,2] als auch unter Mebendazol dokumentiert.

1 Karawifa MA, Yasawi MI, Mohamed AE. Hair loss as a complication of albendazole therapy. *Saudi Med J* 1988; **9**: 530.
2 Garcia-Muret MP, Sitjas D, Tuneu L, de Moragas JM. Telogen effluvium associated with albendazole therapy. *Int J Dermatol* 1990; **29**: 669–70.

Ivermectin

Fieber, Exanthem, Juckreiz, lokale Schwellungen und eine schmerzhafte regionale Lymphknotenschwellung wurden beschrieben [1]. Die Inzidenz geringfügiger Nebenwirkungen wie Juckreiz, lokalisiertes Exanthem und Fieber betrug bei einer Untersuchung von Patienten mit Onchozerkose in Ecuador 4 % [2]. Ein stärkerer Juckreiz und/oder ein ausgeprägtes Exanthem traten, wie eine andere Untersuchung zeigte, bei 8 % der Fälle auf [3]. Patienten mit einer reaktiven Onchodermatitis (*Sowda*) können unter Ivermectinbehandlung an einem schweren Pruritus und Extremitätenschwellungen leiden [4].

1 Bryan RT, Stokes SL, Spencer HC. Expatriates treated with ivermectin. *Lancet* 1991; **337**: 304.

2 Guderian RH, Beck BJ, Proano S Jr, Mackenzie CD. Onchocerciasis in Ecuador, 1980–86: epidemiological evaluation of the disease in the Esmerldas province. *Eur J Epidemiol* 1989; **5**: 294–302.

3 Whitworth JAG, Maude GH, Luty AJF.* Expatriates treated with ivermectin. *Lancet* 1991; **337**: 625–6.

4 Guderian RH, Anselmi M, Sempertegui R, Cooper PJ. Adverse reactions to ivermectin in reactive onchodermatitis. *Lancet* 1991; **337**: 188.

Levamisol

Die hochdosierte Langzeitanwendung von Levamisol als Immunstimulans wurde mit Typ-I-Reaktionen mit Juckreiz und Urtikaria in Verbindung gebracht. Lichenoide [1] und „unspezifische" [2] Exantheme wurden ebenso wie eine leukozytoklastische Immunkomplex-Vaskulitis, die mit einer Livedo reticularis einherging [3], und eine kutane nekrotisierende Vaskulitis [4] beobachtet.

1 Kirby JD, Black MM, McGibbon D. Levamisole-induced lichenoid eruptions. *J R Soc Med* 1980; **73**: 208–11.

2 Parkinson DR, Cano PO, Jerry LM, *et al.* Complications of cancer immunotherapy with levamisole. *Lancet* 1977; **ii**: 1129–32.

3 Macfarlane DG, Bacon PA. Levamisole-induced vasculitis due to circulating immune complexes. *Br Med J* 1978; **i**: 407–8.

4 Scheinberg MA, Bezera JBG, Almeida LA, Silveira LA. Cutaneous necrotising vasculitis induced by levamisole. *Br Med J* 1978; **i**: 408.

Niridazol

Unter Behandlung mit Niridazol traten eine Urtikaria und eine pellagraartige Dermatitis auf.

Piperazin

Durch berufsbedingten Kontakt wurde eine Dermatitis verursacht [1]. Eine frühere Kontaktsensibilisierung durch Äthylendiamin führte bei späterer oraler Gabe von Piperazin zu schweren Kreuzreaktionen, darunter auch zu einer generalisierten exfoliativen Dermatitis [2].

1 Calnan CD. Occupational piperazine dermatitis. *Contact Dermatitis* 1975; **1**: 126.

2 Burry JN. Ethylenediamine sensitivity with a systemic reaction to piperazine treatment. *Contact Dermatitis* 1978; **4**: 380.

Tetrachloräthylen

Dieses Medikament hat eine toxische epidermale Nekrolyse verursacht.

Tiabendazol

Das Phänomen, daß nach der Gabe dieses Medikaments ein ungewöhnlicher Körpergeruch auftritt, ist wohlbekannt. Kutane Nebenwirkungen wie eine Urtikaria oder makulopapulöse Exantheme sind selten, gewöhnlich geringfügig ausgeprägt und flüchtig. Erythema-exsudativum-multiforme [1] und toxische epidermale Nekrolyse [2] wurden beschrieben.

1 Humphreys F, Cox NH. Thiabendazole-induced erythema multiforme with lesions around melanocytic naevi. *Br J Dermatol* 1988; **118**: 855−6.
2 Robinson HM, Samorodin CS. Thiabendazole-induced toxic epidermal necrolysis. *Arch Dermatol* 1976; **112**: 1757−60.

6.3 Medikamente gegen Pneumocystis carinii

Pentamidin

Dieses Medikament wird zunehmend zur Behandlung und Prophylaxe der *Pneumocystis-carinii*-Pneumonie bei AIDS-Patienten eingesetzt. Urtikaria oder makulopapulöse Exantheme, die in eine Erythrodermie übergehen können, wurden unter Inhalationstherapie beobachtet [1,2]. Bei systemischem Einsatz kann eine toxische epidermale Nekrolyse auftreten [3,4].

1 Leen CLS, Mandal BK. Rash due to nebulized pentamidine. *Lancet* 1988; **ii**: 1250−1.
2 Berger TG, Tappero JW, Leoung GS, Jacobson MA. Aerosolized pentamidine and cutaneous eruptions. *Ann Intern Med* 1989; **110**: 1035−6.
3 Wang JJ, Freeman AI, Gaeta JF, Sinks LF. Unusual complications of pentamidine in the treatment of *Pneumocystis carinii* pneumonia. *J Pediatr* 1970; **77**: 311−14.
4 Walzer PD, Perl DP, Krogstadt DJ, *et al.* *Pneumocystis carinii* pneumonia in the United States: Epidemiologic, diagnostic and clinical features. *Ann Intern Med* 1974; **80**: 83−93.

7. Nichtsteroidale Antiphlogistika

7.1 Acetylsalicylsäure und verwandte Verbindungen

Aspirin

Nebenwirkungen von Aspirin [1–4] treten bei 0,3 % normaler Personen auf [2,4]. Sie sind gewöhnlich sporadisch, aber gelegentlich kann auch mehr als ein Familienmitglied betroffen sein und eine Assoziation mit dem HLA-System wurde beschrieben [5]. Urtikaria oder Angioödem (Abb. 7.1) sind die häufigsten Nebenwirkungen [1]. Bei Patienten, die unter einer chronisch-idiopathischen Urtikaria leiden, kommt es nach Gabe von Aspirin häufig zur Verschlechterung [6,7]; diese Exazerbation hat wahrscheinlich eine nichtallergische Grundlage. Es wurde geschätzt, daß Patienten mit chronischer Urtikaria oder einem Angioödem ein Risiko von bis zu 30 % haben, nach der Einnahme von Aspirin oder eines nichtsteroidalen Antiphlogistikums eine deutliche Verschlechterung ihres Hautleidens durchzumachen [3]. Die

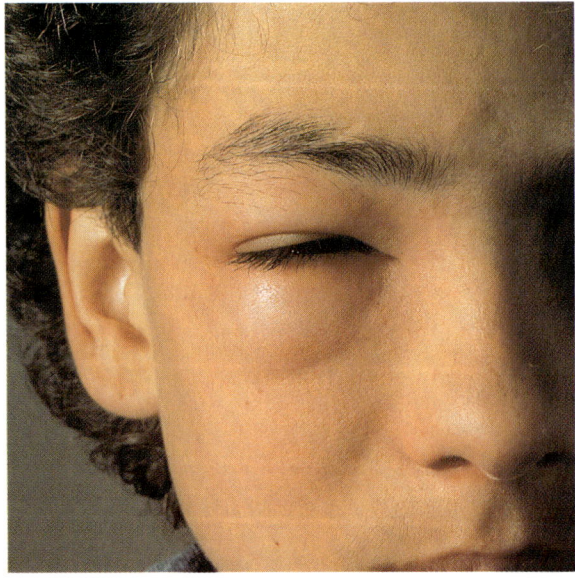

Abb. 7.1. Angioödem, durch Acetylsalicylsäure verursacht.

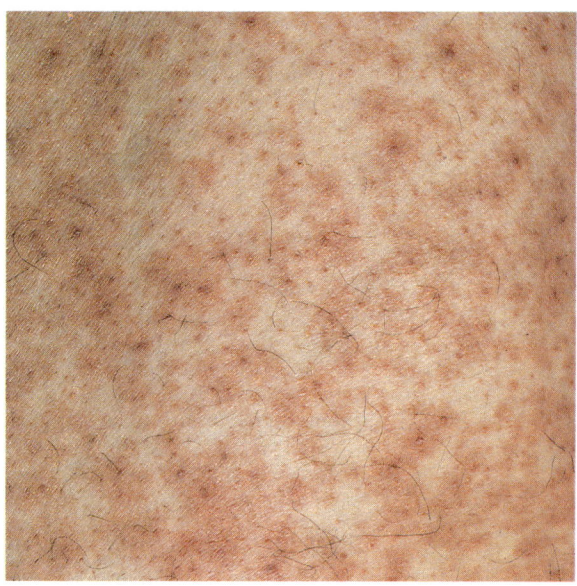

Abb. 7.2. Exanthem mit Purpura-komponente nach Behandlung mit Acetylsalicylsäure.

Reaktion ist dosisabhängig und stärker ausgeprägt, wenn sich die Urtikaria in einer aktiven Phase befindet. Aspirin bedingt möglicherweise eine erhöhte Reaktionsbereitschaft der Haut dieser Patienten auf Histamin [5]. Ein Syndrom mit nasaler Polyposis, Bronchialasthma und Aspirinintoleranz ist wohlbekannt [4,8]. Bis zu 40 % der Patienten mit nasalen Polypen und 4 % der Asthmapatienten können nach Exposition mit Aspirin eine Broncho-konstriktion entwickeln, aber nur 2 % entwickeln eine Urtikaria [4]. Anaphylaktoide Reaktionen können auftreten [3]. Dabei können sich auch Störungen der Thrombozytenfunktion [9] entwickeln. Eine Kreuzüber-empfindlichkeit zwischen Aspirin und Tartrazin wird heute für selten erachtet [3]. Wenn nötig, ist eine orale Desensibilisierung möglich, die durch eine tägliche Aspirineinnahme aufrechterhalten werden kann [3].

Zu den anderen beschriebenen Nebenwirkungen gehören Purpura (Abb. 7.2), ein scarlatiniformes Erythem, Erythema-exsudativum-multiforme, fixes Arzneimittelexanthem und eine lichenoide Eruption (die nach Provo-kation erneut auftrat) [10], alle aber sind selten [1]. Beim Neugeborenen können infolge einer Aspirintherapie der Mutter Petechien auftreten [11]. Die Provokation einer generalisierten Psoriasis pustulosa durch Aspirin wurde ebenfalls berichtet [12]. Orale Ulcera können die Folge eines längeren Kauens von Aspirin sein [13]; Ulcera traten auch am Applikationsort einer unlöslichen Aspirintablette auf, die seitlich an einen schmerzenden Zahn gelegt worden war.

Nephropathie, Knochenmarkssuppression und Magenblutungen sind wohl-bekannte Risiken, wobei besonders ältere Menschen ein erhöhtes Risiko haben, diese Komplikationen zu entwickeln [14]. Das Medikament kann mit der renalen Clearance, z.B. von Methotrexat, interferieren. Aspirin kann Patienten mit einem Glukose-6-Phosphat-Mangel gefahrlos gegeben wer-den [15].

1 Baker H, Moore-Robinson M. Drug reactions. IX. Cutaneous responses to aspirin and its derivatives. *Br J Dermatol* 1970; **82**: 319−21.

2 Settipane RA, Constantine HP, Settipane GA. Aspirin intolerance and recurrent urticaria in normal adults and children. Epidemiology and review. *Allergy* 1980; **35**: 149−54.

3 Stevenson DD. Diagnosis, prevention and treatment of adverse reactions to aspirin and nonsteroidal anti-inflammatory drugs. *J Allergy Clin Immunol* 1984; **74**: 617−22.

4 Morassut P, Yang W, Karsh J. Aspirin intolerance. *Semin Arthritis Rheum* 1989; **19**: 22−30.

5 Mullarkey MF, Thomas PS, Hansen JA, *et al*. Association of aspirin-sensitive asthma with HLA-DQw2. *Am Rev Respir Dis* 1986; **133**: 261−3.

6 Champion RH, Roberts SOB, Carpenter RG, Roger JH. Urticaria and angio-oedema. A review of 554 patients. *Br J Dermatol* 1969; **81**: 588−97.

7 Doeglas HMG. Reactions to aspirin and food additives in patients with chronic urticaria, including the physical urticarias. *Br J Dermatol* 1975; **93**: 135−44.

8 Samter M, Beers RF. Intolerance to aspirin. Clinical studies and consideration of its pathogenesis. *Ann Intern Med* 1968; **68**: 975−83.

9 Wüthrich B. Azetylsalizylsäure-Pseudoallergie: eine Anomalie der Thrombozyten-Funktion? *Hautarzt* 1988; **39**: 631−4.

10 Bharija SC, Belhaj MS. Acetylsalicylic acid may induce a lichenoid eruption. *Dermatologica* 1988; **177**: 19.

11 Stuart MJ, Gross SJ, Elrad H, Graeber JE. Effects of acetylsalicylic-acid ingestion on maternal and neonatal hemostasis. *N Engl J Med* 1982; **307**: 909−12.

12 Shelley WB. Birch pollen and aspirin psoriasis. *JAMA* 1964; **189**: 985−8.

13 Claman NH. Mouth ulcers associated with prolonged chewing of gum containing aspirin. *JAMA* 1967; **202**: 651−2.

14 Karsh J. Adverse reactions and interactions with aspirin. Considerations in the treatment of the elderly patient. *Drug Saf* 1990; **5**: 317−27.

15 Beutler E. Glucose-6-phosphate dehydrogenase deficiency. *Lancet* 1991; **324**: 169−74.

Diflunisal

Verschiedene kutane Nebenwirkungen wurden von bis zu 5 % der Patienten berichtet, darunter Juckreiz, Urtikaria, Exantheme, Stevens-Johnson-Syndrom, Erythrodermie [1] und ein lichenoides lichtabhängiges Exanthem [2]. Ein fixes Arzneimittelexanthem ohne nachfolgende Pigmentierung wurde dokumentiert [3].

1 Chan L, Winearls C, Oliver D, *et al*. Acute interstitial nephritis and erythroderma associated with diflunisal. *Br Med J* 1980; **280**: 84−5.

2 Street ML, Winkelmann RK. Lichenoid photoreactive epidermal necrosis with diflunisal. *J Am Acad Dermatol* 1989; **20**: 850−1.

3 Roetzheim RG, Herold AH, Van Durme DJ. Nonpigmenting fixed drug eruption caused by diflunisal. *J Am Acad Dermatol* 1991; **24**: 1021−2.

Paracetamol (Acetaminophen)

Allergische Reaktionen sind sehr selten, besonders wenn man bedenkt, daß nach Schätzungen allein in Großbritannien pro Jahr mehr als 1,4 Milliarden Tabletten verkauft werden [1,2]. Urtikaria [3], Anaphylaxie, ein ausgedehntes makulopapulöses Exanthem, ein fixes Arzneimittelexanthem [4,5] und eine exfoliative Dermatitis [6] wurden beobachtet.

1 Stricker BHC, Meyboom RHB, Lindquist M. Acute hypersensitivity reactions to paracetamol. *Br Med J* 1985; **291**: 938−9.
2 Meyrick Thomas RH, Munro DD. Fixed drug eruption due to paracetamol. *Br J Dermatol* 1986; **115**: 357−9.
3 Cole FOA. Urticaria from paracetamol. *Clin Exp Dermatol* 1985; **10**: 404.
4 Valsecchi R. Fixed drug eruption to paracetamol. *Dermatologica* 1989; **179**: 51−8.
5 Duhra P, Porter DI. Paracetamol-induced fixed drug eruption with positive immunofluorescence findings. *Clin Exp Dermatol* 1990; **15**: 293−5.
6 Girdhar A, Bagga AK, Girdhar BF. Exfoliative dermatitis due to paracetamol. *Ind J Dermatol Venereol Lepr* 1984; **50**: 162−3.

Phenacetin

Ein fixes Arzneimittelexanthem [1,2] und ein bullöses Pemphigoid [3] wurden dokumentiert.

1 Guin JD, Haynie LS, Jackson D, Baker GF. Wandering fixed drug eruption: A mucocutaneous reaction to acetaminophen. *J Am Acad Dermatol* 1987; **3**: 399−402.
2 Guin JD, Baker GF. Chronic fixed drug eruption caused by acetaminophen. *Cutis* 1988; **41**: 106−8.
3 Kashihara M, Danno K, Miyachi Y, *et al.* Bullous pemphigoid-like lesions induced by phenacetin. Report of a case and an immunopathologic study. *Arch Dermatol* 1984; **120**: 1196−9.

Salicylamid

Die Anwendung von Gelees, die dieses Medikament enthielten, hat bei zahnenden Säuglingen zu schwerer Urtikaria geführt [1].

1 Bentley-Phillips B. Infantile urticaria caused by salicylamide teething powder. *Br J Dermatol* 1968; **80**: 341.

7.2 Andere nichtsteroidale Antiphlogistika

Über die dermatologischen Aspekte der nichtsteroidalen Antiphlogistika (NSAIDs = engl. non-steroidal anti-inflammatory drugs) gibt es ausführliche Übersichtsartikel [1–8]. All diese Medikamente hemmen das Enzym Cyclooxygenase und senken die Produktion der Prostaglandine und Thromboxane [8]. Die NSAIDs machen etwa 5 % aller Verschreibungen in Großbritannien [7] und den USA aus [4]. Fast jeder siebte Amerikaner wurde 1984 mit einem nichtsteroidalen Antiphlogistikum behandelt und 1986 wurden für diese Medikamente in den USA 100 Millionen Verordnungen ausgestellt [9]. Die NSAIDs waren für 25 % aller vermuteten Arzneimittelnebenwirkungen verantwortlich, die 1986 dem britischen „Committee on Safety of Medicines" gemeldet wurden [7,10]. Nebenwirkungen treten bei etwa 1 von 50.000 Gaben auf, und NSAIDs sollten bei Patienten vermieden werden, von denen eine Aspirin-Intoleranz bekannt ist [11]. Benoxaprofen, Piroxicam, Na-Meclofenamat, Sulindac und Na-Zomepirac hatten die höchsten Nebenwirkungsraten im Verhältnis zur Anzahl der Neuverordnungen in den Vereinigten Staaten [3,4]. Benoxaprofen und Na-Zomepirac (die anaphylaktoide Reaktionen hervorriefen) wurden in der Folge aus dem Handel genommen. Im Gegensatz dazu zeigten sich unter Therapie mit Naproxen, Fenoprofen, Ibuprofen und Indometacin niedrige Nebenwirkungsraten. Ibuprofen ist in den Vereinigten Staaten nicht verschreibungspflichtig.

Alle NSAIDs, besonders aber Phenylbutazon, Piroxicam, Fenbufen, Sulindac (und Benoxaprofen, bevor es aus dem Handel gezogen wurde) können ein Stevens-Johnson-Syndrom oder eine toxische epidermale Nekrolyse auslösen [8]. Tolmetin wurde mit der Auslösung anaphylaktoider Reaktionen in Zusammenhang gebracht. Die meisten NSAIDs, die eine Photosensibilität auslösen können, sind Phenylpropionsäure-Derivate: Benoxaprofen (jetzt aus dem Handel gezogen), Carprofen, Ketoprofen, Tiaprofensäure, Naproxen und Nabumeton [12–17]. NSAIDs, die eine Lichtüberempfindlichkeit auslösen, absorbieren ultraviolette Strahlung mit Wellenlängen über 310 nm, was zur Bildung von singulärem Sauerstoff führt, der die Zellmembranen schädigt [12]. Die kutane Lichtempfindlichkeit scheint über einen phototoxischen Mechanismus ausgelöst zu werden [12–14,17]. Die phototoxischen Reaktionen nach Gabe von NSAIDs treten sofort auf und umfassen Juckreiz, Brennen, Erytheme und bei stärkerer Exposition Quaddeln. Dies unterscheidet sie von den verzögerten Reaktionen, die in Verbindung mit der Verabreichung von Psoralenen und Tetracyclinen beobachtet werden und sich als abnorm verzögerte Erythembildung oder übersteigerte Sonnenbrandreaktionen manifestieren. Propionsäure-Derivate können zudem über eine Mastzell-Degranulation eine Lichturtikaria auslösen [16]. Piroxicam, ein Enolsäure-Derivat, das strukturell nicht mit der Phenylpropionsäure verwandt ist, ist das am häufigsten genannte (Nicht-Phenylpropionsäure-Derivat) nichtsteroidale Antiphlogistikum, das eine Lichtüberempfindlichkeit auslösen kann [13,14,18]. Phototoxische Reaktionen konnten nach Gabe der Basissubstanz bei Freiwilligen und Versuchstieren nicht ausgelöst werden, obwohl *in vitro* ein phototoxischer Metabolit identifiziert wurde. Indometacin, Sulindac [19], Na-Meclofenamat und Phenylbutazon wurden alle mit einer Photosensibilität in Verbindung gebracht [4]. NSAIDs können Pseudoporphyrie-artige Veränderungen hervorrufen [20].

Arzneimittelexantheme und Urtikaria treten bei 0,2 bis 9 % der mit NSAIDs behandelten Patienten auf [4,8]. Arzneimittelexantheme entwickeln sich bei 1,2 % der Patienten unter Phenylbutazontherapie und bei 0,3 % der Patienten unter Indometacinbehandlung [8], am häufigsten sind sie im Zusammenhang mit Diflunisal, Sulindac, Na-Meclofenamat, Piroxicam und Phenylbutazon beobachtet worden. Alle NSAIDs, besonders aber Aspirin und Tolmetin, können eine Urtikaria und anaphylaktoide Reaktionen auslösen, besonders bei Patienten mit einer bekannten aspirininduzierten Urtikaria. NSAIDs sollten daher bei Patienten mit einer Aspirin-„Überempfindlichkeit" vermieden werden [8]. Auch lichenoide Läsionen der Mundschleimhaut wurden unter NSAIDs beobachtet [21]. Gelegentlich wurde über die Exazerbation einer Psoriasis durch Indometacin oder Na-Meclofenamat berichtet, aber es gibt keinen endgültigen Beweis, daß NSAIDs tatsächlich regelmäßig eine Psoriasis verschlechtern [7]. Pyrazolonderivate sind die einzige Gruppe, die mit einer gewissen Regelmäßigkeit ein fixes Arzneimittelexanthem verursacht. Alle NSAIDs können zwar eine exfoliative Erythrodermie auslösen, jedoch ist diese bei Gabe von Phenylbutazon am häufigsten [8].

Neben den Komplikationen an der Haut, können die NSAIDs eine Reihe anderer Nebenwirkungen verursachen [9]. Hierzu gehören gastrointestinale Blutungen, Darmperforationen und eine akute Verschlechterung der Nierenfunktion bei interstitieller Nephritis [22]. Ältere Patienten, Patienten mit einer eingeschränkten Nierenfunktion oder solche, die gleichzeitig eine diuretische Therapie erhalten, weisen das höchste Risiko auf. Eine aplastische Anämie ist eine anerkannte Komplikation und trat beim gleichen Patienten unter zwei verschiedenen NSAIDs (Sulindac und Fenbufen) auf [23]. Lebersyndrome, Pneumonitiden und neurologische Probleme wie Kopfschmerzen, aseptische Meningitis und Schwindel wurden beschrieben [9]. Bei einem Patienten lösten sowohl Nifluminsäure als auch Diclofenac ein der Dermatomyositis ähnliches Syndrom aus [24]. Letztendlich gibt es auch zahlreiche Möglichkeiten für unerwünschte Interaktionen zwischen NSAIDs und anderen Medikamenten [9].

1 Almeyda J, Baker H. Drug reactions XII. Cutaneous reactions to anti-rheumatic drugs. *Br J Dermatol* 1970; **83**: 707−11.
2 Bailin PL, Matkaluk RM. Cutaneous reactions to rheumatological drugs. *Clin Rheum Dis* 1982; **8**: 493−516.
3 Stern RS, Bigby M. An expanded profile of cutaneous reactions to nonsteroid anti-inflammatory drugs. Reports to a specialty-based system for spontaneous reporting of adverse reactions to drugs. *JAMA* 1984; **252**: 1433−7.
4 Bigby M, Stern R. Cutaneous reactions to non-steroidal anti-inflammatory drugs. A review. *J Am Acad Dermatol* 1985; **12**: 866−76.
5 O'Brien WM, Bagby GF. Rare reactions to nonsteroidal anti-inflammatory drugs. *J Rheumatol* 1985; **12**: 13−20.
6 Roujeau JC. Clinical aspects of skin reactions to NSAIDs. *Scand J Rheumatol* 1987; **65** (Suppl): 131−4.
7 Greaves MW. Pharmacology and significance of nonsteroidal anti-inflammatory drugs in the treatment of skin diseases. *J Am Acad Dermatol* 1987; **16**: 751−64.
8 Bigby M. Nonsteroidal anti-inflammatory drug reactions. *Semin Dermatol* 1989; **8**: 182−6.

9 Brooks PM, Day RO. Nonsteroidal antiinflammatory drugs — differences and similarities. *N Engl J Med* 1991; **324**: 1716−25.

10 Committee on Safety of Medicines. Nonsteroidal anti-inflammatory drugs and serious gastrointestinal adverse reaction − 1. *Br Med J* 1986; **292**: 614.

11 Morassut P, Yang W, Karsh J. Aspirin intolerance. *Semin Arthritis Rheum* 1989; **19**: 22−30.

12 Ljunggren B. Propionic acid-derived nonsteroidal anti-inflammatory drugs are phototoxic *in vitro*. *Photodermatol* 1985; **2**: 3−9.

13 Stern RS. Phototoxic reactions to piroxicam and other nonsteroidal antiinflammatory agents. *N Engl J Med* 1983; **309**: 186−7.

14 Diffey BL, Daymond TJ, Fairgreaves H. Phototoxic reactions to piroxicam, naproxen and tiaprofenic acid. *Br J Rheumatol* 1983; **22**: 239−42.

15 Przybilla B, Ring J, Schwab U, *et al*. Photosensibilisierende Eigenschaften nichtsteroidaler Antirheumatika im Photopatch-Test. *Hautarzt* 1987; **38**: 18−25.

16 Kaidbey KH, Mitchell FN. Photosensitizing potential of certain nonsteroidal anti-inflammatory agents. *Arch Dermatol* 1989; **125**: 783−6.

17 Kochevar IE. Phototoxicity of nonsteroidal inflammatory drugs. Coincidence or specific mechanism? *Arch Dermatol* 1989; **125**: 824−6.

18 Serrano G, Bonillo J, Aliaga AET, *et al*. Piroxicam-induced photosensitivity and contact sensitivity to thiosalicylic acid. *J Am Acad Dermatol* 1990; **23**: 479−83.

19 Jeanmougin M, Manciet J-R, Duterque M, *et al*. Photosensibilisation au sulindac. *Ann Dermatol Vénéréol (Paris)* 1987; **114**: 1400−1.

20 Taylor BJ, Duffill MB. Pseudoporphyria from nonsteroidal anti-inflammatory drugs. *N Z Med J* 1987; **100**: 322−3.

21 Hamburger J, Potts AJC. Non-steroidal anti-inflammatory drugs and oral lichenoid reactions. *Br Med J* 1983; **287**; 1258.

22 Clive DM, Stoff JS. Renal syndromes associated with nonsteroidal anti-inflammatory drugs. *N Engl J Med* 1984; **310**: 563−72.

23 Andrews R, Russell N. Aplastic anaemia associated with a non-steroidal anti-inflammatory drug: relapse after exposure to another such drug. *Br Med J* 1990; **301**: 38.

24 Grob JJ, Collet AM, Bonerandi JJ. Dermatomyositis-like syndrome induced by nonsteroidal anti-inflammatory agents. *Dermatologica* 1989; **178**: 58−9.

Propionsäure-Derivate

Benoxaprofen

Dieses Medikament wurde 1982 wegen der vielen Nebenwirkungen, darunter einem tödlich verlaufenden cholestatischen Ikterus, aus dem Handel gezogen [1−4]. Über 60 % der behandelten Patienten entwickelten Nebenwirkungen [1]. Dabei trat bei 30 % eine Photosensibilisierung auf, die häufig von einer Photo-Onycholysis begleitet war [1,2,4−6]. Benoxaprofen wird hier, obwohl aus dem Handel gezogen, erwähnt, weil behauptet wird, daß die durch das Medikament induzierte Lichtüberempfindlichkeit persistieren kann, und um die möglichen Nebenwirkungen dieser Medikamentengruppe aufzuzeigen. Es wurde jedoch auch behauptet, daß die chronischen episodischen Lichtreaktionen nach früherer Benoxaprofentherapie eine Folge der systemischen Gabe anderer photoaktiver Medikamente, darunter auch anderer NSAIDs, sei [8]. Milien, besonders auf lichtexponierter Haut

[9], sowie eruptive Tumoren [10] wurden beschrieben. Zu den weiteren Nebenwirkungen an der Haut gehörten Urtikaria, Juckreiz, Hypertrichose, eine Umkehr der männlichen Glatzenbildung, beschleunigtes Haar- und Nagelwachstum [11], Erythema-exsudativum-multiforme [12] und eine toxische epidermale Nekrolyse [13].

1 Halsey JP, Cardoe N. Benoxaprofen: Side effect profile in 300 patients. Br Med J 1982; **284**: 1365−8.
2 Hindson C, Daymond T, Diffey B, Lawlor F. Side effects of benoxaprofen. Br Med J 1982: **284**: 1368−9.
3 Taggart HM, Alderdice JM. Fatal cholestatic jaundice in elderly patients taking benoxaprofen. Br Med J 1982; **284**: 1372.
4 Allen BR. Comment: benoxaprofen and the skin. Br J Dermatol 1983; **109**: 361−4.
5 Ferguson J, Addo HA, McGill PE, et al. A study of benoxaprofen-induced photosensitivity. Br J Dermatol 1982; **107**: 429−41.
6 Sneddon IB. Persistent phototoxicity after benoxaprofen. Br J Dermatol 1986; **115**: 515−16.
7 Ramakrishnan S, Macleod P, Tyrrel CJ. Acute radiation skin reaction and persistent photosensitivity after benoxaprofen. Lancet 1988; **ii**: 913.
8 Frain-Bell W. A study of persistent photosensitivity as a sequel of the prior administration of the drug benoxaprofen. Br J Dermatol 1989; **121**: 551−62.
9 Stuart DRM. Milia due to benoxaprofen. Br J Dermatol 1982; **106**: 613.
10 Findlay GH, Hull PR. Eruptive tumours on sun-exposed skin after benoxaprofen. Lancet 1982; **ii**: 95.
11 Fenton DA, English JS, Wilkinson JD. Reversal of male-pattern baldness, hypertrichosis, and accelerated hair and nail growth in patients receiving benoxaprofen. Br Med J 1982; **284**: 1228−9.
12 Taylor AEM, Goff D, Hindson TC. Association between Stevens−Johnson syndrome and benoxaprofen. Br Med J 1981; **282**: 1433.
13 Fenton DA, English JS. Toxic epidermal necrolysis, leucopenia and thrombocytopenic purpura − a further complication of benoxaprofen therapy. Clin Exp Dermatol 1982; **7**: 277−80.

Carprofen

Auch dieses Medikament verursacht eine Photosensibilisierung [1].

1 Merot Y, Harms M, Saurat JH. Photosensibilisation au caprofén (imadyl), un nouvel anti-inflammatoire non stéroidien. Dermatologica 1983; **166**: 301−7.

Fenbufen

Selten wurden nach Gabe von Fenbufen morbilliforme und erythematöse Exantheme, Erythema-exsudativum-multiforme [1], Stevens-Johnson-Syndrom und eine allergische Vaskulitis beobachtet. Fenbufen hat auch eine exfoliative Dermatitis, hämolytische Anämie und Hepatitis [2] verursacht und war das am häufigsten angegebene Medikament unter den 1986 und 1987 an das „Committee on Safety of Medicines" gemeldeten Arzneimittelnebenwirkungen. In vier Fällen wurde ein ausgeprägtes erythematöses Exanthem mit pulmonaler Eosinophilie beschrieben [3].

1 Peacock A, Ledingham J. Fenbufen-induced erythema multiforme. *Br Med J* 1981; **283**: 582.
2 Muthiah MM. Severe hypersensitivity reaction to fenbufen. *Br Med J* 1988; **297**: 1614.
3 Burton GH. Rash and pulmonary eosinophilia associated with fenbufen. *Br Med J* 1990; **300**: 82–3.

Fenoprofen

Dieses Medikament hat Juckreiz, Urtikaria, vesikobullöse Eruptionen, eine thrombozytopenische Purpura und eine toxische epidermale Nekrolyse ausgelöst [1].

1 Stotts JS, Fang ML, Dannaker CJ, Steinman HK. Fenoprofen-induced toxic epidermal necrolysis. *J Am Acad Dermatol* 1988; **18**: 755–7.

Ibuprofen

Ein Pruritus ist die einzige häufige Nebenwirkung. Wird dieses Medikament bei Patienten mit rheumatoider Arthritis gegeben, sind Exantheme selten, Patienten mit SLE hingegen neigen zur Entwicklung eines generalisierten Exanthems mit Fieber und abdominellen Symptomen [1]. Angioödem und Urtikaria, fixe Arzneimittelexantheme, vesikobullöse Exantheme, Erythema-exsudativum-multiforme, Vaskulitis und Alopezie wurden unter Ibuprofentherapie beobachtet [3], eine Exazerbation einer Psoriasis wurde beschrieben [4]. Das Medikament ist in Großbritannien nicht rezeptpflichtig.

1 Shoenfeld Y, Livni E, Shaklai M, Pinkhas J. Sensitization to ibuprofen in SLE. *JAMA* 1980; **244**: 547–8.
2 Shelley ED, Shelley WB. Ibuprofen urticaria. *J Am Acad Dermatol* 1987; **17**: 1057–8.
3 Meyer HC. Alopecia associated with ibuprofen. *JAMA* 1979; **242**: 142.
4 Ben-Chetrit E, Rubinow A. Exacerbation of psoriasis by ibuprofen. *Cutis* 1986; **38**: 45.

Ketoprofen

Die lokale Anwendung hat zu einer photoallergischen Kontaktdermatitis geführt [1], systemisch eingenommenes Ketoprofen verursachte eine Pseudoporphyrie.

1 Alomar A. Ketoprofen photodermatitis. *Contact Dermatitis* 1985; **12**: 112–13.

Naproxen

Die Inzidenz von Nebenwirkungen ist niedrig, wenn man den weitverbreiteten und langzeitigen Gebrauch von Naproxen bedenkt. Bei etwa 5 % der Patienten treten Exantheme auf, Juckreiz ist das häufigste Symptom. Naproxen wurde mit einer photoallergischen Dermatitis [1] und einer Pseudoporphyrie [2–6] in Verbindung gebracht. Die meisten Fälle der Naproxen-induzierten Lichturtikaria werden durch UVA-Strahlung ausgelöst. Es gibt Berichte über Urtikaria und Angioödem, Purpura, Hyperhidrose, akneiforme Veränderungen bei Frauen [7], Vaskulitis [8,9], vesikobullöse und fixe Arzneimittelexantheme [10], Erythema-exsudativum-multiforme, eine pustulöse Reaktion [11] und eine Lichen-planus-artige Reaktion [12].

1 Shelley WB, Elpern DJ, Shelley ED. Naproxen photosensitization demonstrated by challenge. *Cutis* 1986; **38**: 169–70.

2 Farr PM, Diffey BL. Pseudoporphyria due to naproxen. *Lancet* 1985; i: 1166–7.

3 Judd LE, Henderson DW, Hill DC. Naproxen-induced pseudoporphyria: A clinical and ultrastructural study. *Arch Dermatol* 1986; **122**: 451–4.

4 Mayou S, Black MM. Pseudoporphyria due to naproxen. *Br J Dermatol* 1986; **114**: 519–20.

5 Burns DA. Naproxen pseudoporphyria in a patient with vitiligo. *Clin Exp Dermatol* 1987; **12**: 296–7.

6 Levy ML, Barron KS, Eichenfield A, Honig PJ. Naproxen-induced pseudoporphyria: a distinctive photodermatitis. *J Pediatr* 1990; **117**: 660–4.

7 Hamman CO. Severe primary dysmenorrhea treated with naproxen. A prospective, double-blind crossover investigation. *Prostaglandins* 1980; **19**: 651–7.

8 Grennan DM, Jolly J, Holloway LJ, Palmer DG. Vasculitis in a patient receiving naproxen. *N Z Med J* 1979; **89**: 48–9.

9 Singhal PC, Faulkner M, Venkatesham J, Molho L. Hypersensitivity angiitis associated with naproxen. *Ann Allergy* 1989; **63**: 107–9.

10 Habbema L, Bruynzeel DP. Fixed drug eruption due to naproxen. *Dermatologica* 1987; **174**: 184–5.

11 Grattan CEH. Generalized pustular drug rash due to naproxen. *Dermatologica* 1989; **179**: 57–8.

12 Heymann WR, Lerman JS, Luftschein S. Naproxen-induced lichen planus. *J Am Acad Dermatol* 1984; **10**: 299–301.

Tiaprofensäure

Tiaprofensäure kann eine Photosensibilisierung verursachen [1].

1 Neumann RA, Knobler RM, Lindemayr H. Tiaprofenic acid induced photosensitivity. *Contact Dermatitis* 1989; **20**: 270–3.

Phenylessigsäure-Derivate

Diclofenac

Eine Vielzahl von kutanen Nebenwirkungen [1,2], einschließlich Juckreiz, Urtikaria, verschiedener Exantheme, papulovesikulöser Eruptionen [3], Vaskulitis [4], einer bullösen Reaktion in Verbindung mit linearen Ablagerungen von IgA in der Basalmembranzone [5] und eines tödlich verlaufenden Erythema-exsudativum-multiforme [1], wurden dokumentiert.

1 Ciucci AG. A review of spontaneously reported adverse drug reactions with diclofenac sodium (voltarol). *Rheum Rehab* 1979; **Suppl 2**: 116−21.
2 O'Brien WM. Adverse reactions to nonsteroidal antiinflammatory drugs. Diclofenac compared with other nonsteroidal antiinflammatory drugs. *Am J Med* 1986; **80**: 70−80.
3 Seigneuric C, Nougué J, Plantavid M. Erythème polymorphe avec atteinte muqueuse: responsabilité du diclofénac? *Ann Dermatol Vénéréol (Paris)* 1982; **109**: 287.
4 Bonafé J-L, Mazières B, Bouteiller G. Trisymptôme de Gougerot induit par les anti-inflammatoires. Rôle du diclofénac? *Ann Dermatol Vénéréol (Paris)* 1982; **109**: 283−4.
5 Gabrielson TØ, Staerfelt F, Thune PO. Drug induced bullous dermatosis with linear IgA deposits along the basement membrane. *Acta Derm Venereol (Stockh)* 1981; **61**: 439−41.

Oxicame

Piroxicam

Dieses Medikament kann bei 2 bis 3 % der Patienten kutane Nebenwirkungen verursachen [1,2]. Mehr als zwei Drittel der betroffenen Patienten leiden unter einer Lichtüberempfindlichkeit. Die Läsionen können vesikulobullös oder ekzematös sein und treten in 50 % der Fälle innerhalb von drei Tagen nach Therapiebeginn auf [3–10]. Die Photosensibilität kann eine Folge phototoxischer Metaboliten sein [7]. Eine Photokontaktdermatitis entwikkelte sich bei drei Patienten nach dem Auftragen eines Gels, das 0,5 % Piroxicam enthielt. Epikutantests waren mit Thiomersal und Thiosalicylsäure, ein Photo-Patchtest mit Piroxicam positiv. Bei Patienten mit einer systemischen Lichtüberempfindlichkeit gegen Piroxicam waren auch Epikutantests mit Thiomersal und Thiosalicylsäure positiv. Kontaktallergische Reaktionen auf letztere Substanz sind ein Hinweis auf Patienten mit einem hohen Risiko, eine photoallergische Reaktion gegen Piroxicam zu entwikkeln [10].

Weitere Hautreaktionen unter Piroxicamtherapie waren makulopapulöse [11] oder lichenoide Exantheme, Urtikaria, Alopezie, Erythema-exsudativum-multiforme (Abb. 7.3) [12] und Vaskulitis [13]. Auch ein klassisches fixes Arzneimittelexanthem [14,15] und ein fixes Arzneimittelexanthem, das ohne Pigmentierung abheilte [16], wurden beschrieben. Bei einem

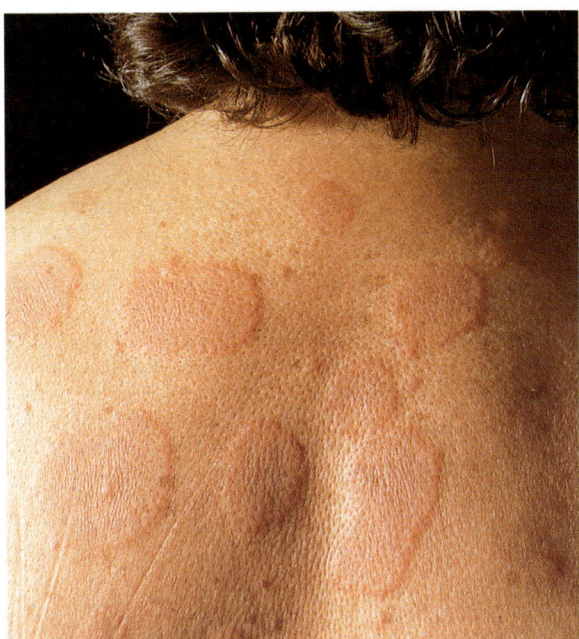

Abb. 7.3. Erythema-exsudativum-multiforme-artiges Exanthem nach Therapie mit Piroxicam.

Patienten mit Sjögren-Syndrom und seronegativer Arthritis hat man vermutet, daß ein subakut-kutaner Lupus erythematodes durch Piroxicam ausgelöst wurde [17]. Es erschienen isolierte Fallberichte über Todesfälle durch einen Piroxicam-induzierten Pemphigus vulgaris [18] bzw. eine durch dieses Medikament ausgelöste toxische epidermale Nekrolyse [19]. Blutdyskrasien wurden beobachtet.

1 Pitts N. Efficacy and safety of piroxicam. *Am J Med* 1982; **72** (Suppl 2A): 77–87.

2 Gerber D. Adverse reactions of piroxicam. *Drug Intell Clin Pharm* 1987; **21**: 707–10.

3 Stern RS. Phototoxic reactions to piroxicam and other nonsteroidal anti-inflammatory agents. *N Engl J Med* 1983; **309**: 186–7.

4 Diffey BL, Daymond TJ, Fairgreaves H. Phototoxic reactions to piroxicam, naproxen and tiaprofenic acid. *Br J Rheumatol* 1983; **22**: 239–42.

5 Serrano G, Bonillo J, Aliaga A, *et al.* Piroxicam-induced photosensitivity. *J Am Acad Dermatol* 1984; **11**: 113–20.

6 McKerrow KJ, Greig DE. Piroxicam-induced photosensitive dermatitis. *J Am Acad Dermatol* 1986; **15**: 1237–41.

7 Kochevar IE, Morison WL, Lamm JL, *et al.* Possible mechanism of piroxicam-induced photosensitivity. *Arch Dermatol* 1986; **122**: 1283–7.

8 Kaidbey KH, Mitchell FN. Photosensitizing potential of certain nonsteroidal anti-inflammatory agents. *Arch Dermatol* 1989; **125**: 783–6.

9 Kochevar IE. Phototoxicity of nonsteroidal inflammatory drugs. Coincidence or specific mechanism? *Arch Dermatol* 1989; **125**: 824–6.

10 Serrano G, Bonillo J, Aliaga AET, *et al.* Piroxicam-induced photosensitivity and contact sensitivity to thiosalicylic acid. *J Am Acad Dermatol* 1990; **23**: 479–83.

11 Faure M, Goujon C, Perrot H, *et al.* Accidents cutanés provoqués par le piroxicam. A propos de trois observations. *Ann Dermatol Vénéréol (Paris)* 1982; **109**: 255−8.

12 Bertail M-A, Cavelier B, Civatte J. Réaction au piroxicam (Feldène®). A type d'ectoderme érosive pluri-orificielle. *Ann Dermatol Vénéréol (Paris)* 1982 **109**: 261−2.

13 Goebel KN, Mueller-Brodman W. Reversible overt nephropathy with Henoch−Schönlein purpura due to piroxicam. *Br Med J* 1982; **284**: 311−12.

14 Stubb S, Reitamo S. Fixed drug eruption caused by piroxicam. *J Am Acad Dermatol* 1990; **22**: 1111−12.

15 de la Hoz B, Soria C, Fraj J, *et al.* Fixed drug eruption due to piroxicam. *Int J Dermatol* 1990; **29**: 672−3.

16 Valsecchi R, Cainelli T. Nonpigmenting fixed drug reaction to piroxicam. *J Am Acad Dermatol* 1989; **21**: 1300.

17 Roura M, Lopez-Gil F, Umbert P. Systemic lupus erythematosus exacerbated by piroxicam. *Dermatologica* 1991; **182**: 56−8.

18 Martin RL, McSweeny GW, Schneider J. Fatal pemphigus vulgaris in a patient taking piroxicam. *N Engl J Med* 1983; **309**: 795−6.

19 Roujeau JC, Revuz I, Touraine R, *et al.* Syndrome de Lyell au cours d'un traitement par un nouvel antiinflammatoire. *Nouv Presse Méd* 1981; **10**: 3407−8.

Anthranilsäurederivate

Na-Meclofenamat

Bis zu 9 % der Patienten entwickeln Nebenwirkungen an der Haut. Mehr als zwei Drittel der Reaktionen waren exanthematös mit ausgeprägtem Pruritus. Vaskulitis, Purpura oder petechiale Reaktionen, Urtikaria, fixes Arzneimittelexanthem, Erythema-exsudativum-multiforme [1], eine exfoliative Erythrodermie sowie eine vesikulobullöse Reaktion wurden ebenfalls gelegentlich beobachtet. Eine Verschlechterung einer Psoriasis wurde beschrieben [2].

1 Harrington T, Davis D. Erythema multiforme induced by meclofenamate sodium. *J Rheumatol* 1983; **10**: 169−70.

2 Meyerhoff JO. Exacerbation of psoriasis with meclofenamate. *N Engl J Med* 1983; **309**: 496.

Mefenaminsäure

Urtikaria, morbilliformes Exanthem, fixes Arzneimittelexanthem [1,2] und eine generalisierte exfoliative Dermatitis wurden dokumentiert.

1 Wilson DL, Otter A. Fixed drug eruption associated with mefenamic acid. *Br Med J* 1986; **293**: 1243.

2 Watson A, Watt G. Fixed drug eruption to mefenamic acid. *Australas J Dermatol* 1986; **27**: 6−7.

Heterozyklische Essigsäure-Derivate

Indometacin

Allergische Reaktionen sind sehr selten, aber Juckreiz, Urtikaria, Purpura und morbilliforme Exantheme wurden dokumentiert. Selten kommt es zu einer Stomatitis [1], Thrombozytopenie oder einer generalisierten exfoliativen Dermatitis bzw. einer toxischen epidermalen Nekrolyse [2], eine Vaskulitis wurde beschrieben [3]. Es gab gelegentlich Berichte über Verschlechterungen einer Psoriasis [4,5]; in einer Standarddosierung von 75 mg täglich hatte Indometacin allerdings bei einer Reihe von Patienten, die nach dem Ingram-Schema mit Kohlenteer-Bad, suberythematös dosierter UVB-Bestrahlung und Dithranol in Lassar-Paste behandelt wurden, keine signifikant verschlechternde Wirkung auf die Psoriasis [6]. Über eine Exazerbation einer Dermatitis herpetiformis wurde berichtet [7].

1 Guggenheimer J, Ismail YH. Oral ulcerations associated with indomethacin therapy: report of three cases. *J Am Dent Assoc* 1975; **90**: 632−4.
2 O'Sullivan M, Hanly JG, Molloy M. A case of toxic epidermal necrolysis secondary to indomethacin. *Br J Rheumatol* 1983; **22**: 47−9.
3 Marsh FP, Almeyda JR, Levy IS. Non-thrombocytopenic purpura and acute glomerulonephritis after indomethacin therapy. *Ann Rheum Dis* 1971; **30**: 501−5.
4 Katayama H, Kawada A. Exacerbation of psoriasis induced by indomethacin. *J Dermatol (Tokyo)* 1981; **8**: 323−7.
5 Powles AV, Griffiths CEM, Seifert MH, Fry L. Exacerbation of psoriasis by indomethacin. *Br J Dermatol* 1987; **117**: 799−800.
6 Sheehan-Dare RA, Goodfield MJD, Rowell NR. The effect of oral indomethacin on psoriasis treated with the Ingram regime. *Br J Dermatol* 1991; **125**: 253−5.
7 Griffiths CEM, Leonard JN, Fry L. Dermatitis herpetiformis exacerbated by indomethacin. *Br J Dermatol* 1985; **112**: 443−5.

Sulindac

Bei bis zu 9 % der Patienten kommt es zu Exanthemen. Das Medikament hat auch eine Anaphylaxie [1] und anaphylaktoide Reaktionen [2], Photosensibilität [3], faziale und orale Erytheme, eine frostbeulenartige Reaktion [4] und ein fixes Arzneimittelexanthem [5] verursacht. Stevens-Johnson-Syndrom [6−8], toxische epidermale Nekrolyse [6,9], Serumkrankheit und exfoliative Erythrodermie wurden dokumentiert. Blutdyskrasien, toxische Hepatitis, Pankreatitis und aseptische Meningitis wurden bei Patienten mit systemischem Lupus erythematodes beschrieben.

1 Smith F, Lindberg P. Life-threatening hypersensitivity to sulindac. *JAMA* 1980; **244**: 269−70.
2 Hyson CP, Kazakoff MA. A severe multisystem reaction to sunlindac. *Arch Intern Med* 1991; **151**: 387−8.
3 Jeanmougin M, Manciet J-R, Duterque M, *et al.* Photosensibilization au sulindac. *Ann Dermatol Vénéréol (Paris)* 1987; **114**: 1400−1.

4 Reinertsen J. Unusual pernio-like reaction to sulindac. *Arthritis Rheum* 1981; **24**: 1215.

5 Aram HA. Fixed drug eruption due to sulindac. *Int J Dermatol* 1984; **23**: 421.

6 Levitt L, Pearson RW. Sulindac-induced Stevens−Johnson toxic epidermal necrolysis syndrome. *JAMA* 1980; **243**: 1262−3.

7 Husain Z, Runge LA, Jabbs JM, Hyla JA. Sulindac-induced Stevens−Johnson syndrome: Report of 3 cases. *J Rheumatol* 1981; **8**: 176−9.

8 Maguire FW. Stevens−Johnson syndrome due to sulindac: a case report and review of the literature. *Del Med J* 1981; **53**: 193−7.

9 Chevrant Breton J, Pibouin M, Allain H, *et al.* Syndrome de Lyell: à propos d'uncas. *Thérapie* 1985; **40**: 67.

Tolmetin

Anaphylaktoide Reaktionen unter Tolmetinbehandlung sind wohlbekannt [1], eine toxische epidermale Nekrolyse wurde beschrieben.

1 Rossi A, Knapp D. Tolmetin-induced anaphylactoid reactions. *N Engl J Med* 1982; **307**: 499−500.

Pyrazolone

Amidopyrin (Aminophenazon)

Dies ist das gefährlichste aller Analgetika und hat Hunderte von Todesfällen durch Blutdyskrasien verursacht. Es ist in Westeuropa und Nordamerika nicht mehr im Handel, ist aber in bestimmten Teilen der Welt immer noch erhältlich. Toxische epidermale Nekrolyse, exfoliative Dermatitis und Erythema-exsudativum-multiforme sind wohlbekannte Komplikationen.

Azapropazon

Die Photosensibilisierung ist bekannt [1]. Ein multilokuläres bullöses fixes Arzneimittelexanthem, das einem Erythema-exsudativum-multiforme gleicht, wurde beobachtet [2]. Eine bullöse Eruption im Gesicht und an den Extremitäten mit histologischen Charakteristika, die auf ein bullöses Pemphigoid hinwiesen, aber mit negativer Immunfluoreszenz wurde ebenfalls beschrieben [3]. Azapropazon ist bei Patienten, die Warfarin erhalten, kontraindiziert, da es dessen Wirkung potenziert [4].

1 Olsson S, Biriell C, Boman G. Photosensitivity during treatment with azapropazone. *Br Med J* 1985; **291**: 939.

2 Sowden JM, Smith AG. Multifocal fixed drug eruption mimicking erythema multiforme. *Clin Exp Dermatol* 1990; **15**: 387−8.

3 Barker DJ, Cotterill JA. Skin eruptions due to azapropazone. *Lancet* 1977; **i**: 90.

4 Win N, Mitchell DC. Azapropazone and warfarin. *Br Med J* 1991; **302**: 969−70.

Phenylbutazon und Oxyphenbutazon

Reaktionen waren häufig und verliefen oft tödlich [1,2]. Daher wurde in Großbritannien Oxyphenbutazon aus dem Handel gezogen und der Gebrauch von Phenylbutazon auf die stationäre Behandlung der ankylosierenden Spondylitis beschränkt. Juckreiz, morbilliforme Exantheme, Urtikaria und Ulzera an der Wangenschleimhaut sind die häufigsten kutanen Nebenwirkungen. Erythema-exsudativum-multiforme, fixe Arzneimittelexantheme (besonders nach Gabe von Oxyphenbutazon), eine generalisierte exfoliative Dermatitis und eine toxische epidermale Nekrolyse [3] sind gut dokumentierte Risiken. Exantheme oder eine Erythrodermie können bei bis zu 4 % der mit Phenylbutazon behandelten Patienten auftreten. Es gab auch Berichte über eine gelegentliche Verschlechterung einer Psoriasis [4]. Zu den selteneren Nebenwirkungen gehörten eine generalisierte Lymphknotenschwellung, ein Sjögren-artiges Syndrom, eine nicht thrombozytopenische Purpura, die allergische Vaskulitis [5] und die Periarteriitis nodosa. Die Auslösung einer Arteriitis temporalis wurde gleichermaßen beobachtet. Bei drei Patienten wurde eine hämorrhagische bullöse Eruption an den Händen dokumentiert [6]. Hautnekrosen traten nach intramuskulärer Injektion auf. Phenylbutazon kann eine Wasserretention, gastrointestinale Blutungen und eine Knochenmarkssuppression verursachen [2]. Das Risiko für letztere Komplikation steigt bei Tagesdosen über 200 mg stark an.

1 Van Joost T, Asghar SS, Cormane RH. Skin reactions caused by phenlybutazone. Immunologic studies. *Arch Dermatol* 1974; **110**: 929‑33.
2 Inman WHW. Study of fatal bone marrow depression with special reference to phenylbutazone and oxyphenbutazone. *Br Med J* 1977; i: 1500−5.
3 Montgomery PR. Toxic epidermal necrolysis due to phenylbutazone. *Br J Dermatol* 1970; **83**: 220.
4 Reshad H, Hargreaves GK, Vickers CFH. Generalized pustular psoriasis precipitated by phenylbutazone and oxyphenbutazone. *Br J Dermatol* 1983; **109**: 111−13.
5 Von Paschoud J-M. Vasculitis allergica cutis durch phenylbutazon. *Dermatologica* 1966; **133**: 76−86.
6 Millard LG. A haemorrhagic bullous eruption of the hands caused by phenylbutazone: a report of 3 cases. *Acta Derm Venereol (Stockh)* 1977; **57**: 83−6.

7.3 Verschiedene Antiphlogistika

Benzydamin

Photoallergische Reaktionen wurden sowohl nach lokaler als auch nach systemischer Anwendung von Benzydamin beschrieben [1].

1 Frosch PJ, Weickel R. Photokontaktallergie durch Benzydamin (Tantum). *Hautarzt* 1989; **40**: 771−3.

Allopurinol

In bis zu 10 % der Fälle kommt es zu dermatologischen Komplikationen [1–6]. Die akuten Überempfindlichkeitsreaktionen, unter ihnen ein scarlatiniformes Erythem, morbilliforme Exantheme, Urtikaria oder eine generalisierte exfoliative Dermatitis, die von Fieber, Eosinophilie, Leberveränderungen und einer Nephropathie begleitet sein kann, sind bekannt [2,3,5]. Das Auftreten von Alopezie [7], Ichthyose [7], Vaskulitis, Stevens-Johnson-Syndrom (Abb. 7.4) und toxischer epidermaler Nekrolyse (Abb. 7.5) [8,9] wurde ebenfalls beschrieben. Allopurinol erhöht das Risiko einer Reaktion gegen Ampicillin [10]. Die Nebenwirkungen sind häufiger bei Patienten mit eingeschränkter Nierenfunktion [11] und gleichzeitiger Thiazid-Therapie [12] und können bis zu drei Wochen nach dem Absetzen des Medikaments zum ersten Mal auftreten [13].

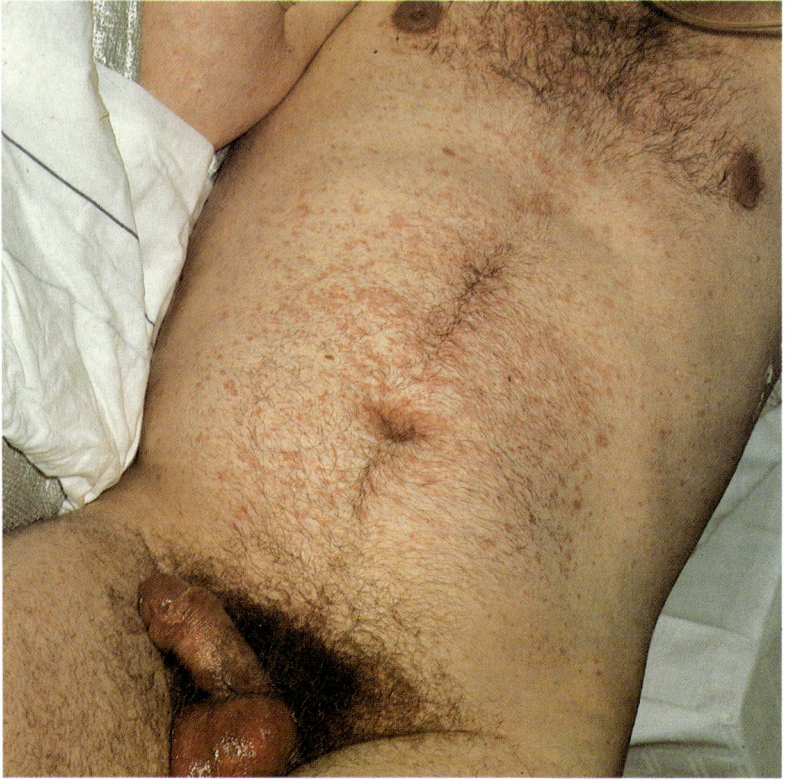

Abb. 7.4. Stevens-Johnson-Syndrom mit genitaler Beteiligung nach Allopurinolbehandlung.

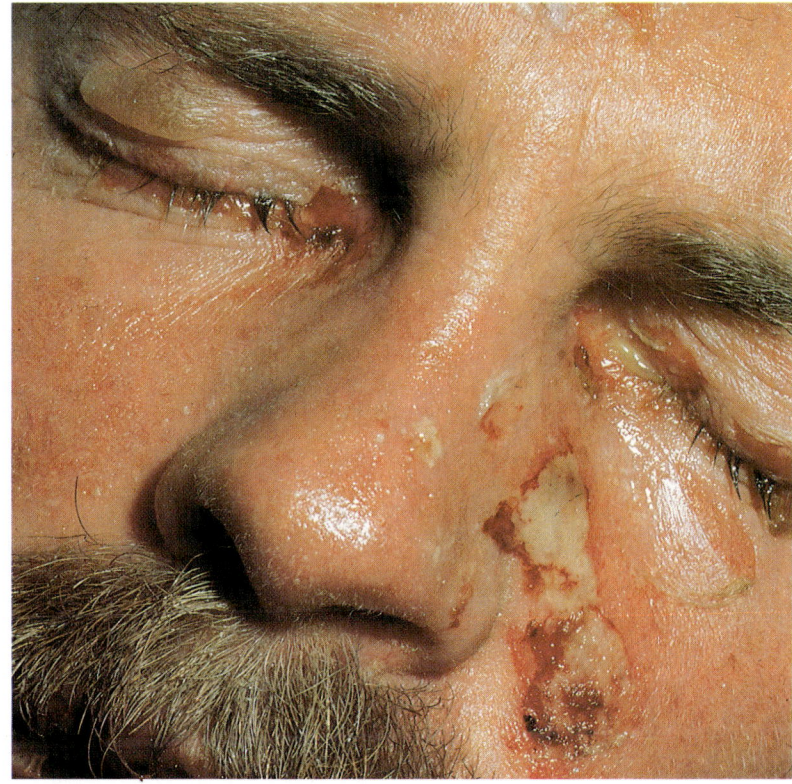

Abb. 7.5. Toxische epidermale Nekrolyse nach Allopurinoltherapie.

1 Rundles RW, Metz EM, Silberman HR. Allopurinol in the treatment of gout. *Ann Intern Med* 1966; **64**: 229–58.

2 Mills RM Jr. Severe hypersensitivity reactions associated with allopurinol. *JAMA* 1972; **216**: 799–802.

3 Lupton GP. The allopurinol hypersensitivity syndrome. *J Am Acad Dermatol* 1979; **1**: 365–74.

4 McInnes GT, Lawson DH, Jick H. Acute adverse reactions attributed to allopurinol in hospitalised patients. *Ann Rheum Dis* 1981; **40**: 245–9.

5 Singer JZ, Wallace SL. The allopurinol hypersensitivity syndrome. Unnecessary morbidity and mortality. *Arthritis Rheum* 1986; **29**: 82–7.

6 Foucault V, Pibouin M, Lehry D, et al. Accidents médicamenteux sévères et allopurinol. *Ann Dermatol Vénéréol (Paris)* 1988; **115**: 1169–72.

7 Auerbach R, Orentreich N. Alopecia and ichthyosis secondary to allopurinol. *Arch Dermatol* 1968; **98**: 104.

8 Bennett TO, Sugar J, Sahgal S. Ocular manifestations of toxic epidermal necrolysis associated with allopurinol use. *Arch Ophthalmol* 1977; **95**: 1362–4.

9 Dan M, Jedwab M, Peled M, et al. Allopurinol-induced toxic epidermal necrolysis. *Int J Dermatol* 1984; **23**: 142–4.

10 Jick H, Slone D, Shapiro S, et al. Excess of ampicillin rashes associated with allopurinol or hyperuricemia. A report from the Boston Collaborative Drug Surveillance Program, Boston University Medical Center. *N Engl J Med* 1972; **286**: 505–7.

11 Handke KR, Noone RM, Stone WJ. Severe allopurinol toxicity. Description and guidelines for prevention in patients with renal insufficiency. *Am J Med* 1984; **76**: 47−56.

12 Handke KR. Evaluation of a thiazide allopurinol drug interaction. *Am J Med Sci* 1986; **292**: 213−16.

13 Bigby M, Jick S, Jick H, Arndt K. Drug-induced cutaneous reactions. A report from the Boston Collaborative Drug Surveillance Program on 15 438 consecutive inpatients, 1975 to 1982. *JAMA* 1986; **256**: 3358−63.

8. Medikamente mit Wirkung auf das zentrale Nervensystem

8.1 Antidepressiva

Trizyklische Antidepressiva und verwandte Verbindungen

Sedative, kardiovaskuläre, anticholinerge und gastrointestinale Nebenwirkungen sind bekannt [1,2]. Gelegentlich kann eine Agranulozytose vorkommen. Nebenwirkungen an der Haut sind selten [1], aber mit makulopapulösen Exanthemen, Photosensibilität (Protriptylin und Imipramin), Urtikaria, Juckreiz, Hyperhidrose, Vaskulitis oder Akne (Maprotilin) und toxischer epidermaler Nekrolyse (Amoxapin) von vielfältiger Natur.

1 Gupta MA, Gupta AK, Haberman HF. Psychotropic drugs in dermatology. A review and guidelines for use. *J Am Acad Dermatol* 1986; **14**: 633−45.
2 Gupta MA, Gupta AK, Ellis CN. Antidepressant drugs in dermatology. An update. *Arch Dermatol* 1987; **123**: 647−52.

Amineptin

Unter Therapie mit Amineptin wurden eine schwere Akne [1] sowie eine Rosacea [2] beobachtet.

1 Thioly-Bensoussan D, Edelson Y, Cardinne A, Grupper C. Acné monstrueuse iatrogène provoquée par le Survector®: première observation mondiale à propos de deux cas. *Nouv Dermatol* 1987; **6**: 535−7.
2 Jeanmougin M, Civatte J, Cavelier-Balloy B. Toxiderme rosaceiforme a l'amineptine (Survector). *Ann Dermatol Vénéréol (Paris)* 1988; **115**: 1185−6.

Amitriptylin

Bei einem Patienten trat nach einer Überdosis mit Amitriptylin und Dikaliumchlorazepat eine bullöse Hautreaktion auf [1]. Eine Alopezie wurde dokumentiert.

1 Herschtal D, Robinson MJ. Blisters of the skin in coma induced by amitriptyline and chlorazepate dipotassium. Report of a case with underlying sweat gland necrosis. *Arch Dermatol* 1979; **115**: 499.

Clomipramin

Eine photoallergische Reaktion wurde dokumentiert [1].

1 Ljunggren B, Bojs G. A case of photosensitivity and contact allergy to systemic tricyclic drugs, with unusual features. *Contact Dermatitis* 1991; **24**: 259−65.

Imipramin

Dieses Medikament hat gelegentlich eine Urtikaria oder Exantheme ausgelöst [1], auch eine Agranulozytose trat nach Therapie mit Imipramin auf. Bei älteren Personen sieht man Fußödeme. Glossitis und Stomatitis, flüchtige Erytheme im Gesicht, Photosensibilität und exfoliative Dermatitis sind selten. Es kann sich eine schiefergraue Verfärbung lichtexponierter Haut entwickeln; feingeweblich findet man dabei in der papillären Dermis goldgelbe Granula, die sich ultrastrukturell als elektronendichte Einschlüsse in Phagozyten, Fibroblasten und Dendrozyten darstellen [2]. Eine kutane Vaskulitis nach Gabe von Imipramin ist gut dokumentiert.

1 Almeyda J. Drug reactions XIII. Cutaneous reactions to imipramine and chlordiazepoxide. *Br J Dermatol* 1971; **84**: 298−9.
2 Hashimoto K, Joselow SA, Tye MJ. Imipramine hyperpigmentation: A slate-gray discoloration caused by long-term imipramine administration. *J Am Acad Dermatol* 1991; **25**: 357−61.

Maprotilin

Nach Gabe von Maprotilin wurde das Auftreten einer Akne [1] bzw. einer Vaskulitis [2] beschrieben.

1 Ponte CD. Maprotiline-induced acne. *Am J Psychiatry* 1982; **139**: 141.
2 Oakley AM, Hodge L. Cutaneous vasculitis from maprotiline. *Aust N Z J Med* 1985; **15**: 256−7.

Mianserin

Vor kurzem wurde über das Auftreten eines Erythema-exsudativum-multiforme nach Gabe von Mianserin berichtet. [1].

1 Quraishy E. Erythema multiforme during treatment with mianserin. *Br J Dermatol* 1981; **104**: 481.

Trazodon

Dieses Medikament hat Leukonychie [1], Erythema-exsudativum-multiforme [2] und Vaskulitis [3] hervorgerufen und wurde mit dem Auftreten eines psoriasiformen Exanthems in Verbindung gebracht.

1 Longstreth GF, Hershman J. Trazodone-induced hepatotoxicity and leukonychia. *J Am Acad Dermatol* 1985; **13**: 149−50.
2 Ford HE, Jenike MA. Erythema multiforme associated with trazadone therapy. *J Clin Psychiatry* 1985; **46**: 294−5.
3 Mann SC, Walker MM, Messenger GG, et al. Leukocytoclastic vasculitis secondary to trazodone treatment. *J Am Acad Dermatol* 1984; **10**: 669−70.

Monoaminoxidase(MAO)-Hemmer

Iproniazid

Vaskulitis und periphere Neuritis wurden nach Gabe von Iproniazid dokumentiert.

Phenelzin

Allergische Hautreaktionen nach Verabreichung dieses Medikaments sind selten.

Lithium

Nebenwirkungen an der Haut [1−5] sind relativ selten. Pustulöse und psoriasiforme Läsionen, die durch dieses Medikament ausgelöst wurden, haben besondere Aufmerksamkeit gefunden. Die Pustelbildung unter Therapie mit Lithium wurde einer Freisetzung lysosomaler Enzyme und einer gesteigerten Neutrophilen-Chemotaxis zugeschrieben [2]. Tetrazykline sollten bei der Behandlung dieser pustulösen Exantheme vermieden werden, da sie eine schwere Lithiumtoxizität auslösen können. Die akneiforme „Erysipel"-Reaktion besteht aus monomorphen Pusteln auf Erythematösem Grund, befällt bevorzugt Arme und Beine, weist keine Komedonen oder zystischen Läsionen auf und kann sehr persistent sein. Follikulitiden mit unterschiedlichen Verteilungsmustern können auftreten. Lithium kann eine präexistente Psoriasis verschlechtern, ihre Behandlung erschweren [6−9] und palmoplantare pustulöse Reaktionen [10] oder sogar eine generalisierte Psoriasis pustulosa auslösen [11]. Psychiater sollten bei Psoriatikern den Einsatz von Lithium, so möglich, vermeiden. Lithium hat auch eine Exazerbation eines M. Darier verursacht [12].
Als weitere kutane Nebenwirkungen wurden morbilliforme Exantheme, Erythema-exsudativum-multiforme [13], eine Dermatitis-herpetiformis-

artige Eruption [14], eine lineare IgA-Dermatose [15] und eine generalisierte exfoliative Reaktion aufgeführt [16]. Ein Lupus erythematodes-artiges Syndrom [17] mit erhöhter Prävalenz antinukleärer Antikörper [18], Zehennagel-Dystrophien [19] und Haarausfall [20,21] wurden ebenfalls beschrieben. Keine dieser Nebenwirkungen steht in Zusammenhang mit exzessiven Blutspiegeln von Lithium oder anderen Hinweisen für eine Toxizität.

1 Callaway CL, Hendrie HC, Luby ED. Cutaneous conditions observed in patients during treatment with lithium. *Am J Psychiatry* 1968; **124**: 1124−5.

2 Heng MCY. Cutaneous manifestations of lithium toxicity. *Br J Dermatol* 1982; **106**: 107−9.

3 Deandrea D, Walker N, Mehlmauer M, White K. Dermatological reactions to lithium: A review. *J Clin Psychopharmacol* 1982; **2**: 199−204.

4 Sarantidis D, Waters B. A review and controlled study of cutaneous conditions associated with lithium carbonate. *Br J Psychiatry* 1983; **143**: 42−50.

5 Albrecht G. Unerwünschte Wirkungen von Lithium an der Haut. *Hautarzt* 1985; **36**: 77−82.

6 Lazarus GS, Gilgor RS. Psoriasis, polymorphonuclear leukocytes, and lithium carbonate. An important clue. *Arch Dermatol* 1979; **115**: 1183−4.

7 Skoven I, Thormann J. Lithium compound treatment and psoriasis. *Arch Dermatol* 1979; **115**: 1185−7.

8 Abel EA, Dicicco LM, Orenberg EK, *et al*. Drugs in exacerbation of psoriasis. *J Am Acad Dermatol* 1986; **15**: 1007−22.

9 Sasaki T, Saito S, Aihara M, *et al*. Exacerbation of psoriasis during lithium treatment. *J Dermatol (Tokyo)* 1989; **16**: 59−63.

10 White SW. Palmoplantar pustular psoriasis provoked by lithium therapy. *J Am Acad Dermatol* 1982; **7**: 660−2.

11 Lowe NJ, Ridgway HB. Generalized pustular psoriasis precipitated by lithium. *Arch Dermatol* 1978; **114**: 1788−9.

12 Milton GP, Peck GL, Ru J-J, *et al*. Exacerbation of Darier's disease by lithium carbonate. *J Am Acad Dermatol* 1990; **23**: 926−8.

13 Balldin J, Berggren U, Heijer A, Mobacken H. Erythema multiforme caused by lithium. *J Am Acad Dermatol* 1991; **24**: 1015−16.

14 Meinhold JM, West DP, Gurwich E, *et al*. Cutaneous reaction to lithium carbonate: a case report. *J Clin Psychiatry* 1980; **41**: 395−6.

15 McWhirter JD, Hashimoto K, Fayne S, *et al*. Linear IgA bullous dermatosis related to lithium carbonate. *Arch Dermatol* 1987; **123**: 1120−2.

16 Kuhnley EJ, Granoff AL. Exfoliative dermatitis during lithium treatment. *Am J Psychiatry* 1979; **136**: 1340−1.

17 Shukla VR, Borison RL. Lithium and lupuslike syndrome. *JAMA* 1982; **248**: 921−2.

18 Presley AP, Kahn A, Williamson N. Antinuclear antibodies in patients on lithium carbonate. *Br Med J* 1976; **ii**: 280−1.

19 Hooper JF. Lithium carbonate and toenails. *Am J Psychiatry* 1981; **138**: 1519.

20 Dawber R, Mortimer P. Hair loss during lithium treatment. *Br J Dermatol* 1982; **107**: 124−5.

21 Orwin A. Hair loss following lithium therapy. *Br J Dermatol* 1983; **108**: 503−4.

8.2 Hypnotika, Sedativa und Anxiolytika

Barbiturate

Nach einer Überdosierung mit Barbituraten kann bei komatösen Patienten an Druckstellen eine toxische blasige Reaktion auftreten [1–4]. In einer Untersuchungsreihe zeigten 7,8 % der mit medikamentös induziertem Koma aufgenommenen Patienten solche Blasen [3]. Es sind wenige Blasen, sie sind groß (Abb. 8.1) und können zu Ulzerationen führen [2]. Nekrosen sieht man bei 4 % der Patienten, die sich erholen, und bei 40 % der im Barbituratkoma verstorbenen Patienten [4]. Allergische Reaktionen sind sehr ungewöhnlich und können scarlatiniform oder morbilliform sein. Eine exfoliative Dermatitis und ein Erythema-exsudativum-multiforme verliefen tödlich [5]. Urtikaria, Serumkrankheit und eine Pigmentpurpura sind sehr selten, das Auftreten fixer Arzneimittelexantheme unter Barbiturattherapie, besonders an der Glans penis, ist wohlbekannt [6]. Weiterhin wurden eine toxische epidermale Nekrolyse, ein Lupus erythematodes-artiges Syndrom, Purpura und Photosensibilisierung dokumentiert [7].

1 Beveridge GW, Lawson AAH. Occurrence of bullous lesions in acute barbiturate intoxication. *Br Med J* 1965; **i**: 835–7.

2 Gröschel D, Gerstein AR, Rosenbaum JM. Skin lesions as a diagnostic aid in barbiturate poisoning. *N Engl J Med* 1970; **283**: 409–10.

3 Pinkus NB. Skin eruptions in drug-induced coma. *Med J Aust* 1971; **2**: 886–8.

4 Almeyda J, Levantine A. Drug reactions XVII. Cutaneous reactions to barbiturates, chloralhydrate and its derivatives. *Br J Dermatol* 1972; **86**: 313–16.

5 Sneddon IB, Leishman AWD. Severe and fatal phenobarbitone eruptions. *Br Med J* 1952; **i**: 1276–8.

6 Korkij W, Soltani K. Fixed drug eruption. A brief review. *Arch Dermatol* 1984; **120**: 520–4.

7 Gupta MA, Gupta AK, Haberman HF. Psychotropic drugs in dermatology. A review and guidelines for use. *J Am Acad Dermatol* 1986; **14**: 633–45.

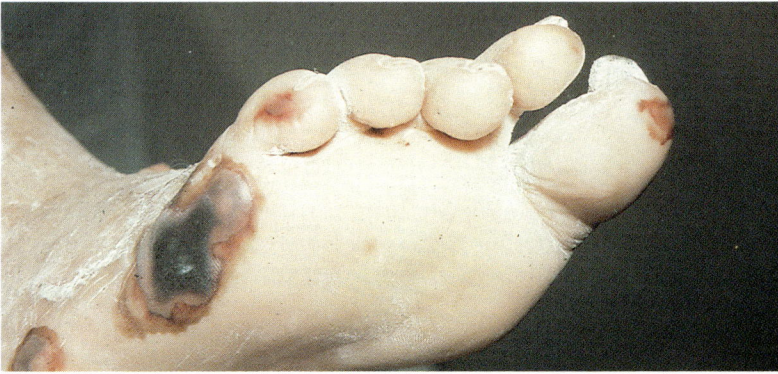

Abb. 8.1. Nekrotische Blasen über Druckstellen bei einer Patientin, die eine Überdosis Barbiturate eingenommen hatte.

Benzodiazepine

Allergische Reaktionen nach Gabe von Benzodiazepinen sind sehr selten [1].

Alprazolam

Unter Behandlung mit diesem neueren Benzodiazepin war es zur Photosensibilisierung gekommen [2].

Chlordiazepoxid

Morbilliforme Erytheme, Urtikaria [3], fixe Arzneimittelexantheme [4],
photoallergische Ekzeme [5] und die Exazerbation einer Porphyrie wurden
nach Gabe von Chlordiazepoxid beschrieben. Ein Erythema-exsudativum-
multiforme und eine chronische Pigmentpurpura kommen selten vor [6].

Lormetazepam

Nach Therapie mit Lormetazepam war ein fixes Arzneimittelexanthem
aufgetreten [7].

Diazepam und Nitrazepam

Nach Überdosierung können bei komatösen Patienten Blasen auftreten, die
denen bei Barbituratintoxikationen gleichen [8,9]. Nach intravenöser Injektion von Diazepam kann sich eine Thrombophlebitis entwickeln [10].
Hyperpigmentierungen von Narben, die durch Dermabrasion behandelt
worden waren, wurden dem Diazepam zugeschrieben [11]. Eine Reaktion
mit Ödem, Mondgesicht, generalisiertem Erythem und Erosionen an den
Wangen, in den Achselhöhlen und im Genitocruralbereich wurde auf
Nitrazepam zurückgeführt; ein Provokationstest verlief positiv [12].

Temazepam

Nach Gabe von Temazepam trat ein ausgedehntes fixes Arzneimittelexanthem auf [13]. Bei einem Süchtigen führte das Extravasat nach versuchter
Injektion eines mit Leitungswasser aufgelösten Kapselinhalts in die Vena
femoralis zu ausgedehnten Nekrosen im Genitalbereich [14].

1 Edwards JG. Adverse effects of antianxiety drugs. *Drugs* 1981; **22**: 495−514.
2 Kanwar AJ, Gupta R, Das Mehta S, Kaur S. Photosensitivity to alprazolam.
Dermatologica 1990; **181**: 75.
3 Almeyda J. Drug reactions XIII. Cutaneous reactions to imipramine and
chlordiazepoxide. *Br J Dermatol* 1971; **84**: 298−9.

4 Blair HM III. Fixed drug eruption from chlordiazepoxide: report of a case. *Arch Dermatol* 1974; **109**: 914.

5 Luton EF, Finchum RN. Photosensitivity reaction to chlordiazepoxide. *Arch Dermatol* 1965; **91**: 362−3.

6 Nishioka K, Katayama I, Masuzawa M, *et al*. Drug-induced chronic pigmented purpura. *J Dermatol (Tokyo)* 1989; **16**: 220−2.

7 Jafferany M, Haroon TS. Fixed drug eruption with lormetazepam (Noctamid). *Dermatologica* 1988; **177**: 386.

8 Ridley CM. Bullous lesions in nitrazepam-overdosage. *Br Med J* 1971; **iii**: 28.

9 Varma AJ, Fisher BK, Sarin MK. Diazepam-induced coma with bullae and eccrine sweat gland necrosis. *Arch Intern Med* 1977; **137**: 1207−10.

10 Langdon DE, Harlan JR, Bailey RL. Thrombophlebitis with diazepam used intravenously. *JAMA* 1973; **223**: 184−5.

11 Fereira JA, The role of diazepam in skin hyperpigmentation. *Aesthetic Plast Surg* 1980; **4**: 343−8.

12 Shoji A, Kitajima J, Hamada T. Drug eruption caused by nitrazepam in a patient with severe pustular psoriasis successfully treated with methotrexate and etretinate. *J Dermatol (Tokyo)* 1987; **14**: 274−8.

13 Archer CB, English JSC. Extensive fixed drug eruption induced by temazepam. *Clin Exp Dermatol* 1988; **13**: 336−8.

14 Meshikhes AN, Duthie JS. Untitled report. *Br Med J* 1991; **303**: 478.

Verschiedene Medikamente

Carbromal

Dieses Medikament, das heute nur selten eingesetzt wird, führte häufig zu einer charakteristischen Kapillaritis mit punktförmiger Purpura und Hämosiderin-Ablagerungen, die besonders an den Beinen die Haut gold-braun verfärbten [1].

Chloralhydrat

Allergische Reaktionen sind sehr selten. Chloral wird heute fast nur in Tablettenform als Dichloralphenazon verabreicht, wobei das Phenazon ein fixes Arzneimittelexanthem auslösen kann [2].

Ethchlorvynol

Überdosierung mit Ethchlorvynol hat zu bullösen Läsionen geführt [3].

Glutethimid

Nach einer Überdosis von Glutethimid wurden bei einem komatösen Patienten ein Dermographismus mit nachfolgendem Erythem und Bläschen, die mehrere Tage bestanden [4], bei einem anderen eine Blasenbildung beobachtet [5]. Fixe Arzneimittelexantheme wurden ebenfalls beschrieben [6].

Meprobamat

Anorexie, Schläfrigkeit, Schwindel, Flush und gastrointestinale Symptome können, besonders nach hohen Dosen von Meprobamat, auftreten. Fixe Arzneimittelexantheme kommen vor [7]. Die charakteristische Hautreaktion ist ein Erythem, dem Jucken, Unwohlsein und Fieber vorausgehen, das in den Beugen der Extremitäten beginnt und sich schnell zu einer schweren nicht thrombozytopenischen Purpura entwickelt [8]. Ein ausgedehntes toxisches Erythem trat in Verbindung mit einer anaphylaktoiden Reaktion bei einem Patienten auf, bei dem sich der Epikutantest für die Diagnosefindung als hilfreich erwies [9].

1 Peterson WC Jr, Manick KP. Purpuric eruptions associated with use of carbromal and meprobamate. *Arch Dermatol* 1967; **95**: 40−2.
2 McCulloch H, Zeligman I. Fixed drug eruption and epididymitis due to antipyrine. *Arch Dermatol Syphilol* 1951; **64**: 198−9.
3 Brodin MD, Redmond WJ. Bullous eruptions due to Ethchlorvynol. *J Cutan Pathol* 1980; 7: 326−9.
4 Leavell UW Jr, Coyer JR, Taylor RJ. Dermographism and erythematous lines in glutethimide overdose. *Arch Dermatol* 1972; **106**: 724−5.
5 Burdon JGW, Cade JF. 'Barbiturate burns' caused by glutethimide. *Med J Aust* 1979; **1**: 101−2.
6 Fisher M, Lerman JS. Fixed eruption due to glutethimide. *Arch Dermatol* 1971; **104**: 87−9.
7 Gore HC Jr. Fixed drug eruption cross reaction of meprobamate and carisoprodol. *Arch Dermatol* 1965; **91**: 627.
8 Levan NE. Meprobamate reaction. *Arch Dermatol* 1957; **75**: 437−8.
9 Felix RH, Comaish JS. The value of patch and other skin tests in drug eruptions. *Lancet* 1974; **i**: 1017−19.

8.3 Antipsychotika

Die wichtigsten klinischen Nebenwirkungen betreffen das zentrale Nervensystem, das kardiovaskuläre System und das Auge [1,2]. Medikamente mit hoher Potenz wie Haloperidol und Pimozid haben eher weniger kardiovaskuläre und anticholinerge Wirkungen und sind in geringerem Maße sedierend, haben dagegen aber mehr neurologische Wirkungen. Die Langzeitbehandlung mit Antipsychotika führt zu einer Dyskinesia tarda.

Phenothiazine

Über die Nebenwirkungen dieser Medikamentengruppe gibt es Übersichtsartikel [1–4].

Chlorpromazin

Chlorpromazin wird noch immer häufig eingesetzt, obwohl jetzt viele verwandte Verbindungen zur Verfügung stehen. Eine Pigmentierung der lichtexponierten Haut nach langzeitiger Einnahme kann besonders bei Frauen und Negern ein Problem darstellen [5–11]. Selten kann sich eine blaurote oder schiefergraue Pigmentierung entwickeln [6]. Eine Braunfärbung von Cornea und Linse [5] sowie der bulbären Konjunktiva [7] wird ebenfalls beobachtet. Chlorpromazin zeigt *in vitro* eine Affinität zu Melanin [8]. Ultrastrukturelle Untersuchungen zeigen zahlreiche Melanosomen-Komplexe in den Lysosomen dermaler Makrophagen sowie elektronendichte „Chlorpromazin-Körperchen" in Makrophagen, Endothelzellen und Schwann-Zellen [9,10]. Eine Röntgenmikroanalyse zeigte in diesen Granula das reichliche Vorkommen von Schwefel, der im Chlorpromazinmolekül enthalten ist [10]. Ähnliche Pigmentablagerungen findet man in inneren Organen [11] sowie in neutrophilen Granulozyten und Monozyten im Blut. Chlorpromazin hat lichenoide Exantheme [12], eine exfoliative Dermatitis, Erythema-exsudativum-multiforme, eine Lupus erythematodes-artige Erkrankung [13] mit positiven antinukleären Antikörpern [14] und dem Lupus-Antikoagulans [15] sowie eine Purpura Schoenlein-Henoch ausgelöst [16]. Die Phototoxizität durch Chlorpromazin ist wohlbekannt [17–19]. Die Phenothiazin-Derivate unter den Antihistaminika können bei Atopikern eine Photosensibilisierung und in der Folge die Entwicklung eines aktinischen Retikuloids auslösen [19]. Eine Photo-Kontakturtikaria wurde dokumentiert [20]. Der cholestatische Ikterus ist eine ernst zu nehmende Nebenwirkung.

Fluspirilen

An Injektionsstellen können sich nach hochdosierter Langzeitbehandlung mit diesem Depotpräparat subkutane Knötchen entwickeln [21].

Thiothixen

Eine allergische Reaktion wurde nach Gabe von Thiothixen dokumentiert [22].

Trifluoperazin

Ein fixes Arzneimittelexanthem wurde nach Gabe von Trifluoperazin beschrieben [23].

Loxapin

Dermatitis, Juckreiz und Seborrhoe wurden dokumentiert und gelegentlich können photoallergische Reaktionen auftreten [24].

Levomepromazin

Eine dem Erythema anulare centrifugum ähnliche pseudolymphomatöse Reaktion wurde beobachtet [25].

1 Simpson GM, Pi EH, Sramek JJ Jr. Adverse effects of antipsychotic agents. *Drugs* 1981; **21**: 138−51.
2 Gupta MA, Gupta AK, Haberman HF. Psychotropic drugs in dermatology. A review and guidelines for use. *J Am Acad Dermatol* 1986; **14**: 633−45.
3 Hägermark Ö, Wennersten G, Almeyda J: Drug reactions XIV. Cutaneous side effects of phenothiazines. *Br J Dermatol* 1971; **84**: 605−7.
4 Bond WS, Yee GC. Ocular and cutaneous effects of chronic phenothiazine therapy. *Am J Hosp Pharm* 1980; **37**: 74−8.
5 Greiner AC, Berry K. Skin pigmentation and corneal and lens opacities with prolonged chlorpromazine therapy. *Can Med Assoc J* 1964; **90**: 663−5.
6 Hays GB, Lyle CB Jr, Wheeler CE Jr. Slate-grey color in patients receiving chlorpromazine. *Arch Dermatol* 1964; **90**: 471−6.
7 Satanove A. Pigmentation due to phenothiazines in high and prolonged dosage. *JAMA* 1965; **191**: 263−8.
8 Blois MS Jr. On chlorpromazine binding *in vivo*. *J Invest Dermatol* 1965; **45**: 475−81.
9 Hashimoto K, Wiener W, Albert J, Nelson RG. An electron microscopic study of chlorpromazine pigmentation. *J Invest Dermatol* 1966; **47**: 296−306.
10 Benning TL, McCormack KM, Ingram P, *et al*. Microprobe analysis of chlorpromazine pigmentation. *Arch Dermatol* 1988; **124**: 1541−4.
11 Greiner AC, Nicolson GA. Pigment deposition in viscera associated with prolonged chlorpromazine therapy. *Can Med Assoc J* 1964; **90**: 627−35.
12 Matsuo I, Ozawa A, Niizuma K, Ohkido M. Lichenoid dermatitis due to chlorpromazine phototoxicity. *Dermatologica* 1979; **159**: 46−9.
13 Pavlidakey GP, Hashimoto K, Heller GL, Daneshvar S. Chlorpromazine-induced lupuslike disease: Case report and review of the literature. *J Am Acad Dermatol* 1985; **13**: 109−115.
14 Zarrabi MH, Zucker S, Miller F, *et al*. Immunologic and coagulation disorders in chlorpromazine-treated patients. *Ann Intern Med* 1979; **91**: 194−9.
15 Canoso RT, Sise HS. Chlorpromazine-induced lupus anticoagulant and associated immunologic abnormalities. *Am J Hematol* 1982; **13**: 121−9.
16 Aram H. Henoch−Schönlein purpura associated induced by chlorpromazine. *J Am Acad Dermatol* 1987; **17**: 139−40.
17 Johnson BE. Cellular mechanisms of chlorpromazine photosensitivity. *Proc R Soc Med* 1974; **67**: 871−3.
18 Ljunggren B. Phenothiazine phototoxicity: toxic chlorpromazine photoproducts. *J Invest Dermatol* 1977; **69**: 383−6.
19 Amblard P, Beani J-C, Reymond J-L. Photo-allergie rémanente aux phénothiazines chez l'atopique. *Ann Dermatol Vénéréol (Paris)* 1982; **109**: 225−8.
20 Lovell CR, Cronin E, Rhodes EL. Photocontact urticaria from chlorpromazine. *Contact Dermatitis* 1986; **14**: 290−1.
21 UK Committee of Safety of Medicines. *Current Problems* 1981; No. 7.

22 Matsuoka LY. Thiothixene drug sensitivity. *J Am Acad Dermatol* 1982; **7**: 405–6.

23 Kanwar AJ, Singh M, El-Sheriff AK, Belhaj MS. Fixed eruption due to trifluoperazine hydrochloride. *Br J Dermatol* 1987; **117**: 798–9.

24 Anonymous. Cloxapine and loxapine for schizophrenia. *Drug Ther Bull* 1991; **29**: 41–2.

25 Blazejak T, Hölzle E. Phenothiazin-induziertes Pseudolymphom. *Hautarzt* 1990; **41**: 161–3.

8.4 Medikamente gegen Alkoholismus

Cyanamid

Dieser Inhibitor der Alkoholdehydrogenase, der in der Behandlung von Alkoholikern eingesetzt wird, wurde mit der Entwicklung einer Lichen-planus-artigen Reaktion mit Ösophagusbeteiligung in Verbindung gebracht [1].

1 Torrelo A, Soria C, Rocamora A, *et al*. Lichen planus-like eruption with esophageal involvement as a result of cyanamide. *J Am Acad Dermatol* 1990; **23**: 1168–9.

Disulfiram

Dieses Medikament verursacht bei Patienten, die gegen Gummi überempfindlich sind, einen vasomotorischen Flush, morbilliforme Exantheme, Urtikaria sowie Ekzeme. Es besteht eine Kreuzreaktion mit Gummi [1–3]. Eine toxische pustulöse Eruption wurde ebenfalls beschrieben [4].

1 Webb PK, Gibbs SC, Mathias CT, *et al*. Disulfiram hypersensitivity and rubber contact dermatitis. *JAMA* 1979; **241**: 2061.

2 Fischer AA. Dermatologic aspects of disulfiram use. *Cutis* 1982; **30**: 461–524.

3 Minet A, Frankart M, Eggers S, *et al*. Réactions allergiques aux implants de disulfirame. *Ann Dermatol Vénéréol (Paris)* 1989; **116**: 543–45.

4 Larbre B, Larbre JP, Nicolas JF, *et al*. Toxicodermie pustuleuse au disulfirame. A propos d'un cas. *Ann Dermatol Vénéréol (Paris)* 1990; **117**: 721–22.

8.5 Antikonvulsiva

Es kann Kreuzreaktionen in Bezug auf die klinischen Nebenwirkungen der aromatischen Antikonvulsiva (Phenytoin, Phenobarbital, Carbamazepin) geben. An der Pathogenese dieser Reaktionen sind möglicherweise Arenoxid-Metaboliten beteiligt [1].

1 Shear N, Spielberg S. Anticonvulsant hypersensitivity syndrome. *In vitro* assessment of risk. *J Clin Invest* 1989; **82**: 1826–32.

Carbamazepin

Bei 3 % der Patienten treten kutane Nebenwirkungen wie Erytheme (Abb. 8.2 und 8.3), morbilliforme und urtikarielle Eruptionen oder Exantheme mit einer Purpurakomponente (Abb. 8.4) auf [1–4]. Die toxische epidermale Nekrolyse und die exfoliative Dermatitis sind bekannte Komplikationen der Carbamazepintherapie [2,3,5]. Ekzeme und Photosensibilität [6], ein

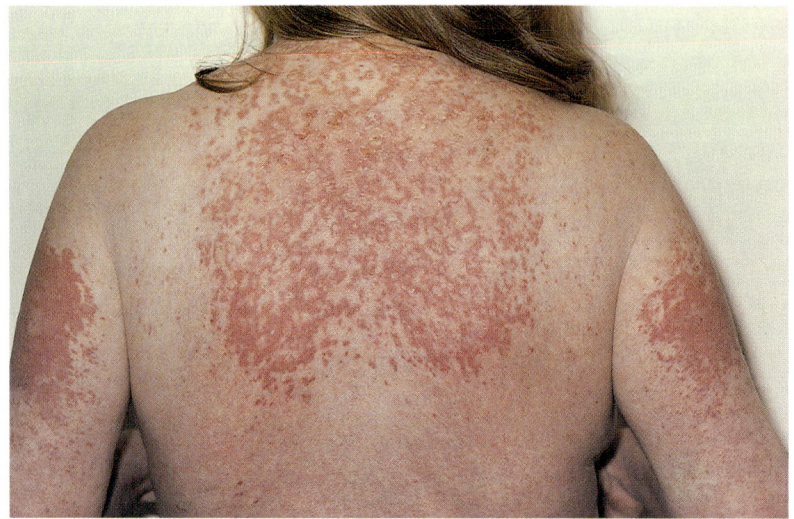

Abb. 8.2. Erythematöse Eruption nach Gabe von Carbamazepin.

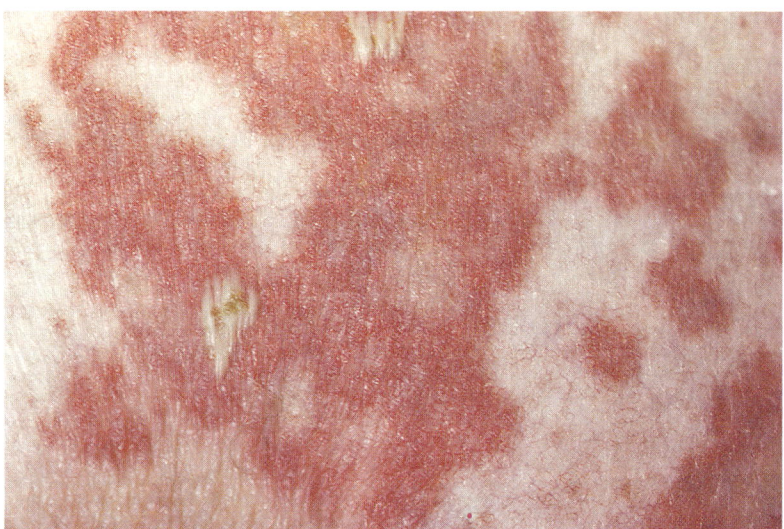

Abb. 8.3. Die Nahaufnahme der Carbamazepin-Eruption zeigt Pustelbildung im erythematösen Areal.

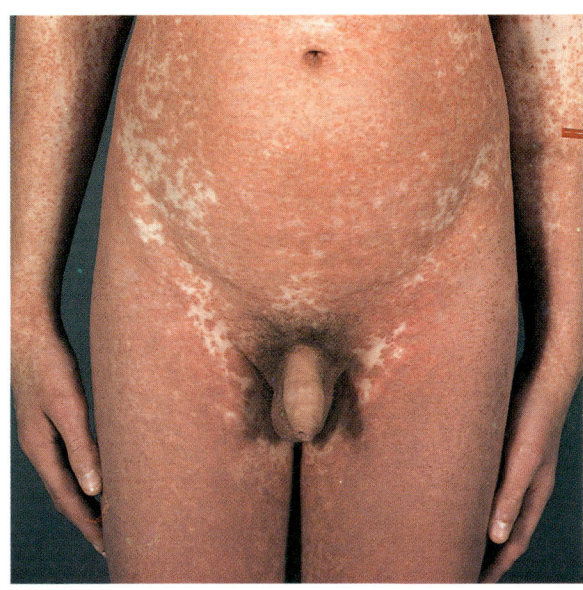

Abb. 8.4. Erythrodermie mit Pur-purakomponente nach Gabe von Carbamazepin.

Lupus erythematodes-artiges Syndrom, Dermatomyositis, ein Erythema-exsudativum-multiforme [7] und pustulöse [8,9] sowie lichenoide Reaktionen [2,10] sind sehr selten. Läsionen, die klinische und histologische Charakteristika einer Mycosis fungoides aufwiesen, wurden ebenfalls beschrieben [11,12]. Epikutantests, die für die Diagnosesicherung bei Auftreten von Carbamazepinnebenwirkungen empfohlen worden sind [13,14], haben erneut eine exfoliative Dermatitis ausgelöst [15]. Bei einem Patienten, für den es keine passende alternative Therapie gab, wurde über die orale Induktion einer Toleranz eine Desensibilisierung erreicht [16]. Andere Nebenwirkungen sind Übelkeit, Erbrechen, Ataxie, Schwindel und Schläfrigkeit. Leberfunktionsstörungen [17] und eine Knochenmarkssuppression mit gelegentlichen Todesfällen aufgrund einer aplastischen Anämie wurden dokumentiert [2]. Die Entwicklung eines Exanthems kann ein frühes Warnsignal für eine Knochenmarkstoxizität darstellen. Eine Carbamazepintherapie während der Schwangerschaft birgt ein 1%iges Risiko für die Entwicklung einer Spina bifida [18].

1 Harman PRM. Carbamazepine (Tegretol) drug eruptions. *Br J Dermatol* 1967; **79**: 500−1.

2 Roberts DL, Marks R. Skin reactions to carbamazepine. *Arch Dermatol* 1981; **117**: 273−5.

3 Breathnach SM, McGibbon DH, Ive FA, *et al*. Carbamazepine ('Tegretol') and toxic epidermal necrolysis: report of three cases with histopathological observations. *Clin Exp Dermatol* 1982; **7**: 585−91.

4 Chadwick D, Shan M, Foy P, *et al*. Serum anticonvulsant concentrations and the risk of drug-induced skin eruptions. *J Neurol Neurosurg Psychiatry* 1984; **47**: 642−4.

5 Reed MD, Bertino JA, Blumer JL. Carbamazepine-associated exfoliative dermatitis. *Clin Pharmacol* 1982; **1**: 78−9.

6 Terui T, Tagami H. Eczematous drug eruption from carbamazepine: coexistence of contact and photocontact sensitivity. *Contact Dermatitis* 1989; **20**: 260−4.

7 Simpson JR. 'Collagen disease' due to carbamazepine (Tegretol). *Br Med J* 1966; **ii**: 1434.

8 Staughton RCD, Harper JI, Rowland Payne CME, *et al.* Toxic pustuloderma: a new entity? *J R Soc Med* 1984; **77**: 6−8.

9 Commens CA, Fischer GO. Toxic pustuloderma following carbamazepine therapy. *Arch Dermatol* 1988; **124**: 178−9.

10 Atkin SL, McKenzie TMM, Stevenson CJ. Carbamazepine-induced lichenoid eruption. *Clin Exp Dermatol* 1990; **15**: 382−3.

11 Welykyj S, Gradini R, Nakao J, Massa M. Carbamazepine-induced eruption histologically mimicking mycosis fungoides. *J Cutan Pathol* 1990; **17**: 111−16.

12 Rijlaarsdam U, Scheffer E, Meijer CJLM, *et al.* Mycosis fungoides-like lesions associated with phenytoin and carbamazepine therapy. *J Am Acad Dermatol* 1991; **24**: 216−20.

13 Houwerzijl J, De Gast GC, Nater JP, *et al.* Lymphocyte-stimulation tests and patch tests in carbamazepine hypersensitivity. *Clin Exp Immunol* 1977; **29**: 272−7.

14 Silva R, Machado A, Brandao M, Gonçalo S. Patch test diagnosis in carbamazepine erythroderma. *Contact Dermatitis* 1986; **15**: 254−5.

15 Vaillant L, Camenen I, Lorette G. Patch testing with carbamazepine: reinduction of an exfoliative dermatitis. *Arch Dermatol* 1989; **125**: 299.

16 Eames P. Adverse reaction to carbamazepine managed by desensitization. *Lancet* 1989; **i**: 509−10.

17 Ramsey ID. Carbamazepine induced jaundice. *Br Med J* 1967; **4**: 155.

18 Rosa FW. Spina bifida in infants of women treated with carbamazepine during pregnancy. *N Engl J Med* 1991; **324**: 674−7.

Diphenylhydantoin (Phenytoin)

Es gibt Übersichtsarbeiten über die kutanen Nebenwirkungen des Phenytoins [1,2]. Etwa 5 % der Kinder entwickeln innerhalb von 3 Wochen nach Therapiebeginn vorübergehend ein leichtes makulopapulöses Exanthem. Dies tritt mit höherer Wahrscheinlichkeit ein, wenn initial hohe Sättigungsdosen gegeben werden [3,4]. In einer anderen Untersuchungsreihe entwickelten zwischen 8,5 [5] und 19 % [6] der Patienten unter Gabe von Phenytoin Exantheme [7].

Eine durch Phenytoin bedingte Überempfindlichkeitsreaktion mit generalisierter Lymphknotenschwellung, Hepatosplenomegalie, Fieber, Arthralgien und Eosinophilie tritt bei etwa 1% der Patienten auf und kann mit Hepatitis, Nephritis, Pneumonitis und hämatologischen Veränderungen einhergehen [8–10]. Die Hautveränderungen können das Vorliegen eines Lymphoms vermuten lassen (Phenytoininduziertes Pseudolymphom-Syndrom [11–16]); sie können auf einige erythematöse Plaques [15] oder kutane Knoten [12] beschränkt sein oder aus einem generalisierten makulopapulösen Exanthem [11], einer generalisierten exfoliativen Dermatitis [13,17] oder einer toxischen epidermalen Nekrolyse [18] bestehen. Auch eine generalisierte Pustulose wurde als Symptom des „Antikonvulsiva-Überempfindlichkeitssyndroms" beschrieben [19]. Eine toxische epidermale Nekro-

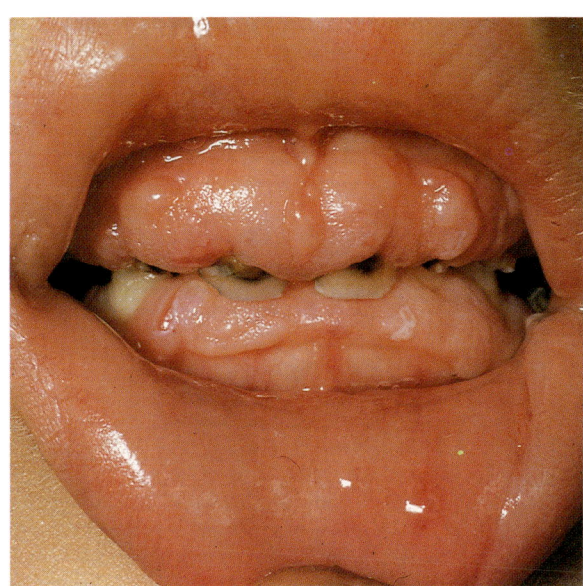

Abb. 8.5. Ausgeprägte Gingivahyperplasie nach Langzeitbehandlung mit Phenytoin.

lyse führte zur vollständigen Depigmentierung [20]. Die histopathologischen Befunde beim Pseudolymphom-Syndrom (Infiltratzellen mit cerebriformem Kern, Pautriersche Mikroabszesse) sind häufig von denen einer Mycosis fungoides nicht zu unterscheiden [14,16]. Das Exanthem bildet sich nach Absetzen des Medikaments zurück. Unter Langzeittherapie besteht jedoch ein auf das Dreifache erhöhtes Risiko für die Entwicklung eines echten Lymphoms [21,22] und bei einem Erwachsenen wurde unter Phenytoinbehandlung ein T-Zell-Lymphom beobachtet [23].

Eine Langzeitbehandlung mit Phenytoin verursacht eine Fibroblastenproliferation und kann zu einer dosisabhängigen Gingivahyperplasie (Abb. 8.5) [24,25] oder einer Vergröberung der Gesichtszüge [26] führen. In einem Einzelfall wurde die Entstehung hypertropher retroaurikulärer Wülste beobachtet [27]. Eine Hypertrichose wurde beschrieben. Weitere Nebenwirkungen waren fixe Arzneimittelexantheme [28] einschließlich eines ausgedehnten fixen Arzneimittelexanthems, das eine toxische epidermale Nekrolyse vortäuschte [29], Erythema-exsudativum-multiforme [1,3], eine toxische epidermale Nekrolyse mit Cholestase [30], eine kutane Vaskulitis [31], ein Lupus erythematodes-artiges Syndrom [32] und eine eosinophile Faszitis [33]. Distal der Injektionsstelle traten mit einer Verzögerung bläuliche Verfärbung, Erytheme und Ödeme sowie gelegentlich auch Blasen auf [34]. Eine Phenytoinbehandlung während der Schwangerschaft kann zu einem charakteristischen „fötalen Syndrom", mit Unterentwicklung und Hypoplasien der Phalangen und Nägel [35] sowie einer Neugeborenenakne führen [36]. Neuere kontrollierte Untersuchungen weisen darauf hin, daß eine Akne durch Hydantoine weder verursacht noch verschlechtert wird [37], obwohl es Berichte gibt, die das Gegenteil behaupten [38].

1 Silverman AK, Fairley J, Wong RC. Cutaneous and immunologic reactions to phenytoin. *J Am Acad Dermatol* 1988; **18**: 721−41.

2 Levantine A, Almeyda J. Drug reactions XX. Cutaneous reactions to anticonvulsants. *Br J Dermatol* 1972; **87**: 646−9.

3 Pollack MA, Burk PG, Nathanson G. Mucocutaneous eruptions due to anti epileptic drug therapy in children. *Ann Neurol* 1979; **5**: 262−7.

4 Wilson JT, Höjer B, Tomson G, et al. High incidence of a concentration-dependent skin reaction in children treated with phenytoin. *Br Med J* 1978; i: 1583−6.

5 Leppik IE, Lapora A, Loewenson R. Seasonal incidence of phenytoin allergy unrelated to plasma levels. *Arch Neurol* 1985; **42**: 120−2.

6 Rapp RP, Norton JA, Young B, Tibbs PA. Cutaneous reactions in head-injured patients receiving phenytoin for seizure prophylaxis. *Neurosurgery* 1983; **13**: 272−5.

7 Robinson HM, Stone JH. Exanthem due to diphenylhydantoin therapy. *Arch Dermatol* 1970; **101**: 462−5.

8 Stanley J, Fallon-Pellici V. Phenytoin hypersensitivity reaction. *Arch Dermatol* 1978; **114**: 1350−3.

9 Brown M, Schubert T. Phenytoin hypersensitivity hepatitis and mononucleosis syndrome. *J Clin Gastroenterol* 1986; **8**: 469−77.

10 Shear N, Spielberg S. Anticonvulsant hypersensitivity syndrome. *In vitro* assessment of risk. *J Clin Invest* 1989; **82**: 1826−32.

11 Charlesworth EN. Phenytoin-induced pseudolymphoma syndrome. An immunologic study. *Arch Dermatol* 1977; **113**: 477−80.

12 Adams JD. Localized cutaneous pseudolymphoma associated with phenytoin therapy: A case report. *Australas J Dermatol* 1981; **22**: 28−9.

13 Rosenthal CJ, Noguera CA, Coppola A, Kapelner SN. Pseudolymphoma with mycosis fungoides manifestations, hyperresponsiveness to diphenylhydantoin, and lymphocyte disregulation. *Cancer* 1982; **49**: 2305−14.

14 Kardaun SH, Scheffer E, Vermeer BJ. Drug-induced pseudolymphomatous skin reactions. *Br J Dermatol* 1988; **118**: 545−52.

15 Wolf R, Kahane E, Sandbank M. Mycosis fungoides-like lesions associated with phenytoin therapy. *Arch Dermatol* 1985; **121**: 1181−2.

16 Rijlaarsdam U, Scheffer E, Meijer CJLM, et al. Mycosis fungoides-like lesions associated with phenytoin and carbamazepine therapy. *J Am Acad Dermatol* 1991; **24**: 216−20.

17 Danno K, Kume M, Ohta M, et al. Erythroderma with generalized lymphadenopathy induced by phenytoin. *J Dermatol (Tokyo)* 1989; **16**: 392−6.

18 Sherertz EF, Jegasothy BV, Lazarus GS. Phenytoin hypersensitivity reaction presenting with toxic epidermal necrolysis and severe hepatitis: report of a patient treated with corticosteroid 'pulse therapy'. *J Am Acad Dermatol* 1985; **12**: 178−81.

19 Kleier RS, Breneman DL, Boiko S. Generalized pustulation as a manifestation of the anticonvulsant hypersensitivity syndrome. *Arch Dermatol* 1991; **127**: 1361−4.

20 Smith DA, Burgdorf WHC. Universal cutaneous depigmentation following phenytoin-induced toxic epidermal necrolysis. *J Am Acad Dermatol* 1984; **10**: 106−9.

21 Tashima CK, De Los Santos R. Lymphoma and anticonvulsant therapy. *JAMA* 1974; **228**: 287−8.

22 Bichel J. Hydantoin derivatives and malignancies of the haemopoietic system. *Acta Med Scand* 1975; **198**: 327−8.

23 Isobe T, Horimatsu T, Fujita T, et al. Adult T cell lymphoma following diphenylhydantoin therapy. *Acta Haematol Jpn* 1980; **43**: 711−14.

24 Angelopoulos AP, Goaz PW. Incidence of diphenylhydantoin gingival hyperplasia. *Oral Surg* 1972; **34**: 898−906.

25 Hassell TM, Page RC, Narayanan AS, Cooper CG. Diphenylhydantoin (Dilantin) gingival hyperplasia: drug induced abnormality of connective tissue. *Proc Natl Acad Sci* 1976; **73**: 2909−12.

26 Lefebvre EB, Haining RG, Labbé RF. Coarse facies, calvarial thickening and hyperphosphatasia associated with long-term anticonvulsant therapy. *N Engl J Med* 1972; **286**: 1301−2.

27 Trunnell TN, Waisman M. Hypertrophic retroauricular folds attributable to diphenylhydantoin. *Cutis* 1982; **30**: 207−9.

28 Sweet RD. Fixed skin eruption due to phenytoin sodium. *Lancet* 1950; **i**: 68.

29 Baird BJ, De Villez RL. Widespread bullous fixed drug eruption mimicking toxic epidermal necrolysis. *Int J Dermatol* 1988; **27**: 170−4.

30 Spechler SJ, Sperber H, Doos WG, Koff RS. Cholestasis and toxic epidermal necrolysis associated with phenytoin sodium ingestion: the role of bile duct injury. *Ann Intern Med* 1981; **95**: 455−6.

31 Yermakov VM, Hitti IF, Sutton AL. Necrotizing vasculitis associated with diphenylhydantoin: two fatal cases. *Hum Pathol* 1983; **14**: 182−4.

32 Gleichman H. Systemic lupus erythematosus triggered by diphenylhydantoin. *Arthritis Rheum* 1982; **25**: 1387−8.

33 Buchanan RR, Gordon DA, Muckle TJ, *et al*. The eosinophilic fasciitis syndrome after phenytoin (Dilantin) therapy. *J Rheumatol* 1980; **7**: 733−6.

34 Kilarski DJ, Buchanan C, Von Behren L. Soft tissue damage associated with intravenous phenytoin. *N Engl J Med* 1984; **311**: 1186−7.

35 Nagy R. Fetal hydantoin syndrome. *Arch Dermatol* 1981; **117**: 593−5.

36 Stankler L, Campbell AGM. Neonatal acne vulgaris: A possible feature of the fetal hydantoin syndrome. *Br J Dermatol* 1980; **103**: 453−5.

37 Greenwood R, Fenwick PBC, Cunliffe WJ. Acne and anticonvulsants. *Br Med J* 1983; **287**: 1669−70.

38 Jenkins RB, Ratner AC. Diphenylhydantoin and acne. *N Engl J Med* 1972; **287**: 148.

Natriumvalproat

Gelegentlich wurden vorübergehende Exantheme und eine Stomatitis beobachtet. Nach temporärem Haarverlust kann das Haar stärker gelockt nachwachsen [1].Veränderungen der Haarfarbe wurden ebenfalls beschrieben [2]. Bei einem Patienten wurde eine generalisierte Morphaea [3], bei zwei Patienten eine kutane leukozytoklastische Vaskulitis, die bei Provokation erneut auftrat [4], dokumentiert. Durch Natriumvalproat kann des weiteren ein extrapyramidales Syndrom ausgelöst werden [5] und das Medikament wirkt möglicherweise teratogen [6].

1 Jeavons PM, Clark JE, Harding GFA. Valproate and curly hair. *Lancet* 1977; **i**: 359.

2 Herranz JL, Arteaga R, Armijo JA. Change in hair colour induced by valproic acid. *Dev Med Child Neurol* 1981; **23**: 386−7.

3 Goihman-Yahr M, Leal H, Essenfeld-Yahr E. Generalized morphea: a side effect of valproate sodium? *Arch Dermatol* 1980; **116**: 621.

4 Kamper AM, Valentijn RM, Stricker BHC, Purcell PM. Cutaneous vasculitis induced by sodium valproate. *Lancet* 1991; **337**: 497−8.

5 Lautin A, Stanley M, Angrist B, Gershon S. Extrapyramidal syndrome with sodium valproate. *Br Med J* 1979; **ii**: 1035−6.

6 Gomez MR. Possible teratogenicity of valproic acid. *J Paediatr* 1981; **98**: 508−9.

Trimethadion

Nach Gabe von Trimethadion können schwere Überempfindlichkeitsreaktionen vorkommen, darunter ein Erythema-exsudativum-multiforme, eine Urtikaria und eine generalisierte exfoliative Dermatitis.

8.6 Opioid-Analgetika und Amphetamine

Bei Drogenmißbrauch mit parenteralen Injektionen wurden folgende Nebenwirkungen an der Haut beobachtet [1]: Infektionen, Abszesse (Abb. 8.6), septische Phlebitis, Erysipel, Phlegmone, Tetanus, ausgedehnte Urtikaria, Hautsymptome der primären und sekundären Syphilis, Stärke- und Talkum-Granulome, Lymphangitis und Lymphadenitis in den ableitenden Lymphknoten, Pigmentstörungen wie Hyperpigmentierungen über den zur Injektion verwendeten Venen und akzidentelle Ruß-Tätowierungen durch über einer offenen Flamme sterilisierte Injektionsnadeln, Vernarbungen, Ulzerationen, eine nekrotisierende Angiitis und eine leukozytoklastische Vaskulitis.

1 Rosen VJ. Cutaneous manifestations of drug abuse by parenteral injections. *Am J Dermatopathol* 1985; 7: 79−83.

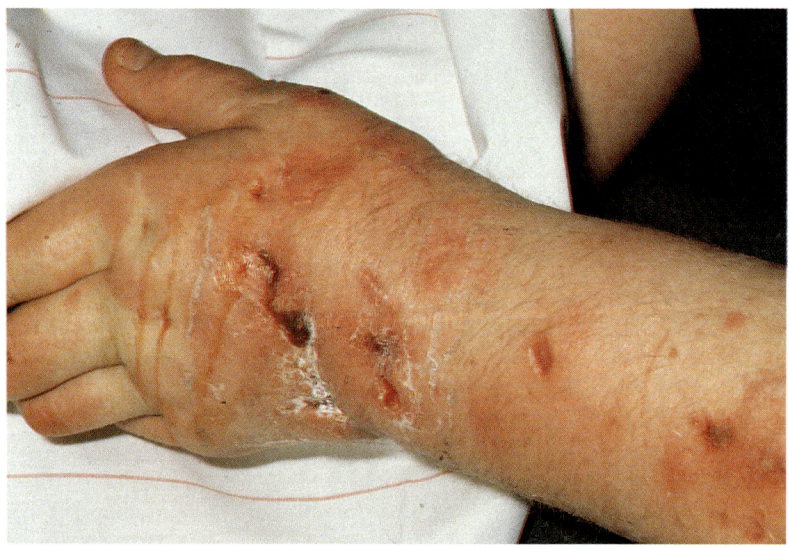

Abb. 8.6. Multiple Abszesse bei einem Drogenabhängigen.

Buprenorphin

Ein Drogenabhängiger injizierte versehentlich eine Suspension von zerstoßenen Tabletten in die Arteria pudenda superficialis statt in die Vena femoralis und entwickelte Schmerzen, Ödem und fleckige Verfärbung am Penis [1].

1 Naylor AR, Gordon M, Jenkins AMcL. Untitled report. *Br Med J* 1991; **303**: 478.

Codein

Codein wurde mit Juckreiz, Urtikaria (meist aufgrund einer nichtimmunologischen Histaminfreisetzung) [1,2], makulösen, makulopapulösen und scarlatiniformen Exanthemen [1,3], angioneurotischem Ödem, fixem Arzneimittelexanthem, Erythema-exsudativum-multiforme, Erythema nodosum und einer bullösen Eruption in Verbindung gebracht.

1 Hunskaar S, Dragsund S. Scarlatiniform rash and urticaria due to codeine. *Ann Allergy* 1985; **54**: 240−1.
2 De Groot AC, Conemans J. Allergic urticarial rash from oral codeine. *Contact Dermatitis* 1986; **14**: 209−14.
3 Voohost R, Sparreboom S. Four cases of recurrent pseudo-scarlet fever caused by phenanthrene alkaloids with a 6-hydroxy group (codeine and morphine). *Ann Allergy* 1980; **44**: 116−20.

Heroin

Die Injektion der Droge in die Dorsalvene des Penis hat zu Ulzerationen geführt [1]. Systemische Infektionen, wie eine Candidiasis können auftreten [2]. Eine leukozytoklastische Vaskulitis und eine nekrotisierende Angiitis wurden bei Drogenabhängigen beobachtet [3−5]. Eine Pigmentierung der Zunge kann als eine Art von fixem Arzneimittelexanthem bei Heroinabhängigen auftreten [6]. Auf einen möglichen Zusammenhang von Heroin mit der Entwicklung eines Pemphigus erythematosus wurde hingewiesen [7].

1 White WB, Barrett S. Penile ulcer in heroin abuse: a case report. *Cutis* 1982; **29**: 62−3.
2 Bielsa I, Miro JM, Herrero C, *et al.* Systemic candidiasis in heroin abusers. *Int J Dermatol* 1987; **26**: 314−19.
3 Citron BP, Halpern M, McCarron M, *et al.* Necrotizing angiitis associated with drug abuse. *N Engl J Med* 1970; **283**: 1003−11.
4 Lignelli GJ, Bucheit WA. Angiitis in drug abusers. *N Engl J Med* 1971; **284**: 112−13.
5 Gendelman H, Linzer M, Barland P, *et al.* Leucocytoclastic vasculitis in an intravenous heroin abuser. *N Y State J Med* 1983; **83**: 984−6.

6 Westerhof W, Wolters EC, Brookbakker JTW, et al. Pigmented lesions of the tongue in heroin addicts — fixed drug eruption. *Br J Dermatol* 1983; **109**: 605−10.
7 Fellner MJ, Winiger J. Pemphigus erythematosus and heroin addiction. *Int J Dermatol* 1978; **17**: 308−11.

Morphin

Morphin ist ein potenter Histaminliberator und kann Juckreiz und eine Urtikaria verursachen [1]. Massives Schwitzen ist eine häufige Nebenwirkung. Morphin löst auch eine Gesichtsrötung aus, die durch Naloxon blockiert werden kann [2].

1 McLelland J. The mechanism of morphine-induced urticaria. *Arch Dermatol* 1986; **122**: 138−9.
2 Cohen RA, Coffman JD. Naloxone reversal of morphine-induced peripheral vasodilatation. *Clin Pharmacol Ther* 1980; **28**: 541−4.

Pentazocin

Pentazocin kann an Injektionsstellen zu holzartigen Verhärtungen der Haut und des subkutanen Gewebes, gelegentlich mit zentraler Ulzeration und peripherer Pigmentierung führen. Die Histologie bietet ein granulomatöses Bild [1−7]. Pigmentierungen, Ulzerationen und eine chronische Pannikulitis traten nach langjähriger Verwendung des Medikaments auf. Phlebitis, Erysipel, fibröse Myopathie [8] sowie Kontrakturen an den Extremitäten können diese Veränderungen komplizieren. Generalisierte Hauteruptionen sind selten [9]. Es gibt einen einzelnen Bericht über eine toxische epidermale Nekrolyse [10].

1 Parks DL, Perry HO, Muller SA. Cutaneous complications of pentazocine injections. *Arch Dermatol* 1971; **104**: 231−5.
2 Schlicher JE, Zuehlke RL, Lynch PJ. Local changes at the site of pentazocine injection. *Arch Dermatol* 1971; **104**: 90−1.
3 Swanson DW, Weddige RL, Morse RM. Hospitalised pentazocine abusers. *Mayo Clinic Proc* 1973; **48**: 85−93.
4 Schiff BL, Kern AB. Unusual cutaneous manifestations of pentazocine addiction. *JAMA* 1977; **238**: 1542−3.
5 Padilla RS, Becker LE, Hoffman H, Long G. Cutaneous and venous complications of pentazocine abuse. *Arch Dermatol* 1979; **115**: 975−7
6 Palestine RF, Millns JL, Spigel GT, et al. Skin manifestations of pentazocine abuse. *J Am Acad Dermatol* 1980; **2**: 47−55.
7 Mann RJ, Gostelow BE, Meacock DJ, Kennedy CTC. Pentazocine ulcers. *J R Soc Med* 1982; **75**: 903−5.
8 Johnson KR, Hsueh WA, Glusman SM, Arnett FC. Fibrous myopathy: A rheumatic complication of drug abuse. *Arthritis Rheum* 1976; **19**: 923−6.
9 Pedragosa R, Vidal J, Fuentes R, Huguet P. Tricotropism by pentazocine. *Arch Dermatol* 1987; **123**: 297−8.
10 Hunter JAA, Davison AM. Toxic epidermal necrolysis associated with pentazocine therapy and severe reversible renal failure. *Br J Dermatol* 1973; **88**: 287−90.

Methylamphetamin

Eine Verbindung mit einer nekrotisierenden Angiitis wurde berichtet, wenn dieses Medikament allein oder zusammen mit Heroin oder LSD (Lysergsäurediäthylamid) eingenommen wird [1].

1 Citron BP, Halpern M, McCarron M, *et al*. Necrotizing angiitis associated with drug abuse. *N Engl J Med* 1970; **283**: 1003−11.

8.7 Parkinsonmittel

Amantadin

Amantadin ist ein trizyklisches Amin, das zur Behandlung des Parkinson-Syndroms und der Influenza A eingesetzt wird. Bei einem hohen Prozentsatz der Patienten, die Amantadin erhielten, trat eine reversible Livedo reticularis auf [1,2].

Bromocriptin

Eine vorübergehende Livedo reticularis [3], Erythromelalgie [4], Akrozyanose mit Raynaud-Phänomen [5,6], Morphaea [7] und Schwellungen der Beine mit einer sklerodermieartigen Histologie [8] und selten auch Alopezie und Psychosen wurden nach Gabe von Bromocriptin beobachtet.

Carbidopa

Sklerodermieartige Nebenwirkungen traten auf, wenn dieses Medikament zusammen mit Tryptophan gegeben wurde [10,11].

Levodopa

Es gab mehrere isolierte Fallberichte über das Auftreten von malignen Melanomen [12−14], in bestimmten Fällen mit multiplen Primärtumoren, aber dieser Zusammenhang kann auch nur zufällig gewesen sein.

1 Shealy CN, Weeth JB, Mercier D. Livedo reticularis in patients with parkinsonism receiving amantadine. *JAMA* 1970; **212**: 1522−3.

2 Vollum DI, Parkes JD, Doyle D. Livedo reticularis during amantadine treatment. *Br Med J* 1971; **ii**: 627−8.

3 Calne DB, Plotkin C, Neophytides A, *et al*. Long-term treatment of Parkinsonism with bromocriptine. *Lancet* 1978; **i**: 735−7.

4 Eisler T, Hall RP, Kalavar KAR, Calne DB. Erythromelalgia-like eruption in Parkinsonian patients treated with bromocriptine. *Neurology* 1981; **37**: 1368−70.

5 Duvoisin RC. Digital vasospasm with bromocryptine. *Lancet* 1976; **ii**: 204.

6 Pearce I, Pearce JMS. Bromocriptine in Parkinsonism. *Br Med J* 1978; **i**: 1402−4.

7 Leshin B, Piette WW, Caplin RM. Morphea after bromocriptine therapy. *Int J Dermatol* 1989; **28**: 177−9.

8 Dupont E, Olivarius B, Strong MJ. Bromocriptine-induced collagenosis-like symptomatology in Parkinson's disease. *Lancet* 1982; **i**: 850−1.

9 Blum I, Leiba S. Increased hair loss as a side effect of bromocriptine treatment. *N Engl J Med* 1980; **303**: 1418.

10 Sternberg EM, Van Woert MH, Young SN, *et al.* Development of a scleroderma-like illness during therapy with L-5-hydroxytryptophan and carbidopa. *N Engl J Med* 1980; **303**: 782−7.

11 Chamson A, Périer C, Frey J. Syndrome sclérodermiforme et poïkilodermique observé au cours d'un traitement par carbidopa et 5-hydroxytryptophanne. Culture de fibroblastes avec analyse biochimique du métabolisme du collagene. *Ann Dermatol Vénéréol (Paris)* 1986; **113**: 71.

12 Sober AJ, Wick MM. Levodopa therapy and malignant melanoma. *JAMA* 1978; **240**: 554−5.

13 Bernstein JE, Medenica M, Soltani K, *et al.* Levodopa administration and multiple primary cutaneous melanomas. *Arch Dermatol* 1980; **116**: 1041−4.

14 Rosin MA, Braun M III. Malignant melanoma and levodopa. *Cutis* 1984; **33**: 572−4.

8.8 Medikamente gegen Schwindel und zur Erweiterung zerebraler Gefäße

Cinnarazin

Cinnarazin [1] und sein Derivat Flunarizin [2] wurden mit dem Auftreten lichenoider Exantheme in Verbindung gebracht (Abb. 8.7). Im Fall des

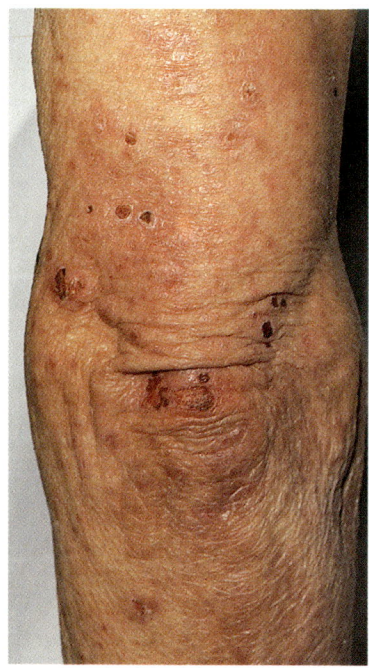

Abb. 8.7. Lichenoide Eruption nach Gabe von Cinnarazin.

Cinnarazins waren das klinische Bild und die immunfluoreszenzoptischen Charakteristika eines Lichen planus mit dem Auftreten eines zirkulierenden IgG-Antikörpers gegen die Basalmembranzone kombiniert [2]. Andere Nebenwirkungen sind Schläfrigkeit, Depression und ein Parkinson-Syndrom.

1 Miyagawa W, Ohi H, Muramatsu T, *et al*. Lichen planus pemphigoides-like lesions induced by cinnarizine. *Br J Dermatol* 1985; **112**: 607–13.

2 Suys E, De Coninck A, De Pauw I, Roseeuw D. Lichen planus induced by flunarizine. *Dermatologica* 1990; **181**: 71–2.

9. Medikamente mit Wirkungen auf das kardiovaskuläre und das respiratorische System

9.1 Antiarrhythmika

Amiodaron

Dieses jodierte antiarrhythmisch wirksame Medikament verursacht bei 30 bis 50 % der Patienten eine Photosensibilisierung [1–7]. Zwei Stunden nach Sonnenexposition verspüren die Patienten ein Brennen und entwickeln in der Folge ein Erythem. Das Aktionsspektrum liegt im UVA-Bereich und reicht zu einem gewissen Grad in die Wellenlängen des sichtbaren Lichts über 400 nm [5]. Die Lichtempfindlichkeit kann nach Absetzen des Medikaments bis zu 4 Monate persistieren [1,2]. Eine blaue oder graue Pigmentierung des Gesichts (Abb. 9.1) und anderer lichtexponierter Areale, die der Verfärbung bei einer Argyrie ähnelt, ist eine bedeutend seltenere Spätwirkung, die bei 2 bis 5 % der Patienten auftritt. Auch nicht lichtexponierte Hautareale können betroffen sein [4,7–16]. Die Verfärbung kommt durch eine, durch UVA und UVB ausgelöste, phototoxische Reaktion

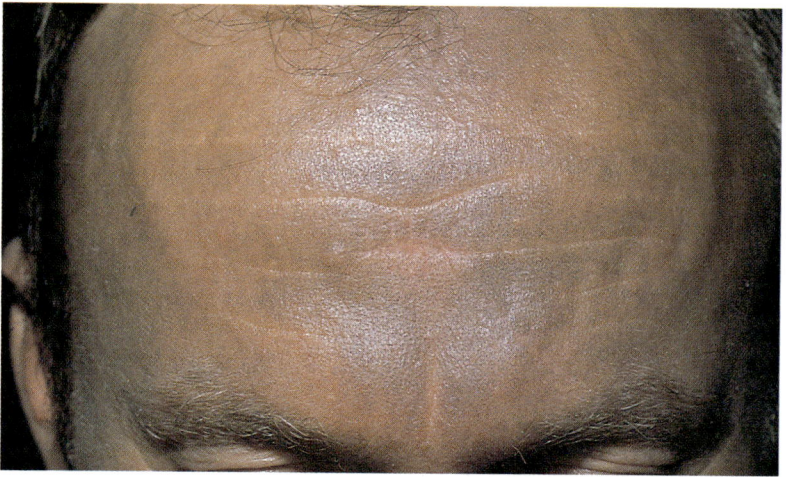

Abb. 9.1. Blaugraue Verfärbung in lichtexponiertem Areal (Stirn) nach Amiodarontherapie (mit freundlicher Genehmigung von Prof. K. Wolff, Wien).

zustande [4,7] und ist abhängig von der Dauer der Therapie und von der Dosierung des Medikaments [15]. Durch Amiodaron gefärbte Haut enthält das Medikament und seine Metaboliten in höheren Konzentrationen als nichtpigmentierte Haut [4]. Das jodreiche Amiodaron und seine Metaboliten wurden, an Lipofuszin gebunden, in sekundären Lysosomen dermaler perivaskulär gelegener Makrophagen gefunden [7,12–14]. Auch in Leukozyten des peripheren Blutes werden elektronendichte Granula und myelinartige Körperchen gefunden [16]. Die Hautpigmentierung bildet sich nach Absetzen der Therapie langsam zurück, kann aber auch über Monate und Jahre persistieren [12].

Unter Langzeittherapie hat sich ein Jododerm entwickelt. Eine Vaskulitis [17] und ein tödlich verlaufender Fall einer toxischen epidermalen Nekrolyse wurden beobachtet [18]. Die schwerste Nebenwirkung der Amiodaronbehandlung ist eine Lungenfibrose, die bei 5 bis 10 % der behandelten Patienten auftritt und eine 10 %ige Mortalitätsrate aufweist. Andere Probleme waren Herzrhythmusstörungen, Funktionsstörungen der Schilddrüse, periphere Neuropathien und reversible Ablagerungen in der Hornhaut [19].

1 Marcus FI, Fontaine GH, Frank R, Grosgogeat Y. Clinical pharmacology and therapeutic applications of the antiarrhythmic agent amiodarone. *Am Heart J* 1981; **101**: 480–93.

2 Chalmers RJ, Muston HL, Srinivas V, Bennett DH. High incidence of amiodarone-induced photosensitivity in North-west England. *Br Med J* 1982; **285**: 341.

3 Walter JF, Bradner H, Curtis GP. Amiodarone photosensitivity. *Arch Dermatol* 1984; **120**: 1591–4.

4 Zachary CB, Slater DN, Holt DW, et al. The pathogenesis of amiodarone-induced pigmentation and photosensitivity. *Br J Dermatol* 1984; **110**: 451–6.

5 Ferguson J, Addo HA, Jones S, et al. A study of cutaneous photosensitivity induced by amiodarone. *Br J Dermatol* 1985; **113**: 537–49.

6 Roupe G, Larkö O, Olsson SB, et al. Amiodarone photoreactions. *Acta Derm Venereol (Stockh)* 1987; **67**: 76–9.

7 Waitzer S, Butany J, From L, et al. Cutaneous ultrastructural changes and photosensitivity associated with amiodarone therapy. *J Am Acad Dermatol* 1987; **16**: 779–87.

8 Labouche F, Massé R, Jan A, et al. Pigmentations cutanées au cours de traitements par le chlorhydrate d'amiodarone. *Bull Soc Fr Dermatol Syphiligr* 1971; **78**: 27–30.

9 Korting HC, Kolz R, Schmoeckel C, Balda B-R. Amiodaronepigmentierung. Eine seltene, aber typische Medikamentnebenwirkung. *Hautarzt* 1981; **32**: 301–5.

10 Trimble JW, Mendelson DS, Fetter BE, et al. Cutaneous pigmentation secondary to amiodarone therapy. *Arch Dermatol* 1983; **119**: 914–18.

11 McGovern B, Garan H, Kelly E, Ruskin JN. Adverse reactions during treatment with amiodarone hydrochloride. *Br Med J* 1983; **287**: 175–9.

12 Miller RAW, McDonald ATJ. Dermal lipofuscinosis associated with amiodarone therapy. Report of a case. *Arch Dermatol* 1984; **120**: 646–9.

13 Holt DW, Adams PC, Campbell RWF, et al. Amiodarone and its desethyl-metabolite: tissue distribution and ultrastructural changes in amiodarone treated patients. *Br J Clin Pharmacol* 1984; **17**: 195–6.

14 Török L, Szekeres L, Lakatos A, Szücs M. Amiodaronebedingte Hyperpigmentierung. *Hautarzt* 1986; **37**: 507–10.

15 Heger JJ, Prystowsky EN, Zipes DP. Relationships between amiodarone dosage, drug concentrations, and adverse side effects. *Am Heart J* 1983; **106**: 931–5.

16 Rappersberger K, Konrad K, Wieser E, *et al.* Morphological changes in peripheral blood cells and skin in amiodarone-treated patients. *Br J Dermatol* 1986; **114**: 189–96.

17 Staubli M, Zimmerman A, Bircher J. Amiodarone-induced vasculitis and polyserositis. *Postgrad Med J* 1985; **61**: 245–7.

18 Bencini PL, Crosti C, Sala F, *et al.* Toxic epidermal necrolysis and amiodarone. *Arch Dermatol* 1985; **121**: 838.

19 Morgan DJR. Adverse reactions profile: 3. Amiodarone. *Drug Ther Bull* 1991; **31**: 104–11.

Digoxin

Allergische Reaktionen sind sehr selten, gelegentlich wurden Exantheme, Urtikaria, bullöse Eruptionen und eine thrombozytopenische Purpura dokumentiert. Bei einem Patienten trat ein psoriasiformes Exanthem auf, bei dem der ursächliche Zusammenhang mit Digoxin später bei einer erneuten Exposition bestätigt wurde [1].

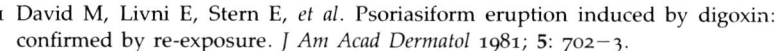

1 David M, Livni E, Stern E, *et al.* Psoriasiform eruption induced by digoxin: confirmed by re-exposure. *J Am Acad Dermatol* 1981; **5**: 702–3.

Procainamid

Es ist bekannt, daß Procainamid ein Lupus-erythematodes-artiges Syndrom auslösen kann [1–6]. Dies ist möglicherweise die Folge einer Bindung des Hydroxylamin-Metaboliten des Procainamids an die Komplementkomponente C4 und einer daraus resultierenden gestörten komplementvermittelten Clearance von Immunkomplexen [5,6]. Bei einem Patienten entwickelte sich ein medikamentös induzierter Lupus erythematodes, dem ein lichenoides Exanthem folgte [7]. Eine urtikarielle Vaskulitis wurde ebenfalls nach Gebrauch von Procainamid beschrieben [8].

1 Dubois EL. Procainamide induction of a systemic lupus erythematosus-like syndrome. Presentation of six cases, review of the literature, and analysis and follow up of reported cases. *Medicine* 1969; **48**: 217–18.

2 Blomgren SE, Condemi JJ, Vaughan JH. Procainamide-induced lupus erythematosus. Clinical and laboratory observations. *Am J Med* 1972; **52**: 338–48.

3 Whittle TS Jr, Ainsworth SK. Procainamide-induced systemic lupus erythematosus. Renal involvement with deposition of immune complexes. *Arch Pathol Lab Med* 1976; **100**: 469–74.

4 Tan EM, Rubin RL. Autoallergic reactions induced by procainamide. *J Allergy Clin Immunol* 1984; **74**: 631–4.

5 Sim E, Stanley L, Gill EW, Jones A. Metabolites of procainamide and practolol inhibit complement components C3 and C4. *Biochem J* 1988; **251**: 323–6.

6 Sim E. Drug-induced immune complex disease. *Complement Inflamm* 1989; **6**: 119–26.

7 Sherertz EF. Lichen planus following procainamide-induced lupus erythematosus. *Cutis* 1988; **42**: 51−3.

8 Knox JP, Welykyj SE, Gradini R, Massa MC. Procainamide-induced urticarial vasculitis. *Cutis* 1988; **42**: 469−72.

Chinidin

Eine ekzematöse Lichtüberempfindlichkeit wurde ausführlich beschrieben [1−5]. Fieber ist häufig. Durch Antikörper gegen Chinidin-Blutplättchen-Komplexe kann eine thrombozytopenische Purpura induziert werden [6,7]. Urtikarielle, scarlatiniforme und morbilliforme Exantheme treten auf. Letztere können in eine generalisierte exfoliative Dermatitis übergehen, wenn das Medikament weiter gegeben wird. Fixe und lichenoide, häufig lichtinduzierte Arzneimittelexantheme [8−14] sind wie ein akneiformes Exanthem [15] dokumentiert. Auch das Auftreten einer Livedo reticularis wurde beschrieben, wobei der Mechanismus der Entstehung unbekannt ist; es ging jedoch bei allen Patienten (kurz zuvor) eine Sonnenexposition voraus [16−18]. Ein medikamentös induzierter Lupus erythematodes [19−20] und eine Purpura Schoenlein-Henoch [22, 23] wurden ebenfalls beobachtet. Eine Psoriasis kann sich nach Gabe von Chinidin verschlechtern [24]. Lokalisierte blaugraue Pigmentierungen der Schienbeine, des harten Gaumens, der Nägel, Nase, Ohren und Unterarme wurden beschrieben [25].

1 Berger TG, Sesody SJ. Quinidine-induced lichenoid photodermatitis. *Cutis* 1982; **29**: 595−8.

2 Marx JL, Eisenstat BA, Gladstein AH. Quinidine photosensitivity. *Arch Dermatol* 1983; **119**: 39−43.

3 Armstrong RB, Leach EE, Whitman G, *et al.* Quinidine photosensitivity. *Arch Dermatol* 1985; **121**: 525−8.

4 Jeanmougin M, Sigal M, Djian B, *et al.* Photo-allergie à la quinidine. *Ann Dermatol Vénéréol (Paris)* 1986; **113**: 985−7.

5 Schürer NY, Lehmann P, Plewig G. Chinidininduzierte Photoallergie. Eine klinische und experimentelle Studie. *Hautarzt* 1991; **42**: 158−61.

6 Christie DJ, Weber RW, Mullen PC, *et al.* Structural features of the quinidine and quinine molecules necessary for binding of drug-induced antibodies to human platelets. *J Lab Clin Med* 1984; **104**: 730−40.

7 Gary M, Ilfeld D, Kelton JG. Correlation of a quinidine-induced platelet-specific antibody with development of thrombocytopenia. *Am J Med* 1985; **79**: 253−5.

8 Anderson TE. Lichen planus following quinidine therapy. *Br J Dermatol* 1967; **79**: 500.

9 Pegum JS. Lichenoid quinidine eruption. *Br J Dermatol* 1968; **80**: 343.

10 Maltz BL, Becker LE. Quinidine-induced lichen planus. *Int J Dermatol* 1980; **19**: 96−7.

11 Bonnetblanc J-M, Bernard P, Catanzano G, Souyri N. Éruptions lichénoides photinduites aux quinidiniques. *Ann Dermatol Vénéréol (Paris)* 1987; **114**: 957−61.

12 Wolf R, Dorfman B, Krakowski A. Quinidine induced lichenoid and eczematous photodermatitis. *Dermatologica* 1987; **174**: 285−9.

13 De Larrard G, Jeanmougin M, Moulonguet I, *et al.* Toxidermie lichénoide alopéciante à la quinidine. *Ann Dermatol Vénéréol (Paris)* 1988; **115**: 1172−4.

14 Jeanmougin M, Elkara-Marrak H, Pons A, *et al.* Éruption lichénoïde photo-induite à l'hydroxyquinidine. *Ann Dermatol Vénéréol (Paris)* 1987; **114**: 1397−9.

15 Burckhart CG. Quinidine-induced acne. *Arch Dermatol* 1981; **117**: 603−4.

16 Marion DF, Terrien CM. Photosensitive livedo reticularis. *Arch Dermatol* 1973; **108**: 100−1.

17 De Groot WP, Wuite J. Livedo racemosa-like photosensitivity reaction during quinidine durettes medication. *Dermatologica* 1974; **148**: 371−6.

18 Bruce S, Wolf JE Jr. Quinidine-induced photosensitive livedo reticularis-like eruption. *J Am Acad Dermatol* 1985; **12**: 332−6.

19 Lavie CJ, Biundo J, Quinet RJ, Waxman J. Systemic lupus erythematosus (SLE) induced by quinidine. *Arch Intern Med* 1985; **145**: 446−8.

20 McCormack GD, Barth WF. Quinidine induced lupus syndrome. *Semin Arthritis Rheum* 1985; **15**: 73−9.

21 Cohen MG, Kevat S, Prowse MV, *et al.* Two distinct quinidine-induced rheumatic syndromes. *Ann Intern Med* 1988; **108**: 369−71.

22 Aviram A. Henoch−Schönlein syndrome associated with quinidine. *JAMA* 1980; **243**: 432−4.

23 Zax RH, Hodge SJ, Callen JP. Cutaneous leukocytoclastic vasculitis. Serial histopathologic evaluation demonstrates the dynamic nature of the infiltrate. *Arch Dermatol* 1990; **126**: 69−72.

24 Baker H. The influence of chloroquine and related drugs on psoriasis and keratoderma blenorrhagicum. *Br J Dermatol* 1966; **78**: 161−6.

25 Mahler R, Sissons W, Watters K. Pigmentation induced by quinidine therapy. *Arch Dermatol* 1986; **122**: 1062−4.

9.2 Betablocker

Alle Medikamente dieser Gruppe haben bestimmte mögliche Nebenwirkungen gemeinsam [1,2]. Periphere Ischämien können verstärkt werden und ein Kältegefühl an den Extremitäten und das Raynaud-Phänomen [3] als neue Symptome auftreten. Periphere Gangrän und periphere Hautnekrosen [4,5] wurden beschrieben. Selten können ein Lupus-erythematodes-artiges Syndrom [6] und ekzematöse oder lichenoide Exantheme [1,2] verursacht werden. Gelegentlich wird eine Psoriasis vulgaris durch Betablocker wie Atenolol, Oxprenolol, Practolol (aus dem Handel gezogen) und Propranolol ausgelöst oder verschlechtert [7−10]. Eine Kreuzsensibilität ist eher ungewöhnlich [11], wurde jedoch zwischen Atenolol, Oxprenolol und Propranolol beobachtet [12]. Das Vorkommen einer Induratio penis plastica wurde mit der Einnahme von Labetalol, Metoprolol und Propranolol in Verbindung gebracht [13,14]. Betablocker können durch andere Allergene ausgelöste anaphylaktische Reaktionen verstärken und eine Wiederbelebung erschweren [15−17]. Eine Alopezie wurde mit lokal am Auge angewandten Betablockern, besonders Timolol, in Zusammenhang gebracht [18].

1 Felix RH, Ive FA, Dahl MGC. Skin reactions to beta-blockers. *Br Med J* 1975; i: 626.

2 Hödl S. Nebenwirkungen der Betarezeptorenblocker an der Haut. Übersicht und eigene Beobachtungen. *Hautarzt* 1985; **36**: 549−57.

3 Marshall AJ, Roberts CJC, Barritt DW. Raynaud's phenomenon as a side effect of beta-blockers in hypertension. *Br Med J* 1976; i: 1498−9.

4 Gokal R, Dornan TL, Ledingham JGG. Peripheral skin necrosis complicating beta-blockade. *Br Med J* 1979; **i**: 721–2.

5 Hoffbrand BI. Peripheral skin necrosis complicating beta-blockade. *Br Med J* 1979; **i**: 1082.

6 Hughes GRV. Hypotensive agents, beta-blockers, and drug-induced lupus. *Br Med J* 1982; **284**: 1358–9.

7 Arntzen N, Kavli G, Volden G. Psoriasis provoked by β-blocking agents. *Acta Derm Venereol (Stockh)* 1984; **64**: 346–8.

8 Abel EA, Dicicco LM, Orenberg EK, *et al*. Drugs in exacerbation of psoriasis. *J Am Acad Dermatol* 1986; **15**: 1007–22.

9 Heng MCY, Heng MK. Beta-adrenoceptor antagonist-induced psoriasiform eruption. Clinical and pathogenetic aspects. *Int J Dermatol* 1988; **27**: 619–27.

10 Gold MH, Holy AK, Roenigk HH Jr. Beta-blocking drugs and psoriasis. A review of cutaneous side effects and retrospective analysis of their effects on psoriasis. *J Am Acad Dermatol* 1988; **19**: 837–41.

11 Furhoff A-K, Norlander M, Peterson C. Cross-sensitivity between practolol and other beta-blockers? *Br Med J* 1976; **i**: 831.

12 Van Joost T, Smitt JHS. Skin reactions to propranolol and cross sensitivity to β-adrenoreceptor blocking agents. *Arch Dermatol* 1981; **117**: 600–1.

13 Yudkin JS. Peyronie's disease in association with metoprolol. *Lancet* 1977; **ii**: 1355.

14 Jones HA, Castleden WM. Peyronie's disease. *Med J Aust* 1981; **ii**: 514–15.

15 Hannaway PJ, Hopper GDK. Severe anaphylaxis and drug-induced beta-blockade. *N Engl J Med* 1983; **308**: 1536.

16 Toogood JH. Risk of anaphylaxis in patients receiving beta-blocker drugs. *J Allergy Clin Immunol;* 1988; **81**: 1–5.

17 Hepner MJ, Ownby DR, Anderson JA, *et al*. Risk of systemic reactions in patients taking beta-blocker drugs receiving allergen immunotherapy injections. *J Allergy Clin Immunol* 1990; **86**: 407–11.

18 Fraunfelder FT, Meyer SM, Menacker SJ. Alopecia possibly secondary to topical ophthalmic β-blockers. *JAMA* 1990; **263**: 1493–4.

Acebutolol

Über Exantheme mit teils lichenoidem, teils Lupus-Erythematodes-artigem Charakter wurde berichtet [1]. Das Lupus-erythematodes-artige Syndrom kann auch eine Pleura- und Lungenbeteiligung aufweisen [2].

Atenolol

Nach Gabe von Atenolol wurden folgende Nebenwirkungen beobachtet: Konjunktivitis und periokuläre Dermatitis [3], ein psoriasiformes Exanthem [4], eine pseudolymphomatöse Reaktion [5] und eine Vaskulitis [6].

Cetamolol

Eine psoriasiforme Reaktion wurde dokumentiert [7].

Labetalol

Exantheme mit teils psoriasiformen, teils Pityriasis-rubra-pilaris-artigen Veränderungen [8], eine bullöse lichenoide Eruption [9] und ein dem systemischen Lupus erythematodes ähnliches Syndrom [10] wurden beschrieben.

Metoprolol

Nach Langzeittherapie können sich verschiedene psoriasiforme oder ekzematöse Exantheme entwickeln [11,12]. Konjunktivitis und periokuläre Dermatitis traten nach Behandlung mit Metoprolol auf [3]. Eine Induratio penis plastica, die reversibel sein kann, scheint eine seltene aber bestätigte Nebenwirkung zu sein. Ein Telogeneffluvium wurde ausgelöst [13].

Oxprenolol

Dieses Medikament hat wie Practolol ein okulokutanes Syndrom verursacht [14]. Eine Reaktion, die durch scharf begrenzte, erosive oder schuppende anuläre Herde mit einer lichenartigen Histologie gekennzeichnet ist, ist bekannt [15,16]. Eine akute Psoriasis mit Arthropathie wurde als Folge einer Oxprenololtherapie beschrieben [17]. Periphere Hautnekrosen in Verbindung mit dem Raynaud-Phänomen, ein Lupus-erythematodes-artiges Syndrom, verschiedene Formen der Dermatitis [3] und eine generalisierte Pigmentierung [18] wurden ebenfalls dokumentiert.

Practolol

Dieses Medikament wurde aus dem Handel gezogen, wird aber hier in Anbetracht seines wichtigen Nebenwirkungsprofils besprochen. Es verursachte ein okulokutanes Syndrom mit folgenden Veränderungen: trockene Augen und Narbenbildung sowie Fibrose und Metaplasie der Konjunktiven; ein psoriasiformes und/oder lichenoides Exanthem mit einer entsprechenden Histologie; Pleura- und Perikardreaktionen; eine fibrinöse Peritonitis und eine seröse Otitis media [19,20]. Eine spätere Behandlung mit einem anderen Betablocker löste keine kreuzallergische Reaktivierung des Syndroms aus [21]. Ein okuläres vernarbendes Pemphigoid wurde beobachtet [22] und die Exazerbation einer Psoriasis wurde beschrieben [23].

Pindolol

Psoriasiforme [24] und lichenoide Exantheme mit pemphigusartigen, immunfluoreszenzoptisch nachgewiesenen Antikörpern sowie ein dem systemischen Lupus erythematodes ähnliches Syndrom wurden beobachtet [25].

Propranolol

Propranolol ist wahrscheinlich der meistverwendete Betablocker und viele kutane Nebenwirkungen wurden beschrieben [26–29]. Exantheme können lichenoid [30], psoriasiform [29] und generalisiert sein und in eine Erythrodermie übergehen. Andere verschiedentlich angegebenen Nebenwirkungen waren eine Alopezie [31], ein Erythema-exsudativum-multiforme [32] und eine Cheilostomatitis mit Ulzeration an den Lippen. Eine Induratio penis plastica hat sich ebenfalls unter Propranololtherapie entwickelt, eine generalisierte Psoriasis pustulosa [33] und ein Pemphigus traten auf [34].

1 Taylor AEM, Hindson C, Wacks H. A drug eruption due to acebutolol with combined lichenoid and lupus erythematosus features. *Clin Exp Dermatol* 1982; **7**: 219–21.

2 Record NB. Acebutolol-induced pleuropulmonary lupus syndrome. *Ann Intern Med* 1981; **95**: 326–7.

3 Van Joost T, Middelkamp Hup H, Ros FE. Dermatitis as a side-effect of long-term topical treatment with certain beta-blocking agents. *Br J Dermatol* 1979; **101**: 171–6.

4 Gawkrodger DJ, Beveridge GW. Psoriasiform reaction to atenolol. *Clin Exp Dermatol* 1984; **9**: 92–4.

5 Henderson CA, Shamy HK. Atenolol-induced pseudolymphoma. *Clin Exp Dermatol* 1990; **15**: 119–20.

6 Wolf R, Ophir J, Elman M, Krakowski A. Atenolol-induced cutaneous vasculitis. *Cutis* 1989; **43**: 231–3.

7 White WB, Schulman P, McCabe EJ. Psoriasiform cutaneous eruptions induced by cetamolol hydrochloride. *Arch Dermatol* 1986; **122**: 857–8.

8 Finlay AY, Waddington E, Savage RL, *et al.* Cutaneous reactions to labetalol. *Br Med J* 1978; **i**: 987.

9 Gange RW, Wilson Jones E. Bullous lichen planus caused by labetalol. *Br Med J* 1978; **i**: 816–17.

10 Brown RC, Cooke M, Losowsky MS. SLE syndrome, probably induced by labetalol. *Postgrad Med J* 1981; **57**: 189–90.

11 Neumann HAM, van Joost T, Westerhof W. Dermatitis as a side-effect of long-term metoprolol. *Lancet* 1979; **ii**: 745.

12 Neumann HAM, van Joost T. Adverse reactions of the skin to metoprolol and other beta-adrenergic-blocking agents. *Dermatologica* 1981; **162**: 330–5.

13 Graeber CW, Lapkin RA. Metoprolol and alopecia. *Cutis* 1981; **28**: 633–4.

14 Holt PJA, Waddington E. Oculocutaneous reaction to oxprenolol. *Br Med J* 1975; **ii**: 539–40.

15 Levene GM, Gange RW. Eruption during treatment with oxprenolol. *Br Med J* 1978; **i**: 784.

16 Gange RW, Levene GM. A distinctive eruption in patients receiving oxprenolol. *Clin Exp Dermatol* 1979; **4**: 87–97.

17 MacFarlane DG, Settas L. Acute psoriatic arthropathy precipitated by oxprenolol. *Ann Rheum Dis* 1984; **43**: 102–4.

18 Harrower ADB, Strong JA. Hyperpigmentation associated with oxprenolol administration. *Br Med J* 1977; **ii**: 296.

19 Felix RH, Ive FA, Dahl MGC. Cutaneous and ocular reactions to practolol. *Br Med J* 1974; **iv**: 321–4.

20 Wright P. Untoward effects associated with practolol administration: oculomucocutaneous syndrome. *Br Med J* 1975; **i**: 595–8.

21 Furhoff A-K, Norlander M, Peterson C. Cross-sensitivity between practolol and other beta-blockers? *Br Med J* 1976; **i**: 831.

22 Van Joost T, Crone RA, Overdijk AD. Ocular cicatricial pemphigoid associated with practolol therapy. *Br J Dermatol* 1976; **94**: 447−50.

23 Søndergaard J, Wadskov S, Ærenlund-Jensen H, Mikkelsen HI. Aggravation of psoriasis and occurrence of psoriasiform cutaneous eruptions induced by practolol (Eraldin®). *Acta Derm Venereol (Stockh)* 1976; **56**: 239−43.

24 Bonerandi J-J, Follana J, Privat Y. Apparition d'un psoriasis au cours d'un traitement par bêta-bloquants (Pindolol). *Ann Dermatol Syphiligr (Paris)* 1976; **103**: 604−6.

25 Bensaid J, Aldigier J-C, Gualde N. Systemic lupus erythematosus syndrome induced by pindolol. *Br Med J* 1979; **i**: 1603−4.

26 Ærenlund-Jensen H, Mikkelsen HI, Wadskov S, Søndergaard J. Cutaneous reactions to propranolol (Inderal). *Acta Med Scand* 1976; **199**: 363−7.

27 Cochran REI, Thomson J, McQueen A, Beevers DG. Skin reactions associated with propranolol. *Arch Dermatol* 1976; **112**: 1173−4.

28 Scribner MD. Propranolol therapy. *Arch Dermatol* 1977; **113**: 1303.

29 Faure M, Hermier C, Perrot H. Accidents cutanés provoqués par le propranolol. *Ann Dermatol Vénéréol (Paris)* 1979; **106**: 161−5.

30 Hawk JLM. Lichenoid drug eruption induced by propranolol. *Clin Exp Dermatol* 1980; **5**: 93−6.

31 Hilder RJ. Propranolol and alopecia. *Cutis* 1979; **24**: 63−4.

32 Pimstone B, Joffe B, Pimstone N, *et al.* Clinical response to long-term propranolol therapy in hyperthyroidism. *S Afr Med J* 1969; **43**: 1203−5.

33 Hu C-H, Miller AC, Peppercorn R, Farber EM. Generalized pustular psoriasis provoked by propranolol. *Arch Dermatol* 1985; **121**: 1326−7.

34 Godard W, Lambert D, Gavanou J, Chapuis J-L. Pemphigus induit après traitement par l'association propranolol-méprobamate. *Ann Dermatol Vénéréol (Paris)* 1980; **107**: 1213−16.

9.3 Antihypertensiva und Vasodilatanzien

Die dermatologischen Nebenwirkungen antihypertensiv wirkender Pharmaka wurden in Übersichtsartikeln dargelegt [1].

1 Thestrup-Pedersen K. Adverse reactions in the skin from antihypertensive drugs. *Dan Med Bull* 1987; **34**: 3−5.

Angiotensin converting enzyme(ACE)-Hemmer

Neben den dermatologischen Problemen können diese Medikamente auch nephrotoxisch wirken, Husten und Elektrolytentgleisungen verursachen; sie sind auch teratogen [1]. Angioödeme wurden nach Gabe von Captopril, Enalapril und Lisinopril beobachtet [2]. Bei Patienten, die ACE-Hemmer erhielten, wurden anaphylaktoide Reaktionen während der Hämodialyse mit AN69-Membranen beobachtet; die Rolle einer bakteriellen Kontamination des Dialysats ist hierbei umstritten [3–5].

Captopril

Dermatologische Komplikationen treten bei 4 [6] bis 12 % [7] der mit Captopril behandelten Patienten auf, seltener unter Therapie mit anderen

ACE-Hemmern. Bei eingeschränkter Nierenfunktion sind Nebenwirkungen wahrscheinlicher. Ein Verlust der Geschmackswahrnehmung (Ageusie) oder das Auftreten eines metallischen Geschmacks, Ulzerationen der Zunge und eine aphthöse Stomatitis [8] wurden dokumentiert. Zu den frühen Veränderungen innerhalb der ersten Monate [9–11] gehören Juckreiz, Urtikaria [12] und Angioödem, das bei etwa 1 von 1000 Patienten auftritt und gelegentlich tödlich verlaufen kann [13], sowie Pityriasis-rosea-artige [14] und morbilliforme Exantheme. Letztere sind dosisabhängig und haben eine gute Prognose. Spätveränderungen [9–11] manifestieren sich als pemphigusartige [15–18] oder lichenoide Reaktionen [19–23]. Eine dem subakut-kutanen Lupus erythematodes ähnliche Reaktion mit gyrierten Läsionen wurde beobachtet [24]; antinukleäre Antikörper können gebildet werden [25,26]. Orale Veränderungen können eine Folge einer leukozytoklastischen Vaskulitis sein [27] und ein der Serumkrankheit ähnliches Syndrom wurde von Captopril induziert [28]. Es wurde über Exazerbationen oder die Auslösung einer Psoriasis berichtet [29,30].
Schwere Nebenwirkungen [31–34] schlossen eine exfoliative Dermatitis und eine Knochenmarkssuppression mit Neutropenie oder Agranulozytose ein [35]. Eine Lymphadenopathie kann verursacht werden [36]. Über das Auftreten einer Alopezie [37] und eines erworbenen IgA-Mangels [38] wurde ebenfalls berichtet. Der Wert von Hauttests für die Voraussage von Nebenwirkungen des Captoprils wurde diskutiert [39]. Es wurde angenommen, daß die toxischen Wirkungen in Zusammenhang mit dem Vorhandensein einer Sulphydryl-Gruppe stehen, da Enalapril (ein anderer ACE-Hemmer, dem diese Gruppe fehlt) bei Captopril-Überempfindlichkeit als sicheres Ersatzmedikament dienen kann [40].

Enalapril

Ein einzelner Fallbericht über das Auftreten eines Pemphigus foliaceus nach Enalapriltherapie ist erschienen. Die Struktur dieses Medikaments ist teilweise mit Captopril identisch, obwohl es keine Sulphydryl-Gruppe enthält [41].

Lisinopril

Nach Gabe von Lisinopril wurde das Auftreten einer Vaskulitis beobachtet [42].

1 Ferner RE. Adverse effects of angiotensin-converting-enzyme inhibitors. *Adverse Drug React Bull* 1990; **141**: 528–31.
2 Orfan N, Patterson R, Dykewicz MS. Severe angioedema related to ACE inhibitors in patients with a history of idiopathic angioedema. *JAMA* 1990; **264**: 1287–9.
3 Verresen L, Waer M, Vanrenterghem Y, Michielsen P. Angiotensin-converting-enzyme inhibitors and anaphylactoid reactions to high-flux membrane dialysis. *Lancet* 1990; **336**: 1360–2.

4 Tielemans C, Madhoun P, Lenears M, *et al.* Anaphylactoid reactions during hemodialysis on AN69 membranes in patients receiving ACE inhibitors. *Kidney Int* 1990; **38**: 982−4.

5 Verresen L, Waer M, Vanrenterghem Y, Michielsen P. Anaphylactoid reactions, haemodialysis, and ACE inhibitors. *Lancet* 1991; **337**: 1294.

6 Williams GH. Converting-enzyme inhibitors in the treatment of hypertension. *N Engl J Med* 1988; **319**: 1517−25.

7 Wilkin JK, Hammond JJ, Kirkendall WM. The captopril-induced eruption. A possible mechanism: cutaneous kinin potentiation. *Arch Dermatol* 1980; **116**: 902−5.

8 Seedat YK. Aphthous ulcers of mouth from captopril. *Lancet* 1979; ii: 1297−8.

9 Clement M. Captopril-induced eruptions. *Arch Dermatol* 1981; **117**: 525−6.

10 Luderer JR, Lookingbill DP, Schneck DW, *et al.* Captopril-induced skin eruptions. *J Clin Pharmacol* 1982; **22**: 151−9.

11 Daniel F, Foix C, Barbet M, *et al.* Captopril-induced eruptions: Occurrence over a three-year period. *Ann Dermatol Vénéréol (Paris)* 1983; **110**: 441−6.

12 Wood SM, Mann RD, Rawlins MD. Angio-oedema and urticaria associated with angiotensin converting enzyme inhibitors. *Br Med J* 1987; **294**: 91−2.

13 Slater EE, Merrill DD, Guess HA, *et al.* Clinical profile of angioedema associated with angiotensin converting-enzyme inhibition. *JAMA* 1988; **260**: 967−70.

14 Wilkin JK, Kirkendall WM. Pityriasis rosea-like rash from captopril. *Arch Dermatol* 1982; **118**: 186−7.

15 Parfrey PS, Clement M, Vandenburg MJ, Wright P. Captopril-induced pemphigus. *Br Med J* 1980; **281**: 194.

16 Clement M. Captopril-induced eruptions. *Arch Dermatol* 1981; **117**: 525−6.

17 Katz RA, Hood AF, Anhalt GJ. Pemphigus-like eruption from captopril. *Arch Dermatol* 1987; **123**: 20−1.

18 Korman NJ, Eyre RW, Stanley JR. Drug-induced pemphigus: autoantibodies directed against the pemphigus antigen complexes are present in penicillamine and captopril-induced pemphigus. *J Invest Dermatol* 1991; **96**: 273−6.

19 Reinhardt LA, Wilkin JK, Kirkendall WM. Lichenoid eruption produced by captopril. *Cutis* 1983; **31**: 98−9.

20 Bravard P, Barbet M, Eich D, *et al.* Éruption lichénoïde au captopril. *Ann Dermatol Vénéréol (Paris)* 1983; **110**: 433−8.

21 Flageul B, Foldes C, Wallach D, *et al.* Captopril-induced lichen planus pemphigoides with pemphigus-like features. A case report. *Dermatologica* 1986; **173**: 248−55.

22 Bretin N, Dreno B, Bureau B, Litoux P. Immunohistological study of captopril-induced late cutaneous reactions. *Dermatologica* 1988; **177**: 11−15.

23 Rotstein E, Rotstein H. Drug eruptions with lichenoid histology produced by captopril. *Australas J Dermatol* 1989; **30**: 9−14.

24 Patri P, Nigro A, Rebora A. Lupus erythematosus-like eruption from captopril. *Acta Derm Venereol (Stockh)* 1985; **65**: 447−8.

25 Reidenberg MM, Case DB, Drayer DE, *et al.* Development of antinuclear antibodies in patients treated with high doses of captopril. *Arthritis Rheum* 1984; **27**: 579−81.

26 Kallenberg CGM. Autoantibodies during captopril treatment. *Arthritis Rheum* 1985; **28**: 597−8.

27 Viraben R, Adoue D, Dupre A, Touron P. Erosions and ulcers of the mouth. *Arch Dermatol* 1982; **118**: 959.

28 Hoorntje SJ, Weening JJ, Kallenberg GGM, *et al.* Serum-sickness-like syndrome with membranous glomerulopathy in patient on captopril. *Lancet* 1979; ii: 1297.

29 Hauschild TT, Bauer R, Kreysel HW. Erstmanifestation einer eruptiv-exanthematischen Psoriasis vulgaris unter Captoprilmedikation. *Hautarzt* 1986; **37**: 274−7.

30 Wolf R, Dorfman B, Krakowski A. Psoriasiform eruption induced by captopril and chlorthalidone. *Cutis* 1987; **40**: 162−4.

31 Solinger AM. Exfoliative dermatitis from captopril. *Cutis* 1982; **29**: 473−4.

32 Goodfield MJ, Millard LG. Severe cutaneous reactions to captopril. *Br Med J* 1985; **290**: 1111.

33 Furness PN, Goodfield MJ, MacLennan KA, *et al.* Severe cutaneous reactions to captopril and enalopril; histological study and comparison with early mycosis fungoides. *J Clin Pathol* 1986; **39**: 902−7.

34 O'Neill PG, Rajan N, Charlat ML, Bolli R. Captopril-related exfoliative dermatitis. *Texas Med* 1989; **85**: 40−1.

35 Edwards CRW, Drury P, Penketh A, Damluji SA. Successful reintroduction of captopril following neutropenia. *Lancet* 1981; **i**: 723.

36 Åberg H, Mörlin C, Frithz G. Captopril-associated lymphadenopathy. *Br Med J* 1981; **283**: 1297−8.

37 Motel PJ. Captopril and alopecia: A case report and review of known cutaneous reactions in captopril use. *J Am Acad Dermatol* 1990; **23**: 124−5.

38 Hammarström L, Smith CIE, Berg U. Captopril-induced IgA deficiency. *Lancet* 1991; **337**: 436.

39 Smit AJ, van der Laan S, De Monchy J, *et al.* Cutaneous reactions to captopril. Predictive values of skin tests. *Clin Allergy* 1984; **14**: 413−19.

40 Gavras I, Gavras H. Captopril and enalapril. *Ann Intern Med* 1983; **98**: 556−7.

41 Shelto RM. Pemphigus foliaceus associated with enalapril. *J Am Acad Dermatol* 1991; **24**: 503−4.

42 Barlow RJ, Schulz EJ. Lisinopril-induced vasculitis. *Clin Exp Dermatol* 1988; **13**: 117−20.

Kalziumantagonisten

Nebenwirkungen an der Haut sind selten und traten bei 5.8/Million Verschreibungen von Nifedipin, 16,6/Million Verschreibungen von Verapamil und 6,5/Million Verschreibungen von Diltiazem in Erscheinung [1,2]. Juckreiz, makulopapulöse Exantheme, Urtikaria/Angioödem, Stevens-Johnson-Syndrom und Erythema-exsudativum-multiforme wurden bei Gabe eines jeden der drei Medikamente beschrieben. Unter Diltiazemtherapie trat eine toxische epidermale Nekrolyse auf. Es wird vermutet, daß die schwereren Nebenwirkungen unter Diltiazemgabe häufiger sind. Periphere Ödeme als Nebenwirkung sind allen Dihydropyridin-Calciumantagonisten, einschließlich Nifedipin, Nicardipin, Isradipin und Amlodipin, gemeinsam. Die Ödeme treten abhängig vom Medikament bei 7 bis 30 % der Patienten auf, sind aber gewöhnlich nur leicht ausgeprägt [3].

Diltiazem

Als Diltiazem-Nebenwirkungen an der Haut wurden dokumentiert: hyperplastische Gingivitis [4], toxisches Erythem [5,6], Erythema-exsudativum-multiforme [7], photoallergische Reaktion [8], Vaskulitis [9] und vaskulitische Beinulzera [10], generalisierte pustulöse Dermatitis [11] und exfoliative Dermatitis bei einem Psoriasispatienten [12]. Eine generalisierte Lymphadenopathie trat auf [13].

Nicardipin

Nach Gabe von Nicardipin wurde eine Erythromelalgie beobachtet [14].

Nifedipin

Kopfschmerzen, Tachykardie und Flush sind häufige Nebenwirkungen, eine Gingivahyperplasie ist bekannt [15]. Brennende Schmerzen, Erytheme, schmerzhafte Ödeme und Erythromelalgien wurden ebenfalls nach Gabe von Nifedipin beschrieben [16–19]. Es gab isolierte Berichte über ein fixes Arzneimittelexanthem [20], eine generalisierte bullöse Hauteruption, eine Vaskulitis [21], Photosensibilitätsreaktionen [22,23], die in einem Fall durch Provokation bestätigt wurden [23], Gynäkomastie [24], erysipelartige Läsionen an den Schienbeinen mit erythematösen Plaques am Rumpf [25] und eine exfoliative Dermatitis [26].

Verapamil

Nach Verabreichung von Verapamil trat ein Erythema-exsudativum-multiforme auf [27].

1 Stern R, Khalsa JH. Cutaneous adverse reactions associated with calcium channel blockers. *Arch Intern Med* 1989; **149**: 829–32.
2 Sadick NS, Katz AS, Schreiber TL. Angioedema from calcium channel blockers. *J Am Acad Dermatol* 1989; **21**: 132–3.
3 Maclean D, MacConnachie AM. Selected side-effects: 1. Peripheral oedema with dihydropyridine calcium antagonists. *Prescribers' J* 1991; **31**: 4–6.
4 Giustiniani S, Robustelli della Cuna F, Marieni M. Hyperplastic gingivitis during diltiazem therapy. *Int J Cardiol* 1987; **15**: 247–9.
5 Wakeel RA, Gavin MP, Keefe M. Severe toxic erythema caused by diltiazem. *Br Med J* 1988; **296**: 1071.
6 Hammentgen R, Lutz G, Köhler U, Nitsch J. Makulopapulöses Exanthem bei Diltiazem-Therapie. *Dtsch Med Wochenschr* 1988; **113**: 1283–5.
7 Berbis P, Alfonso MJ, Levy JL, Privat Y. Diltiazem associated erythema multiforme. *Dermatologica* 1990; **179**: 90.
8 Hashimoto M, Tanaka S, Horio T. Photosensibility due to diltiazem hydrochloride. *Acta Dermatol (Kyoto)* 1979; **74**: 181–4.
9 Sheehan-Dare RA, Goodfield MJ. Severe cutaneous vasculitis induced by diltiazem. *Br J Dermatol* 1988; **119**: 134.
10 Carmichael AJ, Paul CJ. Vasculitic leg ulcers associated with diltiazem. *Br Med J* 1988; **297**: 562.
11 Lambert DG, Dalac S, Beer F, *et al.* Acute generalized exanthematous pustular dermatitis induced by diltiazem. *Br J Dermatol* 1988; **118**: 308–9.
12 Larvijsen APM, Van Dijke C, Vermeer B-J. Diltiazem-associated exfoliative dermatitis in a patient with psoriasis. *Acta Derm Venereol (Stockh)* 1986; **66**: 536–8.
13 Scolnick B, Brinberg D. Diltiazem and generalized lymphadenopathy. *Ann Intern Med* 1985; **102**: 558.
14 Levesque H, Moore N, Wolfe LM, Courtoid H. Erythromelalgia induced by nicardipine (inverse Raynaud's phenomenon ?). *Br Med J* 1989; **298**: 1252–3.

15 Benini PL, Crosti C, Sala F, *et al*. Gingival hypoplasia by nifedipine. Report of a case. *Acta Derm Venereol (Stockh)* 1985; **65**: 362−5.
16 Bridgman JF. Erythematous edema of the legs due to nifedipine. *Br Med J* 1978; **i**: 578.
17 Fisher JR, Padnick MB, Olstein S. Nifedipine and erythromelalgia. *Ann Intern Med* 1983; **98**: 671−2.
18 Brodmerkel GJ Jr. Nifedipine and erythromelalgia. *Ann Intern Med* 1983; **99**: 415.
19 Alcalay J, David M, Sandbank M. Cutaneous reactions to nifedipine. *Dermatologica* 1987; **175**: 191−3.
20 Alcalay J, David M. Generalized fixed drug eruptions associated with nifedipine. *Br Med J* 1986; **292**: 450.
21 Brenner S, Brau S. Vasculitis following nifedipine. *Harefuah* 1985; **108**: 139−40.
22 Thomas SE, Wood ML. Photosensitivity reactions associated with nifedipine. *Br Med J* 1986; **292**: 992.
23 Zenarola P, Gatti S, Lomuto M. Photodermatitis due to nifedipine: report of 2 cases. *Dermatologica* 1991; **182**: 196−8.
24 Clyne CAC. Unilateral gynaecomastia and nifedipine. *Br Med J* 1986; **292**: 380.
25 Leibovici V, Zlotogorski A, Heyman A, *et al*. Polymorphous drug eruption due to nifedipine. *Cutis* 1988; **41**: 367.
26 Reynolds BJ, Jones SK, Crossley J, Harman RRM. Exfoliative dermatitis due to nifedipine. *Br J Dermatol* 1989; **121**: 401−4.
27 Kürkçüoglu N, Alaybeyi F. Erythema multiforme after verapamil treatment. *J Am Acad Dermatol* 1991; **24**: 511−12.

Zentral wirkende Antihypertensiva

Clonidin

Bei bis zu 5 % der Patienten treten Exantheme auf. Eine Pityriasis-rosea-artige Eruption, ein Lupus-erythematodes-artiges Syndrom, die Exazerbation einer Psoriasis [1] und in einem Einzelfall ein anogenitales vernarbendes Pemphigoid [2] wurden dokumentiert. Transkutan verabreichtes Clonidin hat eine allergische Kontaktdermatitis verursacht.

1 Wilkin JK. Exacerbation of psoriasis during clonidine therapy. *Arch Dermatol* 1981; **117**: 4.
2 Van Joost T, Faber WR, Manuel HR. Drug-induced anogenital cicatricial pemphigoid. *Br J Dermatol* 1980; **102**: 715−18.

Methyldopa

Eine ekzematöse Reaktion mit diskoiden oder seborrhoischen Läsionen ist charakteristisch, tritt eher bei Patienten auf, die bereits zuvor an Ekzemen litten und persistiert, bis das Medikament abgesetzt wird [1]. Ein Ekzem der Handflächen und Fußsohlen, das sich ausbreiten kann, wurde ebenfalls beschrieben. Die Reaktion ist wahrscheinlich allergisch und möglicherweise dosisabhängig. Erythematöse und lichenoide Exantheme, die gelegentlich eine Purpurakomponente aufweisen, kommen vor und werden manchmal von Fieber und anderen Überempfindlichkeitssymptomen begleitet [2,3]. Lichenoide Läsionen können ulzerieren [4,5] und persistierende Ulzera an der Zunge wurden beschrieben. Sehr selten sind fixe Arzneimittelexantheme. Ein Lupus-erythematodes-artiges Syndrom ist dokumentiert [6,7], das Vorkommen einer autoimmun-hämolytischen Anämie unter Methyldopatherapie bekannt [5]. Eine Psoriasis kann ausgelöst werden.

1 Church R. Eczema provoked by methyldopa. *Br J Dermatol* 1974; **91**: 373−8.
2 Stevenson CJ. Lichenoid eruptions due to methyldopa. *Br J Dermatol* 1971; **85**: 600.
3 Burry JN, Kirk J. Lichenoid drug reaction from methyldopa. *Br J Dermatol* 1974; **91**: 475−6.
4 Burry JN. Ulcerative lichenoid eruption from methyldopa. *Arch Dermatol* 1976; **112**: 880.
5 Furhoff A-K. Adverse reactions with methyldopa − a decade's reports. *Acta Med Scand* 1978; **203**: 425−8.
6 Harrington TM, Davis DE. Systemic lupus-like syndrome induced by methyldopa therapy. *Chest* 1981; **79**: 696−7.
7 Dupont A, Six R. Lupus-like syndrome induced by methyldopa. *Br Med J* 1982; **285**: 693−4.

Adrenerge Ganglienblocker

Guanethidin

Allergische Reaktionen sind sehr selten, das Medikament wurde aber mit einer Periarteriitis nodosa in Verbindung gebracht [1].

1 Dewar HA, Peaston MJT. Three cases resembling polyarteritis nodosa arising during treatment with guanethidine. *Br Med J* 1964; **ii**: 609−11.

Gefäßerweiternde Antihypertensiva

Diazoxid

Vorübergehende Flush-Reaktionen sind häufig. Unter Langzeitbehandlung entwickeln bis zur Hälfte der Patienten einen Hirsutismus ohne andere Zeichen einer Virilisierung [1]. Ein der Hypertrichosis lanuginosa ähnelndes klinisches Bild kann sich entwickeln [2,3]. Ödeme treten bei mindestens 10 % der Patienten auf. Eine Photosensibilisierung ist eine bekannte, wenn auch sehr seltene Nebenwirkung, lichenoide [3,4] und andere Exantheme treten ebenfalls selten auf.

1 Burton JL, Schutt WH, Caldwell JW. Hypertrichosis due to diazoxide. *Br J Dermatol* 1975; **93**: 707–11.
2 Koblenzer PJ, Baker J. Hypertrichosis lanuginosa associated with diazoxide therapy in prepubertal children: a clinicopathologic study. *Ann N Y Acad Sci* 1968; **150**: 373–82.
3 Menter MA. Hypertrichosis lanuginosa and a lichenoid eruption due to diazoxide therapy. *Proc R Soc Med* 1973; **66**: 326–7.
4 Okun R, Russell RP, Wilson WR. Use of diazoxide with trichlormethiazide for hypertension. *Arch Intern Med* 1963; **112**: 882–6.

Hydralazin

Die Induktion eines Lupus-erythematodes-artigen Syndroms durch Hydralazin ist wohlbekannt [1–7]. Hydralazin bindet an die vierte Komplementkomponente und hemmt deren Funktion. Dies kann die Clearance von Immunkomplexen einschränken und damit zur Entwicklung eines Lupus-erythematodes-artigen Syndroms prädisponieren [6,7]. Orogenitale Ulzerationen können ein Teil dieses Krankheitsbildes sein [8]; das Syndrom hat sich aber auch in Form eines Ulkus am Bein manifestiert [9]. Eine kutane Vaskulitis kann sehr ausgeprägt sein und nekrotisierend verlaufen [10,11]. Selten wurde ein Zusammenhang zwischen einem durch Hydralazin induzierten Lupus-erythematodes-artigen Syndrom und der Entwicklung eines Sweet-Syndroms (akute, febrile, neutrophile Dermatose) festgestellt [12]. Das Auftreten fixer Arzneimittelexantheme nach Gabe von Hydralazin wurde beschrieben [13], gleichermaßen wurden charakteristische Lungenveränderungen mit dem Medikament in Verbindung gebracht [14].

1 Alarcon-Segovia D, Wakin KG, Worthington JW, et al. Clinical and experimental studies on the hydralazine syndrome and its relationship to systemic lupus erythematosus. *Medicine* 1967; **46**: 1–33.
2 Batchelor JR, Welsh KI, Mansilla Tinoco R, et al. Hydralazine-induced systemic lupus erythematosus: influence of HLA-DR and sex upon susceptibility. *Lancet* 1980; **i**: 1107–9.
3 Dubroff LM, Reid R Jr, Papalian M. Molecular models for hydralazine-related systemic lupus erythematosus. *Arthritis Rheum* 1981; **24**: 1082–5.
4 Perry HM Jr. Possible mechanisms of the hydralazine-related lupus-like syndrome. *Arthritis Rheum* 1981; **24**: 1093–105.
5 Mansilla Tinoco R, Harland SJ, Ryan P, et al. Hydralazine, antinuclear antibodies, and the lupus syndrome. *Br Med J* 1982; **284**: 936–9.
6 Sim E, Law S-KA. Hydralazine binds covalently to complement component C4. Different reactivity of C4A and C4B gene products. *FEBS Lett* 1985; **184**: 323–7.
7 Sim E. Drug-induced immune complex disease. *Complement Inflamm* 1989; **6**: 119–26.
8 Neville E, Graham PY, Brewis RA. Orogenital ulcers, SLE and hydralazine. *Postgrad Med J* 1981; **57**: 378–9.
9 Kissin MW, Williamson RCN. Hydralazine-induced SLE-like syndrome presenting as a leg ulcer. *Br Med J* 1979; **ii**: 1330.
10 Bernstein RM, Egerton-Vernon J, Webster J. Hydralazine-induced cutaneous vasculitis. *Br Med J* 1980; **280**: 156–7.

11 Peacock A, Weatherall D. Hydralazine-induced necrotising vasculitis. *Br Med J* 1981; **282**: 1121−2.

12 Servitje O, Ribera M, Juanola X, Rodriguez-Moreno J. Acute neutrophilic dermatosis associated with hydralazine-induced lupus. *Arch Dermatol* 1988; **123**: 1435−6.

13 Sehgal VN, Gangwani OP. Hydralazine-induced fixed drug eruption. *Int J Dermatol* 1986; **25**: 394.

14 Bass BH. Hydralazine lung. *Thorax* 1981; **36**: 695−6.

Minoxidil

Dieser arterielle Vasodilatator verursacht eine Hypertrichose, besonders an den Armen und im Gesicht, die für Frauen unakzeptabel sein kann [1,2]. Die Haare verschwinden nach Absetzen des Medikaments langsam wieder. Eine Flüssigkeitsretention kann eine diuretische Therapie erfordern. Thrombozytopenien [3], bullöse Eruptionen [4], Erythema-exsudativum-multiforme und Stevens-Johnson-Syndrom [5] wurden ebenfalls beschrieben.

1 Burton JL, Marshall A. Hypertrichosis due to minoxidil. *Br J Dermatol* 1979; **101**: 593−5.

2 Ryckmanns F. Hypertrichose durch Minoxidil. *Hautarzt* 1980; **31**: 205−6.

3 Peitzmann SJ, Martin C. Thrombocytopenia and minoxidil. *Ann Intern Med* 1980; **92**: 874.

4 Rosenthal T, Teicher A, Swartz J, Boichis H. Minoxidil-induced bullous eruption. *Arch Intern Med* 1978; **138**: 1856−7.

5 DiSantis DJ, Flanagan J. Minoxidil-induced Stevens−Johnson syndrome. *Arch Intern Med* 1981; **141**: 1515.

Nitrat-Vasodilatatoren

Glyceroltrinitrat und Pentaerithrityltetranitrat

Nebenwirkungen der Nitrat-Vasodilatatoren sind selten, allerdings wurden Erythrodermien mit Kreuzreaktivität gegen Glyceroltrinitrat (Nitroglyzerin) durch dieses Medikament verursacht [1].

1 Ryan FP. Erythroderma due to peritrate and glyceryl trinitrate. *Br J Dermatol* 1972; **87**: 498−500.

9.4 Diuretika

Carboanhydrasehemmer

Acetazolamid

Acetazolamid hat bei einem Kind einen Hirsutismus verursacht [1]. Allergische Reaktionen sind selten.

1 Weiss IS. Hirsutism after chronic administration of acetazolamide. *Am J Ophthalmol* 1974; **78**: 327−8.

Schleifendiuretika

Bumetanid

Gelegentlich treten allergische Exantheme auf. Eine Pseudoporphyrie wurde nach Gabe dieses Sulfonamid-Abkömmlings ebenfalls beobachtet [1].

Etacrynsäure

Eine Purpura Schoenlein-Henoch wurde dokumentiert.

Furosemid

Nebenwirkungen von Furosemid sind selten. Nur 2 von 3830 Patienten, die in einer neueren Untersuchung dieses Medikament erhielten, entwickelten kutane Komplikationen [2]. Bei einem Patienten mit chronischem Nierenversagen entwickelte sich nach sehr hoher Dosierung (2,0 g täglich) eine phototoxische Reaktion mit Blasen [3]. Ein Erythema-exsudativum-multiforme [4,5], ein bullöses Pemphigoid [6,7], andere Exantheme mit hämorrhagischen Blasen [8] und eine erworbene blasenbildende Erkrankung mit gesteigerter Verletzlichkeit der Haut [9] wurden offensichtlich durch Normaldosen von Furosemid ausgelöst. Die Hautveränderungen können denen einer Porphyrie gleichen. Mehrere Fälle einer generalisierten exfoliativen Dermatitis wurden dokumentiert. Auch eine Anaphylaxie [10], eine nekrotisierende Vaskulitis [11] und Hautveränderungen, die denen eines Sweet-Syndroms glichen [12], wurden beobachtet. Eine Kreuzreaktivität zwischen Furosemid, Hydrochlorothiazid und Sulfonamiden wurde zwar beschrieben, aber die Anwendung eines dieser Medikamente bei einem Patienten, der gegen ein anderes allergisch ist, birgt nur ein geringes Risiko [13].

1 Leitao EA, Person JR. Bumetanide-induced pseudoporphyria. *J Am Acad Dermatol* 1990; **23**: 129−30.
2 Bigby M, Jick S, Jick H, Arndt K. Drug-induced cutaneous reactions. A report from the Boston Collaborative Drug Surveillance Program on 15 438 consecutive inpatients, 1975 to 1982. *JAMA* 1986; **256**: 3358−63.
3 Burry JN, Lawrence JR. Phototoxic blisters from high frusemide dosage. *Br J Dermatol* 1976; **94**: 493−9.
4 Gibson TP, Blue P. Erythema multiforme and furosemide therapy. *JAMA* 1970; **212**: 1709.
5 Zugerman C, La Voo EJ. Erythema multiforme caused by oral furosemide. *Arch Dermatol* 1980; **116**: 518−19.
6 Fellner MI, Katz JM. Occurrence of bullous pemphigoid after furosemide therapy. *Arch Dermatol* 1976; **112**: 75−7.

7 Castel T, Gratacos R, Castro J, *et al.* Bullous pemphigoid induced by frusemide. *Clin Exp Dermatol* 1981; **6**: 635−8.

8 Ebringer A, Adam WR, Parkin JD. Bullous haemorrhagic eruption associated with frusemide. *Med J Aust* 1969; **1**: 768−71.

9 Kennedy AC, Lyell A. Acquired epidermolysis bullosa due to high dose frusemide. *Br Med J* 1976; **i**: 1509−10.

10 Hansbrough JR, Wedner HJ, Chaplin DD. Anaphylaxis to intravenous furosemide. *J Allergy Clin Immunol* 1987; **80**: 538−41.

11 Hendricks WM, Ader RS. Furosemide-induced cutaneous necrotizing vasculitis. *Arch Dermatol* 1977; **113**: 375.

12 Cobb MW. Furosemide-induced eruption simulating Sweet's syndrome. *J Am Acad Dermatol* 1989; **21**: 339−43.

13 Sullivan TJ. Cross-reactions among furosemide, hydrochlorothiazide, and sulfonamides. *JAMA* 1991; **265**: 120−1.

Kaliumsparende Diuretika

Spironolacton

Spironolacton, das von Dermatologen in der Behandlung der Acne vulgaris und des Hirsutismus eingesetzt wird [1], kann eine Gynäkomastie (Abb. 9.2) [2−4], gastrointestinale Beschwerden, eine Hyperkaliämie und selten eine Agranulozytose verursachen [1]. Das Medikament hat eine antiandrogene Wirkung [4] und kann zu einem Verlust der Libido, zu Impotenz oder Menstruationsstörungen führen. Ein Lupus-erythematodes-artiges Syndrom (mit anulären Herden) [5,6], ein Erythema anulare centrifugum [7] und eine lichenoide Eruption [8] wurden ebenfalls beobachtet.

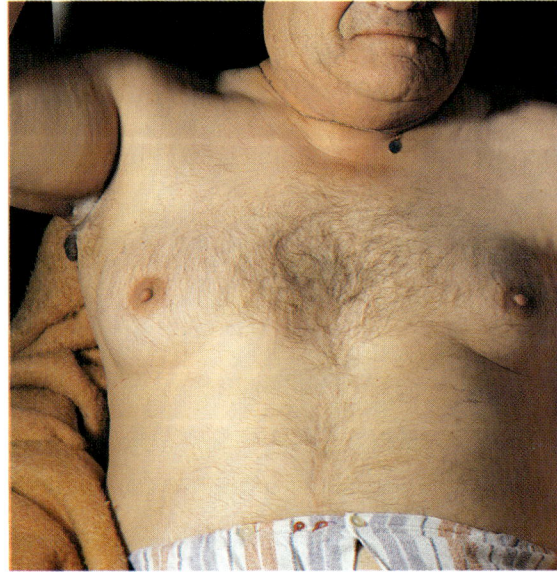

Abb. 9.2. Gynäkomastie bei Behandlung mit Spironolacton.

1 Shaw JC. Spironolactone in dermatologic therapy. *J Am Acad Dermatol* 1991; **24**: 236−43.
2 Clarke E. Spironolactone therapy and gynecomastia. *JAMA* 1965; **193**: 157−8.
3 Loriaux DL, Meuard R, Taylor A, *et al*. Spironolactone and endocrine dysfunction. *Ann Intern Med* 1976; **85**: 630−6.
4 Rose LI, Underwood RH, Newmark SR, *et al*. Pathophysiology of spironolactone-induced gynecomastia. *Ann Intern Med* 1977; **87**: 398−403.
5 Uddin MS, Lynfield YL, Grosberg SJ, Stiefler R. Cutaneous reaction to spironolactone resembling lupus erythematosus. *Cutis* 1979; **24**: 198−200.
6 Leroy D, Dompmartin A, Le Jean S, *et al*. Toxidermie à l'aldactone® a type d'érytheme annulaire centrifuge lupique. *Ann Dermatol Vénéréol (Paris)* 1987; **114**: 1237−40.
7 Carsuzaa F, Pierre C, Dubegny M. Érytheme annulaire centrifuge à l'aldactone. *Ann Dermatol Vénéréol (Paris)* 1987; **114**: 375−6.
8 Downham TF III. Spironolactone-induced lichen planus. *JAMA* 1978; **240**: 1138.

Thiazide und verwandte Diuretika

Eine Lichtüberempfindlichkeit (Abb. 9.3 und 9.4) ist eine seltene aber wohlbekannte Reaktion [1–7]. Sie tritt wahrscheinlich bei 1 von 10.000 bis 1 von 100.000 Verschreibungen auf [1]. Hydrochlorothiazid verursacht

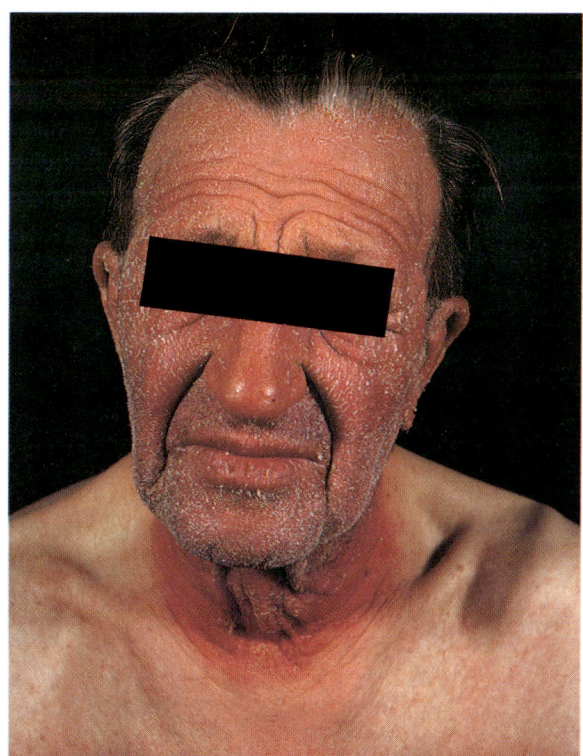

Abb. 9.3. Photoüberempfindlichkeitsreaktion nach Gabe eines Thiazids.

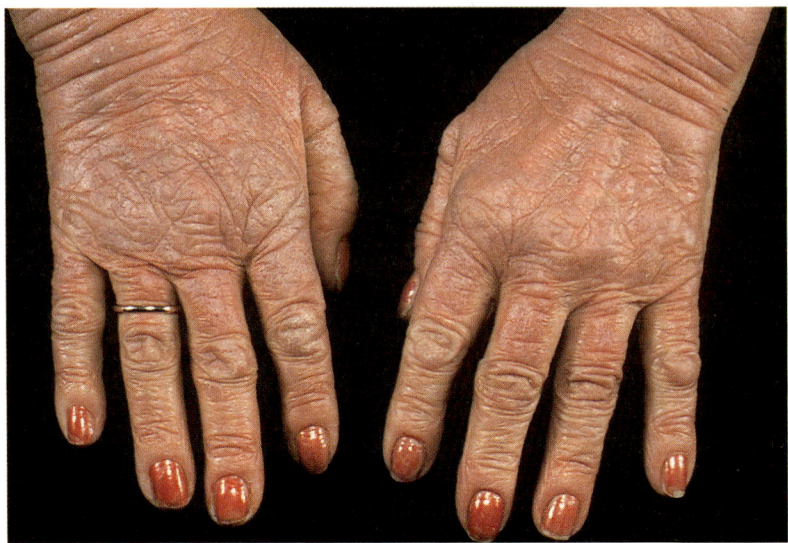

Abb. 9.4. Lichenoide Dermatitis bei Photoüberempfindlichkeit durch ein Thiazid (mit freundlicher Genehmigung von Dr. D.H. McGibbon, St. John's Institute of Dermatology, London).

bedeutend häufiger Nebenwirkungen als Bendroflumethiazid. Der Pathomechanismus ist unbekannt und sowohl phototoxische [1,4,7] als auch photoallergische [2,3] Mechanismen wurden in Erwägung gezogen. Die häufigste Nebenwirkung ist ein lichenoides Exanthem, aber auch petechiale und erythematöse Läsionen kommen an lichtexponierter Haut vor. Eine Xerostomie und eine Vaskulitis wurden ebenfalls dokumentiert [8]. Bei Patienten, die Hydrochlorothiazid [11] oder eine Kombination von Hydrochlorothiazid und Triamteren erhielten [9,10], wurde eine Reaktion beschrieben, die einem subakut-kutanen Lupus Erythematodes ähnelte. Weitere Nebenwirkungen sind Hypokaliämien, eine kurzzeitige Erhöhung des LDL Cholesterin, Impotenz, eine diabetogene Wirkung und die Exazerbation einer Gicht [12].

Chlorthalidon

Unter Therapie mit diesem den Thiaziden verwandten Diuretikum wurde eine Pseudoporphyrie dokumentiert [13]. Bei einem Patienten, der zusätzlich Captopril erhielt, wurde eine Psoriasis ausgelöst [14].

1 Diffey BL, Langtry J. Phototoxic potential of thiazide diuretics in normal subjects. *Arch Dermatol* 1989; **125**: 1355–8.
2 Harber LC, Lashinsky AM, Baer RL. Photosensitivity to chlorothiazide and hydrochlorothiazide. *N Engl J Med* 1959; **261**: 1378–81.
3 Torinuki W. Photosensitivity due to hydrochlorothiazide. *J Dermatol (Tokyo)* 1980; **7**: 293–6.

4 Rosén K, Swanbeck G. Phototoxic reactions from some common drugs provoked by a high-intensity UVA lamp. *Acta Derm Venereol (Stockh)* 1982; **62**: 246−8.

5 Hawk JLM. Photosensitizing agents used in the United Kingdom. *Clin Exp Dermatol* 1984; **9**: 300−2.

6 Robinson HN, Morison WL, Hood AF. Thiazide diuretic therapy and chronic photosensitivity. *Arch Dermatol* 1985; **121**: 522−4.

7 Addo HA, Ferguson J, Frain-Bell W. Thiazide-induced photosensitivity: a study of 33 subjects. *Br J Dermatol* 1987; **116**: 749−60.

8 Björnberg A, Gisslén H. Thiazides: a cause of necrotising vasculitis? *Lancet* 1965; **ii**: 982−3.

9 Berbis P, Vernay-Vaisse C, Privat Y. Lupus cutané subaigu observé au cours d'un traitement par diurétiques thiazidiques. *Ann Dermatol Vénéréol (Paris)* 1986; **113**: 1245−8.

10 Darken M, McBurney EI. Subacute cutaneous lupus erythematosus-like drug eruption due to combination diuretic hydrochlorothiazide and triamterene. *J Am Acad Dermatol* 1988; **18**: 38−42.

11 Reed BR, Huff JC, Jones SK, *et al.* Subacute cutaneous lupus erythematosus associated with hydrochlorothiazide therapy. *Ann Intern Med* 1985; **103**: 49−51.

12 Orme M. Thiazides in the 1990s. The risk:benefit ratio still favours the drug. *Br Med J* 1990; **300**: 1168−9.

13 Baker EJ, Reed KD, Dixon SL. Chlorthalidone-induced pseudopophyria: clinical and microscopic findings of a case. *J Am Acad Dermatol* 1989; **21**: 1026−9.

14 Wolf R, Dorfman B, Krakowski A. Psoriasiform eruption induced by captopril and chlorthalidone. *Cutis* 1987; **40**: 162−4.

9.5 Verschiedene Herz-Kreislauf-Medikamente

Dopamin

Diese positiv inotrope Substanz hat nach Austritt ins Gewebe neben einem intravenösen Zugang lokale Hautnekrosen [1] sowie eine Gangrän der Akren aufgrund einer distalen Vasokonstriktion [2] verursacht. Eine lokalisierte „Gänsehaut" (Piloarrektion) und Vasokonstriktion proximal der Infusionsstelle wurden dokumentiert [3].

1 Green SI, Smith JW. Dopamine gangrene. *N Engl J Med* 1976; **294**: 114.

2 Boltax RS, Dineen JP, Scarpa FJ. Gangrene resulting from infiltrated dopamine solution. *N Engl J Med* 1977; **296**: 823.

3 Ross M. Dopamine-induced localized cutaneous vasoconstriction and piloerection. *Arch Dermatol* 1991; **127**: 586−7.

Vasopressin

Intravenös zur Kontrolle von Blutungen aus Ösophagusvarizen oder als lokaler Vasokonstriktor eingesetzt, hat Vasopressin bei Extravasation zu Hautnekrosen geführt (Abb. 9.5); gelegentlich entwickelten sich auch an entfernten Stellen Blasen bzw. Nekrosen [1].

1 Korenberg RJ, Landau-Price D, Penneys NS. Vasopressin-induced bullous disease and cutaneous necrosis. *J Am Acad Dermatol* 1986; **15**: 393−8.

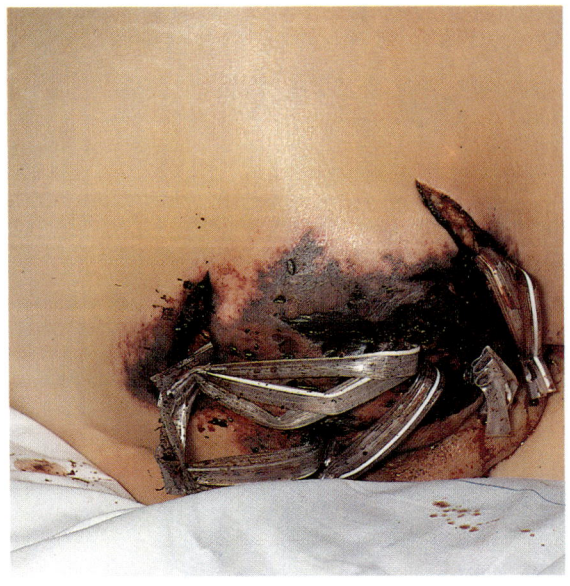

Abb. 9.5. Ausgedehnte Hautnekrose an der Injektionsstelle von Vasopressin.

9.6 Beta-Sympathomimetika

Albuterol

Nach einer Infusion von Albuterol entwickelte eine schwangere Patientin fleckige Erytheme an den Händen [1].

Salbutamol

Drei schwangere Patientinnen mit verfrühten Wehen entwickelten nach Infusionen Lupus-erythematodes-artige Erytheme an den Akren [2].

Salmeterol

Eine urtikarielle Reaktion, die bei Provokation erneut auftrat, wurde mit Salmeterol, das über einen Dosierinhalator verabreicht wurde, in Verbindung gebracht [3].

1 Morin Leport LRM, Loisel JC, Feuilly C. Hand erythema due to infusion of sympathomimetics. *Br J Dermatol* 1990; **122**: 116−17.
2 Reygagne P, Lacour JP, Ortonne J-P. Palmar and plantar erythema due to infusion of sympathomimetics in pregnant women. *Br J Dermatol* 1991; **124**: 210.
3 Hatton MQF, Allen MB, Mellor EJ, Cooke NJ. Salmeterol rash. *Lancet* 1991; **337**: 1169−70.

9.7 Bronchospasmolytika

Aminophyllin

Dieses Medikament ist eine Mischung von Theophyllin und Äthylendiamin. Nach systemischer Gabe traten, wahrscheinlich eher als Reaktion gegen den Äthylendiamin-Anteil als gegen das Theophyllin selbst, Urtikaria, generalisierte Erytheme und eine exfoliative Dermatitis auf [1]. Kreuzreaktionen können mit Äthylendiamin in Antihistaminika und lokal angewandten Präparaten auftreten [1,2]. Epikutantests können positiv oder negativ ausfallen [3].

1 Gibb W, Thompson PJ. Allergy to aminophylline. *Br Med J* 1983; **287**: 501.
2 Elias JA, Levinson AI. Hypersensitivity reactions to ethylenediamine in aminophylline. *Am Rev Respir Dis* 1981; **123**: 550−2.
3 Kradjan WA, Lakshminarayan S. Allergy to aminophylline: lack of predictability by skin testing. *Am J Hosp Pharm* 1981; **38**: 1031−3.

9.8 Verschiedene Medikamente mit Wirkungen auf den Respirationstrakt

Dinatriumcromoglycat

Allergische Reaktionen sind selten, allerdings wurde das Vorkommen von Urtikaria, Angioödem und anaphylaktischem Schock beschrieben [1].

1 Scheffer AL, Rocklin RE, Goetzl EJ. Immunologic components of hypersensitivity reactions to cromolyn sodium. *N Engl J Med* 1975; **293**: 1220−4.

Pseudoephedrin

Dieses Medikament, das unter anderem in Nasentropfen enthalten ist, verursachte ein fixes Arzneimittelexanthem [1] und wiederholt einen Pseudoscharlach [2].

1 Shelly WB, Shelly ED. Non-pigmenting fixed drug reaction pattern: Examples caused by sensitivity to pseudoephedrine hydrochloride and tetrahydrozoline. *J Am Acad Dermatol* 1987; **17**: 403−7.
2 Taylor BJ, Duffill MB. Recurrent pseudoscarlatina and allergy to pseudoephedrine hydrochloride. *Br J Dermatol* 1988; **118**: 827−9.

10. Metalle und Metallantagonisten

10.1 Metalle

Arsen

Bullöse Eruptionen, Photosensibilisierung, exfoliative Dermatitis und Alopezie können akute Zeichen einer Arsenvergiftung sein. Eine berufsbedingte Exposition kann, besonders in der Landwirtschaft, vorkommen. Fowler-Lösung (mit 1% Kaliumarsenid) und Natriumarsenat wurden in der Vergangenheit in der Therapie der Psoriasis eingesetzt. Schon 0,19 g wirkten karzinogen und die Zeitspanne zwischen der Arsenexposition und der Tumorinduktion kann bis zu 47 Jahre betragen [1]. Personen mit einer anomal hohen Retention des aufgenommenen Arsens dürften ein besonders hohes Risiko tragen [2]. Die Hautmanifestationen einer Arsenexposition sind wohlbekannt [1–8]. Zu ihnen gehören Pigmentierung, palmoplantare, punktförmige Keratosen (Abb. 10.1), M. Bowen, Basaliome (Abb. 10.2) und Plattenepithelkarzinome. Keratosen und Tumore können auch ohne Pigmentierung auftreten. In einer Untersuchungsreihe entwickelten sich bei 40% der Patienten, die Arsen in Form der Fowler-Lösung für 6 bis 26 Jahre erhalten hatten, dosisabhängig palmare und plantare Keratosen und bei 8% dieser Patienten entstanden Hautkarzinome. Die Mindestlatenzzeit bis zur Entwicklung der Keratosen betrug 2,5 Jahre, im Durchschnitt waren es 6 Jahre [3]. In einer anderen Untersuchungsreihe traten der M. Bowen

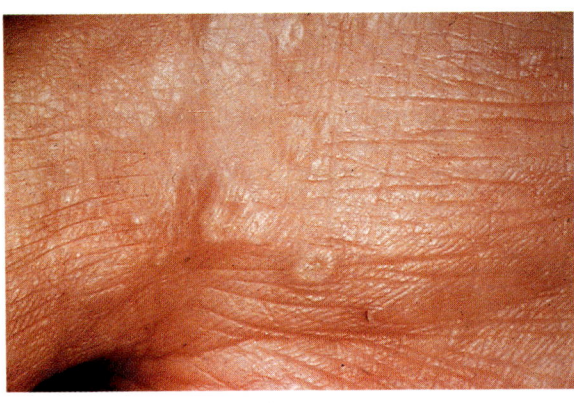

Abb. 10.1. Arsenkeratosen an der Handfläche (mit freundlicher Genehmigung des St. John's Institute of Dermatology, London).

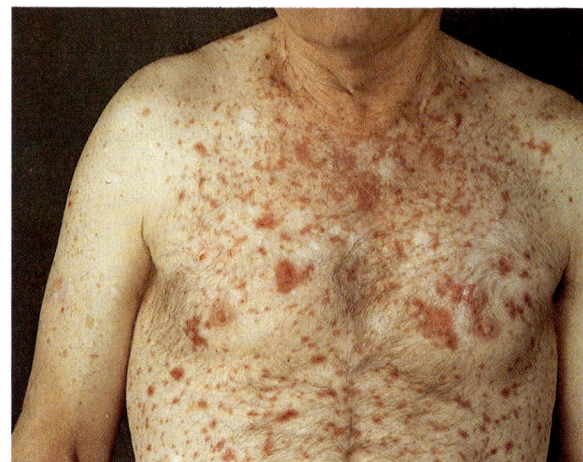

Abb. 10.2. Multiple Keratosen, M. Bowen sowie Basaliome nach jahrelang zurückliegender Arsenexposition.

innerhalb von 10 Jahren und invasive Karzinome innerhalb von 20 Jahren auf [7]. Arsenhaltiges Brunnenwasser führte in Taiwan bei zahlreichen Betroffenen zu Arsenkeratosen und Hautkarzinomen [5]. Karzinome können auf dem Boden einer Arsenkeratose entstehen [5]. Die ultrastrukturell nachweisbaren Veränderungen der Hautläsionen sollen charakteristisch sein [8]. Die diagnostische Bedeutung des Arsengehalts der Haut ist umstritten. Ein 42jähriger Mann, der 35 Jahre Arsen zur Behandlung seiner Psoriasis einnahm, entwickelte eine Melanodermie, Keratosen, Muskeldystrophien, eine Hyperlipidämie, Hodenatrophie, Gynäkomastie, Hauttumore und eine Angiitis obliterans der Beingefäße, die zur Amputation führte [4]. Die Rolle des Arsen als Ursache für interne Malignome ist umstritten [7,9,10].

1 Evans S. Arsenic and cancer. *Br J Dermatol* 1977; **97** (Suppl 15): 13–14.
2 Bettley FR, O'Shea JA. The absorption of arsenic and its relation to carcinoma. *Br J Dermatol* 1975; **92**: 563–8.
3 Fierz U. Katamnestische Untersuchungen über die Nebenwirkungen der Therapie mit anorganischem Arsen bei Hautkrankheiten. *Dermatologica* 1965; **131**: 41–58.
4 Meyhofer W, Knoth W. Über die Auswirkung einer langjährigen antipsoriatischen Arsentherapie auf mehrere Organe unter besonderer Berücksichtigung andrologischer Befunde. *Hautarzt* 1966; **117**: 309–13.
5 Yeh S. Skin cancer in chronic arsenicism. *Hum Pathol* 1973; **4**: 469–85.
6 Weiss J, Jänner M. Multiple Basaliome und Menigiom nach mehrjähriger Arsentherapie. *Hautarzt* 1980; **31**: 654–6.
7 Miki Y, Kawatsu T, Matsuda K, *et al*. Cutaneous and pulmonary cancers associated with Bowen's disease. *J Am Acad Dermatol* 1982; **6**: 26–31.
8 Ohyama K, Sonoda K, Kuwahara H. Electron microscopic observations of arsenical keratoses and Bowen's disease associated with chronic arsenicism. *Dermatologica* 1982; **64**: 161–6.
9 Reymann F, Møller R, Nielsen A. Relationship between arsenic intake and internal malignant neoplasms. *Arch Dermatol* 1978; **114**: 378–81.
10 Callen JP, Headington J. Bowen's and non-Bowen's squamous intraepidermal neoplasia of the skin. Relationship to internal malignancy. *Arch Dermatol* 1980; **116**: 422–6.

Gold

Der Einsatz von Gold bei der rheumatoiden Arthritis ist mit einer 30 %igen Inzidenz von Nebenwirkungen verbunden [1,2]. Diese sind meist unbedeutend, etwa 15 % aber können schwer oder sogar tödlich verlaufen [3]. Das Vorliegen des HLA-DR3- und HLA-B8-Phänotyps prädisponiert bei Goldtherapie zur Entwicklung von Thrombozytopenien, Leukopenien und Nierentoxizität. HLA-DR4 steht in Zusammenhang mit dem Auftreten von Leukopenien und HLA-B7 mit unerwünschten kutanen Arzneimittelreaktionen [2]. Zudem geht auch eine verminderte Fähigkeit zur Sulfoxidation von Carbocistein mit einer erhöhten Goldtoxizität einher.

Dermatologische Komplikationen

Das Auftreten von Exanthemen und die Entwicklung von Ulzera an der Mundschleimhaut sind häufig [1,2,4–6], sie machen 50 % aller Komplikationen unter parenteraler und 35 % bei oraler Goldtherapie aus. Ein lokalisierter oder generalisierter Juckreiz ist ein wichtiges Warnsignal einer möglichen Toxizität. Nebenwirkungen von Gold können das Bild von Exanthemen, Erythema-exsudativum-multiforme, Pityriasis rosea, seborrhoischer Dermatitis (Abb. 10.3) oder eines Lichen ruber planus (Abbildung 10.4) bieten. Auch ein Überschneiden dieser klinischen Bilder, manchmal mit diskoiden Ekzemläsionen, ist charakteristisch [5]. Die lichenoiden

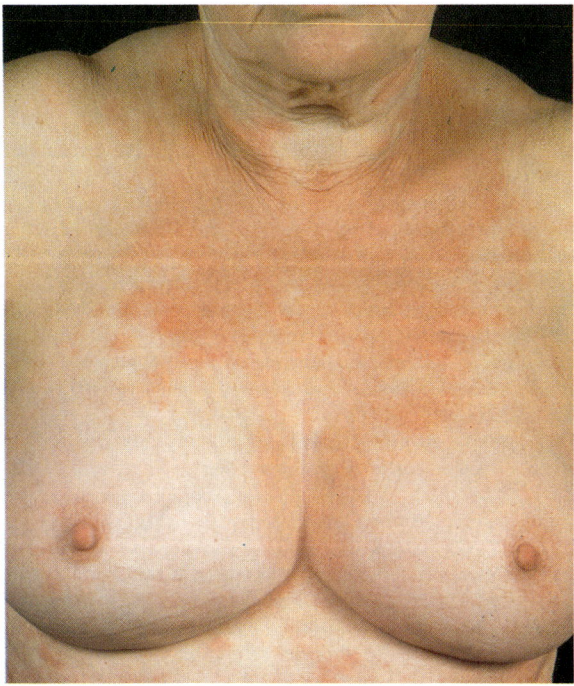

Abb. 10.3. Einer seborrhoischen Dermatitis ähnliches Exanthem bei Goldtherapie.

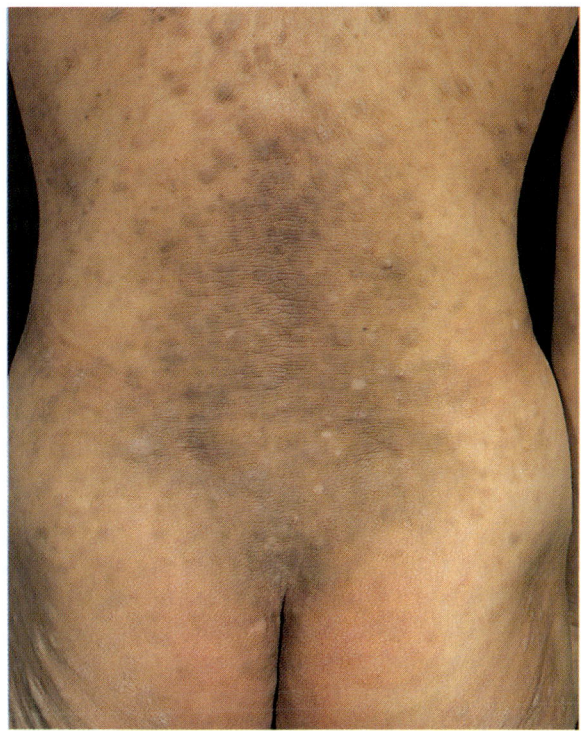

Abb. 10.4. Lichenoide Reaktion bei Goldtherapie.

Läsionen sind häufig, besonders an der Kopfhaut, hypertroph, eine ausgedehnte und irreversible Alopezie kann die Folge sein. Es kann eine auffällige und persistierende postinflammatorische Hyperpigmentierung entstehen. Auf eine Onycholyse folgte eine permanente Nageldystrophie [7]. In einer Untersuchung persistierten ekzematöse bzw. lichenoide Exantheme bis zu 11 Monate nach Absetzen der Therapie [8]. Die Histologie war charakterisiert durch schüttere, perivaskuläre, dermale Infiltrate von hauptsächlich CD4^{+}HLA-DR^{+} T-Helfer-Lymphozyten, eine Zunahme der Zahl dermaler Langerhans-Zellen und epidermaler makrophagenartiger Zellen sowie durch die Anlagerung von Langerhans-Zellen an Monozyten. Ein Patient mit einem lichenoiden und der seborrhoischen Dermatitis-ähnlichem Exanthem unter Natriumaurothiomalat-Therapie zeigte einen positiven Intrakutantest mit Aurothiomalat. Epikutantests mit Thiomalat (dem Thiol-Träger bei Aurothiomalat) waren positiv, mit Gold selbst aber negativ [9]. Interessanterweise entwickelte derselbe Patient in der Folge nach Gabe von Auranofin eine seborrhoische Eruption aber kein lichenoides Exanthem. Dieses Mal waren die Epikutantests sowohl mit Auranofin als auch mit Gold positiv. Eine frühere Kontaktdermatitis gegen Goldschmuck kann reaktiviert werden [10]. Weitere dokumentierte Nebenwirkungen waren: Erythema nodosum [11], bedrohliche allergische Reaktionen [12], Vaskulitis [13], Polyarthritis, ein dem systemischen Lupus erythematodes ähnliches Syndrom, eine generalisierte exfoliative Dermatitis und eine toxische epidermale Nekrolyse. Bei einem Patienten kam es unter Goldbehandlung einer Arthritis zur Exazerbation seiner Psoriasis [14].

Eine längere Einnahme von Goldpräparaten kann dosisabhängig zu einer auffälligen grauen, blauen oder blauroten Verfärbung lichtexponierter Haut (Chrysosis) führen. Dabei findet man in Endothelzellen und Makrophagen des Coriums Goldgranula [15,16]. Auch ohne Pigmentierung kann man Gold in der Haut histochemisch bis zu 20 Jahre nach einer Therapie noch nachweisen. Bei einer ungewöhnlichen späten Hautreaktion entwikkelten sich ausgedehnte keloidartige angiofibromatöse Läsionen [17].

Systemische Nebenwirkungen

Eine harmlose, mit Gefäßerweiterung einhergehende, „nitritartige" Reaktion, bei der es zu Flush, Schwindelgefühl und vorübergehender Hypotonie kommt, kann unmittelbar nach der ersten Goldinjektion auftreten [2]. Nicht vasomotorische Nebenwirkungen wie Arthralgien, Myalgien und Allgemeinsymptome innerhalb der ersten 24 Stunden sind bekannt. Zu den Schleimhautsymptomen gehören ein Verlust der Geschmackswahrnehmung, ein metallischer Geschmack, Stomatitis und Glossitis sowie Diarrhoe. Eine Stomatitis kann mit oder ohne Hautläsionen auftreten. Gold wird auch in der Hornhaut des Auges abgelagert und kann eine Keratitis mit Ulzerationen verursachen. Eine Polyneuropathie wurde beschrieben. Im allgemeinen ist Auranofin weniger toxisch als intramuskulär verabreichtes Gold [2]. Eine Eosinophilie ist häufig und kann gegebenenfalls eine andere Komplikation ankündigen. Der IgE-Serumspiegel kann erhöht sein [18]. Andere immunologische Reaktionen sind selten, obwohl über Lungenfibrosen berichtet wurde [19]. Blutdyskrasien, besonders eine thrombozytopenische Purpura und gelegentlich eine tödlich verlaufende Neutropenie oder aplastische Anämie treten in einem kleinen Prozentsatz der Fälle auf und entwickeln sich in der Regel innerhalb von 6 Monaten nach Therapiebeginn. Bei etwa 3 % der Patienten entwickelt sich ein Ikterus, der die Folge einer idiosynkratischen intrahepatischen Cholestase sein kann [20]. Proteinurie und Nierenschädigungen sind weitere bekannte Komplikationen.

1 Thomas I. Gold therapy and its indications in dermatology. A review. *J Am Acad Dermatol* 1987; **16**: 845–54.

2 Pullar T. Adverse reactions profile: 1. Gold. *Prescribers' J* 1991; **31**: 22–6.

3 Girdwood RH. Death after taking medicaments. *Br Med J* 1974; **i**: 501–4.

4 Almeyda J, Baker H. Drug reactions XII. Cutaneous reactions to anti-rheumatic drugs. *Br J Dermatol* 1970; **83**: 707–11.

5 Penneys NS, Ackerman AB, Gottlieb NL. Gold dermatitis: A clinical and histopathological study. *Arch Dermatol* 1974; **109**: 372–6.

6 Penneys NS. Gold therapy: Dermatologic uses and toxicities. *J Am Acad Dermatol* 1979; **1**: 315–20.

7 Voigt K, Holzegel K. Bleibende Nagelveränderungen nach Goldtherapie. *Hautarzt* 1977; **28**: 421–3.

8 Ranki A, Niemi K-M, Kanerva L. Clinical, immunohistochemical, and electron-microscopic findings in gold dermatitis. *Am J Dermatopathol* 1989; **11**: 22–8.

9 Ikezawa Z, Kitamura K, Nakajima H. Gold sodium thiomalate (GTM) induces hypersensitivity to thiomalate, the thiol carrier of GTM. *J Dermatol (Tokyo)* 1990; **17**: 550–4.

10 Rennie T. Local gold toxicity. *Br Med J* 1976; **ii**: 1294.

11 Stone RL, Claflin A, Penneys NS. Erythema nodosum following gold sodium thiomalate therapy. *Arch Dermatol* 1973; **107**: 603−4.

12 Walzer RA, Feinstein R, Shapiro L, Einbinder J. Severe hypersensitivity reaction to gold. Positive lymphocyte transformation test. *Arch Dermatol* 1972; **106**: 231−4.

13 Roenigk HR, Handel D. Gold vasculitis. *Arch Dermatol* 1974; **109**: 253−5.

14 Smith DL, Wernick R. Exacerbation of psoriasis by chrysotherapy. *Arch Dermatol* 1991; **127**: 268−70.

15 Beckett VL, Doyle JA, Hadley GA, *et al*. Chrysiasis resulting from gold therapy in rheumatoid arthritis: Identification of gold by X-ray microanalysis. *Mayo Clin Proc* 1982; **57**: 773−5.

16 Pelachyk IM, Bergfeld WF, McMahon JT. Chrysiasis following gold therapy for rheumatoid arthritis. *J Cutan Pathol* 1984; **11**: 491−4.

17 Herbst WM, Hornstein OP, Grießmeyer G. Ungewöhnliche kutane Angiofibromatose nach Goldtherapie einer primär chronischen Polyarthritis. *Hautarzt* 1989; **40**: 568−72.

18 Davis P, Ezeoke A, Munro J, *et al*. Immunological studies on the mechanism of gold hypersensitivity reactions. *Br Med J* 1973; **iii**: 676−8.

19 Morley TF, Komansky HJ, Adelizzi RA, *et al*. Pulmonary gold toxicity. *Eur J Respir Dis* 1984; **65**: 627−32.

20 Favreau M, Tannebaum H, Lough J. Hepatic toxicity associated with gold therapy. *Ann Intern Med* 1977; **87**: 717−19.

Eisen

An der Injektionsstelle von Eisenpräparaten war es zum Auftreten bräunlicher Verfärbungen gekommen (lokale Siderose) [1].

1 Bork K. Lokalisierte kutane Siderose nach intramuskulären Eiseninjekition. *Hautarzt* 1984; **35**: 598−9.

Quecksilber

Quecksilber enthaltende Pulver, die bei Zahnungsproblemen verwendet worden waren, sind lange verboten, aber gelegentlich kann eine berufs- oder umweltbedingte Exposition vorkommen. Quecksilberamalgam in Zahnfüllungen hat Pigmentierungen der Wangenschleimhaut verursacht (vergl. Kap. 3.33, Medikamentös bedingte Mundschleimhautveränderungen) (Abb. 3.76, Seite 162). Als toxische Reaktion kann sich eine Stomatitis entwickeln. Exantheme bei Überempfindlichkeit können scarlatiniform oder morbilliform sein und sich zu einer generalisierten exfoliativen Dermatitis entwickeln. Die Akrodynie, ein wohlumschriebenes Krankheitsbild bei chronischer Quecksilberaufnahme durch (Klein)kinder ist heute sehr selten [1]. Schmerzen an den Extremitäten, rosa Verfärbungen der Akren, Schuppung der Handflächen und Fußsohlen, Gingivitis und verschiedene systemische Komplikationen können auftreten. Ein Kind entwickelte eine Akrodynie nach Inhalation von quecksilberhaltigen Dämpfen (Phenylquecksilberacetat in Latexfarbe) [2]. Kapitel 19 und Abbildung 19.1

(Seite 426) geben ebenfalls Informationen zur exogenen Ochronose durch quecksilberhaltige Externa.

1 Dinehart SM, Dillard R, Raimer SS, *et al.* Cutaneous manifestations of acrodynia (pink disease). *Arch Dermatol* 1988; **124**: 107−9.
2 From the MMWR. Mercury exposure from interior latex paint − Michigan. *Arch Dermatol* 1990; **126**: 577.

Silber

Die Aufnahme von Silber und die lokale Applikation von Silberpräparaten auf die Mundschleimhaut oder in den oberen Atemwegen kann schiefergraue Verfärbungen besonders an lichtexponierter Haut aber auch an der oralen und konjunktivalen Schleimhaut verursachen [1–8]. Auch durch lokale Applikation kann eine systemische Argyrie zustande kommen, bei der auch viszerale Organe verfärbt sind [9]. Auch infolge von eingewachsenen Ohrringen kann sich eine lokale Argyrie entwickeln [10]. Bei manchen Patienten zeigen die Nagelbetten der Fingernägel, nicht aber der Zehennägel, eine bläuliche Verfärbung [11]. Man findet Silbergranula frei in der Dermis; zusätzlich kann Melanin in der Epidermis oder in Melanophagen vermehrt sein [12,13].

1 Pariser RJ. Generalized argyria. Clinicopathologic features and histochemical studies. *Arch Dermatol* 1978; **114**: 373−7.
2 Reymond J-L, Stoebner P, Amblard P. Argyrie cutanée. Étude en microscopie electronique et en microanalyse X de 4 cas. *Ann Dermatol Vénéréol (Paris)* 1980; **107**: 251−5.
3 Johansson EA, Kanerva L, Niemi K-M, *et al.* Generalized argyria with low ceruloplasmin and copper levels in the serum. A case report with clinical and microscopical findings and a trial of penicillamine treatment. *Clin Exp Dermatol* 1982; **7**: 169−76.
4 Pezzarossa E, Alinovi A, Ferrari C. Generalized argyria. *J Cutan Pathol* 1983; **10**: 361−3.
5 Gherardi R, Brochard P, Chamak B, *et al.* Human generalized argyria. *Arch Pathol Lab Med* 1984; **108**: 181−2.
6 Jurecka W. Generalisierte Argyrose. *Hautarzt* 1986; **37**: 628−31.
7 Mittag H, Knecht J, Arnold R, *et al.* Zur Frage der Argyrie. Ein klinische, analytisch-chemische und mikromorphologische Untersuchung. *Hautarzt* 1987; **38**: 670−7.
8 Tanner LS, Gross DJ. Generalized argyria. *Cutis* 1990; **45**: 237−9.
9 Marshall IP, Schneider RP. Systemic argyria secondary to topical silver nitrate. *Arch Dermatol* 1977; **113**: 1077−9.
10 van den Nieuwenhijsen IJ, Calame JJ, Bruynzeel DP. Localized argyria caused by silver earrings. *Dermatologica* 1988; **177**: 189−91.
11 Plewig G, Lincke H, Wolff HH. Silver-blue nails. *Acta Derm Venereol (Stockh)* 1977; **57**: 413−19.
12 Hönigsmann H, Konrad K, Wolff K. Argyrose (Histologie und Ultrastruktur). *Hautarzt* 1973; **24**: 24−30.
13 Shelley WB, Shelley ED, Burmeister V. Argyria: The intradermal 'photograph', a manifestation of passive photosensitivity. *J Am Acad Dermatol* 1987; **16**: 211−17.

10.2 Metallantagonisten

Deferoxamin

Juckreiz, Erytheme und Urtikaria treten nach Gabe von Deferoxamin gelegentlich auf [1]. Ein induriertes Erythem mit Ödem, das mehr als 2 Wochen anhielt, wurde nach einer Infusion dieses Medikaments beschrieben [2].

1 Bousquet J, Navarro M, Robert G, *et al*. Rapid desensitisation for desferrioxamine anaphylactoid reactions. *Lancet* 1983; **ii**: 859−60.
2 Venencie P-Y, Rain B, Blanc A, Tertian G. Toxidermie a la déféroxamine (Desféral). *Ann Dermatol Vénéréol (Paris)* 1988; **115**: 1174.

Penicillamin

Bei Patienten mit einer rheumatoiden Arthritis, die eine genetisch determinierte schlechte Fähigkeit zur Sulfoxidierung des strukturell verwandten Mukolytikums Carbocistein haben, hat Penicillamin eine viermal höhere Toxizität [1,2]. Zusätzlich hängt die Toxizität von Penicillamin auch direkt mit dem HLA-Phänotyp zusammen [1−3]: HLA-DR3 und -B8 stehen in Verbindung mit einer Nierentoxizität, -DR3, -B7 und -DR2 mit einer hämatologischen Toxizität und -A1 und -DR4 mit einer Thrombozytopenie. Nebenwirkungen an der Haut stehen in Zusammenhang mit HLA-DRW6.

1 Emery P, Panayi GS, Huston G, *et al*. D-Penicillamine induced toxicity in rheumatoid arthritis: the role of sulphoxidation status and HLA-DR3. *J Rheumatol* 1984; **11**: 626−32.
2 Dasgupta B. Adverse reactions profile: 2. Penicillamine. *Prescribers' J* 1991; **31**: 72−7.
3 Wooley PH, Griffin J, Panayi GS, *et al*. HLA-DR antigens and toxic reaction to sodium aurothiomalate and D-penicillamine in patients with rheumatoid arthritis. *N Engl J Med* 1980; **303**: 300−2.

Dermatologische Komplikationen

Es gibt drei unterschiedliche Formen von kutanen Nebenwirkungen dieses Chelatbildners, nämlich akute allergische Reaktionen früh in der Behandlung, Spätreaktionen einschließlich von Störungen der Autoimmunmechanismen und lathyrogene Wirkungen auf das Bindegewebe [1−5]. Allergische Nebenwirkungen sind häufig und manifestieren sich in Form urtikarieller oder morbilliformer Exantheme, die innerhalb der ersten Wochen auftreten. Die Eruptionen bilden sich nach dem Absetzen des Medikaments zurück und treten bei erneuter Exposition nicht unbedingt wieder auf.

1 Dasgupta B. Adverse reactions profile: 2. Penicillamine. *Prescribers' J* 1991; **31**: 72−7.
2 Katz R. Penicillamine-induced skin lesions. Occurrence in a patient with hepatolenticular degeneration (Wilson's disease). *Arch Dermatol* 1967; **95**: 196−8.

3 Greer KE, Askew FC, Richardson DR. Skin lesions induced by penicillamine. *Arch Dermatol* 1976; **112**: 1267−9.

4 Sternlieb I, Fisher M, Scheinberg IH. Penicillamine-induced skin lesions. *J Rheumatol* 1981; **8** (Suppl. 7): 149−54.

5 Levy RS, Fisher M, Alter JN. Penicillamine: Review and cutaneous manifestations. *J Am Acad Dermatol* 1983; **8**: 548−58.

Die Autoimmunsyndrome aufgrund von Penicillamin sind gut dokumentiert. Die Entwicklung eines Pemphigus unter der Penicillamintherapie sowohl eines M. Wilson als auch einer rheumatoiden Arthritis wurde erstmals in der französischen Literatur beschrieben [1,2]. Seitdem gab es zahlreiche Fallberichte [3−15]. Etwa 7 % der Patienten, die Penicillamin über mehr als 6 Monate erhalten, entwickeln einen medikamentös induzierten Pemphigus [3]. Der Leser wird für die weitere Besprechung des penicillamininduzierten Pemphigus auf Kapitel 3.21 (Seite 128) verwiesen. Die Befunde der direkten Immunfluoreszenz sind mit epidermalen interzellulären Ablagerungen von immunreaktiven Proteinen mit denen der idiopathischen Krankheit identisch [6]. Die meisten Patienten entwickeln einen Pemphigus foliaceus (Abb. 3.59, Seite 130), obwohl es auch isolierte Fallberichte über einen Pemphigus vulgaris [4] und einen Pemphigus erythematosus mit sowohl epidermalen interzellulären als auch subepidermalen Ablagerungen von IgG gab [5,7]. Bei manchen Patienten ähnelt das klinische Bild einer Dermatitis herpetiformis [11,12]. Orale Läsionen (Cheilosis, Glossitis und Stomatitis) können von denen der idiopathischen Erkrankung nicht zu unterscheiden sein [13]. Eine schmerzhafte erosive Vulvovaginitis kann zu Vernarbungen führen. Der durch Penicillamin induzierte Pemphigus bildet sich in der Regel nach dem Absetzen der Therapie rasch zurück, gelegentlich kann er aber persistieren [3]; Todesfälle sind vorgekommen [14,15]. Eine eigentümliche blasenbildende Dermatose ohne die Charakteristika eines Pemphigus ist in einer neueren Arbeit beschrieben worden [16]. Weitere Autoimmunreaktionen nach Penicillamintherapie umfassen eine dem bullösen Pemphigoid ähnliche Reaktion [17], ein vernarbendes Pemphigoid [18,19], einen diskoiden [20] wie auch einen systemischen [21,22] Lupus erythematodes [23], eine Dermatomyositis [24−27] und letztendlich eine Morphaea sowie eine Systemsklerose [28,29]. Ein präexistenter Lichen ruber planus kann exazerbieren, lichenoide Eruptionen können sich aber auch *de novo* entwickeln [31,32]. Alopezie, Trockenheit und Schuppung im Gesicht, Nagelveränderungen und Hypertrichose wurden beschrieben. Das „Syndrom der gelben Nägel" wurde ebenfalls häufig im Zusammenhang mit der Gabe von Penicillamin beschrieben [33].

1 Degos R, Touraine R, Belaïch S, *et al.* Pemphigus chez un malade traité par pénicillamine pour maladie de Wilson. *Bull Soc Fr Dermatol Syphiligr* 1969; **76**: 751−3.

2 Benveniste M, Crouzet J, Homberg JC, *et al.* Pemphigus induits par la D-pénicillamine dans la polyarthrite rhumatoïde. *Nouv Presse Med* 1975; **4**: 3125−8.

3 Marsden RA, Ryan TJ, Vanhegan RI, *et al*. Pemphigus foliaceus induced by penicillamine. *Br Med J* 1976; ii: 1423−4.

4 From E, Frederiksen P. Pemphigus vulgaris following D-penicillamine. *Dermatologica* 1976; **152**: 358−62.

5 Thorvaldsen J. Two cases of penicillamine-induced pemphigus erythematosus. *Dermatologica* 1979; **159**: 167−70.

6 Santa Cruz DJ, Prioleau PG, Marcus MD, Uitto J. Pemphigus-like lesions induced by D-penicillamine. Analysis of clinical, histopathological, and immunofluorescence features in 34 cases. *Am J Dermatopathol* 1981; **3**: 85−92.

7 Yung CW, Hambrick GW Jr. D-Penicillamine-induced pemphigus syndrome. *J Am Acad Dermatol* 1982; **6**: 317−24.

8 Bahmer FA, Bambauer R, Stenger D. Penicillamine-induced pemphigus foliaceus-like dermatosis. A case with unusual features, successfully treated by plasmapheresis. *Arch Dermatol* 1985; **121**: 665−8.

9 Kind P, Goerz G, Gleichmann E, Plewig G. Penicillamininduzierter Pemphigus. *Hautarzt* 1987; **38**: 548−52.

10 Civatte J. Durch Medikamente induzierte Pemphigus-Erkrankungen. *Dermatol Monatsschr* 1989; **175**: 1−7.

11 Marsden RA, Dawber RPR, Millard PR, Mowat AG. Herpetiform pemphigus induced by penicillamine. *Br J Dermatol* 1977; **97**: 451−2.

12 Weltfriend S, Ingber A, David M, Sandbank M. Pemphigus herpetiformis nach D-Penicillamin bei einem Patienten mit HLA B8. *Hautarzt* 1988; **39**: 587−8.

13 Eisenberg E, Ballow M, Wolfe SH, *et al*. Pemphigus-like mucosal lesions: a side effect of penicillamine therapy. *Oral Surg* 1981; **51**: 409−14.

14 Sparrow GP. Penicillamine pemphigus and the nephrotic syndrome occurring simultaneously. *Br J Dermatol* 1978; **98**: 103−5.

15 Matkaluk RM, Bailin PL. Penicillamine-induced pemphigus foliaceus. A fatal outcome. *Arch Dermatol* 1981; **117**: 156−7.

16 Fulton RA, Thomson J. Penicillamine-induced bullous dermatosis. *Br J Dermatol* 1982; **107** (Suppl 22): 95−6.

17 Brown MD, Dubin HV. Penicillamine-induced bullous pemphigoid-like eruption. *Arch Dermatol* 1987; **123**: 1119−20.

18 Pegum JS, Pembroke AC. Benign mucous membrane pemphigoid associated with penicillamine treatment. *Br Med J* 1977; i: 1473.

19 Shuttleworth D, Graham-Brown RAC, Hutchinson PE, Jolliffe DS. Cicatricial pemphigoid in D-penicillamine treated patients with rheumatoid arthritis — a report of three cases. *Clin Exp Dermatol* 1985; **10**: 392−7.

20 Burns DA, Sarkany I. Penicillamine induced discoid lupus erythematosus. *Clin Exp Dermatol* 1979; **4**: 389−92.

21 Walshe JM. Penicillamine and the SLE syndrome. *J Rheumatol* 1981; **8** (Suppl 7): 155−60.

22 Chalmers A, Thompson D, Stein HE, *et al*. Systemic lupus erythematosus during penicillamine therapy for rheumatoid arthritis. *Ann Intern Med* 1982; **97**: 659−63.

23 Tsankov NK, Lazarov AZ, Vasileva S, Obreshkova EV. Lupus erythematosus-like eruption due to D-penicillamine in progressive systemic sclerosis. *Int J Dermatol* 1990; **29**: 571−4.

24 Simpson NB, Golding JR. Dermatomyositis induced by penicillamine. *Acta Derm Venereol (Stockh)* 1979; **59**: 543−4.

25 Wojnorowska F. Dermatomyositis induced by penicillamine. *J R Soc Med* 1980; **73**: 884−6.

26 Carroll GC, Will RK, Peter JB, *et al*. Penicillamine induced polymyositis and dermatomyositis. *J Rheumatol* 1987; **14**: 995−1001.

27 Wilson CL, Bradlow A, Wojnarowska F. Cutaneous problems with drug therapy in rheumatoid arthritis. *Int J Dermatol* 1991; **30**: 148−9.

28 Bernstein RM, Hall MA, Gostelow BE. Morphea-like reaction to
D-penicillamine therapy. *Ann Rheum Dis* 1981; **40**: 42−4.

29 Miyagawa S, Yoshioka A, Hatoko M, *et al*. Systemic sclerosis-like lesions
during long-term penicillamine therapy for Wilson's disease. *Br J Dermatol*
1987; **116**: 95−100.

30 Powell FC, Rogers RS III, Dickson ER. Lichen planus, primary biliary cirrhosis
and penicillamine. *Br J Dermatol* 1982; **107**: 616.

31 Seehafer JR, Rogers RS III, Fleming R, Dickson ER. Lichen planus-like lesions
caused by penicillamine in primary biliary cirrhosis. *Arch Dermatol* 1981;
117: 140−2.

32 Van Hecke E, Kint A, Temmerman L. A lichenoid eruption induced by
penicillamine. *Arch Dermatol* 1981; **117**: 676−7.

33 Ilchyshyn A, Vickers CFH. Yellow nail syndrome associated with penicillamine
therapy. *Acta Derm Venereol (Stockh)* 1983; **63**: 554−5.

Eine hochdosierte Langzeittherapie über mehr als ein Jahr, wie beim M. Wilson angewandt, hat Auswirkungen auf das Kollagen und das Elastin, die durch eine Hemmung der Kondensation des löslichen Tropokollagens zum unlöslichen Kollagen zustande kommen. Es kommt zu Unterschieden im Durchmesser von Bindegewebefasern, die zur Ausbildung klumpiger („lumpy-bumpy") elastischer Fasern führen [1−3]. Die Haut wird faltig, dünn und verletzlich und wirkt gealtert. An Druckstellen entwickeln sich asymptomatische blaurote, leicht verletzliche, hämorrhagische Flecken, Papeln und Plaques und geringe Traumen verursachen Ekchymosen [4]. An Venenpunktionsstellen können hellblaue anetodermieartige Läsionen [5] sowie kleine weiße Papeln auftreten, eine Lymphangiektasie kann sich entwickeln [4]. Eine Blasenbildung, die mit Vernarbung und Milienbildung einer Epidermolysis bullosa entspricht, kann auftreten [6]. Auch eine Cutis laxa und eine Elastosis perforans serpiginosa (Abb. 10.5) [7−12], die verruciform

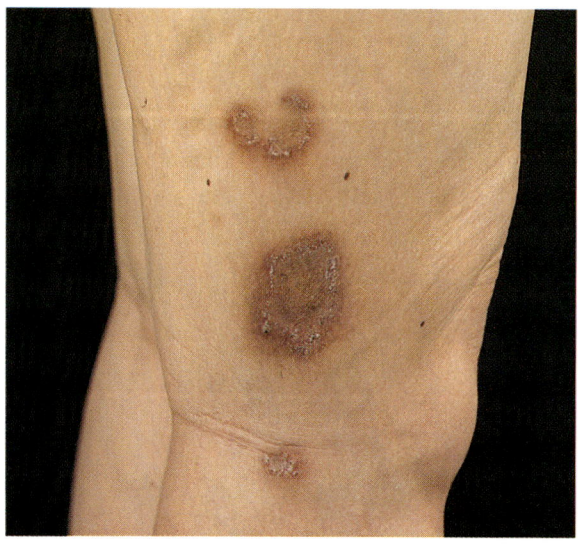

Abb. 10.5. Elastosis perforans serpiginosa bei einem Patienten, der 26 Jahre wegen eines M. Wilson mit D-Penicillamin behandelt wurde (mit freundlicher Genehmigung von Prof. K. Wolff, Wien).

sein kann [7,10], wurden beschrieben. Einzelne Berichte dokumentieren Läsionen, die einem Pseudoxanthoma elasticum gleichen [13–16].

1 Bardach H, Gebhart W, Niebauer G. 'Lumpy-bumpy' elastic fibers in the skin and lungs of a patient with a penicillamine-induced elastosis perforans serpiginosa. *J Cutan Pathol* 1979; **6**: 243–52.

2 Gebhart W, Bardach H. The 'lumpy-bumpy' elastic fiber: A marker for long-term administration of penicillamine. *Am J Dermatopathol* 1981; **3**: 33–9.

3 Hashimoto K, McEvoy B, Belcher R. Ultrastructure of penicillamine-induced skin lesions. *J Am Acad Dermatol* 1981; **4**: 300–15.

4 Goldstein JB, McNutt S, Hambrick GW. Penicillamine dermatopathy with lymphangiectases. A clinical, immunohistologic, and ultrastructural study. *Arch Dermatol* 1989; **125**: 92–7.

5 Davis W. Wilson's disease and penicillamine-induced anetoderma. *Arch Dermatol* 1977; **113**: 976.

6 Beer WE, Cooke KB. Epidermolysis bullosa induced by penicillamine. *Br J Dermatol* 1967; **79**: 123–5.

7 Guilane J, Benhamou JP, Molas G. Élastome perforant verruciforme chez un malade traité par pénicillamine pour maladie de Wilson. *Bull Soc Fr Derm Syph* 1972; **79**: 450–3.

8 Gloor M, Bersch A. Elastoma intrapapillare perforans verruciforme (Lutz-Miescher) als Folge einer Langzeittherapie mit D-Penizillamin. *Hautarzt* 1982; **33**: 291–3.

9 Reymond JL, Stoebner P, Zambelli P, *et al.* Penicillamine induced elastosis perforans serpiginosa: an ultrastructural study of two cases. *J Cutan Pathol* 1982; **9**: 352–7.

10 Sfar Z, Lakhua M, Kamoun MR, *et al.* Deux cas d'élastomes verruciforme après administration prolongée de D-pénicillamine. *Ann Dermatol Vénéréol (Paris)* 1982; **109**: 813–14.

11 Price RG, Prentice RSA. Penicillamine-induced elastosis perforans serpiginosa. Tip of the iceberg? *Am J Dermatopathol* 1986; **8**: 314–20.

12 Sahn EE, Maize JC, Garen PD, *et al.* D-Penicillamine-induced elastosis perforans serpiginosa in a child with juvenile rheumatoid arthritis. Report of a case and review of the literature. *J Am Acad Dermatol* 1989; **20**: 979–88.

13 Meyrick Thomas RH, Light N, Stephens AD, *et al.* Pseudoxanthoma elasticum-like skin changes induced by penicillamine. *J R Soc Med* 1984; **77**: 794–8.

14 Meyrick Thomas RH, Kirby JDT. Elastosis perforans serpiginosa and pseudoxanthoma elasticum-like skin change due to D-penicillamine. *Clin Exp Dermatol* 1985; **10**: 386–91.

15 Light N, Meyrick Thomas RH, Stephens A, *et al.* Collagen and elastin changes in D-penicillamine-induced pseudoxanthoma elasticum. *Br J Dermatol* 1986; **114**: 381–8.

16 Burge S, Ryan T. Penicillamine-induced pseudo-pseudoxanthoma elasticum in a patient with rheumatoid arthritis. *Clin Exp Dermatol* 1988; **13**: 255–8.

Systemische Komplikationen

Penicillamin kann bei bis zu 25 % der Patienten Störungen der Geschmacksempfindung auslösen, andere gastrointestinale Nebenwirkungen sind gewöhnlich leicht ausgeprägt. Wichtige nicht-dermatologische Komplikationen [1,2] schließen eine Knochenmarkssuppression und verschiedene Nierenprobleme wie z.B. eine reversible Proteinurie bei bis zu 30 % der mehr als 6 Monate behandelten Patienten, ein manifestes nephrotisches Syndrom und das Goodpasture-Syndrom ein. Eine Thrombozytopenie tritt bei bis zu 3 % der Patienten auf und kann sich allmählich oder plötzlich entwickeln. Zu den immunologischen Anomalien gehören ein erworbener IgA-Mangel [3] und die Entwicklung einer Myasthenia gravis [4]. Die Knochen können bei der Bindegewebserkrankung mitbeteiligt sein. Eine chronische Bronchoalveolitis ist eine bekannte Komplikation [5]. Brustvergrößerung und Brustgigantismus wurden ebenfalls beschrieben [6].

1 Dasgupta B. Adverse reactions profile: 2. Penicillamine. *Prescribers' J* 1991; **31**: 72−7.

2 Levy RS, Fisher M, Alter JN. Penicillamine: Review and cutaneous manifestations. *J Am Acad Dermatol* 1983; **8**: 548−58.

3 Hjalmarson O, Hanson L-Å, Nilsson L-Å. IgA deficiency during D-penicillamine treatment. *Br Med J* 1977; **i**: 549.

4 Garlepp MJ, Dawkins RL, Christiansen FT. HLA antigens and acetylcholine receptor antibodies in penicillamine induced myasthenia gravis. *Br Med J* 1983; **286**: 338−40.

5 Murphy KC, Atkins CJ, Offer RC, *et al*. Obliterative bronchiolitis in two rheumatoid arthritis patients treated with penicillamine. *Arthritis Rheum* 1981; **24**: 557−60.

6 Passas C, Weinstein A. Breast gigantism with penicillamine therapy. *Arthritis Rheum* 1978; **21**: 167−8.

Tiopronin (*N*-(2-Mercaptopropionyl)glycin)

Dieses Medikament, das in Japan zur Behandlung von Leberkrankheiten, Quecksilbervergiftungen, Katarakten und allergischen Dermatosen eingesetzt wird, dissoziiert wie Penicillamin Disulfid-Brücken. Morbilliforme, urtikarielle und lichenoide und in einem Fall bullöse Reaktionen traten auf. [1].

1 Hsiao L, Yoshinaga A, Ono T. Drug-induced bullous lichen planus in a patient with diabetes mellitus and liver disease. *J Am Acad Dermatol* 1986; **15**: 103−5.

11. Antikoagulanzien, Fibrinolytika und Thrombozytenaggregationshemmer

11.1 Orale Antikoagulanzien

Die unerwünschten Wirkungen der oralen Antikoagulanzien wurden in Übersichtsartikeln abgehandelt [1,2].

1 Baker H, Levene GM. Drug reactions V. Cutaneous reactions to anticoagulants. *Br J Dermatol* 1969; **81**: 236−8.
2 Hirsh J. Oral anticoagulant drugs. *N Engl J Med* 1991; **324**: 1865−75.

Cumarine

Zwischen Acenocoumarol, Phenprocoumon und Warfarin kann eine Kreuzsensibilität bestehen [1].

Phenprocoumon

Ein Patient entwickelte unter Langzeittherapie mit Phenprocoumon episodenhaft Nekrosen der Haut und des subkutanen Fettgewebes. Die Episoden traten während Phasen einer zu hohen Antikoagulation aufgrund eines erworbenen funktionellen Mangels an Protein C auf, für den man eine Leberfunktionsstörung im Rahmen eines Rechtsherzversagens verantwortlich machte [2].

Warfarin

Blutungen sind die häufigste Nebenwirkung. Makulopapulöse Exantheme wurden ebenfalls beschrieben [1]. Selten führt eine oral verabreichte Sättigungsdosis an einer oder mehreren Stellen zu schmerzhaften Erythemen und Ekchymosen, die in der Folge rasch zentrale Blasen bilden und massive kutane und subkutane Nekrosen entwickeln [3−9]. Bei erheblicher Ausdehnung können diese Veränderungen auch zum Tode führen [3]. Die Läsionen treten in der Regel zwischen dem zweiten und vierzehnten Behandlungstag (meist am dritten bis fünften Tag) auf, sind meist symmetrisch über Fettpolstern, d.h. an den Brüsten, am Gesäß, den Oberschenkeln, Waden oder am Bauch lokalisiert. Die Patienten sind meist Frauen; bei Männern können Läsionen am Penis auftreten [5]. Warfarin-Nekrosen wurden mit einer heterozygoten Anlage für einen Mangel an Protein C, einer Vitamin K-abhängigen Serinprotease, in Verbindung gebracht [7–9]. Aktiviertes Protein C ist ein potentes Antikoagulans, das selektiv die Kofaktoren Va und VIIIa inaktiviert und die Gerinnungsaktivität der Thrombozyten durch eine Inaktivierung des Plättchenfaktors Va hemmt. Eine Fortsetzung der Cumarintherapie verschlechtert die Veränderungen nicht, eine Wiederaufnahme der Therapie mit erneuter Aufsättigung kann allerdings zu neuen Läsionen führen [6]. Die Krankheit kann durch Vitamin K_1-Injektionen verhindert werden. Andere Nebenwirkungen wie Urtikaria [10], Dermatitis, gastrointestinale Beschwerden, blaurote Erytheme an abhängigen Körperstellen (das „Purple toe-Syndrome") [11–13], Purpura an den Akren [14] und Alopezie [15] sind selten.

Orale Antikoagulanzien und Chinidin hemmen synergistisch die von Vitamin-K abhängige Gerinnungsfaktorsynthese in der Leber [16]. Der gleichzeitige Einsatz dieser Medikamente kann schwere hypoprothrombinämische Blutungen auslösen. Azapropazon verdrängt Warfarin aus seiner Eiweißbindung und verändert außerdem die Nierenclearance für die R- und S-Isomere des Warfarins. Dies kann zu einer effektiven Warfarinüberdosierung führen [17]. Itraconazol kann die Wirkung von Warfarin potenzieren [18].

1 Kruis-de Vries MH, Stricker BHC, Coenraads PJ, Nater JP. Maculopapular rash due to coumarin derivatives. *Dermatologica* 1989; **178**: 109–11.

2 Teepe RGC, Broekmans AW, Vermeer BJ, *et al.* Recurrent coumarin-induced skin necrosis in a patient with an acquired functional protein C deficiency. *Arch Dermatol* 1986; **122**: 1408–12.

3 Lacy JP, Goodin RR. Warfarin induced necrosis of skin. *Ann Intern Med* 1975; **82**: 381–2.

4 Schleicher SM, Fricker MP. Coumarin necrosis. *Arch Dermatol* 1980; **116**: 444–5.

5 Weinberg AC, Lieskovsky G, McGehee WG, Skinner DG. Warfarin necrosis of the skin and subcutaneous tissue of the male external genitalia. *J Urol* 1983; **130**: 352–4.

6 Slutzki S, Bogokowsky H, Gilboa Y, Halpern Z. Coumadin-induced skin necrosis. *Int J Dermatol* 1984; **23**: 117–19.

7 Kazmier FJ. Thromboembolism, coumarin necrosis, and protein C. *Mayo Clin Proc* 1985; **60**: 673–4.

8 Gladson CL, Groncy P, Griffin JH. Coumarin necrosis, neonatal purpura fulminans, and protein C deficiency. *Arch Dermatol* 1988; **123**: 1701a–1706a.

9 Auletta MJ, Headington JT. Purpura fulminans. A cutaneous manifestation of severe protein C deficiency. *Arch Dermatol* 1988; **124**: 1387–91.

10 Sheps ES, Gifford RW. Urticaria after administration of warfarin sodium. *Am J Cardiol* 1959; **3**: 118–20.

11 Feder W, Auerbach R. 'Purple toes': An uncommon sequela of oral coumarin drug therapy. *Ann Intern Med* 1961; **55**: 911–17.

12 Akle CA, Joiner CL. Purple toe syndrome. *J R Soc Med* 1981; **74**: 219.

13 Lebsack CS, Weibert RT. Purple toes syndrome. *Postgrad Med* 1982; **71**: 81–4.

14 Stone MS, Rosen T. Acral purpura: an unusual sign of coumarin necrosis. *J Am Acad Dermatol* 1986; **14**: 797–802.

15 Umlas J, Harken DE. Warfarin-induced alopecia. *Cutis* 1988; **42**: 63−4.
16 Koch-Weser J. Quinidine-induced hypoprothrombinemic hemorrhage in patients on chronic warfarin therapy. *Ann Intern Med* 1968; **68**: 511−17.
17 Win N, Mitchell DC. Azapropazone and warfarin. *Br Med J* 1991; **302**: 969−70.
18 Yeh J, Soo SC, Summerton C, Richardson C. Potentiation of action of warfarin by itraconazole. *Br Med J* 1990; **301**: 669.

Indandione

Allergische Reaktionen treten bei bis zu 0,3 % der Patienten innerhalb von 3 Monaten nach Therapiebeginn mit Phenindion auf. Scarlatiniforme, ekzematöse, Erythema-exsudativum-multiforme-artige und generalisierte exfoliative Exantheme werden beobachtet [1,2]. Alopezie und Stomatitis können das Exanthem begleiten. Bräunlichgelbe oder orange Verfärbungen an den Handflächen oder Fingern entstehen bei Kontakt mit alkalischen Seifen nach Anfassen der Tabletten [3]. Hautnekrosen kommen unter Therapie mit Indandionen selten vor.

1 Hollman A, Wong HO. Phenindione sensitivity. *Br Med J* 1964; **ii**: 730−2.
2 Copeman PWM. Phenindione toxicity. *Br Med J* 1965; **ii**: 305.
3 Silverton NH. Skin pigmentation by phenindione. *Br Med J* 1966; **i**: 675.

11.2 Heparin als parenterales Antikoagulans

Die häufigsten Nebenwirkungen sind Blutungen [1,2]. Zu den häufigeren Nebenwirkungen gehören eine Osteoporose und ein temporäres Telogenef-

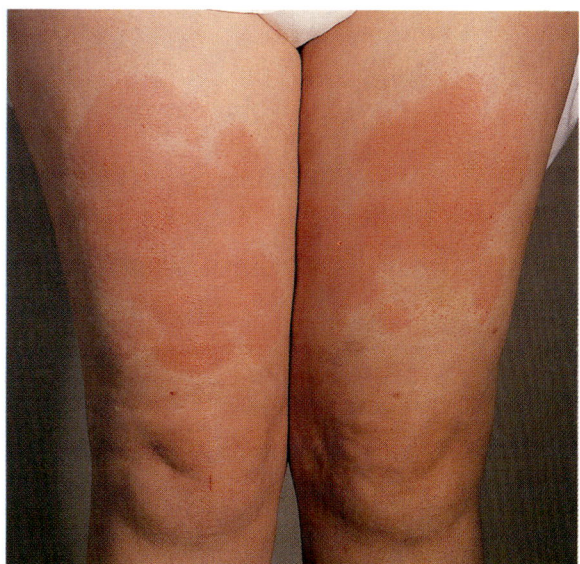

Abb. 11.1. Erythematöse, infiltrierte Plaques bei Heparinallergie.

fluvium 6 bis 16 Wochen nach der Behandlung. Ein Hypoaldosteronismus kann auftreten. Allergische Reaktionen einschließlich Urtikaria und anaphylaktischem Schock sind gut dokumentiert, aber sehr selten [3]. Vasospastische Reaktionen mit Schmerzen, Zyanose und starkem Jucken oder Brennen an den Fußsohlen wurden beschrieben.

Erythematöse infiltrierte Plaques, die sich 3 bis 21 Tage nach dem Beginn einer Heparintherapie entwickeln [4–9], können sowohl klinisch (Abb. 11.1) als auch histologisch (Abb. 11.2) einer Kontaktdermatitis täuschend ähnlich sehen, die Epikutantests können positiv ausfallen [7,8]. Ein subkutaner Provokationstest kann von diagnostischer Bedeutung sein. Niedermolekulare Heparinanaloga können bei manchen Patienten mit dieser Reaktion erfolgreich als Ersatzpräparate verwendet werden [4], werden allerdings nicht immer vertragen [6]. Verschiedene niedermolekulare Heparinanaloga sollten durch subkutane Provokationstests auf ihre Verträglichkeit geprüft werden, bevor die Heparintherapie fortgesetzt wird. Chlorocresol kann für manche, auch anaphylaktoide Nebenwirkungen, die auf Heparin zurück-

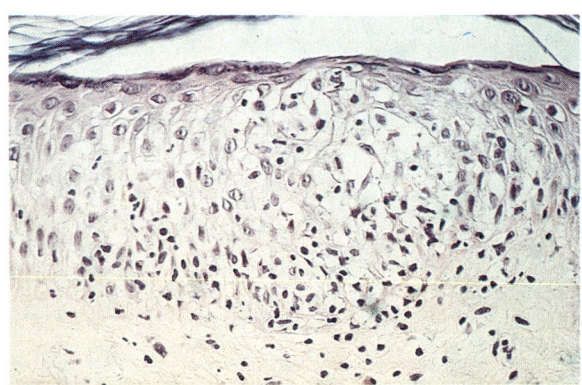

Abb. 11.2. Die Histologie dieser Heparinallergie zeigt ekzematöse Veränderungen mit epidermaler Spongiose und Lymphozyten-Exozytose.

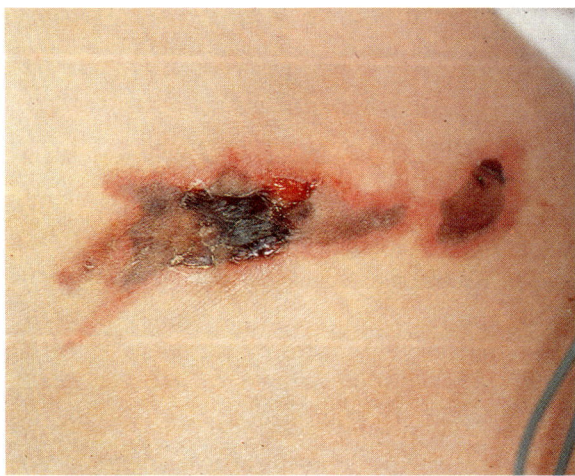

Abb. 11.3. Heparin-Nekrose.

geführt werden, verantwortlich sein [6,9]. Selten können Hautnekrosen 6 bis 8 Tage nach dem Ansetzen einer subkutanen Heparingabe an den Injektionsstellen und ab und zu auch an distal gelegenen Stellen auftreten (Abb. 11.3) [10–16]. Diabetische Frauen unter hochdosierter antibiotischer Therapie sind für diese Komplikation prädisponiert. Klinisch gleichen die Heparin-Nekrosen den Cumarin-Nekrosen [16]; sie können auch bei der Verwendung niedermolekularer Heparine auftreten [14]. Die Entwicklung sklerodermieartiger Symptome wurde beschrieben [13].

Heparin kann eine allergische Thrombozytopenie auslösen [17–21]. Diese Thrombozytopenie ist meist asymptomatisch, kann aber bei etwa 0,4 % der Patienten von arteriellen oder venösen Thrombosen begleitet sein [18]. Thromboembolien verlaufen gelegentlich tödlich [19]. Die Thrombozytopenie tritt in der Regel 3 bis 15 Tage nach Therapiebeginn, bei bereits früher exponierten Patienten aber auch innerhalb von Stunden auf. Man glaubt, daß sie durch einen IgG-Heparin-Immunkomplex ausgelöst wird, an dessen Entstehung sowohl der Fab- als auch der Fc-Teil des IgG-Moleküls beteiligt sind [18].

Heparininduzierte Anti-Endothelzell-Antikörper, die heparinartige Glykane an der Zelloberfläche von Thrombozyten und Endothelzellen erkennen, können zur Thrombozytenaggregation und zur Expression des Gewebsprokoagulantfaktors an den Endothelzellen und in der Folge zu Thrombozytopenien und Thrombosen führen [21]. Eine Thrombozytopenie kann sowohl unter Gabe von nicht fraktioniertem als auch von niedermolekularem Heparin vorkommen [20]. Das Heparinoid Org 10172, das eine minimale Kreuzreaktivität mit Heparin besitzt, wurde bei Patienten mit heparininduzierter Thrombozytopenie erfolgreich eingesetzt [22].

1 Tuneu A, Moreno A, de Moragas JM. Cutaneous reactions secondary to heparin injections. *J Am Acad Dermatol* 1985; **12**: 1072–7.

2 Hirsh J. Heparin. *N Engl J Med* 1991; **324**: 1565–74.

3 Curry N, Bandana EJ, Pirofsky B. Heparin sensitivity: report of a case. *Arch Intern Med* 1973; **132**: 744–5.

4 Zimmermann R, Harenberg J, Weber E, *et al.* Behandlung bei heparininduzierter kutaner Reaktion mit einem niedermolekularen Heparin-Analog. *Dtsch Med Wochenschr* 1984; **109**: 1326–8.

5 Ulrick PJ, Manoharan A. Heparin-induced skin reaction. *Med J Aust* 1987; **140**: 287–9.

6 Klein GF, Kofler H, Wol H, Fritsch PO. Eczema-like, erythematous, infiltrated plaques: A common side effect of subcutaneous heparin therapy. *J Am Acad Dermatol* 1989; **21**: 703–7.

7 Guillet G, Delaire P, Plantin P, Guillet MH. Eczema as a complication of heparin therapy. *J Am Acad Dermatol* 1989; **21**: 1130.

8 Bircher AJ, Flückiger R, Buchner SA. Eczematous infiltrated plaques to subcutaneous heparin: a type IV allergic reaction. *Br J Dermatol* 1990; **123**: 507–14.

9 Ainley EJ, Mackie IG, MacArthur D. Adverse reaction to chlorocresol-preserved heparin. *Lancet* 1977; **i**: 705.

10 Shelley WB, Säyen JJ. Heparin necrosis: an anticoagulant-induced cutaneous infarct. *J Am Acad Dermatol* 1982; **7**: 674–7.

11 Levine LE, Bernstein JE, Soltani K, *et al.* Heparin-induced skin necrosis unrelated to injection sites; a sign of potentially lethal complications. *Arch Dermatol* 1983; **119**: 400−3.

12 Mathieu A, Avril MF, Schlumberger M, *et al.* Un cas de nécrose cutanée induite par l'héparine. *Ann Dermatol Vénéréol (Paris)* 1984; **111**: 733−4.

13 Barthelemy H, Hermier C, Perrot H. Nécrose cutanée avec évolution scléridermiforme après l'injection souscutanée d'heparinate de calcium. *Ann Dermatol Vénéréol (Paris)* 1985; **112**: 245−7.

14 Cordoliani F, Saiag P, Guillaume J-C, *et al.* Nécrose cutanés étendues induites par la fraxiparine. *Ann Dermatol Vénéréol (Paris)* 1987; **114**: 1366−8.

15 Rongioletti F, Pisani S, Ciaccio M, Rebora A. Skin necrosis due to intravenous heparin. *Dermatologica* 1989; **178**: 47−50.

16 Gold JA, Watters AK, O'Brien E. Coumadin versus heparin necrosis. *J Am Acad Dermatol* 1987; **16**: 148−50.

17 Cines DB, Kaywin P, Mahin Bina AT, *et al.* Heparin-associated thrombocytopenia. *N Engl J Med* 1980; **303**: 788−95.

18 Warkentin TE, Kelton JG. Heparin-induced thrombocytopenia. *Annu Rev Med* 1989; **40**: 31−44.

19 Jaffray B, Welch GH, Cooke TG. Fatal venous thrombosis after heparin therapy. *Lancet* 1991; **337**: 561.

20 Eichinger S, Kyrle PA, Brenner B, *et al.* Thrombocytopenia associated with low-molecular-weight heparin. *Lancet* 1991; **337**: 1425−6.

21 Cine DB, Tomaski A, Tannenbaum S. Immune endothelial cell injury in heparin-associated thrombocytopenia. *N Engl J Med* 1987; **316**: 581−9.

22 Chong BJ, Ismail F, Cade J, *et al.* Heparin-induced thrombocytopenia: studies with a new low molecular weight heparinoid, Org 10172. *Blood* 1989; **73**: 1592−6.

11.3 Protamin als Heparinantagonist

Dieses niedermolekulare Protein, das man aus dem Sperma und/oder den Hoden des Lachses gewinnt, wird zur Neutralisation der Heparinantikoagulation nach herzchirurgischen Eingriffen verwendet. Idiosynkratische Reaktionen oder solche, die mit der Bildung von Anaphylatoxinen durch Aktivierung der Komplementkaskade in Verbindung stehen, wurden beobachtet [1]. Eine IgE-vermittelte Anaphylaxie kann bei Diabetikern auftreten, die mit Protamin enthaltendem Insulin behandelt werden [2].

1 Sussman GL, Dolovich J. Prevention of anaphylaxis. *Semin Dermatol* 1989; **8**: 158−65.

2 Sarche MB, Paolillo M, Chacon RS, *et al.* Protamine as a cause of generalized allergic reactions to NPH insulin. *Lancet* 1982; **i**: 1243.

11.4 Fibrinolytika

Blutungen sind die häufigste Nebenwirkung beim Einsatz der Thrombolysine [1].

Alteplase (Gewebsplasminogenaktivator)

Eine schmerzhafte Purpura, die innerhalb von Stunden nach Gabe des Medikaments auftritt, wurde beschrieben [2].

Anistreplase

Anistreplase (ein Plasminogen-Streptokinase-4-Amidinophenyl(p-anisat)-hydrochlorid-Komplex), das beim akuten Myokardinfarkt zur Fibrinolyse verwendet wird, wurde mit einer leukozytoklastischen Vaskulitis in Verbindung gebracht [3].

Streptokinase

Allergische Reaktionen wurden von bis zu 6 % der Patienten berichtet. Sie reichten von leichten Exanthemen bis hin zur Anaphylaxie [4–6]. Streptokinase wurde auch mit einer allergischen Vaskulitis [7,8], Serumkrankheit mit leukozytoklastischer Vaskulitis [9,10] und einer lymphozytären Angiitis [11] in Verbindung gebracht.

1 Chesebro JH, Knatterud G, Roberts R, et al. Thrombolysis in myocardial infarction (TIMI) trial, phase I: a comparison between intravenous tissue plasminogen activator and intravenous streptokinase. *Circulation* 1987; **76**: 142−54.

2 DeTrana C, Hurwitz RM. Painful purpura: an adverse effect to a thrombolysin. *Arch Dermatol* 1990; **126**: 690−1.

3 Burrows N, Russell Jones R. Rash after treatment with anistreplase. *Br Heart J* 1990; **64**: 289−90.

4 Sharma GVRK, Sella G, Parisi AF, et al. Thrombolytic therapy. *N Engl J Med* 1982; **306**: 1268−76.

5 Dykewicz MS, McGratt KG, Davison R, et al. Identification of patients at risk for anaphylaxis due to streptokinase. *Arch Intern Med* 1986; **146**: 305−7.

6 ISIS-2 (Second International Study of Infarct Survival). Collaborative Group. Randomized trial of intravenous streptokinase, oral aspirin, both, or neither among 17187 cases of suspected acute myocardial infarction: ISIS-2. *Lancet* 1988; **ii**: 349−60.

7 Ong ACM, Handler CE, Walker JM. Hypersensitivity vasculitis complicating intravenous streptokinase therapy in acute myocardial infarction. *Int J Cardiol* 1988; **21**: 71−3.

8 Thompson RF, Stratton MA, Heffron WA. Hypersensitivity vasculitis associated with streptokinase. *Clin Pharmacol* 1985; **4**: 383−8.

9 Patel A, Prussick R, Buchanan WW, Sauder DN. Serum sickness-like illness and leukocytoclastic vasculitis after intravenous streptokinase. *J Am Acad Dermatol* 1991; **24**: 652−3.

10 Totto WG, Romano T, Benian GM, et al. Serum sickness following streptokinase therapy. *Am J Rheum* 1982; **138**: 143−4.

11 Sorber WA, Herbst V. Lymphocytic angiitis following streptokinase therapy. *Cutis* 1988; **42**: 57−8.

11.5 Thrombozytenaggregationshemmer

Ticlopidin

Dieser Thrombozytenaggregationshemmer, dessen Gabe bei Koronararterien-Erkrankungen, zerebrovaskulären Erkrankungen, peripheren Gefäßerkrankungen und diabetischer Retinopathie indiziert ist, ist ein Thienopyridin-Derivat [1,2]. Unter Therapie mit Ticlopidin wurden gastrointestinale Symptome, Thrombozytopenien mit leichten Blutungen und Hämatombildung, Neutropenien, Exantheme bei 10 bis 15 % der Patienten und Leberfunktionsstörungen bei 4 % der Fälle beschrieben. Eine thrombotische thrombozytopenische Purpura wurde ebenfalls dokumentiert [3].

1 McTavish D, Faulds D, Goa KL. Ticlopidine. An updated review of its pharmacology and therapeutic use in platelet-dependent disorders. *Drugs* 1990; **40**: 238−59.

2 Editorial. Ticlopidine. *Lancet* 1991; **337**: 459−60.

3 Page Y, Tardy B, Zeni F, *et al*. Thrombotic thrombocytopenic purpura related to ticlopidine. *Lancet* 1991; **337**: 774−6.

12. Vitamine

12.1 Vitamin A

Ein generalisiertes Abschuppen kann eine späte Manifestation einer akuten Intoxikation sein [1]. Chronische Intoxikationen verursachen folgende Hautprobleme: Juckreiz, Erytheme, Hyperkeratosen, Trockenheit von Mund, Nase und Augen, Epistaxis, Ausbildung von Fissuren, Trockenheit und Schuppung der Lippen, Abschuppen an Handflächen und Fußsohlen sowie Alopezie. Eine gelborange Hautverfärbung, Photosensibilität und Nagelveränderungen wurden ebenfalls beobachtet [2–5]. Es kann zu Kopfschmerzen, einem Pseudotumor cerebri, Anämie, Hepatomegalie, „Knochenschmerzen", kortikalen Hyperostosen und periostalen Reaktionen der Röhrenknochen [6] und, seltener, zum vorzeitigen Epiphysenschluss und zu Veränderungen in der Kontur der langen Knochen [7] kommen.

1 Nater P, Doeglas HMG. Halibut liver poisoning in 11 fishermen. *Acta Derm Venereol (Stockh)* 1970; **50**: 109−13.
2 Oliver TK. Chronic vitamin A intoxication. Report of a case in an older child and a review of the literature. *Am J Dis Child* 1959; **95**: 57−67.
3 Muenter MD, Perry HO, Ludwig J. Chronic vitamin A intoxication in adults. Hepatic, neurologic and dermatologic complications. *Am J Med* 1971; **50**: 129−36.
4 Teo ST, Newth J, Pascoe BJ. Chronic vitamin A intoxication. *Med J Aust* 1973; **2**: 324−6.
5 Bobb R, Kieraldo JH. Cirrhosis due to hypervitaminosis A. *West J Med* 1978; **128**: 244−6.
6 Frame B, Jackson CE, Reynolds WA, Umphrey JE. Hypercalcemia and skeletal effects in chronic hypervitaminosis A. *Ann Intern Med* 1974; **80**: 44−8.
7 Ruby LK, Mital MA. Skeletal deformities following chronic hypervitaminosis A. *J Bone Joint Surg* 1974; **56**: 1283−7.

12.2 Retinoide

Die kutanen und systemischen Nebenwirkungen dieser synthetischen, mit Vitamin A verwandten Verbindungen gleichen denen bei einer Vitamin-A-Überdosierung und wurden ausführlich beschrieben [1–7].

1 Orfanos CE, Braun-Falco O, Farber EM, *et al.* (eds) *Retinoids. Advances in Basic Research and Therapy.* Springer-Verlag, Berlin, 1981.
2 Foged E, Jacobsen F. Side-effects due to Ro 10-3959 (Tigason). *Dermatologica* 1982; **164**: 395–403.
3 Windhorst DB, Nigra T. General clinical toxicology of oral retinoids. *J Am Acad Dermatol* 1982; **4**: 675–82.
4 Cunliffe WJ, Miller AJ, (eds) *Retinoid Therapy. A Review of Clinical and Laboratory Research.* MTP Press Ltd, Lancaster, 1984.
5 Saurat JH, (ed) *Retinoids: New Trends in Research and Therapy.* Karger, Basel, 1985.
6 Yob EH, Pochi PE. Side effects and long-term toxicity of synthetic retinoids. *Arch Dermatol* 1987; **123**: 1375–8.
7 Bigby M, Stern RS. Adverse reactions to isotretinoin. A report from the Adverse Drug Reaction Reporting System. *J Am Acad Dermatol* 1988; **18**: 543–52.

Acitretin

Die Nebenwirkungen dieses Hauptmetaboliten des Etretinats gleichen denen der ursprünglichen Verbindung [1–5] und umfassen Cheilitis, Konjunktivitis, Abschuppen an Handflächen und Fußsohlen, Xerose der Haut, Myalgien und Alopezie; eine Erhöhung von Serumtriglyzeriden, Cholesterol und Lebertransaminasenspiegeln wird beobachtet. Eine Alopezie tritt besonders häufig auf [4] und das Abschuppen der Handflächen und Fußsohlen scheint ausgeprägter als unter Etretinat zu sein [5]. Im Plasma wurden nach einer Umstellung der Therapie auf Acitretin persistierende Etretinatspiegel festgestellt [6].

1 Geiger J-M, Czarnetzki BM. Acitretin (Ro 10-1670, Etretin): overall evaluation of clinical studies. *Dermatologica* 1988; **176**: 182–90.
2 Gupta AK, Goldfarb MT, Ellis CN, Voorhees JJ. Side-effect profile of acitretin therapy in psoriasis. *J Am Acad Dermatol* 1989; **21**: 1088–93.
3 Ruzicka T, Sommerburg C, Braun-Falco O, *et al.* Efficiency of acitretin in combination with UV-B in the treatment of severe psoriasis. *Arch Dermatol* 1990; **126**: 482–6.
4 Murray HE, Anhalt AW, Lessard R, *et al.* A 12-month treatment of severe psoriasis with acitretin: Results of a Canadian open multicenter study. *J Am Acad Dermatol* 1991; **24**: 598–602.
5 Blanchet-Bardon C, Nazzaro V, Rognin C, *et al.* Acitretin in the treatment of severe disorders of keratinization. Results of an open study. *J Am Acad Dermatol* 1991; **24**: 982–6.
6 Lambert WE, De Leenheer AP, De Bersaques JP, Kint A. Persistent etretinate levels in plasma after changing the therapy to acitretin. *Arch Dermatol Res* 1990; **282**: 343–4.

Etretinat

Dermatologische Komplikationen

Die Nebenwirkungen sind dosisabhängig und gleichen denen unter Isotretinoinbehandlung [1–3]. Bei Dosen über 0,5 mg/kg Körpergewicht tritt fast

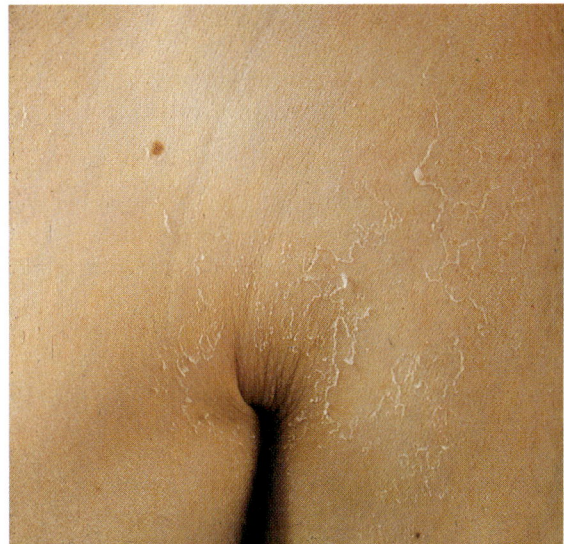

Abb. 12.1. Feine Schuppung bei einem mit Etretinat behandelten Patienten (mit freundlicher Genehmigung von Prof. H. Hönigsmann, Wien).

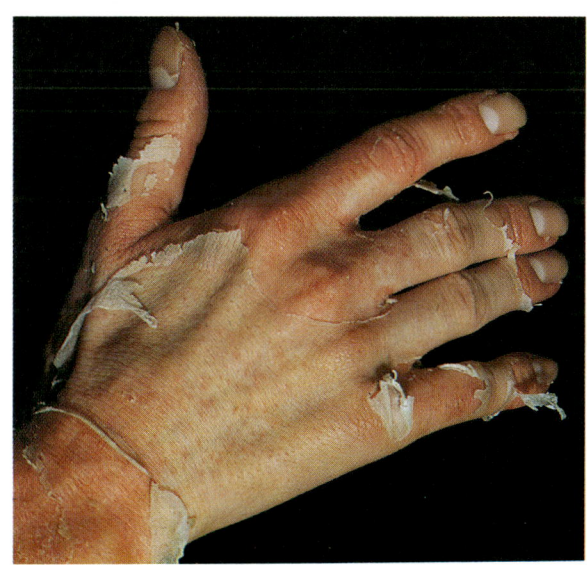

Abb. 12.2. Großflächige Abschuppung nach Therapie mit Etretinat.

immer eine Cheilitis mit Trockenheit, Schuppung und Ausbildung von Fissuren an den Lippen auf. Weiterhin können Juckreiz, Trockenheit der Mund- und Nasenschleimhaut, Epistaxis, Meatitis, Schuppung (Abb. 12.1) im Gesicht, an Händen (Abb. 12.2) und Füßen sowie eine verminderte Toleranz gegen Sonnenlicht [4] und Therapeutika wie Teer oder Dithranol beobachtet werden. Eine Pseudoporphyrie wurde bei einem Nierentransplantatempfänger beschrieben, der zur Prophylaxe von Epitheliomen der Haut mit Etretinat behandelt worden war [5]. Eine „Retinoid-Dermatitis", die einem asteatotischen Ekzem gleicht, kann sich bei bis zu 50 % der Patienten entwickeln [6]. Über eine verstärkte Klebrigkeit der Handflächen und Fußsohlen, wahrscheinlich aufgrund erhöhter Mengen von karzinoembryogenem Antigen und anderen Glykoproteinen im Schweiß [7], wurde berichtet. Das Auftreten von Schleimhauterosionen, Konjunktivitis, Paronychie, Alopezie [8] und Kräuseln oder Verfilzen der Haare ist gut dokumentiert. Intertriginöse Erosionen wurden ebenfalls beschrieben [9]. Selten entwickeln sich auch Ödeme [10], eine überschießende Granulation [11] und multiple pyogene Granulome [12]. Eine Erythrodermie wurde beschrieben [13].

Eine Langzeittherapie kann zur erhöhten Verletzlichkeit der Haut [14,15] führen. Bei einem Patienten wurde das Auftreten von Blasen, Erosionen und Narben beobachtet [16]. Ein Weichwerden der Nägel [17] sowie eine chronische Paronychie, Onycholyse, Onychomadese, Abstoßen von Nägeln, Onychoschisis und Brüchigkeit der Nägel können vorkommen [18,19]. Nach der Behandlung disseminierter oberflächlicher aktinischer Porokeratosen können im Bereich etretinatresistenter Regionen im Ring der kornoiden Lamelle parakeratotische fingerförmige Keratosen entstehen [20]. In einer Fallbeschreibung wird von der Generalisation einer palmoplantaren Pustulose nach Beendigung der Etretinattherapie berichtet [21].

1 Foged E, Jacobsen F. Side-effects due to Ro 10-3959 (Tigason). *Dermatologica* 1982; **164**: 395−403.

2 Ellis CN, Voorhees JJ. Etretinate therapy. *J Am Acad Dermatol* 1987; **16**: 267−91.

3 Halioua B, Saurat J-H. Risk:benefit ratio in the treatment of psoriasis with systemic retinoids. *Br J Dermatol* 1990; **122** (Suppl 36): 135−50.

4 Collins MRL, James WD, Rodman OG. Etretinate photosensitivity. *J Am Acad Dermatol* 1986; **14**: 274.

5 McDonagh AJG, Harrington CI. Pseudoporphyria complicating etretinate therapy. *Clin Exp Dermatol* 1989; **14**: 437−8.

6 Taieb A, Maleville J. Retinoid dermatitis mimicking 'eczéma craquelé'. *Acta Derm Venereol (Stockh)* 1985; **65**: 570.

7 Penneys NS, Hernandez D. A sticky problem with etretinate. *N Engl J Med* 1991; **325**: 521.

8 Berth-Jones J, Shuttleworth D, Hutchinson PE. A study of etretinate alopecia. *Br J Dermatol* 1990; **122**: 751−5.

9 Shelley ED, Shelley WB. Inframammary, intertriginous, and decubital erosion due to etretinate. *Cutis* 1991; **47**: 111−13.

10 Allan S, Christmas T. Severe edema associated with etretinate. *J Am Acad Dermatol* 1988; **19**: 140.

11 Hodak E, David M, Feuerman EJ. Excess granulation tissue during etretinate therapy. *J Am Acad Dermatol* 1984; **11**: 1166−7.

12 Williamson DM, Creenwood R. Multiple pyogenic granulomata occurring during etretinate therapy. *Br J Dermatol* 1983; **109**: 615−17.

13 Levin J, Almeyda J. Erythroderma due to etretinate. *Br J Dermatol* 1985; **112**: 373.

14 Williams ML, Elias PM. Nature of skin fragility in patients receiving retinoids for systemic effect. *Arch Dermatol* 1981; **117**: 611−19.

15 Neild VS, Moss RF, Marsden RA, *et al.* Retinoid-induced skin fragility in a patient with hepatic disease. *Clin Exp Dermatol* 1985; **10**: 459−65.

16 Ramsay B, Bloxham C, Eldred A, *et al*. Blistering, erosions and scarring in a patient on etretinate. *Br J Dermatol* 1989; **121**: 397−400.

17 Lindskov R. Soft nails after treatment with aromatic retinoids. *Arch Dermatol* 1982; **118**: 535−6.

18 Baran R. Action thérapeutique et complications du rétinoïde aromatique sur l'appareil unguéal. *Ann Dermatol Vénéréol* (*Paris*) 1982; **109**: 367−71.

19 Baran R. Etretinate and the nails (study of 130 cases): possible mechanisms of some side-effects. *Clin Exp Dermatol* 1986; **11**: 148−52.

20 Carmichael AJ, Tan CY. Digitate keratoses − a complication of etretinate used in the treatment of disseminated superficial actinic porokeratosis. *Clin Exp Dermatol* 1990; **15**: 370−1.

21 Miyagawa S, Muramatsu T, Shirai T. Generalization of palmoplantar pustulosis after withdrawal of etretinate. *J Am Acad Dermatol* 1991; **24**: 305−6.

Systemische Nebenwirkungen

Ein komplikationsloser intrakranieller Hochdruck wurde unter Etretinat-behandlung beobachtet [1]. Geringe Veränderungen der Leberfunktions-parameter sind nicht ungewöhnlich und nicht immer reversibel [2,3]. Bei einem Patienten mit einer ichthyosiformen Erythrodermie entwickelte sich eine tödliche Lebernekrose [4], aber andere Faktoren könnten hierbei ebenfalls relevant gewesen sein. Mehrere Studien, in denen auch Leberbiop-sien durchgeführt wurden, zeigten eine gute Verträglichkeit von Etretinat ohne signifikante hepatotoxische Nebenwirkungen [5−7]. In einer dieser Untersuchungsreihen wurden die Patienten über drei Jahre kontrolliert [7]. Etretinat kann wie Isotretinoin einen Anstieg der Triglyzeride und des Cholesterols verursachen [8−11], allerdings in geringerem Maße [10]. Es gab isolierte Fallberichte über möglicherweise mit Etretinat in Zusammenhang stehende Thrombozytopenien [12]. Eine Toxizität für die Netzhaut wurde diskutiert [13], in einer neueren Untersuchung aber nicht bestätigt [14]. Gelegentlich wurden erektile Dysfunktionen dokumentiert [15].

Skelettanomalien wie Periostverdickungen, vertebrale Hyperostosen, Band-scheibendegeneration, Osteoporosen und Verkalkungen des spinalen Bandapparates treten bei einer beträchtlichen Zahl von Erwachsenen auf, die eine Langzeittherapie wegen Verhornungsstörungen erhalten; die Veränderungen sind aber nur leicht ausgeprägt [16,17]. Bei Kindern kann man radiologische Hinweise auf eine Verdünnung der langen Röhrenkno-chen sehen [18] und es wurde über einen verfrühten Epiphysenschluß nach Etretinattherapie berichtet [19].

1 Viraben R, Mathieu C. Benign intracranial hypertension during etretinate therapy for mycosis fungoides. *J Am Acad Dermatol* 1985; **13**: 515−17.

2 Schmidt H, Foged E. Some hepatotoxic side effects observed in patients treated with aromatic retinoid (Ro 10-9359). In Orfanos CE, Braun-Falco O, Farber EM, *et al*. (eds) *Retinoids. Advances in Basic Research and Therapy*. Springer-Verlag, Berlin, 1981, pp 359−62.

3 Van Voorst Vader P, Houthoff H, Eggink H, Gips C. Etretinate (Tigason) hepatitis in two patients. *Dermatologica* 1984; **168**: 41−6.

4 Thune P, Mørk NJ. A case of centrolobular necrosis of the liver due to aromatic retinoid − Tigason (Ro-10-9359). *Dermatologica* 1980; **160**: 405−8.

5 Foged E, Bjerring P, Kragballe K, *et al.* Histologic changes in the liver during etretinate treatment. *J Am Acad Dermatol* 1984; **11**: 580−3.

6 Zachariae H, Foged E, Bjerring P, *et al.* Liver biopsy during etretinate (Tigason®) treatment. In Saurat JH (ed.) *Retinoids: New Trends in Research and Therapy.* Karger, Basel, 1985, pp 494−7.

7 Roenigk HH Jr. Retinoids: effect on the liver. In Saurat JH (ed.) *Retinoids: New Trends in Research and Therapy.* Karger, Basel, 1985, pp 476−88.

8 Ellis CN, Swanson NA, Grekin RC, *et al.* Etretinate therapy causes increases in lipid levels in patients with psoriasis. *Arch Dermatol* 1982; **118**: 559−62.

9 Michaëlsson G, Bergquist A, Vahlquist A, Vessby B. The influence of Tigason (R 10-9359) on the serum lipoproteins in man. *Br J Dermatol* 1981; **105**: 201−5.

10 Vahlquist C, Michaëlsson G, Vahlquist A, Vessby B. A sequential comparison of etretinate (Tigason) and isotretinoin (Roaccutane) with special regard to their effects on serum lipoproteins. *Br J Dermatol* 1985; **112**: 69−76.

11 Marsden J. Hyperlipidaemia due to isotretinoin and etretinate: possible mechanisms and consequences. *Br J Dermatol* 1986; **114**: 401−7.

12 Naldi L, Rozzoni M, Finazzi G, *et al.* Etretinate therapy and thrombocytopenia. *Br J Dermatol* 1991; **124**: 395.

13 Weber U, Melink B, Goerz G, Michaelis L. Abnormal retinal function associated with long-term etretinate? *Lancet* 1988; **i**: 235−6.

14 Pitts JF, MacKie RM, Dutton GN, *et al.* Etretinate and visual function: a 1-year follow-up study. *Br J Dermatol* 1991; **125**: 53−5.

15 Reynolds OD. Erectile dysfunction in etretinate treatment. *Arch Dermatol* 1991; **127**: 425−6.

16 DiGiovanna JJ, Gerber LH, Helfgott RK, *et al.* Extraspinal tendon and ligament calcification associated with long-term therapy with etretinate. *N Engl J Med* 1986; **315**: 1177−82.

17 Halkier-Sørensen L, Andresen J. A retrospective study of bone changes in adults treated with etretinate. *J Am Acad Dermatol* 1989; **20**: 83−7.

18 Halkier-Sørensen L, Laurberg G, Andresen J. Bone changes in children on long-term treatment and etretinate. *J Am Acad Dermatol* 1987; **16**: 999−1006.

19 Prendiville J, Bingham EA, Burrows D. Premature epiphyseal closure − a complication of etretinate therapy in children. *J Am Acad Dermatol* 1986; **15**: 1259−62.

Teratogenität

Etretinat ist wie Isotretinoin ausgesprochen teratogen und dies besonders bei beleibten Patientinnen, da das einmal abgelagerte Etretinat aus den Fettreserven des Körpers nur sehr langsam ausgeschieden wird [1]. Man fand bei manchen Patienten bis zu zwei Jahre nach Absetzen der Therapie meßbare Serumspiegel. Es wird daher empfohlen, Patientinnen im gebärfähigen Alter nicht nur während der Therapie, sondern auch für mindestens zwei Jahre danach empfängnisverhütende Maßnahmen anzuraten. Wenn nach Ablauf dieser Zeitspanne eine Schwangerschaft gewünscht wird, sollte eine Schätzung der Mengen der zirkulierenden Retinoidmetaboliten durchgeführt werden.

1 DiGiovanna JJ, Zech LA, Ruddel ME, *et al.* Etretinate: persistent serum levels after long-term therapy. *Arch Dermatol* 1989; **125**: 246−51.

Isotretinoin (13-*cis*-Retinoesäure)

Dermatologische Komplikationen [1,2]

Bei bis zu 80 % der Patienten mit zystischer Akne können Erytheme und Schuppung im Gesicht (Abb. 12.3), eine generalisierte Xerose, Hautverletzlichkeit, Juckreiz, Epistaxis, trockene Nase und trockener Mund auftreten. Eine dosisabhängige Cheilitis (Abb. 12.4) tritt bei 90 %, eine Konjunktivitis bei 40 % der Patienten auf. Die Akne kann, besonders in den frühen Stadien der Therapie, vorübergehend exazerbieren. Überschießende Granulationsbildungen oder Granuloma-pyogenicum-ähnliche Läsionen wurden häufig an den Stellen abheilender Akneläsionen (Abb. 12.5) beobachtet [3–7]. Teils erythematöse Exantheme und eine Verdünnung der Haare (in seltenen Fällen persistierend) treten bei unter 10 % der Patienten auf. Sowohl Isotretinoin als auch Etretinat können ein Kräuseln oder Verfilzen der Haare verursachen [8]. Folgende Nebenwirkungen treten bei etwa 5 % der Patienten auf: Schuppung an Handflächen und Fußsohlen, Hautinfektionen und möglicherweise eine erhöhte Sonnenbrandneigung. In einer

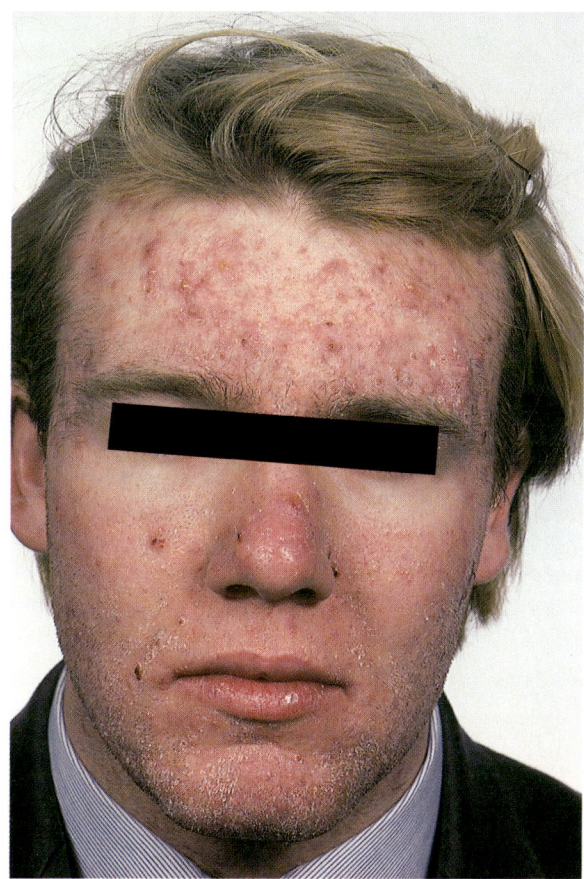

Abb. 12.3. Erythem und Schuppung im Gesicht eines mit Isotretinoin behandelten Aknepatienten.

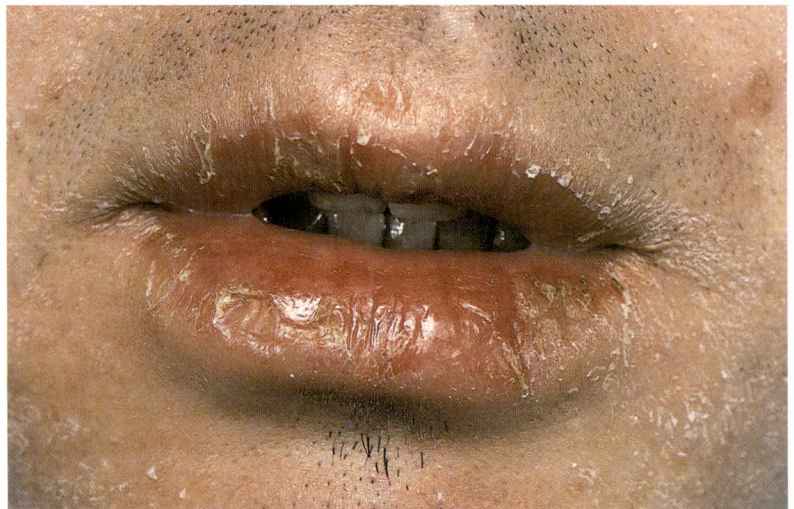

Abb. 12.4. Cheilitis als Folge einer Isotretinoin-Behandlung.

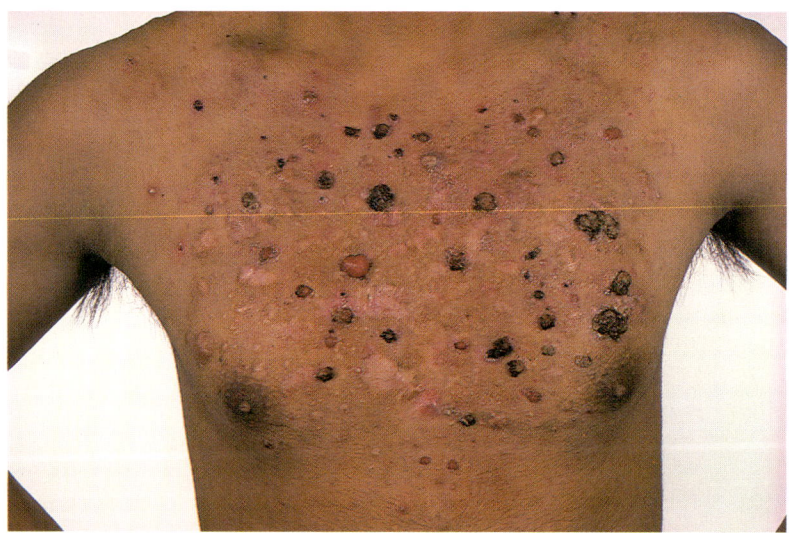

Abb. 12.5. Multiple Granuloma-pyogenicum-artige Läsionen bei einem mit Isotretinoin behandelten Aknepatienten.

Untersuchung bestätigten Lichttests bei einigen Patienten eine Lichtempfindlichkeit [9], in einer anderen Studie gelang dies nicht [10]. Eine durch Licht verstärkte allergische Reaktion wurde bei einem Patienten, der einen positiven Epikutantest mit Isotretinoin hatte, beschrieben [11].

1 Yob EH, Pochi PE. Side effects and long-term toxicity of synthetic retinoids. *Arch Dermatol* 1987; **123**: 1375−8.

2 Bigby M, Stern RS. Adverse reactions to isotretinoin. A report from the Adverse Drug Reaction Reporting System. *J Am Acad Dermatol* 1988; **18**: 543−52.

3 Campbell JP, Grekin RC, Ellis CN, et al. Retinoid therapy is associated with excess granulation tissue responses. *J Am Acad Dermatol* 1983; **9**: 708−13.

4 Exner JH, Dahod S, Pochi PE. Pyogenic granuloma-like acne lesions during isotretinoin therapy. *Arch Dermatol* 1983; **119**: 808−11.

5 Valentic JP, Barr RJ, Weinstein GD. Inflammatory neovascular nodules associated with oral isotretinoin treatment of severe acne. *Arch Dermatol* 1983; **119**: 871−2.

6 Stary A. Acne conglobata: Ungewöhnlicher Verlauf unter 13-cis-Retinsäuretherapie. *Hautarzt* 1986; **37**: 28−30.

7 Blanc D, Zultak M, Wendling P, Lonchampt F. Eruptive pyogenic granulomas and acne fulminans in two siblings treated with isotretinoin. A possible common pathogenesis. *Dermatologica* 1988; **177**: 16−18.

8 Bunker CB, Maurice PDL, Dowd PM. Isotretinoin and curly hair. *Clin Exp Dermatol* 1990; **15**: 143−5.

9 Ferguson J, Johnson BE. Photosensitivity due to retinoids: clinical and laboratory studies. *Br J Dermatol* 1986; **115**: 275−83.

10 Wong RC, Gilber M, Woo TY, et al. Photosensitivity and isotretinoin therapy. *J Am Acad Dermatol* 1986; **15**: 1095−6.

11 Auffret N, Bruley C, Brunetiere RA, et al. Photoaggravated allergic reaction to isotretinoin. *J Am Acad Dermatol* 1990; **23**: 321−2.

Systemische Nebenwirkungen

Unter Behandlung mit Isotretinoin sind Kopfschmerzen nicht ungewöhnlich und Appetitlosigkeit, Übelkeit und Erbrechen treten wie auch Lethargie und Abgeschlagenheit bedeutend häufiger auf als unter Etretinatbehandlung [1]. Unter einer Isotretinointherapie wurde ein „benigner" intrakranieller Hochdruck beobachtet [2]; von einigen der Patienten wurden gleichzeitig Tetrazykline eingenommen, so daß die Kombination dieser Medikamente vermieden werden sollte. Verschiedene andere Reaktionen des zentralen Nervensystems wurden berichtet, stehen möglicherweise aber nicht in Verbindung mit der Isotretinointherapie. Eine Depression, die bei Provokation erneut auftrat, wurde beschrieben [3]. Patienten, die wegen einer Verhornungsstörung behandelt wurden, entwickelten Hornhauttrübungen, die sich nach Absetzen des Medikaments besserten [4]. Trockene Augen mit verminderter Verträglichkeit von Kontaktlinsen, eine Verschlechterung des Sehvermögens in der Nacht, Katarakte und andere Sehstörungen wurden selten beschrieben [5−7]. Vorübergehende Brustschmerzen sind ebenfalls selten. Unspezifische Beschwerden im Urogenital- und Gastrointestinaltrakt traten bei etwa 5 % der Fälle auf. Die Isotretinointherapie wurde auch mit dem Beginn einer entzündlichen Darmerkrankung [8] und mit einer Einschränkung der Lungenfunktion bei Patienten mit einer systemischen Sklerodermie [9,10] in Verbindung gebracht.
Etwa 16 % der Patienten entwickeln muskuloskelettale Symptome einschließlich leicht bis mittelgradig ausgeprägter Arthralgien. Es wurden Fälle von akuter aseptischer Gonarthritis dokumentiert [11]. Eine hochdosierte

Langzeittherapie bei einem Kind mit epidermolytischer Hyperkeratose wurde mit einem verfrühten Epiphysenschluß in Verbindung gebracht [12]. Bei Patienten mit Verhornungsstörungen wurde nach langzeitiger (1 Jahr oder länger) und relativ hochdosierter (2 mg/kg Körpergewicht/Tag) Isotretinointherapie eine hohe Prävalenz von Hyperostosen festgestellt [13–17]. Zum Syndrom der diffusen idiopathischen interstitiellen Hyperostose (DISH) gehören Verkalkungen der Bänder und Anlagerungen von Knochenmaterial an Wirbelkörper, besonders der Halswirbelsäule. Eine milde Osteoporose wurde ebenfalls beobachtet. Die röntgenologischen Veränderungen waren aber bei prospektiven Untersuchungen an Patienten mit zystischer Akne, die mit einer einzigen Behandlungsserie von Isotretinoin in der empfohlenen Dosierung behandelt wurden, minimal [18–20]. Bei Aknepatienten wurden Osteophyten der Nasenknochen unter Kurztherapie mit Isotretinoin beschrieben [21].

Geringgradige bis mäßige Erhöhungen der Leberenzyme treten bei etwa 15 % der Patienten auf; bei manchen Patienten normalisieren sich diese trotz weiterer Gabe des Medikaments. Es liegt ein einzelner Bericht über die Entwicklung einer Fettleber unter niedrig dosiertem Isotretinoin bei einem Patienten mit Alpha-1-Antitrypsinspiegeln im unteren Normbereich vor [22]. Die Blutsenkungsgeschwindigkeit ist bei etwa 40 % der Patienten erhöht. Zwischen 10 und 20 % der Patienten zeigen eine Verminderung der Erythrozytenwerte, eine Leukopenie, erhöhte Thrombozytenzahlen und eine Pyurie. Es gab einen einzelnen Bericht über eine Thrombozytopenie [23].

Isotretinoin induziert reversible Veränderungen der Serumlipidspiegel bei einer signifikanten Zahl behandelter Patienten [24–29]. Ein dosisabhängiger Anstieg der Triglyzeride tritt nach den Produktinformationen der Firma Roche bei etwa 25 % der Personen auf. Fünf von 135 Patienten mit zystischer Akne und 32 von 298 Patienten, die wegen anderer Diagnosen behandelt wurden, zeigten Triglyzeridspiegel über 500 mg%. In einer anderen Untersuchung zeigten 17 % der Patienten, die Isotretinoin über 20 Wochen einnahmen, eine Hypertriglyzeridämie, aber bei 15 % war diese nur gering- bis mittelgradig [27]. Etwa 15 % der Patienten zeigten unter der Therapie eine geringfügige bis mäßige Abnahme der HDL (high density lipoproteins)-Serumspiegel und 7 % minimale Anstiege des Serum-Cholesterols [27]. Bei manchen Patienten trat eine Erhöhung des LDL (low density lipoproteins)-Cholesterols auf. Die Lipidstörungen erreichten bei den Männern innerhalb von 4 Wochen, bei Frauen aber erst nach 12 Wochen ihre Spitzenwerte. Bestehen sie über längere Zeiträume, könnten diese Veränderungen der Lipoproteine einen Risikofaktor für eine koronare Herzkrankheit darstellen. Patienten mit Diabetes mellitus, Adipositas, erhöhtem Alkoholkonsum oder einer positiven Familienanamnese von Fettstoffwechselstörungen haben eine erhöhte Neigung zur Entwicklung von Hypertriglyzeridämien. Manche Patienten konnten die Triglyzeriderhöhung durch Gewichtsreduktion, Einschränkung der Fett- und Alkoholaufnahme sowie eine Dosisreduktion des Medikaments rückgängig machen. Ein übergewichtiger Patient mit M. Darier entwickelte erhöhte Triglyzeride und in der Folge eruptive Xanthome [30].

1 Windhorst DB, Nigra T. General clinical toxicology of oral retinoids. *J Am Acad Dermatol* 1982; **4**: 675–82.

2 Anon. Adverse effects with isotretinoin. *J Am Acad Dermatol* 1984; **10**: 519–20.

3 Scheinman PL, Peck GL, Rubinow DR, *et al.* Acute depression from isotretinoin. *J Am Acad Dermatol* 1990; **23**: 1112–14.

4 Cunningham WJ. Use of isotretinoin in the ichthyoses. In Cunliffe WJ, Miller AJ (eds) *Retinoid Therapy. A Review of Clinical and Laboratory Research.* MTP Press Ltd, Lancaster, 1984, pp 321–5.

5 Fraunfelder FT, La Braico JM, Meyer SM. Adverse ocular reactions possibly associated with isotretinoin. *Am J Ophthalmol* 1985; **100**: 534–7.

6 Brown RD, Gratten CEH. Visual toxicity of synthetic retinoids. *Br J Ophthalmol* 1989; **73**: 286–8.

7 Gold JA, Shupack JL, Nemec MA. Ocular side effects of the retinoids. *Int J Dermatol* 1989; **28**: 218–25.

8 Gold MH, Roenigk HH. The retinoids and inflammatory bowel disease. *Arch Dermatol* 1988; **124**: 325–6.

9 Bunker CB, Sheron N, Maurice PDL, *et al.* Isotretinoin and eosinophilic pleural effusion. *Lancet* 1989; **i**: 435–6.

10 Bunker CB, Maurice PDL, Little S, *et al.* Isotretinoin and lung function in systemic sclerosis. *Clin Exp Dermatol* 1991; **16**: 11–13.

11 Matsuoka LY, Wortsman J, Pepper JJ. Acute arthritis during isotretinoin treatment for acne. *Arch Intern Med* 1984; **144**: 1870–1.

12 Milstone LM, McGuire J, Ablow RC. Premature epiphyseal closure in a child receiving oral 13-*cis*-retinoic acid. *J Am Acad Dermatol* 1982; 7: 663–6.

13 Pittsley R, Yoder K. Retinoid hyperostosis. Skeletal toxicity associated with long-term administration of 13-*cis*-retinoic acid for refractory ichthyosis. *N Engl J Med* 1983; **308**: 1012–14.

14 Ellis CN, Madison KC, Pennes DR, *et al.* Isotretinoin is associated with early skeletal radiographic changes. *J Am Acad Dermatol* 1984; **10**: 1024–9.

15 Gerber L, Helfgott R, Gross E, *et al.* Vertebral abnormalities associated with synthetic retinoid use. *J Am Acad Dermatol* 1984; **10**: 817–23.

16 Pennes D, Ellis C, Madison K, *et al.* Early skeletal hyperostosis secondary to 13-*cis*-retinoic acid. *Am J Roentg* 1984; **142**: 979–83.

17 McGuire J, Milstone L, Lawson J. Isotretinoin administration alters juvenile and adult bone. In Saurat JH (ed.) *Retinoids: New Trends in Research and Therapy.* Karger, Basel, 1985, pp 419–39.

18 Ellis CN, Pennes DR, Madison KC, *et al.* Skeletal radiographic changes during retinoid therapy. In Saurat JH (ed.) *Retinoids: New Trends in Research and Therapy.* Karger, Basel, 1985, pp 440–4.

19 Kilcoyne RF, Cope R, Cunningham W, *et al.* Minimal spinal hyperostosis with low-dose isotretinoin therapy. *Invest Radiol* 1986; **21**: 41–4.

20 Carey BM, Parkin GJS, Cunliffe WJ, Pritlove J. Skeletal toxicity with isotretinoin therapy: a clinico-radiological evaluation. *Br J Dermatol* 1988; **119**: 609–14.

21 Novick NL, Lawson W, Schwartz IS. Bilateral nasal bone osteophytosis associated with short-term oral isotretinoin therapy for cystic acne vulgaris. *Am J Med* 1984; **77**: 736–9.

22 Taylor AEM, Mitchison H. Fatty liver following isotretinoin. *Br J Dermatol* 1991; **124**: 505–6.

23 Johnson TM, Rainin R. Isotretinoin-induced thrombocytopenia. *J Am Acad Dermatol* 1987; **17**: 838–9.

24 Nigra TP, Katz RA, Jorgensen H. Elevation of serum triglyceride levels from oral 13-*cis*-retinoic acid. In Orfanos CE, Braun-Falco O, Farber EM, *et al.* (eds) *Retinoids. Advances in Basic Research and Therapy.* Springer-Verlag, Berlin, 1981, pp 363–9.

25 Lyons F, Laker MF, Marsden JR, *et al.* Effect of oral 13-*cis*-retinoic acid on serum lipids. *Br J Dermatol* 1982; **107**: 591–5.

26 Zech LA, Gross EG, Peck GL, Brewer HB. Changes in plasma cholesterol and triglyceride levels after treatment with oral isotretinoin. A prospective study. *Arch Dermatol* 1983; **119**: 987–93.

27 Bershad S, Rubinstein A, Paterniti JR Jr, *et al.* Changes in plasma lipids and lipoproteins during isotretinoin therapy for acne. *N Engl J Med* 1985; **313**: 981–5.

28 Gollnick H, Schwartzkopff W, Pröschle W, *et al.* Retinoids and blood lipids: an update and review. In Saurat JH (ed.) *Retinoids: New Trends in Research and Therapy.* Karger, Basel, 1985, pp 445–60.

29 Marsden J. Hyperlipidaemia due to isotretinoin and etretinate: possible mechanisms and consequences. *Br J Dermatol* 1986; **114**: 401–7.

30 Dicken CH, Connolly SM. Eruptive xanthomas associated with isotretinoin (13-*cis*-retinoic acid). *Arch Dermatol* 1980; **16**: 951–2.

Teratogenität

Beim Menschen wurden schwere fetale Mißbildungen unter Isotretinointherapie während der Schwangerschaft dokumentiert [1–4]. Die am häufigsten gemeldeten Anomalien betreffen das zentrale Nervensystem (Mikrozephalie, Hydrozephalus, cerebellare Mißbildungen), das kardiovaskuläre System (Anomalien der großen Gefäße) oder den Kopf (Mikrotie oder Fehlen der Ohrmuscheln, Mikrophthalmie, Gesichtsdysmorphie). Auch Thymusanomalien wurden beschrieben. Es besteht ein erhöhtes Risiko von Spontanaborten. Frauen im gebärfähigen Alter sollten eine Einverständniserklärung unterschreiben und informiert werden, daß sie nicht schwanger sein dürfen, wenn die Isotretinointherapie begonnen wird (am besten am zweiten oder dritten Tag der nächsten normalen Menstruation), und während der Therapie und einen Monat nach Beendigung der Behandlung eine wirksame Empfängnisverhütung durchführen müssen. Isotretinoin hat eine viel kürzere Halbwertzeit als Etretinat, so daß eine Schwangerschaft einen Monat nach Therapieende erlaubt ist. Eine Analyse von Daten, die der Firma Hoffmann-La Roche Inc. in den USA freiwillig zur Verfügung gestellt wurden, ermöglichte eine prospektive Studie von 88 Patientinnen, die eine Isotretinointherapie beendet oder abgebrochen hatten, bevor sie schwanger wurden; 90 % der Schwangerschaften begannen innerhalb von 2 Monaten nach Therapieende und 64 % innerhalb eines Monats [5]: Es gab keine signifikante Zunahme der Spontanabortrate oder der angeborenen Mißbildungen bei den Lebendgeburten. Auf die männliche Fortpflanzungsfähigkeit scheint Isotretinoin keine negativen Auswirkungen zu haben [6,7].

1 Hill RM. Isotretinoin teratogenicity. *Lancet* 1984; **i**: 1465.

2 Stern RS, Rosa F, Baum C. Isotretinoin and pregnancy. *J Am Acad Dermatol* 1984; **10**: 851–4.

3 Chen DT, Human pregnancy experience with the retinoids. In Saurat JH (ed.) *Retinoids: New Trends in Research and Therapy.* Karger, Basel, 1985, pp 398–406.

4 Rosa FW, Wilk AL, Kelsey FO. Teratogen update: vitamin A cogeners. The outcome of pregnancies in patients who had taken isotretinoin *Teratology* 1986; **33**: 355–64.

5 Dai WS, Hsu M-A, Itri L. Safety of pregnancy after discontinuation of iso-tretinoin. *Arch Dermatol* 1989; **125**: 362−5.

6 Schill W-B, Wagner A, Nikolowski J, Plewig G. Aromatic retinoid and 13-*cis*-retinoic acid: spermatological investigations. In Orfanos CE, Braun-Falco O, Farber EM, *et al.* (eds) *Retinoids, Advances in Basic Research and Therapy.* Springer-Verlag, Berlin, 1981, pp 389−95.

7 Töröck L, Kása M. Spermatological and endocrinological examinations connected with isotretinoin treatment. In Saurat JH (ed.) *Retinoids: New Trends in Research and Therapy.* Karger, Basel, 1985, pp 407−10.

Tretinoin

Nach oraler Gabe von Tretinoin als Differenzierungstherapie bei akuter promyelozytischer Leukämie entwickelten sich leichte Exantheme, deren Art nicht spezifiziert wurde [1].

1 Warrell RP, Frankel SR, Miller WH, *et al.* Differentiation therapy of acute promyelocytic leukemia with tretinoin (all-*trans*-retinoic acid). *N Engl J Med* 1991; **324**: 1385−93.

12.3 Vitamin B

Vitamin B_1

Nach intravenöser Verabreichung von Vitamin B_1 trat eine Anaphylaxie auf [1].

Vitamin B_6 (Pyridoxin)

Es gibt Berichte über eine Vaskulitis [2] sowie ein Pseudoporphyrie-Syndrom unter Megadosen von Vitamin B_6 [3].

Nikotinsäure

Die Patienten reagieren häufig mit einem Flush. Andere Nebenwirkungen wie vorübergehende Exantheme, Urtikaria, Juckreiz, Schuppung, Hyperpigmentierungen und Acanthosis-nigricans-artige Veränderungen [4,5] wurden ebenfalls dokumentiert. Selten kam es zu persistierenden Exanthemen und zu Haarverlust.

1 Kolz R, Lonsdorf G, Burg G. Unverträglichkeitsreaktionen nach parenteraler Gabe von Vitamin B_1. *Hautarzt* 1980; **31**: 657−9.

2 Ruzicka T, Ring J, Braun-Falco O. Vasculitis allergica durch Vitamin B_6. *Hautarzt* 1984; **35**: 197−9.

3 Baer R, Stilman MA. Cutaneous skin changes probably due to pyridoxine abuse. *J Am Acad Dermatol* 1984; **10**: 527−8.

4 Tromovitch TA, Jacobs PH, Kern S. Acanthosis nigricans-like lesions from nicotinic acid. *Arch Dermatol* 1964; **89**: 222−3.

5 Elgart ML. Acanthosis nigricans and nicotinic acid. *J Am Acad Dermatol* 1981; **5**: 709−10.

12.4 Vitamin C (Ascorbinsäure)

Es gibt Berichte über Patienten mit kutanen und respiratorischen Allergien.

12.5 Vitamin E

Bei Kleinkindern, die wegen einer Epidermolysis bullosa Vitamin E intramuskulär erhielten, entwickelten sich an den Injektionsstellen weiße Haare, wahrscheinlich durch Chinone, die beim Abbau von Vitamin E gebildet werden [1].

1 Sehgal VN. Vitamin E − A melanotoxic agent. A preliminary report. *Dermatologica* 1972; **145**: 56−9.

12.6 Vitamin K

Es gibt Übersichtsartikel über die Hautreaktionen bei Vitamin K-Gabe [1−4]. Kutane Nebenwirkungen können bereits nach einer einzigen intramuskulären Injektion von 10 mg Vitamin K_1 auftreten. Juckende, erythematöse Makulae oder Plaques, die nach 4 bis 16 Tagen an der Injektionsstelle auftreten, können bis zu 6 Monate lang bestehen [1−6]. Positive Epikutan- und Intrakutantests weisen auf eine immunologische Grundlage hin. Meistens, aber nicht immer, betrafen die Nebenwirkungen Patienten mit einer Lebererkrankung. Zusätzlich entwickelten sich aus manchen dieser Reaktionen sklerodermieartige Veränderungen [7−10]. Ein anuläres Erythem wurde beschrieben [11].

1 Barnes HM, Sarkany I. Adverse skin reactions from vitamin K_1. *Br J Dermatol* 1976; **95**: 653−6.

2 Bullen AW, Miller JP, Cunliffe WJ, Losowsky MS. Skin reactions caused by vitamin K in patients with liver disease. *Br J Dermatol* 1978; **98**: 561−5.

3 Sanders MN, Winkelmann RK. Cutaneous reactions to vitamin K. *J Am Acad Dermatol* 1988; **19**: 699−704.

4 Mosser C, Janin-Mercier A, Souteyrand P. Les réactions cutanées apres administration parentérale de vitamine K. *Ann Dermatol Vénéréol (Paris)* 1987; **114**: 243−51.

5 Finkelstein H, Champion MC, Adam JE. Cutaneous hypersensitivity to vitamin K_1 injection. *J Am Acad Dermatol* 1987; **16**: 540−5.

6 Joyce JP, Hood AF, Weiss MM. Persistent cutaneous reaction to intramuscular vitamin K injection. *Arch Dermatol* 1988; **124**; 27−8.

7 Texier L, Gendre PH, Gauthier O, *et al.* Hypodermites sclérodermiformes lombo-fessières induites par des injections médicamenteuses intramusculaires associées a la vitamine K_1. *Ann Dermatol Syphiligr (Paris)* 1972; **99**: 363−71.

8 Janin-Mercier A, Mosser C, Souteyrand P, Bourges M. Subcutaneous sclerosis with fasciitis and eosinophilia after phytonadione injections. *Arch Dermatol* 1985; **121**: 1421−3.

9 Brunskill NJ, Berth-Jones J, Graham-Brown RAC. Pseudosclerodermatous reaction to phytomenadione injection (Texier's syndrome). *Clin Exp Dermatol* 1988; **13**: 276−8.

10 Pujol RM, Puig L, Moreno A, *et al.* Pseudoscleroderma secondary to phytonadione (vitamin K_1) injections. *Cutis* 1989; **43**: 365−8.

11 Kay MH, Duvic M. Reactive annular erythema after intramuscular vitamin K. *Cutis* 1986; **37**: 445−8.

13. Hormone und verwandte Verbindungen

13.1 ACTH und Kortikosteroide

ACTH und systemisch verabreichte Kortikosteroide

Die Nebenwirkungen von ACTH und Kortikosteroiden wurden in Übersichtsartikeln abgehandelt [1–10].

Nebenwirkungen an der Haut

Zu den kutanen Nebenwirkungen gehören Akne, eine Verdünnung der Haut und Atrophie, Teleangiektasien, Striae distensae (Abb. 13.1), Purpura

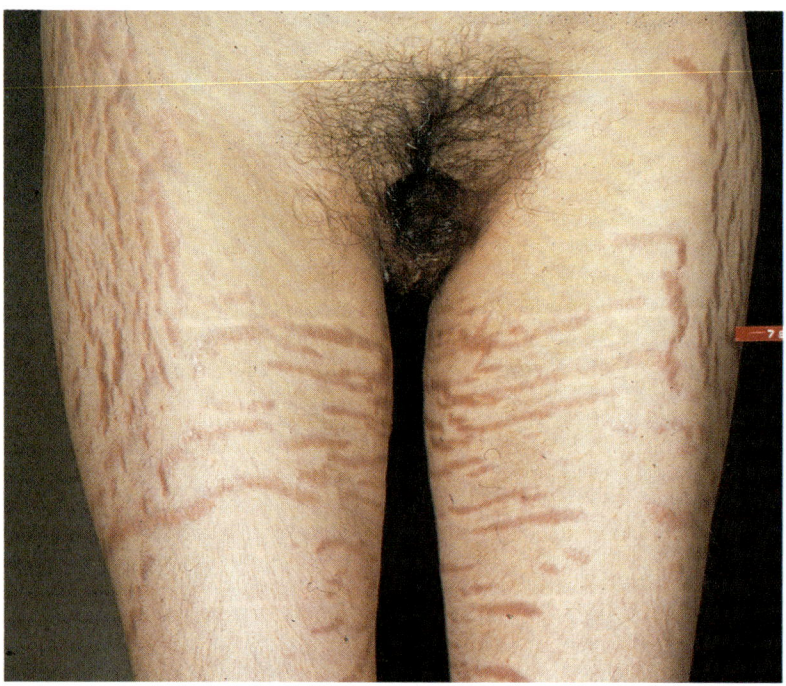

Abb. 13.1. Striae distensae nach Langzeitbehandlung mit systemisch verabreichten Kortikosteroiden bei einer Patientin mit nephrotischem Syndrom.

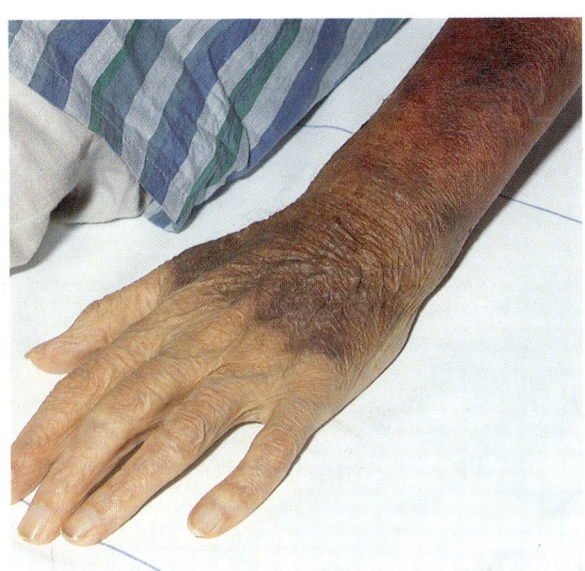

Abb. 13.2. Sugillation und Atrophie bei Langzeitbehandlung mit systemisch verabreichten Kortikosteroiden bei einem Patienten mit Bronchialasthma.

und Ekchymosen (Abb. 13.2), Hypertrichose, gestörte Wundheilung, Pigmentveränderungen, Cushing- (Mond-)gesicht, Stammfettsucht [11], Büffelnacken und eine Verschlechterung von Infektionen. Eine Purpura sowie eine Verdünnung der Haut wurden nicht nur mit der oralen Verabreichung, sondern auch mit hohen Dosen inhalierter Kortikosteroide in Zusammenhang gebracht [12]. Eine periorale Dermatitis wurde bei Nierentransplantat-Empfängern unter Therapie mit Kortikosteroiden und Immunsuppressiva beschrieben [13].

Kinder können nach kurzzeitiger hochdosierter Steroidtherapie eine Pannikulitis mit subkutanen Knoten an den Wangen, den Armen und am Körper entwickeln [14]. Eine reversible Pannikulitis trat bei einem Kind auf, das wegen einer hepatischen Enzephalopathie mit Steroiden behandelt worden war [15]. Eine juxtaartikuläre Adipositas dolorosa entwickelte sich bei einem Patienten, der wegen eines L-Tryptophan-induzierten Eosinophilie-Myalgie-Syndroms mit hohen Prednisondosen behandelt worden war [16]. Auch eine Acanthosis nigricans kann unter Kortikosteroidtherapie auftreten [17]. Die Entwicklung eines Kaposi-Sarkoms wurde mit der Immunsuppression, verursacht durch Kortikosteroide während der Behandlung einer Arteriitis temporalis, in Verbindung gebracht [18].

Systemische Nebenwirkungen

Zu den systemischen Nebenwirkungen von ACTH und Kortikosteroiden gehören Flüssigkeits- und Elektrolytstörungen, Gewichtszunahme, Ödeme, Hypertonie, Herzversagen, Magengeschwüre, Pankreatitis, Diabetes mellitus, Muskelschwäche, Myopathie, Sehnenrupturen, Glaukom, hintere subkapsuläre Katarakte, psychische Veränderungen einschließlich Psychosen, Osteoporose, Wirbeleinbrüche, Nekrose des Femurkopfes, Wachstumsstillstand bei Kindern, opportunistische Infektionen, Maskieren einer Infektion oder Reaktivierung einer subklinischen Infektion (z.B. einer Tuberkulose), Polyzythämie und Suppression der hypothalamisch-hypophysären Rückkopplung.

Adrenokortikotropes Hormon (ACTH)

Allergische Reaktionen nach Gabe von ACTH wurden zwar dokumentiert, sind aber ungewöhnlich. Urtikaria, Schwindel, Übelkeit und Schwäche sind am häufigsten, aber auch ein schwerer anaphylaktischer Schock trat auf. Synthetisches ACTH wird von Patienten, die gegen tierisches ACTH allergisch sind, meist vertragen [19]. Depotpräparate (Tetracosactid an einen Zinkphosphat-Komplex adsorbiert) haben Nebenwirkungen ausgelöst [19,20] und können eine Melanodermie verursachen [21].

Glukokortikosteroide

Allergische und Sofortreaktionen nach systemischer Gabe von Glukokortikosteroiden wurden übersichtlich abgehandelt [22]. Nach intraarteriellen Injektionen von Prednison, Prednisolon oder Hydrokortison entwickelten sich, allerdings selten, urtikarielle Reaktionen [23]. Anaphylaktoide Reaktionen wurden unter lokal appliziertem und parenteral verabreichtem Hydrokortison beobachtet, stellen aber eher pseudoallergische als IgE-vermittelte allergische Sofortreaktionen dar [24,25]. Generalisierte Hauteruptionen wie urtikarielle und makulopapulöse Exantheme entwickelten sich bei Patienten unter Behandlung mit oral verabreichtem Triamcinolonacetonid [26], Prednison [27], Dexamethason und Betamethason [28]. Die betroffenen Patienten reagierten in der Folge im Epikutantest positiv auf diese Kortikosteroide. Die systemische Gabe von Hydrokortison und die Provokation einer endogenen Kortisolsekretion durch die Injektion des ACTH-Analogs Tetracosactid provozierten bei zwei Patienten mit bewiesener Kortikosteroid-Kontaktallergie dosisabhängige allergische Hautreaktionen an den Stellen, an denen früher die allergischen Reaktionen gegen lokale Steroide abgelaufen waren (d.h. eine Dermatitis vom Typ der systemischen Kontaktallergie). Bei einem Patienten handelte es sich um die Stelle eines positiven Epikutantests mit Hydrocortison-17-Butyrat [29]. Nach dieser Beobachtung wurde diskutiert, daß starker Stress, der eine gesteigerte Sekretion endogener Nebennierenrindenhormone zur Folge hat, mit der Exazerbation von Ekzemen bei kortikosteroidallergischen Patienten in Verbindung stehen könnte und daß sich infolge einer lokalen Sensibilisierung gegen topisch verwendetes Hydrokortison eine persistierende Autoimmunreaktion der Haut gegen Kortisol entwickeln könnte [29]. Das Phänomen, daß systemische Provokationstests mit Hydrokortison bei steroidallergischen Patienten zu einer auf die Haut beschränkten Reaktion führten, mag zum Teil durch die Beobachtung erklärt werden, daß nur angereicherte Langerhans-Zellen, nicht aber antigenpräsentierende Monozyten aus dem peripheren Blut *in vitro* in der Lage sind, den T-Zellen kortikosteroidallergischer Personen Kortikosteroide zu präsentieren [30].

1 Lucky AW. Principles of the use of glucocorticosteroids in the growing child. *Pediatr Dermatol* 1984; **1**: 226−35.

2 Fritz KA, Weston WL. Systemic glucocorticosteroid therapy of skin disease in children. *Pediatr Dermatol* 1984; **1**: 236−45.

3 Davis GF. Adverse effects of corticosteroids: II. Systemic. *Clin Dermatol* 1986; **4**: 161−9.

4 Gallant C, Kenny P. Oral glucocorticoids and their complications. A review. *J Am Acad Dermatol* 1986; **14**: 161−77.

5 Seale PS, Compton MR. Side-effects of corticosteroid agents. *Med J Aust* 1986; **144**: 139−42.

6 Chosidow O, Étienne SD, Herson S, Puech AJ. Pharmacologie des corticoides. Notions classiques et nouvelles. *Ann Dermatol Vénéréol (Paris)* 1989; **116**: 147−66.

7 Fine R. Glucocorticoids (1989). *Int J Dermatol* 1990; **29**: 377−9.

8 Kyle V, Hazleman BL. Treatment of polymyalgia rheumatica and giant cell arteritis: II. Relation between steroid dose and steroid associated side effects. *Ann Rheum Dis* 1989; **48**: 662−6.

9 Truhan AP, Ahmed AR. Corticosteroids: a review with emphasis on complications of prolonged systemic therapy. *Ann Allergy* 1989; **62**: 375−90.

10 Weiss MM. Corticosteroids in rheumatoid arthritis. *Semin Arthritis Rheum* 1989; **19**: 9−21.

11 Horber HH, Xurcher RM, Herren H, *et al.* Altered body fat distribution in patients with glucocorticoid treatment and in patients on long-term dialysis. *Am J Clin Nutr* 1986; **43**: 758−69.

12 Capewell S, Reynolds S, Shuttleworth D, *et al.* Purpura and dermal thinning associated with high dose inhaled corticosteroids. *Br Med J* 1990; **300**: 1548−51.

13 Adams SJ, Davison AM, Cunliffe WJ, Giles GR. Perioral dermatitis in renal transplant recipients maintained on corticosteroids and immunosuppressive therapy. *Br J Dermatol* 1982; **106**: 589−92.

14 Roenigk HH, Haserick JR, Arundell FD. Posteroid panniculitis. *Arch Dermatol* 1964; **90**: 387−91.

15 Saxena AK, Nigam PK. Panniculitis following steroid therapy. *Cutis* 1988; **42**: 341−2.

16 Greenbaum SS, Varga J. Corticosteroid-induced juxta-articular adiposis dolorosa. *Arch Dermatol* 1991; **127**: 231−3.

17 Brown J, Winkelmann RK. Acanthosis nigricans: A study of 90 cases. *Medicine* 1968; **47**: 33−51.

18 Leung F, Fam AG, Osoba D. Kaposi's sarcoma complicating corticosteroid therapy for temporal arteritis. *Am J Med* 1981; **71**: 320−2.

19 Patriarca G. Allergy to tetracosactrin-depot. *Lancet* 1971; **i**: 138.

20 Clee MD, Ferguson J, Browning MCK, *et al.* Glucocorticoid hypersensitivity in an asthmatic patient: presentation and treatment. *Thorax* 1985; **40**: 477−8.

21 Khan SA. Melanoderma caused by depot tetracosactrin. *Trans St John's Hosp Dermatol Soc* 1970; **56**: 168−71.

22 Preuss L. Allergic reactions to systemic glucocorticoids: a review. *Ann Allergy* 1985; **55**: 772−5.

23 Ashord RFU, Bailey A. Angioneurotic oedema and urticaria following hydrocortisone − a further case. *Postgrad Med J* 1980; **56**: 437.

24 King RA. A severe anaphylactoid reaction to hydrocortisone. *Lancet* 1960; **ii**: 1093−4.

25 Peller JS, Bardana EL Jr. Anaphylactoid reaction to corticosteroid: Case report and review of the literature. *Ann Allergy* 1985; **54**: 302−5.

26 Brambilla L, Boneschi V, Chiappino G, *et al*. Allergic reactions to topical desoxymethasone and oral triamcinolone. *Contact Dermatitis* 1989; **21**: 272−3.

27 De Corres LF, Bernaola G, Urrutia I, *et al*. Allergic dermatitis from systemic treatment with corticosteroids. *Contact Dermatitis* 1990; **22**: 104−5.

28 Maucher O, Faber M, Knipper H, *et al*. Kortikoidallergie. *Hautarzt* 1987; **38**: 577−82.

29 Lauerma AI, Reitamo S, Maibach HI. Systemic hydrocortisone/cortisol induces allergic skin reactions in presensitized subjects. *J Am Acad Dermatol* 1991; **24**: 182−5.

30 Lauerma AI, Räsänen L, Reunala T, Reitamo S. Langerhans cells but not monocytes are capable of antigen presentation *in vitro* in corticosteroid contact hypersensitivity. *Br J Dermatol* 1991; **123**: 699−705.

Lokal applizierte Kortikosteroide

Lokale Komplikationen

Die kutanen Nebenwirkungen topisch applizierter Kortikosteroide wurden in Übersichtsartikeln abgehandelt [1–4]. Viele der unerwünschten Reaktionen sind von der Stärke der Präparate abhängig, so daß im allgemeinen die fluorierten Steroide mit stärkeren Nebenwirkungen einhergehen. Lokal angewandte Steroide verursachen eine Verminderung der kinetischen Aktivität in der Epidermis [5], eine Abnahme der Synthese von Kollagen und Grundsubstanz im Corium sowie eine Verdünnung von Dermis und Epidermis [6–8]. Einer anfänglichen Vasokostriktion der oberflächlichen kleinen Gefäße folgt eine reaktive Vasodilatation, die in späteren Stadien permanent wird. Dadurch kommt es zu Striae, einer Neigung zur Hämatombildung, Purpura, Hypertrichose und Teleangiektasien (Abb. 13.3). Auch sternförmige Pseudonarben und Ulzera können auftreten, eine

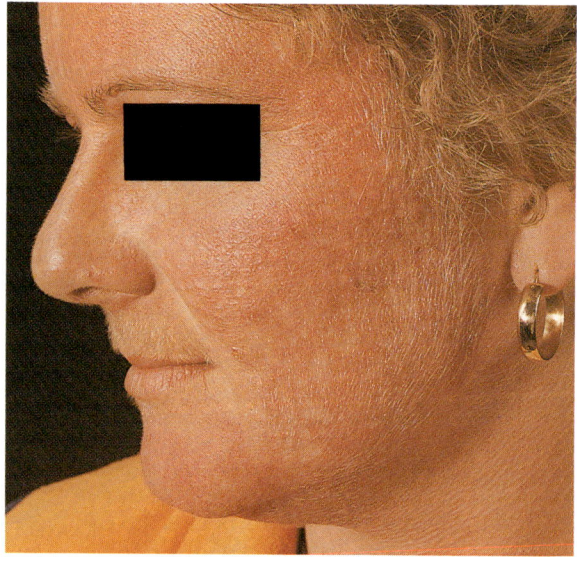

Abb. 13.3. Teleangiektasien und Hypertrichose nach langfristiger lokaler Kortikosteroidtherapie.

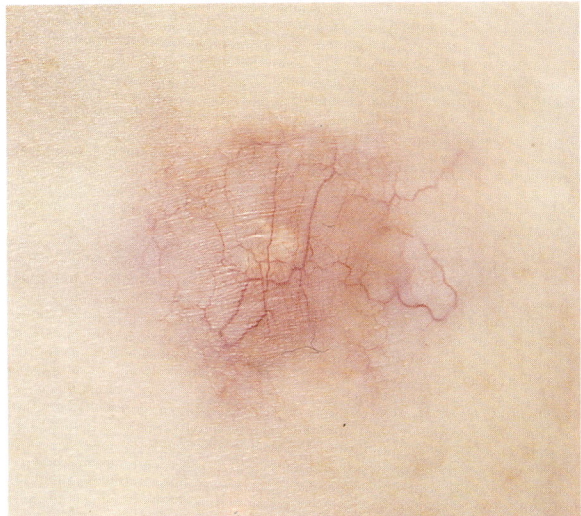

Abb. 13.4. Hautatrophie und Teleangiektasien aufgrund einer lokalen
Kortikosteroidinjektion (mit freundlicher Genehmigung des St. John's
Institute of Dermatology, London).

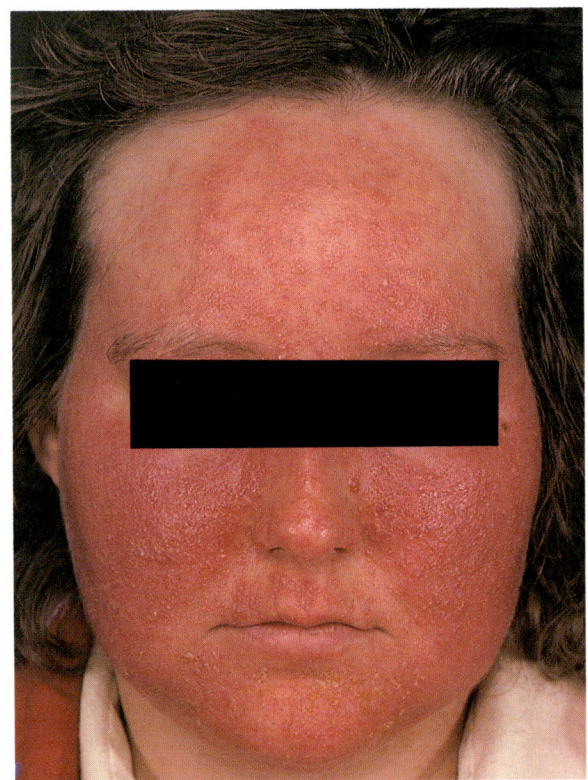

Abb. 13.5.   Acne-rosacea-artige
Dermatitis nach lokaler Kortikosteroidtherapie (mit freundlicher Genehmigung des St. John's Institute
of Dermatology, London).

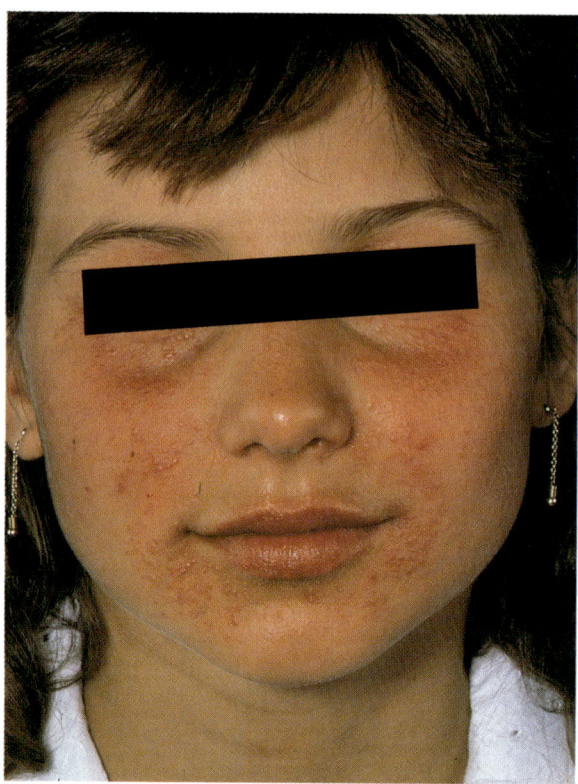

Abb. 13.6. Periorale Dermatitis nach lokaler Kortikosteroidtherapie.

reversible Hypopigmentierung kann sich entwickeln. Die lokale Injektion eines potenten Steroids kann zu einer Atrophie mit Teleangiektasien (Abb. 13.4) bzw. zu einer lokalen Lipatrophie führen. Perilymphatische Atrophien wurden nach intradermaler Steroidinjektion beschrieben. Die längerfristige tägliche Anwendung eines potenten Steroids, besonders unter einem Plastik-Okklusivverband (z.B. bei Ekzemen der Fingerspitzen) kann zu einer Akroatrophie der terminalen Phalangen der Finger führen [9,10].

Lokal angewandte Kortikosteroide können eine Akne exazerbieren, eine Acne rosacea mit Papeln, Pusteln und Teleangiektasien (Abb. 13.5) hervorrufen oder zu einer perioralen Dermatitis (Abb. 13.6), die durch Erytheme, Pusteln und Papeln um den Mund charakterisiert ist [11–13], führen. Sie vermindern die Zahl der epidermalen Langerhans-Zellen und deren Kapazität zur Antigenpräsentation [14] und maskieren oder potenzieren mykotische (Tinea inkognita), bakterielle oder virale (Verrucae vulgares) Hautinfektionen. Das Absetzen von Kortikosteroiden kann den Übergang einer Plaque-Psoriasis in eine Psoriasis pustulosa provozieren [15]. Eine lokale Steroidtherapie um die Augen wurde mit der Entwicklung eines Glaukoms in Zusammenhang gebracht.

Lokal applizierte Kortikosteroide können eine allergische Kontaktdermatitis verursachen [16–22]. Das Allergen kann das Steroid selbst sein, ein

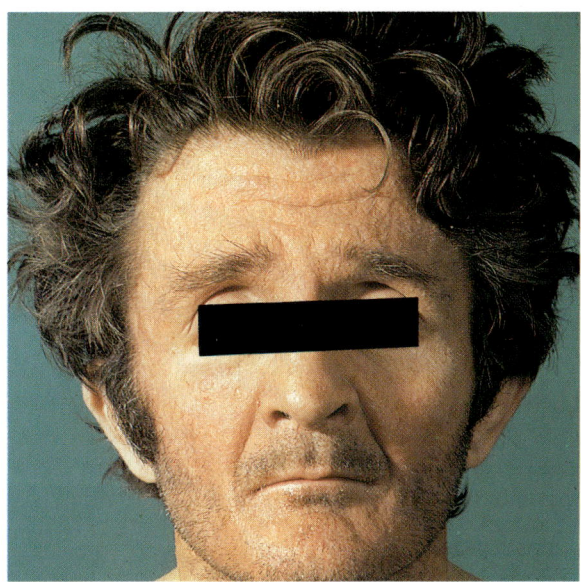

b

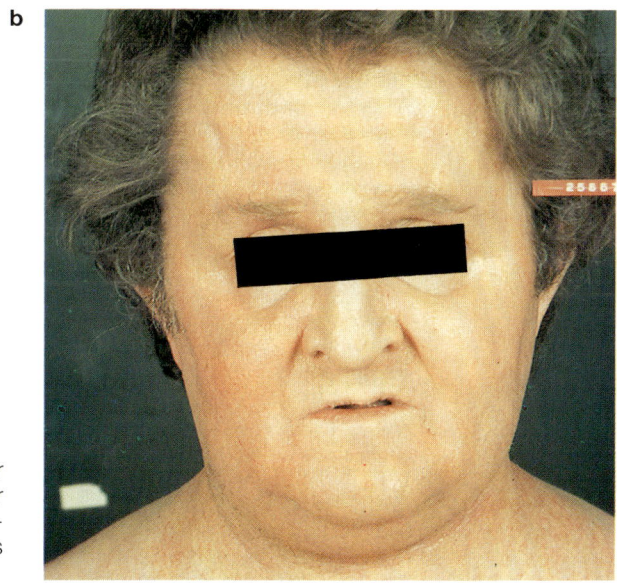

Abb. 13.7. Patient mit M. Darier vor (a) und nach (b) extensiver (über ein Jahr) lokaler Anwendung potenter Kortikosteroide. Typisches Cushing-Gesicht in (b).

Konservierungsmittel oder ein Stabilisator wie Äthylendiamin [3]. Es kann eine Kreuzreaktivität zwischen verschiedenen Steroiden bestehen [19,20]. In einer Untersuchungsreihe von 144 unselektionierten Patienten, die in der Kontaktdermatitis-Ambulanz am St. John's Dermatology Center in London untersucht worden waren, reagierten 14 % im Epikutantest positiv auf ein oder mehrere Steroidexterna [19]. In einer anderen Studie betrug die Inzidenz einer Allergie gegen Hydrokortison bei nicht selektionierten

Patienten mit dem Verdacht auf eine allergische Kontaktdermatitis 4,8 % [22].

Systemische Nebenwirkungen

Systemische Nebenwirkungen lokal applizierter Kortikosteroide treten vor allem bei der Anwendung großer Mengen hochpotenter Kortikosteroide, besonders unter Okklusionsverbänden auf [23,24]. Ödeme aufgrund einer Natriumretention entwickeln sich häufiger unter Verwendung halogenierter Kortikosteroide [24]. Eine Suppression der hypothalamisch-hypophysären Rückkopplung kann auftreten [25,26]: Eine einzige Applikation von 25 g einer 0,05 %igen Clobetasolpropionat-Salbe unterdrückte das Plasmakortisol für 96 Stunden [27]. Ein Cushing-Syndrom [28,29] kann sich entwickeln (Abb. 13.7) und Wachstumsrückstände bei Kindern sind ein Risiko [30]. Glukosurie und Hyperglykämie treten selten auf [31].

1 Miller JA, Munro DD. Topical corticosteroids: clinical pharmacology and therapeutic use. *Drugs* 1980; **19**: 119–34.

2 Behrendt H, Korting HC. Klinische Prüfung von erwünschten und unerwünschten Wirkungen topisch applizierbarer Glukokortikosteroide am Menschen. *Hautarzt* 1990: **41**: 2–8.

3 Coskey RJ. Adverse effects of corticosteroids: I. Topical and intralesional. *Clin Dermatol* 1986; **4**: 155–60.

4 Kligman AM. Adverse effects of topical corticosteroids. In Christophers E, Schöpf E, Kligman AM, Stoughton RB (eds) *Topical Corticosteroid Therapy: A Novel Approach to Safer Drugs.* Raven Press, New York, 1988, pp 181–7.

5 Marshall RC, Du Vivier RA. The effects on epidermal DNA synthesis of the butyrate esters of clobetasone and clobetasol, and the propionate ester of clobetasol. *Br J Dermatol* 1978; **98**: 355–9.

6 Smith JG, Wehr RF, Chalker DK. Corticosteroid-induced cutaneous atrophy and telangiectasia. *Arch Dermatol* 1976; **112**: 1115–17.

7 Winter GD, Burton HL. Experimentally induced steroid atrophy in the domestic pig and man. *Br J Dermatol* 1976; **94**: 107–9.

8 Lehmann P, Zheng P, Lacker RM, Kligman AM. Corticosteroid atrophy in human skin: a study by light, scanning and transmission electron microscopy. *J Invest Dermatol* 1983; **81**: 169–76.

9 Requena L, Zamora E, Martin L. Acroatrophy secondary to long-standing applications of topical steroids. *Arch Dermatol* 1990; **126**: 1013–14.

10 Wolf R, Tur E, Brenner S. Corticosteroid-induced 'disappearing digit'. *J Am Acad Dermatol* 1990; **23**: 755–6.

11 Sneddon I. Perioral dermatitis. *Br J Dermatol* 1972; **87**: 430–2.

12 Cotterill JA. Perioral dermatitis. *Br J Dermatol* 1979; **101**: 259–62.

13 Edwards EK Jr, Edwards ED Sr. Perioral dermatitis secondary to the use of a corticosteroid ointment as moustache wax. *Int J Dermatol* 1987; **26**: 649.

14 Ashworth J, Booker J, Breathnach SM. Effect of topical corticosteroid therapy on Langerhans cell function in human skin. *Br J Dermatol* 1988; **118**: 457–69.

15 Boxley JD, Dawber RPR, Summerly R. Generalised pustular psoriasis on withdrawal of clobetasol propionate ointment. *Br Med J* 1975; **2**: 225–6.

16 Reitamo S, Lauerma AI, Stubb S, *et al.* Delayed hypersensitivity to topical corticosteroids. *J Am Acad Dermatol* 1986; **14**: 582–9.

17 Dooms-Goossens AE, Degreef HJ, Marien KJC, Coopman SA. Contact allergy to corticosteroids: A frequently missed diagnosis? *J Am Acad Dermatol* 1989; **21**: 538–43.

18 Reitamo S, Lauerma AI, Förström L. Detection of contact hypersensitivity to topical corticosteroids with hydrocortisone-17-butyrate. *Contact Dermatitis* 1989; **21**: 159−65.

19 Ashworth J, White IR, Rycroft RJG, Cronin E. Contact sensitivity to topical corticosteroids. *Br J Dermatol* 1990; **123** (Suppl 37): 24.

20 Sasaki E. Corticosteroid sensitivity and cross-sensitivity. A review of cases 1967−1988. *Contact Dermatitis* 1990; **23**: 306−15.

21 Uter W. Allergische Reaktionen auf Glukokortikoide. *Dermatosen* 1990; **38**: 75−90.

22 Wilkinson SM, Cartwright PH, English JSC. Hydrocortisone: an important cutaneous allergen. *Lancet* 1991; **337**: 761−2.

23 Vickers CFH, Fritsch WC. A hazard of plastic film therapy. *Arch Dermatol* 1963; **87**: 633−5.

24 Fitzpatrick TB, Griswold MC, Hicks JH. Sodium retention and edema from percutaneous absorption of fluorocortisone acetate. *JAMA* 1955; **158**: 1149−52.

25 Carruthers JA, August PJ, Staughton RCD. Observations on the systemic effect of topical clobetasol propionate (Dermovate). *Br Med J* 1975; **4**: 203−4.

26 Weston WL, Fennessey PV, Morelli J, *et al.* Comparison of hypothalamus−pituitary−adrenal axis suppression from superpotent topical steroids by standard endocrine function testing and gas chromatographic mass spectrometry. *J Invest Dermatol* 1988; **90**: 532−5.

27 Hehir M, du Vivier A, Eilon L, *et al.* Investigation of the pharmacokinetics of clobetasol propionate and clobetasone butyrate after a single application of ointment. *Clin Exp Dermatol* 1983; **8**: 143−51.

28 May P, Stein ES, Ryler RJ, *et al.* Cushing syndrome from percutaneous absorption of triamcinolone cream. *Arch Intern Med* 1976; **136**: 612−13.

29 Himathongkam T, Dasanabhairochana P, Pitchayayothin N, Sriphrapradang A. Florid Cushing's syndrome and hirsutism induced by desoximetasone. *JAMA* 1978; **239**: 430−1.

30 Bode HH. Dwarfism following long-term topical corticosteroid therapy. *JAMA* 1980; **244**: 813−14.

31 Gomez EC, Frost P. Induction of glycosuria and hyperglycemia by topical corticosteroid therapy. *Arch Dermatol* 1976; **112**: 1559−62.

13.2 Östrogene und verwandte Verbindungen

Östrogene

Unter einer Östrogentherapie können sich Spidernaevi, Naevuszellnaevi und ein Chloasma entwickeln. Eine Stilboestroltherapie bei schwangeren Frauen wurde mit Anomalien der weiblichen und männlichen Geschlechtsorgane der Kinder in Verbindung gebracht. Stilboestrol ist ein transplazentares Karzinogen und hat bei jungen Frauen, deren Mütter dieses Medikament in den ersten 18 Schwangerschaftswochen eingenommen hatten, 20 Jahre später Adenokarzinome der Vagina verursacht [1−5]. Eine Acanthosis nigricans hat sich nach Gabe von Diethylstilboestrol entwickelt [6]. Bei einem Mann, der wegen eines Adenokarzinoms der Prostata mit Stilboestrol behandelt wurde, entwickelten sich Hyperkeratosen der Brustwarzen [7]. Eine Porphyria cutanea tarda kann ebenfalls ausgelöst werden [8,9].

1 Ulfelder H. The stilbestrol-adenosis-carcinoma syndrome. *Cancer* 1976; **38**: 426–31.

2 Poskanzer DC, Herbst AL. Epidemiology of vaginal adenosis and adenocarcinoma associated with exposure to stilbestrol *in utero*. *Cancer* 1977; **37**: 1892–5.

3 Monaghan JM, Sirisena LAW. Stilboestrol and vaginal clear-cell adenocarcinoma syndrome. *Br Med J* 1978; i: 1588–90.

4 Wingfield M. The daughters of stilboestrol. Grown up now but still at risk. *Br Med J* 1991; **302**: 1414–15.

5 Anonymous. Diethylstilboestrol — effects of exposure *in utero*. *Drug Ther Bull* 1991; **29**: 49–50.

6 Banuchi SR, Cohen L, Lorincz AL, Morgan J. Acanthosis nigricans following diethylstilbestrol therapy. *Arch Dermatol* 1974; **109**: 544–6.

7 Mold DE, Jegasothy BV. Estrogen-induced hyperkeratosis of the nipple. *Cutis* 1980; **26**: 95–6.

8 Becker FT. Porphyria cutanea tarda induced by estrogens. *Arch Dermatol* 1965; **92**: 252–6.

9 Roenigk HH, Gottlob ME. Estrogen-induced porphyria cutanea tarda. *Arch Dermatol* 1970; **102**: 260–6.

Orale Kontrazeptiva

Die kutanen Komplikationen der oralen Kontrazeptiva wurden in Übersichtsartikeln dargelegt [1–4]. In diesen Medikamenten ist ein Östrogen mit einem Progesteron kombiniert. Eine Candidiasis ist häufig; der Sexualpartner kann nach dem Koitus trotz des Fehlens sichtbarer Veränderungen (im Sinne einer Candida-Balanoposthitis) unter Beschwerden durch eine Irritation des Penis leiden. Condylomata acuminata können zunehmen. Chloasma, d.h. Hyperpigmentierungen im Gesicht (Abb. 13.8), Hirsutismus und Akne sind wohlbekannte Nebenwirkungen [5,6], eine epitheliale Melanose der Gingiva wurde beschrieben [7]. Im Zusammenhang mit einer kontrazeptiven Therapie kann eine androgenetische Alopezie, nach dem Absetzen der Pille ein „postpartales" Telogeneffluvium auftreten. Das Erythema nodosum (Abb. 3.70 und 3.71, Kapitel 3.27, Seite 149) ist eine bekannte aber seltene Komplikation [8,9].

Das neuerliche Auftreten eines Herpes gestationis nach Gabe oraler Kontrazeptiva ist wohlbekannt [10]. Selten wurden lichenoide, ekzematöse und fixe Arzneimittelexantheme, eine lymphozytäre kutane Vaskulitis und eine dem Sweet-Syndrom (akute febrile neutrophile Dermatose) gleichende Reaktion beobachtet [11]. Orale Kontrazeptiva wurden sowohl mit einer Provokation [12] als auch mit der Induktion einer Remission einer Pityriasis lichenoides in Zusammenhang gebracht. Eine SLE (systemischer Lupus erythematodes)-artige Reaktion wurde ebenfalls beschrieben [13]. Eine Patientin entwickelte unter Einnahme oraler Antikonzeptiva eine Lupuserythematodes-artige Reaktion mit Erythemen an Handflächen und Füßen, schwach positiven antinukleären Antikörpern und mit immunfluoreszenzoptisch nachweisbaren C1q-Ablagerungen in der dermo-epidermalen Grenzzone, die sich nach dem Absetzen des Medikaments zurückbildete [14].

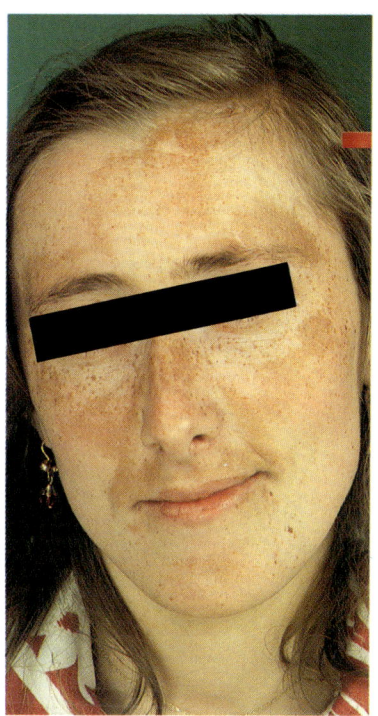

Abb. 13.8. Chloasma durch ein orales Kontrazeptivum (Levonorgestrel-Ethinylestradiol).

Der Ikterus, den diese Medikamente, wenn auch selten, auslösen, gleicht dem cholestatischen Schwangerschaftsikterus. Die hepatotoxischen Wirkungen können zur Provokation einer Porphyria variegata, einer Porphyria cutanea tarda [15,16] und einer hereditären Koproporphyrie [17] führen. Eine Onycholysis kann auftreten [16]. Auch eine nicht mit Störungen des Porphyrin-Stoffwechsels in Zusammenhang stehende Lichtempfindlichkeit wurde beschrieben [18]. Die Entwicklung gutartiger Hepatome kann ebenfalls ein Risiko darstellen [19].

1 Baker H. Drug reactions VIII. Adverse cutaneous reaction to oral contraceptives. *Br J Dermatol* 1969; **81**: 946−9.
2 Jelinek JE. Cutaneous complications of oral contraceptives. *Arch Dermatol* 1970; **101**: 181−6.
3 Coskey RJ. Eruptions due to oral contraceptives. *Arch Dermatol* 1977; **113**: 333−4.
4 Girard M. Évaluation des risques cutanés de la pilule. *Ann Dermatol Vénéréol (Paris)* 1990; **117**: 436−40.
5 Resnik S. Melasma induced by oral contraceptive drugs. *JAMA* 1967; **199**: 601.
6 Smith AG, Shuster S, Thody AJ, *et al.* Chloasma, oral contraceptives, and plasma immunoreactive beta-melanocyte-stimulating hormone. *J Invest Dermatol* 1977; **68**: 169−70.
7 Hertz RS, Beckstead PC, Brown WJ. Epithelial melanosis of the gingiva possibly resulting from the use of oral contraceptives. *J Am Dent Assoc* 1980; **100**: 713−14.

8 Posternal F, Orusco MMM, Laugier P. Eythème noueux et contraceptifs oraux. *Bull Derm* 1974; **81**: 642−5.

9 Bombardieri S, Di Munno O, Di Punzio C, Pasero G. Erythema nodosum associated with pregnancy and oral contraceptives. *Br Med J* 1977; **i**: 1509−10.

10 Morgan JK. Herpes gestationis influenced by an oral contraceptive. *Br J Dermatol* 1968; **80**: 456−8.

11 Tefany FJ, Georgouras K. A neutrophilic reaction of Sweet's syndrome type associated with the oral contraceptive. *Australas J Dermatol* 1991; **32**: 55−9.

12 Hollander A, Grotts IA. Mucha−Habermann disease following estrogen−progesterone therapy. *Arch Dermatol* 1973; **107**: 465.

13 Garrovich M, Agudelo C, Pisko E. Oral contraceptives and systemic lupus erythematosus. *Arthritis Rheum* 1980; **23**: 1396−8.

14 Furukawa F, Tachibana T, Imamura S, Tamura T. Oral contraceptive-induced lupus erythematosus in a Japanese woman. *J Dermatol (Tokyo)* 1991; **18**: 56−8.

15 Degos R, Touraine R, Kalis B, Delort J, Bonvalet D. Porphyrie cutanée tardive après prise prolongé de contraceptifs oraux. *Ann Dermatol Syphiligr (Paris)* 1969; **96**: 5−14.

16 Byrne JPH, Boss JM, Dawber RPR. Contraceptive pill-induced porphyria cutanea tarda presenting with onycholysis of the finger nails. *Postgrad Med J* 1976; **52**: 535−8.

17 Roberts DT, Brodie MJ, Moore MR, Thompson GG, Goldberg A, MacSween RNM. Hereditary coproporphyria presenting with photosensitivity induced by the contraceptive pill. *Br J Dermatol* 1977; **96**: 549−54.

18 Erickson LR, Peterka ES. Sunlight sensitivity from oral contraceptives. *JAMA* 1968; **203**: 980−1.

19 Baum JK, Holtz F, Bookstein JJ, Klein EW. Possible association between benign hepatomas and oral contraceptives. *Lancet* 1973; **ii**: 926−8.

Autoimmune Progesteron-Dermatitis

Es gibt Berichte, die das zyklische Auftreten einer Reihe von Hauteruptionen, darunter Urtikaria, Ekzem, Pompholyx und Erythema-exsudativum-multiforme in der zweiten, lutealen Phase des Menstruationszyklus mit einer prämenstruellen Verstärkung beschreiben [1−5]. Man hat angenommen, daß dieses Phänomen auf einer Sensibilisierung gegen endogenes Progesteron beruht [1,3]. Es liegt häufig, aber nicht immer, eine Anamnese einer vorangegangenen Einnahme synthetischen Progesterons vor. Zwei Patientinnen mit wiederkehrendem prämenstruellen Erythema-exsudativum-multiforme und einer Autoreaktivität gegen 17α-Hydroxyprogesteron wurden beschrieben [4,5]. Bei einer der Patientinnen breitete sich die Reaktion, die im Zusammenhang mit einem hochaffinen Bindungsfaktor für 17α-Hydroxyprogesteron im Serum stand, während einer Schwangerschaft aus und bildete sich nach einem Abort zurück [5]. Eine prämenstruelle urtikarielle Reaktion wurde eher durch Östrogen als durch Progesteron exazerbiert [6].

1 Hart R. Autoimmune progesterone dermatitis. *Arch Dermatol* 1977; **113**: 426−30.

2 Wojnarowska F, Greaves MW, Peachey RDG, *et al.* Progesterone-induced erythema multiforme. *J R Soc Med* 1985; **78**: 407−8.

3 Stephens CJM, Black MM. Perimenstrual eruptions: autoimmune progesterone dermatitis. *Semin Dermatol* 1989; **8**: 26–9.

4 Cheesman KL, Gaynor LV, Chatterton RT Jr, *et al*. Identification of a 17α-hydroxyprogesterone-binding immunoglobulin in the serum of a woman with periodic rashes. *J Clin Endocrinol Metab* 1982; **55**: 597–9.

5 Pinta JS, Sobrinho L, da Silva MB, *et al*. Erythema multiforme associated with autoreactivity to 17α-hydroxyprogesterone. *Dermatologica* 1990; **180**: 146–50.

6 Mayou SC, Charles-Holmes R, Kenney A, *et al*. A premenstrual urticarial eruption treated with bilateral oophorectomy and hysterectomy. *Clin Exp Dermatol* 1988; **13**: 114–16.

Tamoxifen

Dieser Östrogenrezeptor-Antagonist, der zur Therapie von Brustkrebs bei Frauen eingesetzt wird, hat Hirsutismus, Haarausfall, trockene Haut und eine Vielzahl von Exanthemen hervorgerufen.

13.3 Androgene

Anabole Steroide

Die Exazerbation einer Acne vulgaris mit Entwicklung einer Acne conglobata wurde beschrieben [1]. Sowohl die Größe der Talgdrüsen als auch die Menge der Talksekretion werden gesteigert [2,3]. Bei einem Patienten mit aplastischer Anämie, der mit einem Nandrolon-Präparat behandelt wurde, trat eine lichenoide Reaktion auf [4].

Danazol

Dieses Derivat des 17-Ethinyltestosterons ist ein Inhibitor des hypophysären Gonadotropins und ein sehr schwaches Androgen. Akne, Hirsutismus, Seborrhoe, Exantheme und eine generalisierte Alopezie wurden beschrieben [5–7]. Bei Patienten, die Danazol wegen eines nicht vom C1-Esterase-Inhibitor abhängigen Angioödems oder wegen eines hereditäres Angioödems erhielten, wurde eine Exazerbation Lupus-erythematodes-artiger Eruptionen beobachtet [9].

Gestrinon

Dieses Derivat des 19-Nortestosterons kann, wie Danazol, eine Gewichtszunahme, Hirsutismus, Akne, Stimmveränderungen oder unregelmäßige Monatsblutungen verursachen [10].

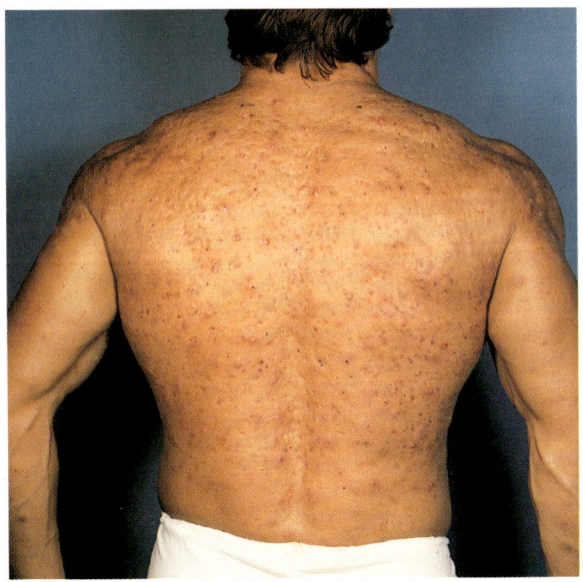

Abb. 13.9. Ausgeprägte akneiforme Eruption bei einem Profisportler, der Testosteron einnahm (mit freundlicher Genehmigung von Prof. J. Zelger, Salzburg).

Testosteron

Eine schwere Akne (Abb. 13.9) oder Acne fulminans trat unter einer Testosterontherapie mit [2,11] oder ohne [12] Gabe anaboler Steroide auf.

1 Merkle T, Landthaler M, Braun-Falco O. Acne-conglobata-artige Exazerbation einer Acne vulgaris nach Einnahme von Anabolika und Vitamin-B-Komplexhaltigen Präparaten. *Hautarzt* 1990; **41**: 280−2.

2 Király CL, Collan Y, Alén M. Effect of testosterone and anabolic steroids on the size of sebaceous glands in power athletes. *Am J Dermatopathol* 1987; **9**: 515−19.

3 Király CL, Alén M, Rahkila P, Horsmanheimo M. Effect of androgenic and anabolic steroids on the sebaceous gland in power athletes. *Acta Derm Venereol (Stockh)* 1987; **67**: 36−40.

4 Aihara M, Kitamura K, Ikezawa Z. Lichenoid drug eruption due to nandrolone furylpropionate (Cemelon). *J Dermatol (Tokyo)* 1989; **16**: 330−4.

5 Spooner JB. Classification of side-effects to danazol therapy. *J Int Med Res* 1977; **5** (Suppl 3): 15−17.

6 Greenberg RD. Acne vulgaris associated with antigonadotrophic (Danazol) therapy. *Cutis* 1979; **24**: 431−2.

7 Duff P, Mayer AR. Generalized alopecia: an unusual complication of danazol therapy. *Am J Obstet Gynecol* 1981; **141**: 349−50.

8 Fretwell MD, Altman LC. Exacerbation of a lupus-erythematosus-like syndrome during treatment of non-C1-esterase-inhibitor dependent angioedema with danazol. *J Allergy Clin Immunol* 1982; **69**: 306−10.

9 Sassolas B, Guillet G. Lupus, hereditary angioneurotic oedema and the risks of danazol treatment. *Br J Dermatol* 1991; **125**: 190−1.

10 Anonymous. Gestrinone (Dimetriose) − another option in endometriosis. *Drug Ther Bull* 1991; **29**: 45.

11 Heydenreich G. Testosterone and anabolic steroids and acne fulminans. *Arch Dermatol* 1989; **125**: 571−2.

12 Traupe H, von Mühlendahl KE, Brämswig J, Happle R. Acne of the fulminans type following testosterone therapy in three excessively tall boys. *Arch Dermatol* 1988; **124**: 414–17.

13.4 Insulin

Nebenwirkungen von Insulin sind relativ häufig [1–8]. Rinderinsulin hat das stärkste Potential für die Auslösung allergischer Reaktionen, gefolgt vom Schweine- und Humaninsulin [9]. Es kann allerdings auch nach der Gabe von rekombinantem Humaninsulin zur Anaphylaxie kommen. Lokale allergische Reaktionen sind häufig Sofortreaktionen, die eher in den ersten Monaten einer Behandlung auftreten und unter fortgesetzter Therapie verschwinden. Generalisierter Juckreiz und Urtikaria sind selten. Typischerweise entwickeln sich schwerere allergische Reaktionen bei neuerlicher Insulintherapie vor allem bei Patienten, die bereits zuvor eine Langzeittherapie erhalten hatten. Verzögerte Reaktionen können ebenfalls auftreten und bieten das Bild von juckenden Erythemen und Indurationen, manchmal mit Papelbildung, die innerhalb von 24 Stunden nach Injektion auftreten [10]. Auch ein biphasischer Verlauf kann bei ein und demselben Patienten vorkommen, mit einer initialen Urtikaria als Sofortreaktion und einer verzögerten Reaktion nach 4 bis 6 Stunden. Die Allergie kann sich gegen Insulin selbst (d.h. das Rinder- oder Schweineprotein), gegen Konservierungsstoffe wie Parabene und Zink [11,12] oder gegen Surfen in Depotpräparaten richten [13]. An der Injektionsstelle können sich sterile furunkuloide Läsionen entwickeln, die unter Narbenbildung abheilen und eine granulomatöse Histologie zeigen [11,12]. Lipoatrophien an Injektionsstellen oder seltener distal davon gelegen [7] treten besonders bei länger wirksamen Präparaten, möglicherweise als Folge einer immunologischen Reaktion, auf. Die betroffenen Patienten können Immunglobulin-Ablagerungen in den Läsionen und zirkulierende Antikörper gegen Insulin aufweisen. In Ausnahmefällen können sich an Stellen wiederholter Injektionen eine hypertrophe Lipodystrophie [15] oder hyperkeratotische verruköse Plaques [16] bilden.

1 Hasche H, Haslbeck M, Bachmann W, Mehnert H. Verteilung allergischer Hautreaktionen bei Insulintherapie. *Dtsch Med Wochenschr* 1981; **106**: 1451–6.

2 Sibbald RG, Schachter RK. The skin and diabetes mellitus. *Int J Dermatol* 1984; **23**: 567–84.

3 Small P, Lerman S. Human insulin allergy. *Ann Allergy* 1984; **53**: 39–41.

4 Grammer L. Insulin allergy. *Clin Rev Allergy* 1986; **4**: 189–200.

5 Jegasothy BV. Cutaneous complications of insulin treatment. In Jelinek JE (ed) *The Skin and Diabetes*. Lea & Febiger, Philadelphia, 1986, pp 217–26.

6 De Shazo RD, Mather P, Grant W, *et al*. Evaluation of patients with local reactions to insulin with skin tests and *in vitro* techniques. *Diabetes Care* 1987; **10**: 330–6.

7 Plantin P, Sassolas B, Guillet M-H, *et al*. Accidents cutanés allergiques aux insulines. Aspects actuels a propos de 2 cas. *Ann Dermatol Vénéréol (Paris)* 1988; **115**: 813–17.

8 Sussman GL, Dolovich J. Prevention of anaphylaxis. *Semin Dermatol* 1989; **8**: 158−65.

9 Fineberg SE, Galloway JA, Fineberg NS, *et al.* Immunogenicity of recombinant human insulin. *Diabetologica* 1983; **25**: 465−9.

10 White WN, DeMartino SA, Yoshida T. Severe delayed inflammatory reactions from injected insulin. *Am J Med* 1983; **74**: 909−13.

11 Feinglos MN, Jegasothy BV. 'Insulin' allergy due to zinc. *Lancet* 1979; **i**: 122−4.

12 Jordaan HF, Sandler M. Zinc-induced granuloma − a unique complication of insulin therapy. *Clin Exp Dermatol* 1989; **14**: 227−9.

13 Goerz G, Ruzicka T, Hofmann N, *et al.* Granulomatöse allergische Reaktion vom verzögerten Typ auf Surfen. *Hautarzt* 1981; **32**: 187−90.

14 Reeves WG, Allen BR, Tattersall RB. Insulin-induced lipoatrophy: evidence for an immune pathogenesis. *Br Med J* 1980; **280**: 1500−3.

15 Johnson DA, Parlette HL. Insulin-induced hypertrophic lipodystrophy. *Cutis* 1983; **32**: 273−4.

16 Fleming MG, Simon SI. Cutaneous insulin reaction resembling acanthosis nigricans. *Arch Dermatol* 1986; **122**: 1054−6.

13.5 Thyroxin

Bei einem Patienten wurden eine chronische Urtikaria und ein Angioödem in Verbindung mit einer exogenen Thyreotoxikose infolge einer Substitutionstherapie beschrieben [1].

1 Pandya AG, Beaudoing DL. Chronic urticaria associated with exogenous thyroid use. *Arch Dermatol* 1990; **126**: 1238−9.

13.6 Thyreostatika

Thiouracile

Zu den Nebenwirkungen gehören Medikamentenfieber, Juckreiz, Urtikaria, Angioödem, Exantheme, akneiforme Eruptionen, Depigmentierung der Haare und Lupus-erythematodes-artige Syndrome. Propylthiouracil hat eine allergische Vaskulitis [1,2] und Methylthiouracil ein Erythema-exsudativum-multiforme verursacht. Thiouracile können auch zu einem exzessiven Haarausfall führen. Das Risiko einer Agranulozytose bzw. einer aplastischen Anämie durch Thyreostatika wurde diskutiert [3].

1 Vasily DB, Tyler WB. Propylthiouracil-induced cutaneous vasculitis. *JAMA* 1980; **243**: 458−60.

2 Gammeltoft M, Kristensen JK. Propylthiouracil-induced cutaneous vasculitis. *Acta Derm Venereol (Stockh)* 1982; **62**: 171−3.

3 The International Agranulocytosis and Aplastic Anemia Study. Risk of agranulocytosis and aplastic anemia in relation to use of antithyroid drugs. *Br Med J* 1988; **287**: 262−5.

14. Chemotherapeutika

14.1 Allgemeine Nebenwirkungen

Es gibt eine Anzahl exzellenter Übersichtsartikel über die dermatologischen Nebenwirkungen von Chemotherapeutika [1–9] einschließlich der histopathologischen Veränderungen [10]. Knochenmarkssuppression mit aplastischer Anämie, Agranulozytose und Thrombozytopenie sowie eine gastrointestinale Unverträglichkeit können bei allen diesen Medikamenten auftreten. Mukokutane Oberflächen sind besonders anfällig gegenüber den toxischen Wirkungen dieser Medikamentengruppe auf sich schnell teilende Zellen. Zu den häufigen Nebenwirkungen gehören daher die Alopezie [8] und die Stomatitis [11]. Zytotoxische Medikamente können eine Alopezie sowohl über ein Anagen- als auch ein Telogeneffluvium verursachen. Eine ausgeprägte Alopezie vom Anagentyp sieht man häufig innerhalb von 2 Wochen nach der Gabe von Cyclophosphamid, Doxorubicin und Nitrosoharnstoffen; sie ist gewöhnlich nach Absetzen der Therapie reversibel. Andere Chemotherapeutika, die eine Alopezie bedingen können, sind

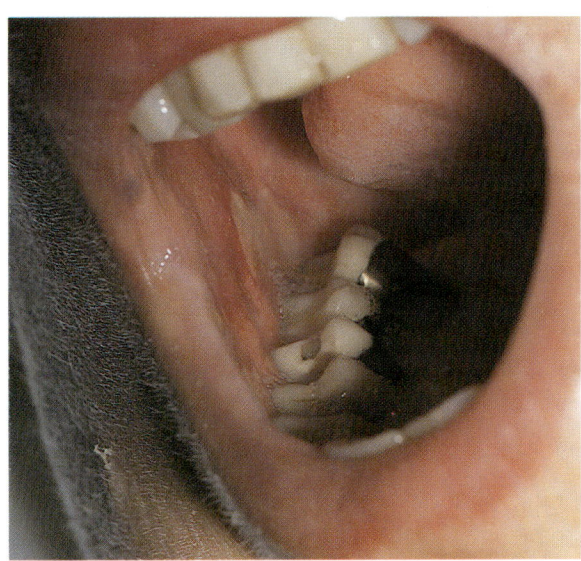

Abb. 14.1. Erosive Stomatitis bei Methotrexat-Therapie.

Amsacrin, Bleomycin, Cyclophosphamid, Cytarabin, Dactinomycin, Daunorubicin, Etoposid, Fluorouracil und Methotrexat. Eine Stomatitis tritt am häufigsten unter Behandlung mit Acridinylanisidid, Dactinomycin, Daunorubicin, Doxorubicin, Fluorouracil und Methotrexat (Abb. 14.1) auf; sie spricht möglicherweise auf eine Dosisreduktion an. Desgleichen können einige der Medikamente Pigmentierungen der Wangenschleimhaut [12] oder der Nägel [13–15] verursachen.

Viele der Chemotherapeutika haben ganz spezifische kutane Nebenwirkungen, die von lokalisierten oder diffusen Hyperpigmentierungen bis zu weniger häufigen Reaktionen wie einer Verstärkung von Strahlenwirkungen und Recall-Phänomenen, Photosensibilität, allergischen Reaktionen, Phlebitis und chemischer Zellulitis reichen.

Photosensibilitätsreaktionen treten unter Therapie mit Dacarbazin, Fluorouracil, Mitomycin und Vinblastin auf. Allergische Nebenwirkungen wie Urtikaria und Angioödeme sind bei manchen Substanzen häufig, wie z.B. unter Asparaginase und Cisplatin, bei anderen, wie z.B. Methotrexat, hingegen sehr selten. Bestrahlungs-Recall-Wirkungen bedeuten die Reaktivierung einer Entzündungsreaktion an Körperstellen, die Monate oder Jahre zuvor bestrahlt worden waren. Klinisch stellen sich diese Reaktionen als Erythem, Bläschen, Erosionen und, in der Folge, als Hyperpigmentierungen dar. Sie wurden am häufigsten in Verbindung mit Dactinomycin und Doxorubicin beobachtet [16]. Bleomycin, Fluorouracil, Hydroxyharnstoff und Methotrexat können ebenfalls die Wirkung von Strahlen verstärken. Auch seltene Komplikationen wie eine diffuse Sklerose der Hände und Füße, ein Raynaud-Phänomen [17], eine sterile Follikulitis und Flush-Reaktionen können auftreten. Kombinationsbehandlungen mit mehreren Chemotherapeutika können besondere Probleme bieten, wenn man versucht, das auslösende Medikament für eine bestimmte Reaktion wie z.B. eine weiße Bänderung der Nägel [18] oder multiple Beau-Reil-Querfurchen herauszufinden [19]. Eine Pityriasis-lichenoides-artige Eruption trat bei der Therapie einer myeloischen Leukämie mit Vincristin, Mercaptopurin, Antibiotika und Aciclovir auf [20].

Die meisten zytotoxischen Medikamente wirken teratogen und sind während der Schwangerschaft, besonders im ersten Trimester, kontraindiziert. Alkylierende Medikamente verursachen meist eine Sterilität bei Männern und können die Zeit der Gebärfähigkeit bei Frauen verkürzen.

1 Weiss RB, Bruno S. Hypersensitivity reactions to cancer chemotherapeutic agents. *Ann Intern Med* 1981; **94**: 66–72.
2 Weiss RB. Hypersensitivity reactions to cancer chemotherapy. *Semin Oncol* 1982; **9**: 5–13.
3 Bronner AK, Hood AF. Cutaneous complications of chemotherapeutic agents. *J Am Acad Dermatol* 1983; **9**: 645–63.
4 McDonald CJ. Cytotoxic agents for use in dermatology. I. *J Am Acad Dermatol* 1985; **12**: 753–5.
5 McDonald CJ. Use of cytotoxic drugs in dermatologic diseases. II. *J Am Acad Dermatol* 1985; **12**: 965–75.
6 Hood AF. Cutaneous side effects of cancer chemotherapy. *Med Clin North Am* 1986; **70**: 187–209.

7 Delaunay M. Effets cutanés indésirables de la chimiothérapie antitumorale. *Ann Dermatol Vénéréol (Paris)* 1989; **116**: 347−61.

8 Kerker BJ, Hood AF. Chemotherapy-induced cutaneous reactions. *Semin Dermatol* 1989; **8**: 173−81.

9 Rapini RP. Cytotoxic drugs in the treatment of skin disease. *Int J Dermatol* 1991; **30**: 313−22.

10 Fitzpatrick JE, Hood AF. Histopathologic reactions to chemotherapeutic agents. *Adv Dermatol* 1988; **3**: 161−84.

11 Bottomley WK, Perlin E, Ross GR. Antineoplastic agents and their oral manifestations. *Oral Surg* 1977; **44**: 527−34.

12 Krutchik AN, Buzdar AU. Pigmentation of the tongue and mucous membranes associated with cancer chemotherapy. *South Med J* 1979; **72**: 1615−16.

13 Sulis E, Floris C. Nail pigmentation following cancer chemotherapy: a new genetic entity? *Eur J Cancer* 1980; **16**: 1517−19.

14 Daniel CR III, Scher RK. Nail changes secondary to systemic drugs or ingestants. *J Am Acad Dermatol* 1984; **10**: 250−8.

15 Daniel CR III, Scher RK. Nail changes secondary to systemic drugs or ingestants. In: Scher RK, Daniel CR III (eds) *Nails: Therapy, Diagnosis, Surgery*. W.B. Saunders, Philadelphia, 1990, pp 192−201.

16 Solberg LA Jr, Wick MR, Bruckman JE. Doxorubicin-enhanced skin reaction after whole-body electron beam irradiation for leukemia cutis. *Mayo Clinic Proc* 1980; **55**: 711−15.

17 Vogelzang NJ, Bosl GJ, Johnson D, *et al.* Raynaud's phenomenon: a common toxicity after combination chemotherapy for testicular cancer. *Ann Intern Med* 1981; **95**: 288−92.

18 James WD, Odom RB. Chemotherapy-induced transverse white lines in the fingernails. *Arch Dermatol* 1983; **119**: 334−5.

19 Singh M, Kaur S. Chemotherapy-induced multiple Beau's lines. *Int J Dermatol* 1986; **25**: 590−1.

20 Isoda M. Pityriasis lichenoides-like eruption occurring during therapy for myelogenous leukemia. *J Dermatol (Tokyo)* 1989; **16**: 73−5.

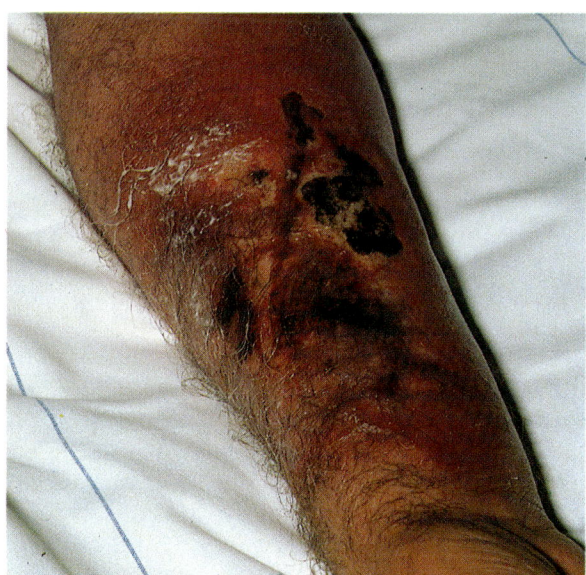

Abb. 14.2. Ausgeprägte Entzündung mit Hautnekrosen am rechten Unterarm nach paravasaler Injektion von Zytostatika (Epirubicin, Cyclophosphamid und Vincristin).

Extravasate

Durch Extravasate von verschiedenen Chemotherapeutika können Hautnekrosen und Ulzerationen (Abb. 14.2) entstehen [1–5]. Bei Gabe von
Amsacrin, Dacarbazin, Dactinomycin, Daunorubicin, Doxorubicin, Mechloräthamin, Mitomycin und Vinblastin kann sich typischerweise eine Phlebitis
entwickeln. Gewebsentzündungen wurden bei Gabe von Bleomycin, Cisplatin, Dacarbazin, Dactinomycin, Daunorubicin, Doxorubicin, Fluorouracil,
Mechloräthamin, Methotrexat, Mithramycin, Mitomycin, Mitoxantron,
Streptozocin und Vinca-Alkaloiden beobachtet. Reste des Medikaments
sollten, falls möglich, aspiriert werden, die Extremität hochgelagert und ein
plastischer Chirurg so früh wie möglich hinzugezogen werden. Hohe
Konzentrationen von Doxorubicin wurden bis zu 28 Tage nach einer
versehentlichen Extravasation in der Dermis nachgewiesen [6]. Histologische Untersuchungen von Extravasat-Schäden durch Doxorubicin zeigten
eine verstärkte Interface-Dermatitis und Venenthrombosen [7].

1 Ignoffo RJ, Friedman MA. Therapy of local toxicities caused by extravasation
   of cancer chemotherapeutic drugs. *Cancer Treat Rev* 1980; **7**: 17–27.
2 Vansvloten Harwood K, Aisner J. Treatment of chemotherapeutic extravasation:
   Current status. *Cancer Treat Rep* 1984; **86**: 939–45.
3 Banerjee A, Brotherston TM, Lamberty BGH, *et al.* Cancer chemotherapy
   agent-induced perivenous extravasation injury. *J Postgrad Med* 1987; **63**: 5–9.
4 Rudolph R, Larson DL. Etiology and treatment of chemotherapeutic agent
   extravasation injuries. A review. *J Clin Oncol* 1987; **5**: 1116–26.
5 Dufresne RG Jr. Skin necrosis from intravenously infused materials. *Cutis*
   1989; **39**: 197–8.
6 Sonneveld P, Wassenaar HA, Nooter K. Long persistence of doxorubicin in
   human skin after extravasation. *Cancer Treat Rep* 1984; **68**: 895–6.
7 Bhawan J, Petry J, Rybak ME. Histologic changes induced in skin by extravasation of doxorubicin (adriamycin). *J Cutan Pathol* 1989; **16**: 158–63.

Erytheme der Akren

Mehrere Chemotherapeutika (besonders Cytosinarabinosid, Fluorouracil
und Doxorubicin und selten Cyclophosphamid, Hydroxyharnstoff, Mercaptopurin, Methotrexat und Mitotan) können entweder allein oder in Kombination dosisabhängige Erytheme an den Akren verursachen [1–9].
Blasenbildung und Schuppung können sich entwickeln. Die Reaktionen
können nach Bolusinjektionen oder kurzzeitiger Chemotherapie früher
auftreten (zwischen 24 Stunden und 3 Wochen) und schwerer ausfallen als
unter niedrig dosierter kontinuierlicher Infusion [9], und sie sind in der
Regel durch Provokation erneut auslösbar. Es gibt Berichte, denen zufolge
intravenös verabreichtes Cyclosporin, das knochenmarktransplantierten
Patienten gegeben wurde, die Schmerzen bei einem akralen Erythem
verstärkte [10]. Erytheme der Akren bei Chemotherapie sollten von der
Graft-vs.-host-Erkrankung bei Patienten, die sich nach einer Chemotherapie einer Knochenmarkstransplantation unterziehen, sowie von einem

durch Chemotherapie verursachten Raynaud-Phänomen unterschieden werden.

1 Burgdorf WHC, Gilmore WA, Ganick RG. Peculiar acral erythema secondary to high-dose chemotherapy for acute myelogenous leukemia. *Ann Intern Med* 1982; **97**: 61–2.

2 Doyle LA, Berg C, Bottino G, Chabner E. Erythema and desquamation after high-dose methotrexate. *Ann Intern Med* 1983; **98**: 611–22.

3 Feldman LD, Jaffer A. Fluorouracil-associated palmar–plantar erythrodysesthesia syndrome. *JAMA* 1985; **254**: 3479.

4 Crider MK, Jansen J, Norins AL, McHale MS. Chemotherapy-induced acral erythema in patients receiving bone marrow transplantation. *Arch Dermatol* 1986; **122**: 1023–7.

5 Cox GJ, Robertson DB. Toxic erythema of palms and soles associated with high-dose mercaptopurine chemotherapy. *Arch Dermatol* 1986; **122**: 1413–14.

6 Guillaume J-C, Carp E, Rougier P, Charpentier P, André P, Carde P, Avril M-F. Effets secondaires cutanéo-muqueux des perfusions continues de 5-fluorouracile: 12 observations. *Ann Dermatol Vénéréol (Paris)* 1988; **115**: 1167–9.

7 Vukelja SJ, Lombardo RA, James WD, et al. Pyridoxine for the palmar–plantar erythrodysesthesia syndrome. *Ann Intern Med* 1989; **111**: 688–9.

8 Horwitz LJ, Dreizen S. Acral erythemas induced by chemotherapy and graft-versus-host disease in adults with hematogenous malignancies. *Cutis* 1990; **46**: 397–404.

9 Baack BR, Burgdorf WHC. Chemotherapy-induced acral erythema. *J Am Acad Dermatol* 1991; **24**: 457–61.

10 Kampmann KK, Graves T, Rogers SD. Acral erythema secondary to high-dose cytosine arabinoside with pain worsened by cyclosporin infusions. *Cancer* 1989; **63**: 2482–5.

Neutrophile ekkrine Hidradenitis

Die neutrophile ekkrine Hidradenitis kann als Reaktionsmuster auf verschiedene Chemotherapeutika, besonders aber nach Gabe von Cytarabin und Bleomycin, auftreten [1–6]. Klinisch sind meist erythematöse Papeln, Plaques und Knoten vorhanden, obwohl auch hyperpigmentierte Plaques, Pusteln, Purpura und Urtikaria beschrieben wurden. Die Läsionen bilden sich im Laufe mehrerer Tage spontan zurück. Die Histologie ist durch Infiltrate von neutrophilen Granulozyten im Drüsenkörper und einer Nekrose des Drüsenepithels ekkriner Schweißdrüsen charakterisiert. Dieses Krankheitsbild wurde auch bei einem Hämodialyse-Patienten, der keine Chemotherapie erhielt, beschrieben [7] sowie bei einem Patienten ohne Malignom, der Acetaminophen einnahm [8].
Eine verwandte aber eigenständige Erkrankung ist die syringosquamöse Metaplasie, die histologisch mit einem gut differenzierten Plattenepithelkarzinom verwechselt werden kann und bei Patienten beschrieben wurde, die wegen einer Leukämie oder anderer Malignome eine Chemotherapie erhielten [9,10]. Klinisch findet man erythematöse, auf Druck abblassende, papulöse verkrustete Eruptionen [10].

1 Beutner KR, Packman CH, Markowitch W. Neutrophilic eccrine hidradenitis associated with Hodgkin's disease and chemotherapy. A case report. *Arch Dermatol* 1986; **122**: 809−11.

2 Fitzpatrick JE, Bennion SD, Reed OM, *et al.* Neutrophilic eccrine hidradenitis associated with induction chemotherapy. *J Cutan Pathol* 1987; **14**: 272−8.

3 Scallan PJ, Kettler AH, Levy ML, *et al.* Neutrophilic eccrine hidradenitis. *Cancer* 1988; **62**: 2532−6.

4 Fernández Cogolludo E, Ambrojo Antunez P, Aguilar Martínez A, *et al.* Neutrophil eccrine hidradenitis − a report of two additional cases. *Clin Exp Dermatol* 1989; **14**: 341−6.

5 Burg G, Bieber T, Langecker P. Lokalisierte neutrophile ekkrine Hidradenitis unter Mitoxantron: eine typische Zytostatikanebenwirkung. *Hautarzt* 1988; **39**: 233−6.

6 Allegue F, Soria C, Rocamora A, *et al.* Neutrophilic eccrine hidradenitis in two neutropenic patients. *J Am Acad Dermatol* 1990; **23**: 1110−13.

7 Moreno A, Barnadas MA, Ravella A, Moragas JM. Infectious eccrine hidradenitis in a patient undergoing hemodialysis. *Arch Dermatol* 1985; **121**: 1106−7.

8 Kuttner BJ, Kurban RS. Neutrophilic eccrine hidradenitis in the absence of an underlying malignancy. *Cutis* 1988; **41**: 403−5.

9 Bhawan J, Malhotra R. Syringosquamous metaplasia. A distinctive eruption in patients receiving chemotherapy. *Am J Dermatopathol* 1990; **12**: 1−6.

10 Hurt MA, Halvorson RD, Petr FC Jr, *et al.* Eccrine squamous syringometaplasia. A cutaneous sweat gland reaction in the histologic spectrum of 'chemotherapy-associated eccrine hidradenitis' and 'neutrophilic eccrine hidradenitis'. *Arch Dermatol* 1990; **126**: 73−7.

Nebenwirkungen im Zusammenhang mit der Immunsuppression

Die kutanen Manifestationen einer Immunsuppression wurden ausführlich dargestellt [1–5]. Eine immunsuppressive Therapie, z.B. mit Azathioprin und Prednison bei nierentransplantierten Patienten, kann verschiedene virale oder mykotische Hautinfektionen (z.B. Warzen, Herpes simplex, Herpes zoster, Pityriasis versicolor) begünstigen [6,7]. Die Entwicklung einer disseminierten oberflächlichen aktinischen Porokeratose [8,9], einer Porokeratosis Mibelli [10–13] und eine Zunahme gutartiger oder eruptiver dysplastischer Naevuszellnaevi [16] kann gefördert werden.

Interne Malignome

Die Zahl der bösartigen Neoplasmen, die in der Bevölkerung im allgemeinen häufig vorkommen, ist bei Transplantatempfängern nicht erhöht. Es treten jedoch verschiedene, normalerweise seltene Malignome vermehrt auf [17–19]. Zu diesen gehören die Non-Hodgkin-Lymphome (meist B-Zell-, zu 14 % T-Zell- und zu weniger als 1 % Null-Zell-Herkunft), die 21 % der bösartigen Neoplasmen bei Transplantatempfängern ausmachen, das Kaposi-Sarkom (Abb. 14.3) und andere Sarkome, Karzinome der Vulva und des Perineums, Nierenkarzinome und hepatobiliäre Tumore. Non-Hodg-

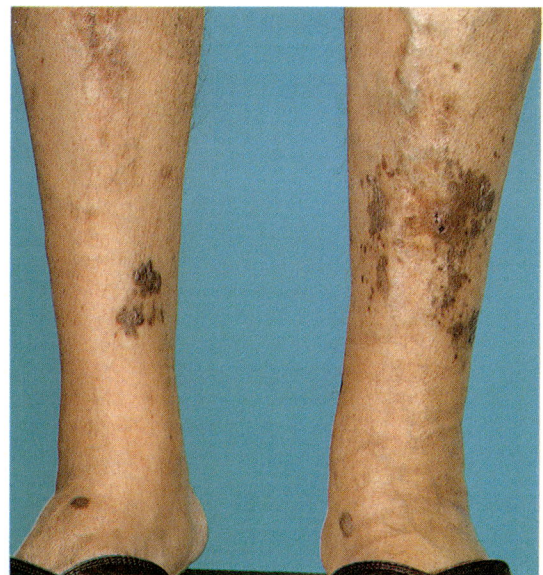

Abb. 14.3. Kaposi-Sarkom unter immunsuppressiver Therapie bei einem nierentransplantierten Patienten.

kin-Lymphome treten häufiger auf und entwickeln sich früher, wenn potente Immunsuppressiva wie Cyclosporin und/oder der monoklonale Antikörper OKT3 eingesetzt werden. Wenn auch 6 % aller Transplantatempfänger ein Malignom entwickeln, versterben doch nur 1 % der Patienten an dieser Komplikation [19]. Eine Leukämie kann sich infolge einer Chemotherapie entwickeln [20] und ein Karzinom der Harnblase wurde mit einer Cyclophosphamid-Therapie in Verbindung gebracht [21].

Hautkarzinome

Aktinische Keratosen, Basaliome und Plattenepithelkarzinome der Lippen und der Haut [17–19,22–28] sowie maligne Melanome [29] treten zahlreichen Berichten zufolge unter Immunsuppression häufiger auf, besonders bei immunsupprimierten Nierentransplantatempfängern. Die Mehrzahl dieser Patienten hatte Azathioprin und Kortikosteroide erhalten. Interessanterweise sollen immunsupprimierte Empfänger von Nierentransplantaten kein erhöhtes Hautkarzinomrisiko haben, wenn sie das HLA-Klasse-I-Allel A11 exprimieren. Darüber hinaus leiden Patienten, die lange Zeit mit einem Nierentransplantat leben, das in Bezug auf HLA-B nicht kompatibel ist, unter einer signifikant höheren Inzidenz von Plattenepithelkarzinomen als andere Transplantatempfänger mit fehlender Übereinstimmung im HLA-System. Patienten, die für HLA-DR homozygot sind, stehen ebenfalls unter einem erhöhten Risiko zur Entwicklung von aktinischen Keratosen und Hautkarzinomen [31]. Diese Befunde weisen darauf hin, daß die Genprodukte des Haupthistokompatibilitätskomplexes, wahrscheinlich über Einflüsse auf die Erkennung von Neoantigenen durch T-Zellen, in der

Pathogenese von Hautkarzinomen bei immunsupprimierten Patienten eine Rolle spielen [32]. Es gab gegenüber den Kontrollen keinen Unterschied in der Zahl der antigenpräsentierenden CD1$^+$HLA-DR$^+$-Langerhans-Zellen in der Epidermis immunsupprimierter Nierentransplantatempfänger, die entweder mit Azathioprin/Prednison oder Cyclosporin/Prednison behandelt wurden [33].

1 Koranda FC, Dehmel EM, Kahn G, Penn I. Cutaneous complications in immunosuppressed renal homograft recipients. *JAMA* 1974; **229**: 419−24.

2 Cohen EB, Komorowski RA, Clowry LJ. Cutaneous complications in renal transplant recipients. *Am J Clin Pathol* 1987; **88**: 32−7.

3 Abel EA. Cutaneous manifestations of immunosuppression in organ transplant recipients. *J Am Acad Dermatol* 1989; **21**: 167−79.

4 Boitard C, Nach J-F. Long-term complications of conventional immunosuppressive treatment. *Adv Nephrol* 1989; **18**: 335−54.

5 Paller AS, Mallory SB. Acquired forms of immunosuppression. *J Am Acad Dermatol* 1991; **24**: 482−8.

6 Spencer ES, Anderson HK. Viral infections in renal allograft recipients treated with long-term immunosuppression. *Br Med J* 1979; **2**: 829−30.

7 Shelley WB. Induction of tinea cruris by topical nitrogen mustard and systemic chemotherapy. *Acta Derm Venereol (Stockh)* 1981; **61**: 164−5.

8 Bencini PL, Crosti C, Sala F. Porokeratosis: immunosuppression and exposure to sunlight. *Br J Dermatol* 1987; **116**: 113−16.

9 Neumann RA, Knobler RM, Metze D, Jurecka W. Disseminated superficial porokeratosis and immunosuppression. *Br J Dermatol* 1988; **119**: 375−80.

10 Lederman JS, Sober AJ, Lederman GS. Immunosuppression: a cause of porokeratosis? *J Am Acad Dermatol* 1985; **13**: 75−9.

11 Grattan CEH, Christopher AP. Porokeratosis and immunosuppression. *J R Soc Med* 1987; **80**: 597−8.

12 Tatnall FM, Sarkany I. Porokeratosis of Mibelli in an immunosuppressed patient. *J R Soc Med* 1987; **80**: 180−1.

13 Wilkinson SM, Cartwright PH, English JSC. Porokeratosis of Mibelli and immunosuppression. *Clin Exp Dermatol* 1991; **16**: 61−2.

14 McGregor JM, Barker JNWN, MacDonald DM. The development of excess numbers of melanocytic naevi in an immunosuppressed identical twin. *Clin Exp Dermatol* 1991; **16**: 131−2.

15 Hughes BR, Cunliffe WJ, Bailey CC. Excess benign melanocytic naevi after chemotherapy for malignancy in childhood. *Br Med J* 1989; **299**: 88−91.

16 Barker JNWN, MacDonald DM. Eruptive dysplastic naevi following renal transplantation. *Clin Exp Dermatol* 1988; **13**: 123−5.

17 Penn I. Depressed immunity and the development of cancer. *Clin Exp Immunol* 1981; **146**: 459−74.

18 Penn I. Tumors of the immunocompromised patient. *Annu Rev Med* 1988; **39**: 63−73.

19 Penn I. Cancers complicating organ transplantation. *N Engl J Med* 1990; **323**: 1767−9.

20 Williams CJ. Leukaemia and cancer chemotherapy. The risk is acceptably small but may be reducible further. *Br Med J* 1990; **301**: 73−4.

21 Elliot RW, Essenhigh DM, Morley AR. Cyclophosphamide treatment of systemic lupus erythematosus: risk of bladder cancer exceeds benefit. *Blood* 1970; **35**: 543−8.

22 Walder BK, Robertson MR, Jeremy D. Skin cancer and immunosuppression. *Lancet* 1971; **ii**: 1282−3.

23 Lowney ED. Antimitotic drugs and aggressive squamous cell tumors. *Arch Dermatol* 1972; **105**: 924.

24 Kinlen LJ, Sheil AGR, Peto J, Doll R. Collaborative United Kingdom–Australasian study of cancer in patients treated with immunosuppressive drugs. *Br Med J* 1979; **ii**: 1461–6.

25 Boyle J, Briggs JD, MacKie RM, *et al.* Cancer, warts and sunshine in renal transplant patients. *Lancet* 1984; **i**: 702–5.

26 McLelland J, Rees A, Williams G, *et al.* The incidence of immunosuppression-related skin disease in long-term transplant patients. *Transplantation* 1988; **46**: 871–4.

27 Gupta AK, Cardella CJ, Haberman HF. Cutaneous malignant neoplasms in patients with renal transplants. *Arch Dermatol* 1986; **122**: 1288–93.

28 Hintner H, Fritsch P. Skin neoplasia in the immunodeficient host. *Curr Probl Dermatol* 1989; **18**: 210–17.

29 Greene MH, Young TI. Malignant melanoma in renal transplant recipients. *Lancet* 1981; **i**: 1196–9.

30 Bouwes Bavinck JN, Kootte AMM, van der Woude FJ, *et al.* HLA-A11–associated resistance to skin cancer in renal-transplant recipients. *N Engl J Med* 1990; **323**: 1350.

31 Bouwes Bavinck JM, Vermeer BJ, vans der Woude FJ, *et al.* Relation between skin cancer and HLA antigens in renal-transplant recipients. *N Engl J Med* 1991; **325**: 843–8.

32 Streilein JW. Immunogenetic factors in skin cancer. *N Engl J Med* 1991; **325**: 884–7.

33 Scheibner KG, Murray A, Sheil R, *et al.* T6$^+$ and HLA-DR$^+$ cell numbers in epidermis of immunosuppressed renal transplant recipients. *J Cutan Pathol* 1987; **14**: 202–6.

14.2 Alkylierende Substanzen

Diese Medikamente bewirken eine Störung der Zellreplikation durch eine Schädigung der DNA. Die Gametogenese ist häufig schwer betroffen und der Gebrauch alkylierender Substanzen steht, besonders wenn sie zusammen mit einer Bestrahlung eingesetzt werden, im Zusammenhang mit einer deutlichen Zunahme nicht-lymphatischer Leukämien.

Alkylsulfonate

Busulfan

Nebenwirkungen sind selten, es traten aber Urtikaria, ein bullöses Erythema-exsudativum-multiforme [1], Addison-artige Pigmentierungen [2,3] aufgrund einer Zunahme des epidermalen und dermalen Melanins und eine medikamentös induzierte Porphyria cutanea tarda auf [4]. Eine Vaskulitis und eine progressive Lungenfibrose wurden beschrieben. In Keratinozyten entdeckte man bei Busulfantherapie Kernanomalien bei reichlichem, blassem Zytoplasma [5].

1 Dosik H, Hurewitz DJ, Rosner F, Schwartz JM. Bullous eruptions and elevated leukocyte alkaline phosphatase in the course of busulphan-treated chronic granulocytic leukaemia. *Blood* 1970; **35**: 543–8.

2 Harrold BP. Syndrome resembling Addison's disease following prolonged treatment with busulphan. *Br Med J* 1966; **1**: 463–4.

3 Burns WA, McFarland W, Matthews MJ. Toxic manifestations of busulfan therapy. *Med Ann DC* 1971; **40**: 567−9.
4 Kyle RA, Dameshek W. Porphyria cutanea tarda associated with chronic granulocytic leukemia treated with busulfan. *Blood* 1964; **23**: 776−85.
5 Hymes SR, Simonton SC, Farmer ER, *et al.* Cutaneous busulfan effect in patients receiving bone marrow transplantation. *J Cutan Pathol* 1985; **12**: 125−9.

Stickstofflost-Derivate

Chlorambucil

Unter Therapie mit Chlorambucil kommen morbilliforme Exantheme vor, urtikarielle Plaques und periorbitale Ödeme wurden selten beschrieben [1−3]. Die Entstehung einer Alopezie ist ungewöhnlich. Es gibt Berichte über Sterilität mit Azoospermie und Amenorrhoe.

1 Knisely RE, Settipane GA, Albala MM. Unusual reaction to chlorambucil in a patient with chronic lymphocytic leukemia. *Arch Dermatol* 1971; **104**: 77−9.
2 Millard LG, Rajah SM. Cutaneous reaction to chlorambucil. *Arch Dermatol* 1977; **113**: 1298.
3 Peterman A, Braunstein B. Cutaneous reaction to chlorambucil therapy. *Arch Dermatol* 1986; **122**: 1358−60.

Cyclophosphamid und Mesna

Eine Alopezie ist häufig und tritt bei 5 bis 30 % der Patienten auf [1]. Pigmentierungen, die ausgedehnt oder auf die Handflächen, die Fußsohlen oder Nägel beschränkt sein können und meist reversibel sind, sind wohlbekannt [2,3]. Gelegentlich sieht man Nageldystrophien (Abb. 14.4). Allergische Exantheme sind selten, weniger selten hingegen anaphylaktische und urtikarielle Reaktionen [4,5]. Es kann eine Kreuzsensibilität mit anderen alkylierenden Substanzen, besonders mit Mechloräthamin und Chlorambucil bestehen [6]. Eine Sterilität kann auftreten.
Eine hämorrhagische Cystitis infolge der Toxizität des Metaboliten Acrolein ist eine Komplikation in bis zu 40 % der Fälle, wenn Cyclophosphamid allein gegeben wird. Die Einführung der Thiol-Verbindung, Mesna (2-Mercaptoethansulfonsäure), hat diese Komplikation praktisch beseitigt. Es gibt neuere Berichte über Urtikaria, Angioödem, makulopapulöse juckende Exantheme und gelegentlich schwerere Nebenwirkungen mit Flush, ausgedehnten Erythemen, Ulzerationen oder Blasenbildung an den Schleimhäuten im Zusammenhang mit der Gabe von Mesna. Epikutantests können positiv ausfallen [7−10].

1 Ahmed AR, Hombal SM. Cyclophosphamide (Cytoxan). *J Am Acad Dermatol* 1984; **11**: 1115−26.
2 Harrison BM, Wood CBS. Cyclophosphamide and pigmentation. *Br Med J* 1972; **1**: 352.

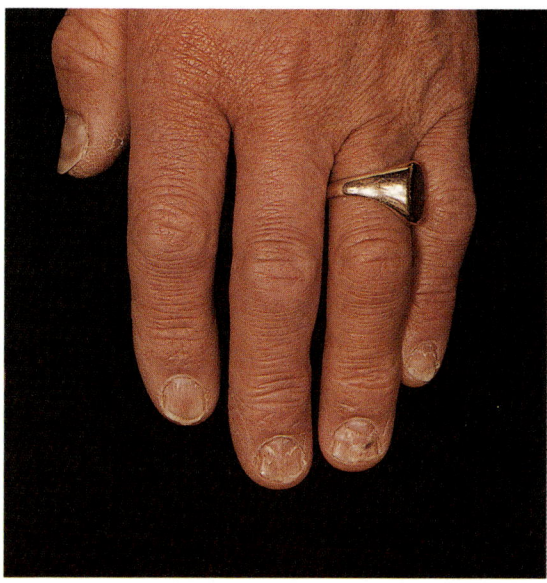

Abb. 14.4. Dystrophe Nägel und Hyperpigmentierung der Hände durch Cyclophosphamid.

3 Shah PC, Rao KRP, Patel AR. Cyclophosphamide induced nail pigmentation. *Br J Dermatol* 1978; **98**: 675−80.

4 Murti L, Horsman LR. Acute hypersensitivity reaction to cyclophosphamide. *J Pediatr* 1979; **94**: 844−5.

5 Lakin JD, Cahill RA. Generalized urticaria to cyclophosphamide: Type I hypersensitivity to an immunosuppressive agent. *J Allergy Clin Immunol* 1976; **58**: 160−71.

6 Kritharides L, Lawrie K, Varigos GA. Cyclophosphamide hypersensitivity and cross-reactivity with chlorambucil. *Cancer Treat Rep* 1987; **71**: 1323−4.

7 Pratt CB, Sandlund JT, Meyer WH, Cain AM. Mesna-induced urticaria. *Drug Intell Clin Pharm* 1988; **22**; 914.

8 Seidel A, Andrassy K, Ritz E, *et al.* Allergic reactions to mesna. *Lancet* 1991; **338**: 381.

9 Gross WL, Mohr J, Christophers E. Allergic reactions to mesna. *Lancet* 1991; **338**: 381.

10 D'Cruz D, Haga H-J, Hughes GRV. Allergic reactions to mesna. *Lancet* 1991; **338**: 705−6.

Lomustin

Es wurde über Flushreaktionen nach Verabreichen von Lomustin berichtet.

Mechloräthamin

Über Angioödem und Juckreiz unter Behandlung mit Mechloräthamin wurde berichtet [1], aber in Anbetracht der großen Zahl von Lymphompatienten, die dieses Medikament im Rahmen des MOPP-Behandlungsschemas (Mechloräthamin, Oncovin, Procarbazin, Prednison) erhalten, müssen diese Komplikationen außerordentlich selten sein. Lokal zur Behandlung einer Psoriasis oder einer Mycosis fungoides verwendetes Mechloräthamin [2] kann Hyperpigmentierungen an behandelter und unbehandelter Haut [3], Kontaktallergien [4,5] und selten eine allergische Reaktion vom Soforttyp mit Urtikaria oder anaphylaktoide Reaktionen hervorrufen [6].

1 Wilson KS, Alexander S. Hypersensitivity to mechlorethamine. *Ann Intern Med* 1981; **94**: 823.

2 Price NM, Deneau DG, Hoppe RT. The treatment of mycosis fungoides with ointment-based mechlorethamine. *Arch Dermatol* 1982; **118**: 234−7.

3 Flaxman BA, Sosis AC, Van Scott EJ. Changes in melanosome distribution in Caucasoid skin following topical application of nitrogen mustard. *J Invest Dermatol* 1973; **60**: 321−6.

4 Van Scott EJ, Winters PL. Responses of mycosis fungoides to intensive external treatment with nitrogen mustard. *Arch Dermatol* 1970; **102**: 507−14.

5 Ramsay DL, Halperin PS, Zeleniuch-Jacquotte A. Topical mechlorethamine therapy for early stage mycosis fungoides. *J Am Acad Dermatol* 1988; **19**: 684−91.

6 Daughters D, Zackheim H, Maibach H. Urticaria and anaphylactoid reactions after topical application of mechlorethamine. *Arch Dermatol* 1973; **107**: 429−30.

Mephalan

Unbedeutende morbilliforme Exantheme sind relativ häufig [1]. Schwere anaphylaktische Nebenwirkungen können nach intravenöser Anwendung, besonders bei Patienten mit einem IgA-Kappa-Myelom, auftreten [2]. Urtikaria oder Angioödeme sind nach oraler Einnahme sehr selten [3]. Eine Vaskulitis und eine Melanonychia striata wurden dokumentiert [4], eine Bestrahlungs-Recall-Reaktion ist ungewöhnlich [5]. Es gibt Berichte über Sterilität mit Azoospermie und Amenorrhoe.

1 Costa GG, Engle RL Jr, Schilling A, *et al*. Melphalan and prednisone: an effective combination for the treatment of multiple myeloma. *Am J Med* 1973; **54**: 589−99.

2 Cornwell GG, Pajak TF, McIntyre OR. Hypersensitivity reactions to i.v. melphalan during the treatment of multiple myeloma: Cancer and leukemia group B experience. *Cancer Treat Rep* 1979; **63**: 399−403.

3 Lawrence BV, Harvey HA, Lipton A. Anaphylaxis due to oral melphalan. *Cancer Treat Rep* 1980; **64**: 731−2.

4 Malacarne P, Zavagli G. Melphalan-induced melanonychia striata. *Arch Dermatol Res* 1977; **258**: 81−3.

5 Kellie SJ, Plowman PN, Malpas JS. Radiation recall and radio-sensitization with alkylating agents. *Lancet* 1987; **i**: 1149−50.

Äthylenimin-Derivate

Thiotepa (Triäthylenthiophosphoramid)

Nach intravesikaler Instillation traten bei 5 von 164 Patienten mit Blasen-karzinomen Juckreiz, Urtikaria oder Angioödem auf [1]. Die intravenöse

Anwendung führte zu Hyperpigmentierungen, die wahrscheinlich aufgrund der Sekretion des Medikaments im Schweiß an Hautflächen auftraten, die durch Klebeverbände oder EKG-Klebeelektroden okkludiert waren [2]. Im Gegensatz dazu verursachte topisch appliziertes Thiotepa eine periorbitale Leukodermie [3].

1 Veenema RJ, Dean AL, Uson AC, et al. Thiotepa bladder installations: Therapy and prophylaxis for superficial bladder tumors. J Urol 1969; **101**: 711−15.
2 Horn TD, Beveridge RA, Egorine MJ, et al. Observations and proposed mechanism of N,N',N''-triethylenethiophosphoramide (thiotepa)-induced hyperpigmentation. Arch Dermatol 1989; **125**: 524−7.
3 Harben DJ, Cooper PH, Rodman OG. Thiotepa-induced leukoderma. Arch Dermatol 1979; **115**: 973−4.

Nitrosoharnstoffe

Carmustin

Lokal zur Behandlung kutaner T-Zell-Lymphome angewandtes Carmustin (BCNU) kann zu Erythemen, Schmerzhaftigkeit der Haut und Teleangiektasien führen, eine Kontaktallergie kann sich entwickeln [1]. Geringgradige Knochenmarkssuppressionen wurden beobachtet.

1 Zackheim HS, Epstein EH Jr, Crain WR. Topical carmustine (BCNU) for cutaneous T cell lymphoma: A 15-year experience in 143 patients. J Am Acad Dermatol 1990; **22**: 802−10.

Dacarbazin (DTIC)

Photosensibilisierungen [1,2] und Eruptionen, die einem fixen Arzneimittelexanthem glichen [3], wurden beschrieben. Ein Patient mit einem malignen Melanom, der mit DTIC behandelt wurde, entwickelte nach intravenöser Gabe plötzlich eine tödlich verlaufende Lebervenenthrombose (Budd-Chiari-Syndrom) [4]. Eine zunehmende Bluteosinophilie scheint ein Hinweis auf die drohende Entwicklung dieser DTIC-Komplikationen zu sein. Nach Extravasation kommt es zur Gewebsentzündung.

1 Bolling R, Meyer-Hamme S, Schauder S. Lichtsensibilisierung unter DTIC-Therapie beim metastasierenden malignen Melanom. Hautarzt 1980; **31**: 602−5.
2 Yung CW, Winston EM, Lorincz AL. Dacarbazine-induced photosensitivity reaction. J Am Acad Dermatol 1981; **4**: 451−3.
3 Koehn GG, Balizet LR. Unusual local cutaneous reaction to dacarbazine. Arch Dermatol 1982; **118**: 1018−19.
4 Swensson-Beck H, Trettel WH. Budd−Chiari-Syndrom bei DTIC-Therapie. Hautarzt 1981; **33**: 30−1.

Procarbazin

Allergische Reaktionen vom Soforttyp sind selten, wiederkehrende Angioödeme, Urtikaria und Arthralgien mit vermindertem Serumkomplement wurden beschrieben [1,2].

1　Glovsky MM, Braunwald J, Opelz G, Alenty A. Hypersensitivity to procarbazine associated with angio-edema, urticaria and low serum complement activity. *J Allergy Clin Immunol* 1976; **57**: 134–40.
2　Andersen E, Videbaeck A. Procarbazine-induced skin reactions in Hodgkin's disease and other malignant lymphomas. *Scand J Haematol* 1980; **24**: 149–51.

14.3 Zytotoxische Antibiotika

Bleomycin

Unter Bleomycin treten Alopezie, Glossitis und Ulzerationen der Wangenschleimhaut auf, ein Medikamentenfieber, gewöhnlich 1 bis 4 Stunden nach Injektion, ist häufig. Charakteristische lokalisierte erythematöse schmerzhafte Makulae, Knoten oder infiltrierte Plaques an Händen, Ellbogen, Knien und am Gesäß wurden dokumentiert [1,2]. Die Ursache dieser Veränderungen ist unklar, da sich das Exanthem trotz fortgesetzter Therapie zurückbilden kann [3]. Ein Raynaud-Phänomen, gelegentlich mit Ausbildung ischämischer Ulzera, und einer systemischen Sklerose gleichende Veränderungen bei Männern wurden beschrieben [4–6]. Die mikroskopische Untersuchung von Kapillaren wurde zur Untersuchung der Toxizität von Bleomycin an akralen Gefäßen empfohlen [7]. Die intraläsionale Injektion von Bleomycin in Warzen kann ein persistierendes Raynaud-Phänomen [8,9] und den Verlust von Nägeln [10] verursachen.

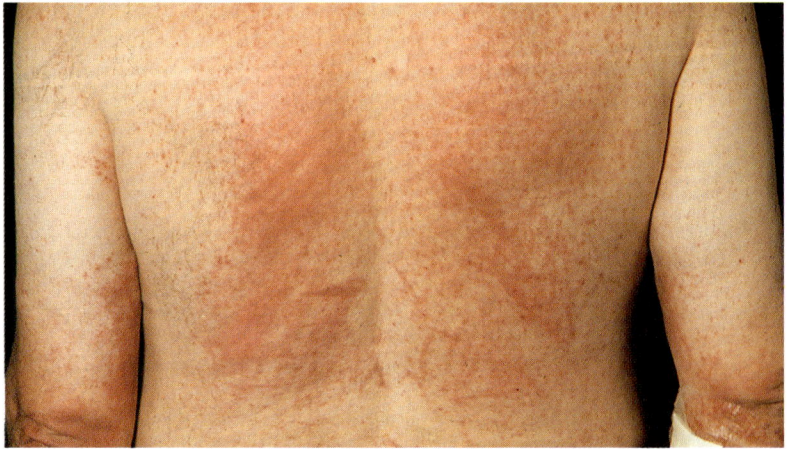

Abb. 14.5. Striemenförmige Erytheme durch Bleomycin.

Erytheme oder Hyperpigmentierungen an der Haut, die diffus [11], fleckig, streifenförmig sein und bevorzugt an Druckstellen wie an den Ellbogen auftreten können, werden bei etwa 30 % der Patienten beobachtet [12]. Striemenförmige Erytheme [13] oder Pigmentierungen [14–18] am Rumpf (Abb. 14.5) und den proximalen Extremitäten sind häufig. Es wurde die Theorie aufgestellt, daß Kratztraumen eine lokale Vasodilatation auslösen und in der Folge zu erhöhten intrakutanen Bleomycin-Konzentrationen führen. In dieser Hinsicht ist es interessant, daß bei einem Patienten, der mit Bleomycin behandelt wurde, Hyperpigmentierungen an Stellen entstanden, an denen ein Heizkissen appliziert wurde [19]. Nagelhäutchen und Handlinien können deutlich dunkler werden. Das Hauptproblem einer systemischen Therapie ist die progressive Lungenfibrose.

1 Lincke-Plewig H. Bleomycin-Exanthem. *Hautarzt* 1980; **31**: 616–18.

2 Cohen IS, Mosher MB, O'Keefe EJ. Cutaneous toxicity of bleomycin therapy. *Arch Dermatol* 1973; **107**: 553–5.

3 Bennett JP, Burns CP. Absence of progression of recurrent bleomycin skin toxicity without postponement or attenuation of therapy. *Am J Med* 1988; **85**: 585–6.

4 Finch WR, Rodnan GP, Buckingham RB, *et al.* Bleomycin-induced scleroderma. *J Rheumatol* 1980; **7**: 651–9.

5 Bork K, Korting GW. Symptomatische Sklerodermie durch Bleomyzin. *Hautarzt* 1983; **34**: 10–12.

6 Snauwaert J, Degreef H. Bleomycin-induced Raynaud's phenomenon and acral sclerosis. *Dermatologica* 1984; **169**: 172–4.

7 Bellmunt J, Navarro M, Morales S, *et al.* Capillary microscopy is a potentially useful method for detecting bleomycin vascular toxicity. *Cancer* 1990; **65**: 303–9.

8 Epstein E, O'Keefe EJ, Hayes M, Bovenmyer DA. Persisting Raynaud's phenomenon following intralesional bleomycin treatment of finger warts. *J Am Acad Dermatol* 1985; **13**: 468–71.

9 Epstein E. Intralesional bleomycin and Raynaud's phenomenon. *J Am Acad Dermatol* 1991; **24**: 785–6.

10 Gonzalez FU, Gil MCC, Martinez AA, *et al.* Cutaneous toxicity of intralesional bleomycin in the treatment of periungual warts. *Arch Dermatol* 1986; **122**: 974–5.

11 Wright AL, Bleehen SS, Champion AE. Reticulate pigmentation due to bleomycin: light- and electron-microscopic studies. *Dermatologica* 1990; **181**: 255–7.

12 Ohnuma T, Selawry OS, Holland JF, *et al.* Clinical study with bleomycin: Tolerance to twice weekly dosage. *Cancer* 1972; **30**: 914–22.

13 Cortina P, Garrido JA, Tomas JF, *et al.* 'Flagellate' erythema from bleomycin. With histopathological findings suggestive of inflammatory oncotaxis. *Dermatologica* 1990; **180**: 106–9.

14 Schuler G, Auböck J, Huber H. Bleomycininduzierte lineare Hyperpigmentierungen. *Hautarzt* 1984; **35**: 383–6.

15 Fernandez-Obregon AC, Hogan KP, Bibro MK. Flagellate pigmentation from intrapleural bleomycin. A light and electron microscopic study. *J Am Acad Dermatol* 1985; **13**: 464–8.

16 Guillet G, Guillet M-H, de Meaux H, *et al.* Cutaneous pigmented stripes and bleomycin treatment. *Arch Dermatol* 1986; **122**: 381–2.

17 Polla BS, Saurat JG, Merot Y, Slosman D. Flagellate pigmentation from bleomycin. *J Am Acad Dermatol* 1986; **14**: 690.

18 Rademaker M, Meyrick Thomas RH, Lowe DG, Munro DD. Linear streaking due to bleomycin. *Clin Exp Dermatol* 1987; **12**: 457−9.
19 Kukla LJ, McGuire WP. Heat-induced recall of bleomycin skin changes. *Cancer* 1982; **50**: 2283−4.

Dactinomycin (Actinomycin D)

Eine papulopustulöse akneiforme sterile Follikulitis, die sich vom Gesicht auf den Rumpf und das Gesäß ausbreitet und die septische Hautembolien vortäuschen kann, ist häufig [47].

1 Epstein EH, Lutzner MA. Folliculitis induced by actinomycin D. *N Engl J Med* 1969; **281**: 1094−6.

Daunorubicin

Angioödeme mit generalisierter Urtikaria [1] und Hyperpigmentierungen [2] wurden beschrieben.

1 Freeman AI. Clinical note. Allergic reaction to daunomycin (NSC-82151). *Cancer Chemother Rep* 1970; **54**: 475−6.
2 Kelly TM, Fishman LM, Lessner HE. Hyperpigmentation with Daunorubicin therapy. *Arch Dermatol* 1984; **120**: 262−3.

Doxorubicin (Adriamycin)

Flüchtige lokale Erytheme oder eine juckende Urtikaria entlang der Vene proximal der Injektionsstelle können bei bis zu 3 % der Patienten auftreten [1]. Angioödeme und eine generalisierte Urtikaria, gelegentlich im Rahmen einer Anaphylaxie, und eine chronische Urtikaria wurden selten beobachtet [2]. Haut- und Nagelpigmentierungen sind bekannt [3,4]. Erytheme und Schuppung an Palmae und Plantae (mit oder ohne Onycholyse) treten bei Patienten, die Doxorubicin erhalten, häufig auf [5−7]. Allergische Kreuzreaktionen mit Daunorubicin kommen vor. Toxische Hautschäden nach intraarterieller Injektion [8], Phlebitis und Gewebsentzündungen mit ausgedehnten Nekrosen und Ulzerationen [9] wurden nach Extravasation beschrieben.

1 Vogelzang NJ. 'Adriamycin flare': A skin reaction resembling extravasation. *Cancer Treat Rep* 1979; **63**: 2067−9.
2 Hatfield AK, Harder L, Abderhalden RT. Chronic urticarial reactions caused by doxorubicin-containing regimens. *Cancer Chemother Rep* 1981; **65**: 353−4.
3 Kew CM, Mzamane D, Smith AG, Shuster S. Melanocyte stimulating-hormone levels in doxorubicin-induced hyperpigmentation. *Lancet* 1977; **ii**: 811.
4 Giacobetti R, Estely NB, Morgan ER. Nail hyperpigmentation secondary to therapy with doxorubicin. *Am J Dis Child* 1981; **135**: 317−18.

5 Vogelzang NJ, Ratain MJ. Cancer chemotherapy and skin changes. *Ann Intern Med* 1985; **103**: 303−4.

6 Jones AP, Crawford SM. Anthracycline-induced toxicity affecting palmar and plantar skin. *Br J Cancer* 1989; **59**: 814.

7 Curran CF. Onycholysis in doxorubicin-treated patients. *Arch Dermatol* 1990; **126**: 1244.

8 Von Eyben FE, Bruze M, Eksborg S, *et al.* Toxic epidermal injury following intraarterial Adriamycin treatment. *Cancer* 1981; **48**: 1535−8.

9 Reilly JJ, Neifeld JP, Rosenberg SA. Clinical course and management of accidental Adriamycin extravasation. *Cancer* 1977; **40**: 2053−6.

Mitomycin

Nach intravesikaler Therapie wurde über Urtikaria und eine Dermatitis [1–3], besonders im Gesicht und an den Handflächen und Fußsohlen, berichtet. Eine durch Sonnenlicht induzierte Recall-Reaktion eines Extravasat-Ulkus wurde beschrieben [4].

1 Neild VS, Sanderson KV. Dermatitis due to mitomycin bladder instillations. *J R Soc Med* 1984; **77**: 610−11.

2 Colver GB, Inglis JA, McVittie E, *et al.* Dermatitis due to intravesical mitomycin C: a delayed-type hypersensitivity reaction? *Br J Dermatol* 1990; **122**: 217−24.

3 De Groot AC, Conemans JMH. Systemic allergic contact dermatitis from intravesical instillation of the antitumor antibiotic mitomycin C. *Contact Dermatitis* 1991; **24**: 201−9.

4 Fuller B, Lind M, Bonomi P. Mitomycin C extravasation exacerbated by sunlight. *Ann Intern Med* 1981; **94**: 542.

14.4 Antimetaboliten

Aminoglutethimid

Von diesem Inhibitor der Steroidsynthese in der Nebenniere wurde die Induktion eines systemischen Lupus erythematodes berichtet [1].

1 McCraken M, Benson EA, Hickling P. Systemic lupus erythematosus induced by aminoglutethimide. *Br Med J* 1980; **281**: 1254.

Azathioprin

Es gibt Übersichtsartikel über die dermatologischen Aspekte dieses Derivats des Mercaptopurin [1–4]. Die Knochenmarkssuppression ist das Hauptproblem, es sollten daher im ersten Monat wöchentlich, danach monatlich Blutbilder angefertigt werden. Gastrointestinale Beschwerden treten häufig auf und können einen Therapieabbruch erzwingen. Unverträglichkeitsreaktionen [5] wie cholestatischer Ikterus, Hepatitis, Lebernekrosen, Fieber, makulopapulöse Exantheme, interstitielle Pneumonitiden, Polyneuropathien, Pankreatitis und Schock sind bekannt. Ein Zusammenhang mit dem Auftreten eines Vorhofflimmerns wurde diskutiert [6]. Ein akneiformes Exanthem wurde beschrieben, das bei Provokation neuerlich auftrat [7]. Multiple große therapieresistente Warzen treten häufig an den Händen von nierentransplantierten Patienten auf, die langfristig mit Azathioprin und Prednisolon behandelt werden. Das Vorkommen von Herpes-simplex- und Herpes-zoster-Infektionen kann begünstigt werden [8], eine Scabies norvegica unter Azathioprintherapie wurde beschrieben [9].

Eine disseminierte oberflächliche aktinische Porokeratose [10] und eine Porokeratosis Mibelli wurden dokumentiert. Keratoacanthome und Plattenepithelkarzinome können sich entwickeln [12–14]. Eine Langzeittherapie kann zur Entwicklung von Malignomen, besonders von Non-Hodgkin-Lymphomen, prädisponieren [15,16]. Azathioprin ist plazentagängig, aber es gibt wenig Hinweise auf eine Teratogenität dieses Medikaments beim Menschen. Eine detaillierte Analyse komplikationsloser Schwangerschaften, die der Europäischen Dialyse- und Transplantationsvereinigung gemeldet wurden, weist auf keine gesteigerte Häufigkeit von kongenitalen Anomalien hin [17]. Es wurden jedoch Störungen der fetalen Blutbildung und dadurch bedingte Thrombozytopenien und Leukopenien bei den Neugeborenen dokumentiert [18]. Patientinnen, die dieses Medikament erhalten, sollten daher Schwangerschaften möglichst vermeiden [19]. Allopurinol kann die Wirkung von Azathioprin durch eine Hemmung seines Metabolismus verstärken, es sollte daher die Azathioprin-Dosis bei gleichzeitiger Gabe von Allopurinol auf ein Viertel der Normaldosis reduziert werden.

1 Ahmed AR, Mox R. Azathioprine. *Int J Dermatol* 1981; **20**: 461−7.

2 Speerstra F, Boerbooms AM, van de Putte LB, *et al*. Side effects of azathioprine treatment in rheumatoid arthritis: analysis of ten years of experience. *Ann Rheum Dis* 1982; **41** (Suppl): 37−9.

3 Gendler E. Azathioprine for use in dermatology. *J Dermatol Surg Oncol* 1984; **10**: 462−4.

4 Younger IR, Harris DWS, Colver GB. Azathioprine in dermatology. *J Am Acad Dermatol* 1991; **25**: 281−6.

5 Saway PA, Heck LW, Bonner JR, *et al*. Azathioprine hypersensitivity: case report and review of the literature. *Am J Med* 1988; **84**: 960−4.

6 Dodd HJ, Tatnall FM, Sarkany I. Fast atrial fibrillation induced by treatment of psoriasis with azathioprine. *Br Med J* 1985; **291**: 706.

7 Schmoeckel C, von Liebe V. Akneiformes Exanthem durch Azathioprin. *Hautarzt* 1983; **34**: 413−15.

8 Spencer ES, Anderson HK. Viral infections in renal allograft recipients treated with long-term immunosuppression. *Br Med J* 1979; **2**: 829−30.

9 Paterson WD, Allen BR, Beveridge GW. Norwegian scabies during immunosuppressive therapy. *Br Med J* 1973; **4**: 211−12.

10 Neumann RA, Knobler RM, Metze D, *et al*. Disseminated superficial porokeratosis and immunosuppression. *Br J Dermatol* 1988; **119**: 375−80.

11 Tatnell FM, Sarkany I. Porokeratosis of Mibelli in an immunosuppressed patient. *J R Soc Med* 1987; **80**: 180−1.

12 Walder BK, Robertson MR, Jeremy D. Skin cancer and immunosuppression. *Lancet* 1971; **ii**: 1282−3.

13 Lowney ED. Antimitotic drugs and aggressive squamous cell tumors. *Arch Dermatol* 1972; **105**: 924.

14 McLelland J, Rees A, Williams G, *et al.* The incidence of immunosuppression-related skin disease in long-term transplant patients. *Transplantation* 1988; **46**: 871−4.

15 Phillips LT, Salisbury J, Leigh I, Baker H. Non-Hodgkin's lymphoma associated with long-term azathioprine therapy. *Clin Exp Dermatol* 1987; **12**: 444−5.

16 Kinlen LJ, Sheil AGR, Peto J, *et al.* Collaborative United-Kingdom−Australasian study of cancer in patients treated with immunosuppressive drugs. *Br Med J* 1979; **2**: 1461−6.

17 The Registration Committee of the European Dialysis and Transplant Association. Successful pregnancies in women treated by dialysis and kidney transplantation. *Br J Obstet Gynaecol* 1980; **87**: 839−45.

18 Davison JM, Dellagrammatikas H, Parkin JM. Maternal azathioprine therapy and depressed haemopoiesis in the babies of renal allograft patients. *Br J Obstet Gynaecol* 1985; **92**: 233−9.

19 Gebhart DOE. Azathioprine teratogenicity: review of the literature and case report. *Obstet Gynecol* 1983; **61**: 270.

Cytosinarabinosid

Dieses Medikament interferiert mit der Pyrimidinsynthese. Selbstlimitierte palmoplantare Erytheme können, gelegentlich mit Blasenbildung, auftreten [1−3]. Eine neutrophile ekkrine Hidradenitis wurde beschrieben [4]; ein Syndrom mit Fieber, Unwohlsein, Arthralgien, Konjunktivitis und einem diffusen erythematösen makulopapulösen Exanthem ist dokumentiert [5].

1 Walker IR, Wilson WEC, Sauder DN, *et al.* Cytarabine-induced palmar−plantar erythema. *Arch Dermatol* 1985; **121**: 1240−1.

2 Shall L, Lucas GS, Whittaker JA, Holt PJA. Painful red hands: a side-effect of leukaemia therapy. *Br J Dermatol* 1988; **119**: 249−53.

3 Brown J, Burck K, Black D, Collins C. Treatment of cytarabine acral erythema with corticosteroids. *J Am Acad Dermatol* 1991; **24**: 1023−5.

4 Flynn TC, Harrist TJ, Murphy GF, *et al.* Neutrophilic eccrine hidradenitis: A distinctive type of neutrophilic dermatosis associated with cytarabine therapy and acute leukemia. *J Am Acad Dermatol* 1984; **11**: 584−90.

5 Shah SS, Rybak ME, Griffin TW. The cytarabine syndrome in an adult. *Cancer Treat Rep* 1983; **67**: 405−6.

Fluorouracil

Eine Anaphylaxie unter Therapie mit Fluorouracil ist selten. Alopezie und Recall-Reaktionen nach Bestrahlung können vorkommen. Erytheme gefolgt von Hyperpigmentierungen treten bei bis zu 5 % der Patienten an sonnenexponierten Hautarealen auf [1], eine Photosensibilität wurde berichtet. Durch eine direkte Hemmung der Transformation von Tryptophan zu Nikotinamid kann eine Pellagra verursacht werden. Selten entwickeln sich über den Armvenen, die zur Injektion benutzt werden, hyperpigmentierte Streifen, eine sogenannte „geschlängelte, supravenöse Hyperpigmentierung" [1,2]. Nach kontinuierlicher Infusion können Erytheme, Ödeme und Schuppung der Hände [3–5] auftreten. Pyridoxin kann die Intensität und die Schmerzen der durch Fluorouracil induzierten akralen Erytheme mindern [5]. Die orale Gabe führte bei einem Patienten zu schmerzhaften, Erythema-exsudativum-multiforme-artigen Erosionen und Blasen an Fußsohlen und Armen [6]. Fluorouracil kann eine deutliche Entzündungsreaktion in Hautmetastasen auslösen [7], die lokale Applikation des Medikaments zu Hyperpigmentierungen, mit oder ohne vorausgehende toxische (Abb. 14.6) oder allergische Kontaktdermatitis, führen [8].

1 Hrushesky WJ. Unusual pigmentary changes associated with 5-fluorouracil therapy. *Cutis* 1980; **26**: 181–2.
2 Hrushesky WJ. Serpentine supravenous 5-fluorouracil (NSC-19893) hyperpigmentation. *Cancer Treat Rep* 1976; **60**: 639.
3 Feldman LD, Jaffer A. Fluorouracil-associated palmar–plantar erythrodysesthesia syndrome. *JAMA* 1985; **254**: 3479.
4 Guillaume J-C, Carp E, Rougier P, *et al*. Effets secondaires cutanéo-muqueux des perfusions continues de 5-fluorouracile: 12 observations. *Ann Dermatol Vénéréol (Paris)* 1988; **115**: 1167–9.
5 Vukelja SJ, Lombardo RA, James WD, *et al*. Pyridoxine for the palmar–plantar erythrodysesthesia syndrome. *Ann Intern Med* 1989; **111**: 688–9.

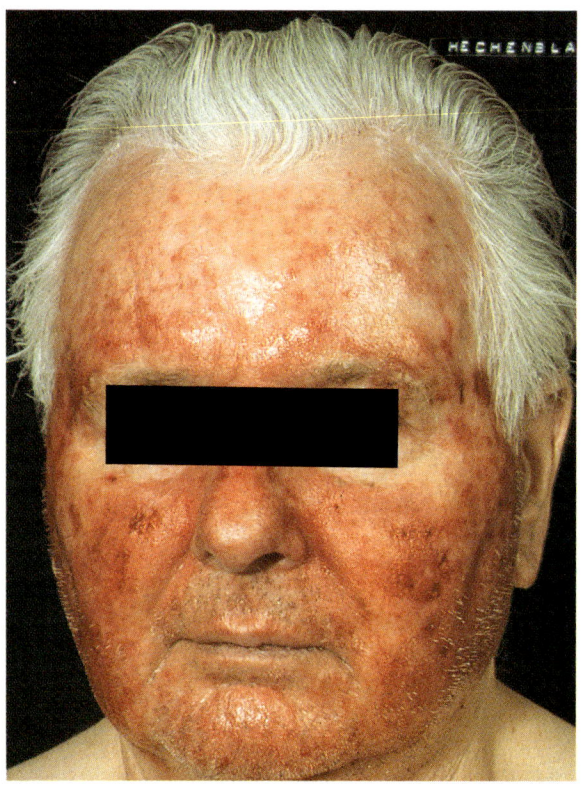

Abb. 14.6. Toxische Kontaktdermatitis bei Lokalbehandlung von aktinischen Keratosen mit 5-Fluorouracil.

6 Ueki H, Namba M. Arzneimittelexanthem durch ein neues 5-Fluorourazil-derivat. *Hautarzt* 1980; **31**: 207−8.
7 Schlang HA. Inflammation of malignant skin involvement with fluorouracil. *JAMA* 1977; **238**: 1722.
8 Goette DK, Odom RB. Allergic contact dermatitis to topical fluorouracil. *Arch Dermatol* 1977; **113**: 1058−61.

Methotrexat

Die dermatologischen Aspekte des Methotrexats wurden in Übersichtsartikeln dargelegt [1–3]. Das Medikament ist ein Folsäureanalog und -antagonist, der die Dihydrofolatreduktase inaktiviert. Es gibt ausgeprägte individuelle Unterschiede in der Absorption aus dem Magendarmtrakt und daher auch in der Ausprägung toxischer Wirkungen.

Nebenwirkungen an der Haut

Eine Alopezie tritt bei 6 % der Psoriatiker auf, die eine niedrigdosierte Methotrexattherapie erhalten, und bei 8 % der Patienten, die wegen eines Malignoms unter hochdosierter Behandlung stehen, und ist gewöhnlich die Folge eines Telogeneffluviums. Intermittierende, hochdosierte Therapien können zu horizontalen Farbstreifen im Haar (dem „Kennzeichen einer Chemotherapie") führen [4]. Etwa 4 % der Psoriasispatienten unter niedrig dosierter oraler oder parenteraler Methotrexattherapie entwickeln eine Urtikaria [5]. Eine Photosensibilisierung erfolgt in bis zu 5 % der Fälle. Die Verwendung von Methotrexat wurde auch mit schweren Reaktivierungen von Sonnenbränden in Verbindung gebracht [6,7]. Bei einem Patienten blieben chronisch sonnenexponierte Hautpartien verschont [7]. Infolge der Immunsuppression durch Methotrexat können chronische Warzenvirus- oder Molluscum-Infektionen auftreten. Toxische Hautreaktionen mit Nekrose der Epidermis können gelegentlich vorkommen [8,9]. Ein makulöses Erythem, das bei 15 % der Patienten auftritt, und eine bioptisch gesicherte Kapillaritis wurden unter hochdosierter Therapie beschrieben [3]. Anaphylaktische Reaktionen [10] und Schmerzen, Brennen, Erythem und Schuppung an Handflächen und Fußsohlen sind nach hochdosierter, intravenöser Gabe von Methotrexat beobachtet worden, allerdings äußerst selten. Sehr selten ist auch das Auftreten einer Vaskulitis sowohl unter mittelhoch dosierter Therapie bei Leukämiepatienten [12] als auch unter hochdosierten Therapieschemata [13] dokumentiert worden.

Systemische Nebenwirkungen

Da Folsäure ein essentieller Kofaktor bei der DNS-Synthese und der Zellteilung ist, kann es auch unter niedriger Dosierung zur Knochenmarkssuppression kommen [14–16]. Eine schwere Knochenmarkssuppression ist glücklicherweise bei der Dosierung, die in der Therapie der Psoriasis eingesetzt wird, nicht so häufig. Eine Stomatitis kann ein Warnsignal für eine

Überdosierung sein. Das Risiko einer Knochenmarkssuppression ist bei Vorliegen einer Nierenfunktionsstörung bedeutend höher. Gastrointestinale Beschwerden sind häufig. Geschmacksstörungen treten selten auf [17]. Die Hauptgefahr bei einer Langzeitbehandlung ist die Hepatotoxizität [18]. Das Risiko, eine schwere Lebertoxizität zu entwickeln, steht im Zusammenhang mit der Tagesdosis, der Dosisfrequenz und der Gesamtdosis [19]. Alkoholkonsum, bestehende Lebererkrankungen und Übergewicht, besonders bei Diabetikern, sind aggravierende Faktoren. Es wird empfohlen, vor Beginn oder innerhalb der ersten vier Monate der Therapie Basiswerte für die hämatologische Situation sowie die Nieren- und Leberfunktion zu erheben und eine Leberbiopsie durchzuführen sowie diese Untersuchungen nach Gabe von jeweils 1,5 g Methotrexat zu wiederholen [20]. Leberfunktionsuntersuchungen sind möglicherweise unzuverlässige Indikatoren für eine Fibrose oder Zirrhose der Leber. Diese Richtlinien erscheinen vernünftig, wurden aber nie gründlich getestet und werden in der klinischen Praxis unterschiedlich angewendet [20]. Die Leberszintigraphie wird für wenig aussagekräftig bei der Erkennung einer durch Methotrexat induzierten Lebererkrankung gehalten [20], Ultraschalluntersuchungen der Leber könnten hingegen von Nutzen sein [21]. In der Leberbiopsie nachgewiesene Veränderungen können sich nach Absetzen der Therapie bessern [22]. Ein akutes Nierenversagen kann unter hochdosierter Methotrexattherapie auftreten, bei den wegen einer Psoriasis behandelten Patienten sind Nierenschäden jedoch selten. Komplikationen von Seiten der Lunge, wie eine Pneumonitis oder Fibrose, sind selten [23,24]. Durch niedrige wöchentliche Dosen, wie sie zur Behandlung der rheumatoiden Arthritis oder der Psoriasis gegeben werden, scheinen keine negativen Wirkungen auf die humorale oder zelluläre Abwehr ausgelöst zu werden [25].
Methotrexat ist ein bekanntes Teratogen und kann eine Oligospermie verursachen [26,27]. Es wird empfohlen, daß die Patienten während und 12 Wochen nach Beendigung einer Methotrexattherapie eine Schwangerschaft oder eine Zeugung vermeiden sollten.

Interaktionen mit anderen Medikamenten

Man muß bezüglich möglicher Interaktionen von Methotrexat mit anderen Medikamenten vorsichtig sein [28,29]. Medikamente, die ebenfalls in den Folsäure-Stoffwechsel eingreifen, wie z.B. Trimethoprim-Sulfamethoxazol [30–34], können eine Panzytopenie auslösen. Sowohl Trimethoprim als auch Sulfamethoxazol binden an die Dihydrofolatreduktase. Medikamente, die Methotrexat aus den Bindungsstellen von Plasmaproteinen verdrängen, wie die Salicylate, Sulfonamide und Diphenylhydantoin, wie auch Medikamente, die die Nierenclearance von Methotrexat beeinträchtigen, wie z.B. nichtsteroidale Antiphlogistika und Sulfonamide, können ebenfalls eine Panzytopenie verursachen.

1 Plantin P, Saraux A, Guillet G. Méthotrexate en dermatologie: aspects actuels. *Ann Dermatol Vénéréol (Paris)* 1989; **116**: 109–15.

2 Zachariae H. Methotrexate side-effects. *Br J Dermatol* 1990; **122** (Suppl 36): 127−33.

3 Olsen EA. The pharmacology of methotrexate. *J Am Acad Dermatol* 1991; **25**: 306−18.

4 Wheeland RG, Burgdorf WH, Humphrey GB. The flag sign of chemotherapy. *Cancer* 1983; **51**: 1356−8.

5 Weinstein GD, Frost P. Methotrexate for psoriasis. A new therapeutic schedule. *Arch Dermatol* 1971; **103**: 33−8.

6 Mallory SB, Berry DH. Severe reactivation of sunburn following methotrexate use. *Pediatrics* 1986; **78**: 514−15.

7 Westwick TJ, Sherertz EF, McCarley D, Flowers FP. Delayed reactivation of sunburn by methotrexate: sparing of chronically sun-exposed skin. *Cutis* 1987; **39**: 49−51.

8 Harrison PV. Methotrexate-induced epidermal necrosis. *Br J Dermatol* 1987; **116**: 867−9.

9 Kaplan DL, Olsen EA. Erosion of psoriatic plaques after chronic methotrexate administration. *Int J Dermatol* 1988; **27**: 59−62.

10 Klimo P, Ibrahim E. Anaphylactic reaction to methotrexate used in high doses as an adjuvant treatment of osteogenic sarcoma. *Cancer Treat Rep* 1981; **65**: 725.

11 Doyle LA, Berg C, Bottino G, et al. Erythema and desquamation after high-dose methotrexate. *Ann Intern Med* 1983; **98**: 611−12.

12 Fondevila CG, Milone GA, Pavlovsky S. Cutaneous vasculitis after inter-mediate dose of methotrexate (IDMTX). *Br J Haematol* 1989; **72**: 591−2.

13 Navarro M, Pedragosa R, Lafuerza A, et al. Leukocytoclastic vasculitis after high-dose methotrexate. *Ann Intern Med* 1986; **105**: 471−2.

14 MacKinnon SK, Starkebaum G, Wilkens RF. Pancytopenia associated with low-dose pulse methotrexate in the treatment of rheumatoid arthritis. *Semin Arthritis Rheum* 1985; **15**: 119−26.

15 Shupack JL, Webster GF. Pancytopenia following low-dose oral methotrexate therapy for psoriasis. *JAMA* 1988; **259**: 3594−6.

16 Abel EA, Farber EM. Pancytopenia following low-dose methotrexate therapy. *JAMA* 1988; **259**: 3612.

17 Duhra P, Foulds IS. Methotrexate-induced impairment of taste acuity. *Clin Exp Dermatol* 1988; **13**: 126−7.

18 Zachariae H, Kragballe K, Søgaard H. Methotrexate induced liver cirrhosis: studies including serial liver biopsies during continued treatment. *Br J Dermatol* 1980; **102**: 407−12.

19 Lewis JH, Schiff E. ACG Committee on FDA-Related Matters. Methotrexate-induced chronic liver injury: guidelines for detection and prevention. *Am J Gastroenterol* 1988; **88**: 1337−45.

20 Roenigk HH Jr, Auerbach R, Maibach HI, Weinstein GD. Methotrexate in psoriasis: revised guidelines. *J Am Acad Dermatol* 1988; **19**: 145−56.

21 Coulson IH, McKenzie J, Neild VS, et al. A comparison of liver ultrasound with liver biopsy histology in psoriatics receiving long-term methotrexate therapy. *Br J Dermatol* 1987; **116**: 491−5.

22 Newman M, Auerbach R, Feiner H, et al. The role of liver biopsies in psoriatic patients receiving long-term methotrexate treatment. Improvement in liver abnormalities after cessation of therapy. *Arch Dermatol* 1989; **125**: 1218−24.

23 Phillips TJ, Jones DH, Baker H. Pulmonary complications following meth-otrexate therapy. *J Am Acad Dermatol* 1987; **16**: 373−5.

24 Carson CW, Cannon GW, Egger MJ, et al. Pulmonary disease during the treatment of rheumatoid arthritis with low dose pulse methotrexate. *Semin Arthritis Rheum* 1987; **16**: 186−95.

25 Andersen PA, West SG, O'Dell JR, *et al*. Weekly pulse methotrexate in rheumatoid arthritis: clinical and immunologic effects in a randomized, double-blind study. *Ann Intern Med* 1985; **103**: 489−96.

26 Sussman A, Leonard JM. Psoriasis, methotrexate, and oligospermia. *Arch Dermatol* 1980; **116**: 215−17.

27 Shamberger RC, Rosenberg SA, Seipp CA, *et al*. Effects of high-dose methotrexate and vincristine on ovarian and testicular functions in patients undergoing postoperative adjuvant treatment of osteosarcoma. *Cancer Treat Rep* 1981; **65**: 739−46.

28 Evans WE, Christensen ML. Drug interactions with methotrexate. *J Rheumatol* 1985; **12** (Suppl 12): 15−20.

29 Liddle BJ, Marsden JR. Drug interactions with methotrexate. *Br J Dermatol* 1989; **120**: 582−3.

30 Maricic M, Davis M, Gall EP. Megaloblastic pancytopenia in a patient receiving concurrent methotrexate and trimethoprim−sulfamethoxazole treatment. *Arthritis Rheum* 1986; **29**: 133−5.

31 Thomas MH, Gutterman LA. Methotrexate toxicity in a patient receiving trimethoprim−sulfamethoxazole. *J Rheumatol* 1986; **13**: 440−1.

32 Thomas DR, Dover JS, Camp RDR. Pancytopenia induced by the interaction between methotrexate and trimethoprim−sulfamethoxazole. *J Am Acad Dermatol* 1987; **17**: 1055−6.

33 Ferrazzini G, Klein J, Sulh H, *et al*. Interaction between trimethoprim−sulfamethoxazole and methotrexate in children with leukemia. *J Pediatr* 1990; **117**: 823−6.

34 Groenendal H, Rampen FHJ. Methotrexate and trimethoprim−sulphamethoxazole − a potentially hazardous combination. *Clin Exp Dermatol* 1990; **15**: 358−60.

14.5 Vinca-Alkaloide und Etoposid

Vinca-Alkaloide und Etoposid verursachen durch eine Störung der Ausbildung des Spindelapparates einen Stillstand in der Metaphase der Mitose.

Etoposid (VP-16)

Das halbsynthetische Podophyllotoxin-Derivat Etoposid hat ein Stevens-Johnson-Syndrom und Bestrahlungs-Recall-Reaktionen verursacht. Vier Fälle mit diffusen erythematösen makulopapulösen Exanthemen, die 5 bis 9 Tage nach Therapiebeginn auftraten und sich innerhalb von 3 Wochen spontan zurückbildeten, wurden beschrieben [1]. Die Histologie zeigte einzelne, in der Epidermis verstreut liegende, auffällig vergrößerte Keratinozyten mit einem „starburst"-Kernchromatinmuster. Allergische Reaktionen sind selten.

Vincristin

Das Auftreten von peripheren Neuropathien unter Langzeittherapie mit Vincristin ist bekannt [2].

Vinblastin

Eine Photosensibilisierung ist häufig [3], eine akut auftretende Alopezie und Bestrahlungs-Recall-Reaktionen wurden dokumentiert.

1 Yokel BK, Friedman KJ, Farmer ER, Hood AF. Cutaneous pathology following etoposide therapy. *J Cutan Pathol* 1987; **14**: 326–30.
2 Watkins SM, Griffin JP. High incidence of vincristine-induced neuropathy in lymphomas. *Br Med J* 1978; **i**: 610–12.
3 Breza TS, Halprin KM, Taylor JR. Photosensitivity reaction to vinblastine. *Arch Dermatol* 1975; **111**: 1168–70.

14.6 Enzyme

L-Asparaginase

Dosisabhängige, IgE-vermittelte allergische Reaktionen, darunter Urtikaria und Anaphylaxie sind häufig, besonders wenn L-Asparaginase allein angewendet wird [1].

1 Ertel IJ, Nesbit ME, Hammond D, *et al.* Effective dose of L-asparaginase for induction of remission in previously treated children with acute lymphocytic leukemia: A report from Childrens Cancer Study Group. *Cancer Res* 1979; **39**: 3893–6.

14.7 Verschiedene Chemotherapeutika

Amsacrin (AMSA)

Kutane Nebenwirkungen sind selten, allerdings wurde ein ausgedehntes Erythem beschrieben [1].

1 Rosenfelt FP, Rosenbloom BE, Weinstein IM. Allergic reaction following administration of AMSA. *Cancer Treat Rep* 1982; **66**: 549–5.

Bromdesoxyuridin

Eine charakteristische Reaktion mit linearen, über Venen gelegenen Papeln und Erythemen wurde unter Therapie mit Bromdesoxyuridin, das in Kombination mit einer Bestrahlung gegen ZNS-Tumore gegeben wurde, beschrieben [1]. Eine ipsilaterale Dermatitis im Gesicht mit Ausfall der Augenbrauen und Wimpern, Augenreizungen, bilaterale Nageldystrophien, orale Ulzera, Exantheme und ein Erythema-exsudativum-multiforme wurden ebenfalls beobachtet [2].

1 Fine J-D, Breathnach SM. Distinctive eruption characterized by linear supra-venous papules and erythroderma following broxuridine (Bromodeoxyuridine) therapy and radiotherapy. *Arch Dermatol* 1986; **122**: 199–200.
2 McCuaig CM, Ellis CN, Greenberg HS, *et al.* Mucocutaneous complications of intraarterial 5-bromodeoxyuridine and radiation. *J Am Acad Dermatol* 1989; **21**: 1235–40.

Cisplatin

Ausgeprägte allergische Reaktionen, darunter Flush, Erytheme, makulopapulöse Exantheme, Urtikaria und Anaphylaxie treten bei etwa 5 % der Patienten auf, wenn Cisplatin als Monotherapie gegeben wird, und in bis zu 20 % der Fälle, wenn es in Kombination mit anderen Chemotherapeutika eingesetzt wird [1]. Atopiker weisen dabei ein besonderes Risiko auf. Nach Extravasation entwickeln sich lokale Reaktionen [2].

1 Vogl SE, Zaravinos T, Kaplan BH. Toxicity of *cis*-diamminedichloro-platinum II given in a two-hour outpatient regimen of diuresis and hydration. *Cancer* 1980; **45**: 11–15.
2 Fields S, Koeller J, Topper RL, *et al.* Local soft tissue toxicity following cisplatin extravasation. *J Natl Cancer Inst* 1990; **82**: 1649–50.

Kolchizin

Eine Alopezie wurde unter Therapie mit Kolchizin beobachtet [1].

1 Haarms M. Haarausfall und Haarveränderungen nach Kolchizintherapie. *Hautarzt* 1980; **31**: 161–3.

Hydroxyharnstoff

Die dermatologischen Aspekte von Hydroxyharnstoff wurden in Übersichtsartikeln dargestellt [1–3]. Ein mäßiger Hämoglobinabfall und die Entwicklung einer Makrozytose treten fast immer auf. Fixe Arzneimittelexantheme wurden beschrieben [3]. Eine Stomatitis kann vorkommen, eine Alopezie ist selten. Morbilliforme Erytheme treten ebenfalls auf und Hyperpigmentierungen, generalisiert oder lokalisiert im Bereich von Druckstellen, wurden bei bis zu 4,7 % der Patienten beobachtet [2]. Nagelveränderungen wie z.B. das Auftreten multipler pigmentierter Querstreifen [4] oder eine Onycholyse mit Nageldystrophie kommen vor. Selten wurden bei Leukämiepatienten dermatomyositisartige Erytheme an den Akren, Schuppung und Atrophie besonders an den Handrücken und in geringerer Ausprägung an den Füßen [1,5,6] sowie ein Keratoderma der Handflächen und Fußsohlen unter Langzeittherapie beschrieben. Die dermatomyositisartigen Läsionen wurden nur bei Patienten mit chronisch-myeloischer Leukämie gesehen.

Eine Photosensibilisierung und eine Vaskulitis wurden dokumentiert, eine ulzerierende Lichen-ruber-planus-artige Dermatitis wurde ebenfalls beobachtet [7]. Bestrahlungs-Recall-Reaktionen kommen vor [8]. Beinulzera, die sich nach Beendigung der Therapie besserten, wurden bei Patienten beschrieben, die wegen einer chronisch myeloischen Leukämie mit Hydroxyharnstoff behandelt wurden [9]. In einigen, aber nicht allen Studien wurde von einer eingeschränkten Nierenfunktion berichtet [3].

1 Kennedy BJ, Smith LR, Goltz RW. Skin changes secondary to hydroxyurea therapy. *Arch Dermatol* 1975; **111**: 183−7.

2 Layton AM, Sheehan-Dare RA, Goodfield MJD, Cotterill JA. Hydroxyurea in the management of therapy resistant psoriasis. *Br J Dermatol* 1989; **121**: 647−53.

3 Boyd AS, Neldner KH. Hydroxyurea therapy. *J Am Acad Dermatol* 1991; **25**: 518−24.

4 Vomvoura S, Pakula AS, Shaw JM. Multiple pigmented nail bands during hydroxyurea therapy: an uncommon finding. *J Am Acad Dermatol* 1991; **24**: 1016−17.

5 Richard M, Truchetet F, Friedel J, *et al*. Skin lesions simulating chronic dermatomyositis during long-term hydroxyurea therapy. *J Am Acad Dermatol* 1989; **21**: 797−9.

6 Sigal M, Crickx B, Blanchet P, *et al*. Lésion cutanées induites par l'utilisation au long cours de l'hydroxyurée. *Ann Dermatol Véneréol (Paris)* 1984; **111**: 895−900.

7 Renfro L, Kamino H, Raphael B, *et al*. Ulcerative lichen planus-like dermatitis associated with hydroxyurea. *J Am Acad Dermatol* 1991; **24**: 143−5.

8 Sears ME. Erythema in areas of previous irradiation in patients treated with hydroxyurea (NSC-32065). *Cancer Chemother Rep* 1964; **40**: 31−2.

9 Montefusco E, Alimena G, Gastaldi R, *et al*. Unusual dermatologic toxicity of long-term therapy with hydroxyurea in chronic myelogenous leukemia. *Tumori* 1986; **72**: 317−21.

OKT3

Orthoclone OKT3, ein muriner monoklonaler Antikörper gegen die CD3-Untergruppe der T-Lymphozyten, wurde zur Immunsuppression bei Nierentransplantatempfängern eingesetzt und ist anekdotisch mit einer Anaphylaxie in Verbindung gebracht worden [1].

1 Werier J, Cheung AHS, Matas AJ. Anaphylactic hypersensitivity reaction after repeat OKT3 treatment. *Lancet* 1991; **337**: 1351.

Triazinat

Acanthosis-nigricans-artige Hyperpigmentierungen wurden beschrieben [1].

1 Greenspan AH, Shupack JL, Foo S-H. Acanthosis nigricans-like hyperpigmentation secondary to triazinate therapy. *Arch Dermatol* 1985; **121**: 232−5.

15. Medikamente mit Wirkung auf das Immunsystem

15.1 Cyclosporin A und FK$_{506}$

Cyclosporin A

Cyclosporin A bindet das Immunophilin Cyclophilin A und man nimmt an, daß es wie FK$_{506}$ frühe Schritte bei der Genaktivierung in T-Zellen blockiert, indem es mit der intrazellulären Translokation einer Substanz interferiert, die als Kernfaktor aktivierter T-Zellen bekannt ist [1,2]. Es hemmt selektiv die antigeninduzierte Aktivierung der CD4$^+$-Helfer-T-Lymphozyten und deren Interleukin-2-Produktion und blockiert so die T-Zell-Proliferation [3,4]. Es hemmt die Transkription der Gene, die Interleukin 2 und γ-Interferon kodieren [5] und blockiert die Expression der Interleukin-2-Rezeptoren. Cyclosporin hemmt zudem die antigenpräsentierende Funktion von Langerhans-Zellen [6–8] und unterdrückt die ICAM-1-Expression durch Endothelzellen papillärer Gefäße in entzündeter Haut und reduziert so die T-Zell-Rekrutierung [9]. Ein Großteil der Informationen über Nebenwirkungen von Cyclosporin A stammt von Patienten, die sich einer Organtransplantation unterzogen haben oder an Krankheiten wie der rheumatoiden Arthritis leiden [10]. Das Medikament wird jetzt jedoch auch von Dermatologen eingesetzt, besonders zur Behandlung einer hartnäckigen Psoriasis [13–16] aber auch beim therapieresistenten atopischen Ekzem [17] und einer Reihe anderer Erkrankungen [16].

Dermatologische Komplikationen

Eine Hypertrichose entwickelt sich bei einem Großteil der Patienten. Sie betrifft vor allem das Gesicht und die Augenbrauen (Abb. 15.1), den oberen Rücken entlang der Wirbelsäule und die lateralen Oberarme [18–23]. Die Hypertrichose ist reversibel. Kinder und Jugendliche scheinen ein höheres Risiko zur Entwicklung dieser Komplikation zu haben [23]. Zu den weiteren Nebenwirkungen an der Haut gehören Zahnfleischhypertrophie [21,24] und Angioödem [25]. Eine Anaphylaxie kann als Reaktion auf intravenös verabreichtes Cyclosporin auftreten [11], wahrscheinlich aufgrund einer Allergie gegen das Lösungsmittel. Ein geringfügig ausgeprägtes „Capillary-leak-Syndrom" hat zu Purpuraläsionen in den Beugen und an Druckstellen geführt [26].

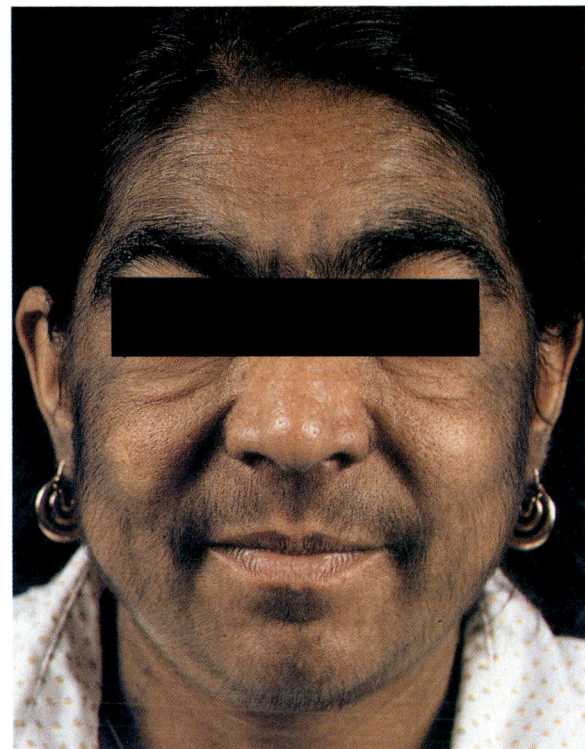

Abb. 15.1. Hypertrichose bei einer nierentransplantierten Patientin unter Behandlung mit Cyclosporin und Minoxidil (mit freundlicher Genehmigung von Prof. K. Wolff, Wien).

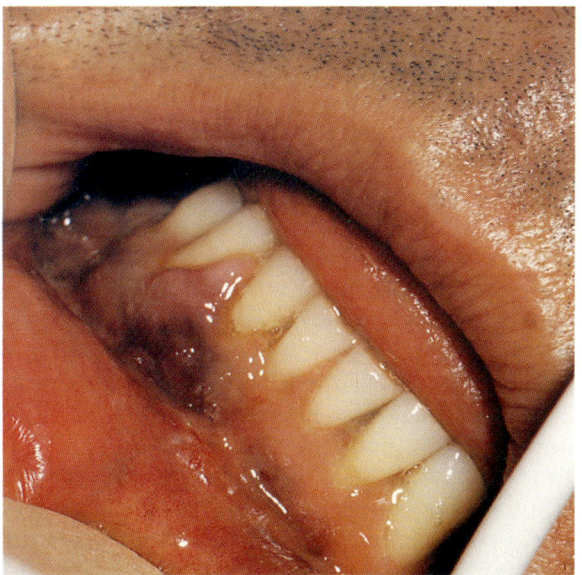

Abb. 15.2. Kaposi-Sarkom an der Gingiva bei einem nierentransplantierten Patienten unter Behandlung mit systemisch verabreichten Kortikosteroiden und Cyclosporin.

Es gab isolierte Berichte über die Entwicklung benigner, lymphozytärer Infiltrate bei Patienten mit Psoriasis oder Alopezia areata [27,28], von Pseudolymphomen nach Therapie eines aktinischen Retikuloids [29] und eines aggressiven T-Zell-Lymphoms nach Cyclosporintherapie eines Sézary-Syndroms [30]. Plattenepithelkarzinome, zu deren Entwicklung möglicherweise eine frühere PUVA-Therapie beiträgt, können auftreten [31–33]. Eine neuere Untersuchung zeigt keine Unterschiede in der Inzidenz von Hautmalignomen zwischen den Nierentransplantierten, die mit Cyclosporin A, und solchen, die mit Azathioprin behandelt wurden [33]. Ein Kaposi-Sarkom kann ebenfalls auftreten (Abb. 15.2); ein nierentransplantierter Patient, der mit Cyclosporin und Methylprednisolon behandelt wurde, entwickelte ein Kaposi-Sarkom, das sich nach Dosisreduktion beider Medikamente komplett zurückbildete [34]. Es gab einzelne Fallberichte über die Entwicklung von malignen Melanomen bei cyclosporinbehandelten Patienten, aber die Inzidenz dieser Komplikation scheint nicht über dem Risiko für die Gesamtbevölkerung zu liegen [35,36].

Systemische Nebenwirkungen

Kopfschmerzen, gastrointestinale Beschwerden und Symptome am Muskel-Skelett-Apparat sind bekannt. Es besteht ein erhöhtes Risiko für eine Nierenschädigung [37,38], die durch eine arterioläre Vasokonstriktion infolge einer lokalen Thromboxan-A_2-Freisetzung verursacht zu sein scheint [39] und zu einer Hypertonie führen kann [40]. Eine eingeschränkte Nierenfunktion kann sich nach Kurz- wie auch nach Langzeittherapie einer Psoriasis entwickeln [41]. Sowohl die Nierenfunktionsstörungen als auch der Bluthochdruck sind reversibel. Die Entwicklung von Lymphomen ist bei Patienten unter kurzzeitiger, niedrigdosierter (unter 5 mg/kg Körpergewicht) Therapie unwahrscheinlich [11]. Die unerwünschten Wirkungen auf die Nierenfunktion und den Blutdruck scheinen bei den Psoriasispatienten, die höhere Dosen erhalten, stärker zu sein [15]. Selten tritt ein schweres „Capillary-leak-Syndrom" mit ausgeprägter Flüssigkeitsretention und periorbitalen Ödemen auf, das auch tödlich verlaufen kann. Dabei kann es zu gastrointestinalen Blutungen, Pneumonitis, Urämie und Natriumverlust über die Nieren mit nachfolgender Hypertonie und Krämpfen kommen [21]. Eine Lebertoxizität ist ebenfalls eine Komplikation [42] und Hypercholesterinämien wurden beschrieben [43]. Die Gabe von Cyclosporin kann mit einer Myopathie, gelegentlich mit Rhabdomyolyse in Zusammenhang stehen. Zur Rhabdomyolyse kommt es bei gleichzeitiger Lovastatin- oder Colchizintherapie [44]. Lymphome und andere Malignome haben sich unter hohen Dosen von Cyclosporin, z.B. bei Organtransplantationen, entwickelt [19,45]. Transplantierte Patienten, die mit Cyclosporin behandelt wurden, zeigen keine nachweislich höhere Inzidenz von Neoplasmen als solche, die andere Immunsuppressiva erhalten [12].
Bei einer Patientin, die wegen einer Psoriasis unter Cyclosporintherapie stand, verlief eine Schwangerschaft erfolgreich [48]. Obwohl eine Schwangerschaft ein Hauptausschlußkriterium für eine Cyclosporintherapie bleibt, gibt es auf der Basis der Erfahrungen von 107 Transplantatempfängerinnen

keine schlüssigen Beweise für eine teratogene Wirkung dieses Medikaments beim Menschen [47].

Die Interaktionen von Cyclosporin mit anderen Medikamenten wurden ausführlich dargelegt [48]. Durch eine gleichzeitige Therapie mit Erythromycin oder Ketoconazol können infolge einer Hemmung des mikrosomalen Cytochrom-P-450-Enzymsystems der Leber [49] die Cyclosporin-Blutspiegel ansteigen. Dies kann auch durch Danazol und Norethindron, orale Kontrazeptiva und Kalziumantagonisten zustande kommen. Verminderte Blutspiegel können durch Medikamente verursacht werden, die Leberenzyme induzieren. Hierzu gehören Phenytoin, Phenobarbital und die Tuberkulostatika Rifampicin und Isoniazid. Aminoglykosid-Antibiotika, Melphalan, Amphotericin B und Trimethoprim allein oder in Kombination mit Sulfamethoxazol interagieren mit Cyclosporin durch Veränderungen der Nierenfunktion.

1 Gallagher RB, Cambier JC. Signal transmission pathways and lymphocyte function. *Immunol Today* 1990; **11**: 187−9.

2 Anon. Unmasking immunosuppression. *Lancet* 1991; **338**: 789.

3 Ryffel B. Pharmacology of cyclosporine. 6. Cellular activation: regulation of intracellular events by cyclosporine. *Pharmacol Rev* 1989; **41**: 407−22.

4 Borel JF. Pharmacology of cyclosporin (Sandimmune). 4. Pharmacological properties *in vivo*. *Pharmacol Rev* 1989; **41**: 259−371.

5 Granelli-Piperno A. Lymphokine gene expression *in vivo* is inhibited by cyclosporin A. *J Exp Med* 1990; **171**: 533−44.

6 Furue M, Katz SI. The effects of cyclosporin on epidermal cells. I. Cyclosporin inhibits accessory cell functions of epidermal Langerhans cells *in vitro*. *J Immunol* 1988; **140**: 4139−43.

7 Demidem A, Taylor JR, Grammer SF, Streilein JW. Comparison of effects of transforming growth factor-beta and cyclosporin A on antigen-presenting cells of blood and epidermis. *J Invest Dermatol* 1991; **96**: 401−7.

8 Dupuy P, Bagot M, Michel L, *et al*. Cyclosporin A inhibits the antigen-presenting functions of freshly isolated human Langerhans cells *in vitro*. *J Invest Dermatol* 1991; **96**: 408−13.

9 Petzelbauer P, Stingl G, Wolff K, Volc-Platzer B. Cyclosporin A suppresses ICAM-1 expression by papillary endothelium in healing psoriatic plaques. *J Invest Dermatol* 1991; **96**: 362−9.

10 Dougados M, Awada H, Amor B. Cyclosporin in rheumatoid arthritis: a double blind placebo controlled study in 52 patients. *Ann Rheum Dis* 1988; **47**: 127−33.

11 Gupta AK, Brown MD, Ellis CN, *et al*. Cyclosporine in dermatology. *J Am Acad Dermatol* 1989; **21**: 1245−56.

12 Fradin MS, Ellis CN, Voorhees JJ. Management of patients and side effects during cyclosporine therapy for cutaneous disorders. *J Am Acad Dermatol* 1990; **23**: 1265−74.

13 De Rie MA, Meinardi MMHM, Bos JD. Analysis of side-effects of medium- and low-dose cyclosporin maintenance therapy in psoriasis. *Br J Dermatol* 1990; **123**: 347−53.

14 Mihatsch MJ, Wolff K (eds) Risk/benefit ratio of cyclosporin A (Sandimmun) in psoriasis. *Br J Dermatol* 1990; **122** (Suppl 36): 1−115.

15 Ellis CN, Fradin MS, Messana JM, *et al*. Cyclosporine for plaque-type psoriasis. Results of a multidose, double-blind trial. *N Engl J Med* 1991; **324**: 277−84.

16 Ellis CN (ed.) Cyclosporine in dermatology. Proceedings of a symposium. *J Am Acad Dermatol* 1991; **23**: 1231−4.

17 Sowden JM, Berth-Jones J, Ross JS, *et al.* Double-blind, controlled, crossover study of cyclosporin in adults with severe refractory atopic dermatitis. *Lancet* 1991; **338**: 137–40.

18 Fradin MS, Ellis CN, Voorhees JJ. Management of patients and side effects during cyclosporine therapy for cutaneous disorders. *J Am Acad Dermatol* 1990; **23**: 1265–75.

19 European Multicentre Trial. Cyclosporin A as sole immunosuppressive agent in recipients of kidney allografts from cadaver donors. Preliminary results. *Lancet* 1982; **ii**: 57–60.

20 Mortimer PS, Thompson JF, Dawber RP, *et al.* Hypertrichosis and multiple cutaneous squamous cell carcinomas in association with cyclosporin A therapy. *J R Soc Med* 1983; **76**: 786–7.

21 Harper JI, Kendra JR, Desai S, *et al.* Dermatological aspects of the use of Cyclosporin A for prophylaxis of graft-versus-host disease. *Br J Dermatol* 1984; **110**: 469–74.

22 Bencini PL, Montagnino G, Sala F, *et al.* Cutaneous lesions in 67 cyclosporin-treated renal transplant recipients. *Dermatologica* 1986; **172**: 24–30.

23 Wysocki GP, Daley TD. Hypertrichosis in patients receiving cyclosporine therapy. *Clin Exp Dermatol* 1987; **12**: 191–6.

24 Frosch PJ, Ruder H, Stiefel A, *et al.* Gingivahyperplasie und Seropapeln unter Cyclosporinbehandlung. *Hautarzt* 1988; **39**: 611–16.

25 Isenberg DA, Snaith ML, Al-Khader AA, *et al.* Cyclosporin relieves arthralgia, causes angioedma. *N Engl J Med* 1980; **303**: 754.

26 Ramon D, Bettloch E, Jimenez A, *et al.* Remission of Sézary's syndrome with cyclosporin A. Mild capillary leak syndrome as an unusual side effect. *Acta Derm Venereol (Stockh)* 1986; **66**: 80–2.

27 Brown MD, Ellis CN, Billings J, *et al.* Rapid occurrence of nodular cutaneous T-lymphocyte infiltrates with cyclosporine therapy. *Arch Dermatol* 1988; **124**: 1097–100.

28 Gupta AK, Cooper KD, Ellis CN, *et al.* Lymphocytic infiltrates of the skin in association with cyclosporine therapy. *J Am Acad Dermatol* 1990; **23**: 1137–41.

29 Thestrup-Pedersen K, Zachariae C, Kaltoft K, *et al.* Development of cutaneous pseudolymphoma following cyclosporin therapy of actinic reticuloid. *Dermatologica* 1988; **177**: 376–81.

30 Catterall MD, Addis BJ, Smith JL, Coode PE. Sézary syndrome: transformation to a high grade T-cell lymphoma after treatment with Cyclosporin A. *Clin Exp Dermatol* 1983; **8**: 159–69.

31 Thompson JF, Allen R, Morris PJ, Wood R. Skin cancer in renal transplant patients treated with cyclosporin. *Lancet* 1985; **i**: 158–9.

32 Stern RS. Risk assessment of PUVA and cyclosporine. Lessons from the past; challenges for the future. *Arch Dermatol* 1989; **125**: 545–7.

33 Bunney MH, Benton EC, Barr BB, *et al.* The prevalence of skin disorders in renal allograft recipients receiving cyclosporin A compared with those receiving azathioprine. *Nephrol Dial Transplant* 1990; **5**: 379–82.

34 Pilgrim M. Spontane Manifestation und Regression eines Kaposi-Sarkoms unter Cyclosporin A. *Hautarzt* 1988; **39**: 368–70.

35 Mérot Y, Miescher PA, Balsiger F, *et al.* Cutaneous malignant melanomas occurring under cyclosporin A therapy: a report of two cases. *Br J Dermatol* 1990; **123**: 237–9.

36 Arellano F, Krupp PF. Cutaneous malignant melanoma occurring after cyclosporin A therapy. *Br J Dermatol* 1991; **124**: 611.

37 Myers BD, Ross J, Newton L, *et al.* Cyclosporine-associated chronic nephropathy. *N Engl J Med* 1984; **311**: 699–705.

38 Myers BD, Sibley R, Newton L, *et al.* The long-term course of cyclosporine-associated chronic nephropathy. *Kidney Int* 1988; **33**: 590–600.

39 Coffman TM, Carr DR, Yarger WE, Klotman PE. Evidence that renal prostaglandin and thromboxane production is stimulated in chronic cyclosporine nephrotoxicity. *Transplantation* 1987; **43**: 282−5.

40 Porter GAM, Bennett WM, Sheps SG. Cyclosporine-associated hypertension. *Arch Intern Med* 1990; **150**: 280−3.

41 Powles AV, Carmichael D, Julme B, *et al*. Renal function after long-term low-dose cyclosporin for psoriasis. *Br J Dermatol* 1990; **122**: 665−9.

42 Lorber MI, Van Buren CT, Flechner SM, *et al*. Hepatobiliary and pancreatic complications of cyclosporine therapy in 466 renal transplant recipients. *Transplantation* 1987; **43**: 35−40.

43 Ballantyne CM, Podet EJ, Patsch WP, *et al*. Effects of cyclosporine therapy on plasma lipoprotein levels. *JAMA* 1989; **262**: 53−6.

44 Arellano F, Krupp P. Muscular disorders associated with cyclosporin. *Lancet* 1991; **337**: 915.

45 Penn I, First MR. Development and incidence of cancer following cyclosporin therapy. *Transplant Proc* 1986; **18** (Suppl 1): 210−13.

46 Wright S, Glover M, Baker H. Psoriasis, cyclosporine, and pregnancy. *Arch Dermatol* 1991; **127**: 426.

47 Cockburn I, Krupp P, Monka C. Present experience of Sandimmune in pregnancy. *Transplant Proc* 1989; **21**: 3730−2.

48 Yee GC, McGuire TR. Pharmacokinetic drug interactions with cyclosporin (Part I). *Clin Pharmacokinet* 1990; **19**: 319−32.

49 Abel EA. Isotretinoin treatment of severe cystic acne in a heart transplant patient receiving cyclosporine: Consideration of drug interactions. *J Am Acad Dermatol* 1991; **24**: 511.

FK$_{506}$

Dieses neue Makrolid-Immunsuppressivum hat als starkes und selektives Mittel gegen T-Zellen eine ähnliche Wirkungsweise wie Cyclosporin A. Die Nebenwirkungen beider Medikamente sind beim Menschen ähnlich, obwohl Hirsutismus, Zahnfleischhyperplasien und Vergröberungen der Gesichtszüge bisher nicht beschrieben wurden, während neurologische Nebenwirkungen auftreten [1].

1 Macleod AM, Thomson AW. FK506: an immunosuppressant for the 1990s? *Lancet* 1991; **337**: 25−7.

15.2 PUVA-Therapie

Es gibt mehrere Übersichtsartikel über die Nebenwirkungen der Behandlung mit Psoralen und langwelligem UV-Licht (PUVA-Therapie) [1−8]. Zu den akuten Nebenwirkungen der PUVA-Therapie gehören Übelkeit, die unter 8-Methoxypsoralen schlimmer als unter 5-Methoxypsoralen ist, und dosisabhängige Erytheme gefolgt von Hautbräunung und Juckreiz. Gegen Ende des Behandlungszyklus kann ein schmerzhaftes Brennen auftreten [9]. Infolge einer Überdosierung können sich ausgeprägte Erytheme, Verbrennungen (Abb. 15.3) oder eine phototoxische Blasenbildung

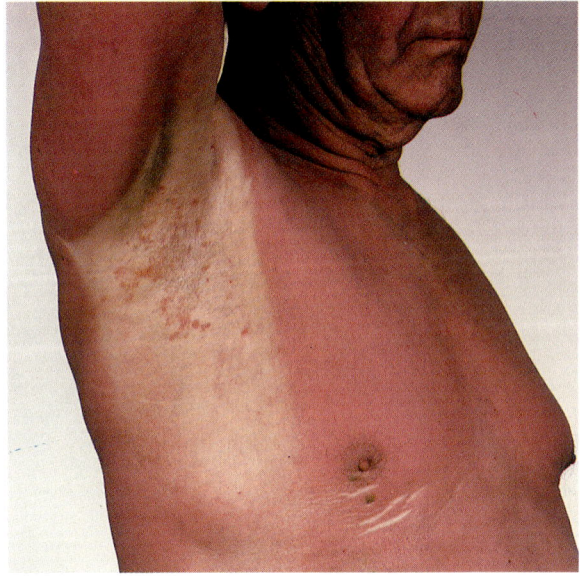

Abb. 15.3. Ausgeprägtes Erythem der exponierten Areale nach PUVA-Therapie.

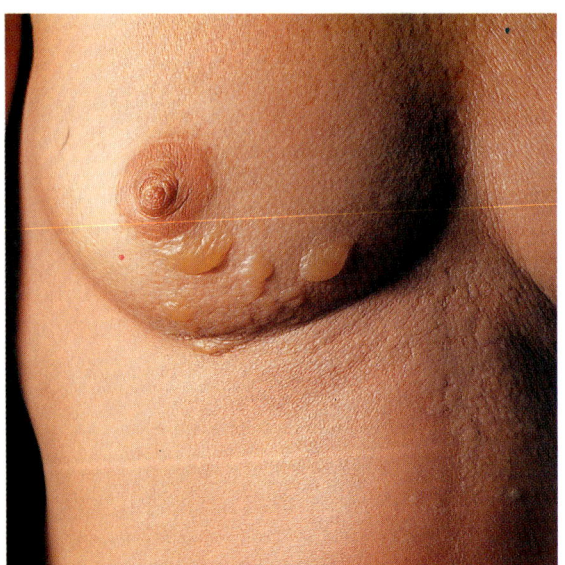

Abb. 15.4. Phototoxische Dermatitis mit Blasenbildung nach Einnahme von Methoxypsoralen und nachfolgender UV-Bestrahlung in einem Solarium.

15.4

(Abb. 15.4) entwickeln. Man muß sicherstellen, daß der Patient während der PUVA-Therapie keine phototoxisch wirksamen Medikamente einnimmt [10]. Phototoxische Reaktionen können auch durch alleiniges Anfassen von Psoralen-Tabletten ausgelöst werden [11]. Bei 10 % der Patienten entwickeln sich unter PUVA-Therapie spontan im Bereich normaler Haut an den Extremitäten nichthämorrhagische Blasen in Verbindung mit immunfluoreszenzoptisch nachweisbaren granulären C3-Ablagerungen an der dermo-epidermalen Grenzzone und/oder um oberflächlich gelegene dermale Blutgefäße [12]. Dies steht im Zusammenhang mit einer verminderten dermo-epidermalen Adhäsion bei Reibung oder Minimaltraumen, die bei allen PUVA-Patienten auftritt. Es gab Berichte über das Auslösen eines bullösen Pemphigoids durch eine PUVA-Therapie [13]. Es können auch antinukleäre Antikörper mit niedrigem Titer und meist homogenem Muster auftreten [14]. Photo-Onycholyse [15] und subunguale Hämorrhagie, die durch einen phototoxischen Mechanismus bedingt sind, sind bekannt (Abb. 15.5). Auch eine Pigmentierung der Nägel wurde beschrieben [16]. Akneiforme Eruptionen, Exantheme, die einer polymorphen Lichtdermatose gleichen, und eine vorübergehende Hypertrichose im Gesicht wurden berichtet, ein Medikamentenfieber ist dokumentiert [17]. Die PUVA-Therapie mit 8-Methoxypsoralen steht im Zusammenhang mit einer niedrigen Inzidenz (0,8 %) einer allergischen Kontakt- und Photokontaktdermatitis. Die Inzidenz ist unter monofunktionellen Psoralenen wie 3-Carbethoxypsoralen, 4,6,4'-Trimethylangelicin und 7-Methylpyridopsoralen höher [18].

Die langzeitige PUVA-Therapie geht mit einer verfrühten Alterung der Haut einher [19]. Nach PUVA-Therapie wurden Colloid- bzw. Amyloidkörperchen in der Dermis gefunden [20].Weitere histologische Veränderungen sind eine eosinophile Homogenisation der dermo-epidermalen Grenzzone, eine Reduktion und Fragmentierung der elastischen Fasern und Ablagerungen von amorphem eosinophilem Material um die Blutgefäße [21,22]. Die PUVA-Therapie induziert eine Haufenbildung, Größenzunahme und starke Melanisierung der Melanozyten [23] sowie intrazelluläre Fettansammlungen [24]. Patienten können unter PUVA-Langzeittherapie PUVA-

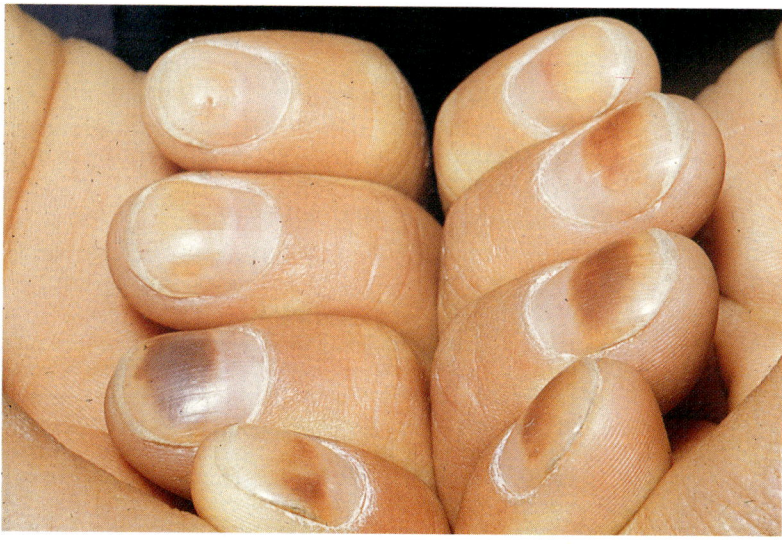

Abb. 15.5. Photo-Onycholyse mit subungualer Einblutung infolge einer PUVA-Therapie (mit freundlicher Genehmigung von Prof. H. Hönigsmann, Wien).

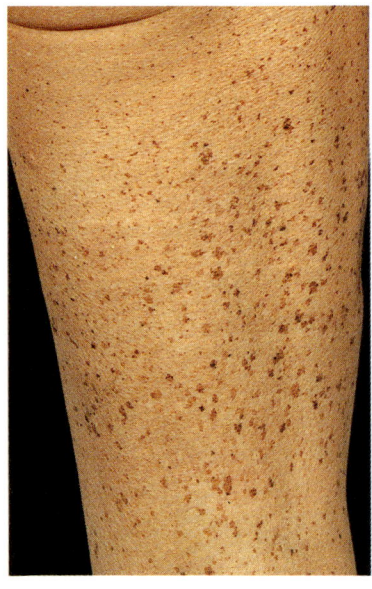

Abb. 15.6. PUVA-induzierte Lentigines (mit freundlicher Genehmigung von Prof. H. Hönigsmann, Wien).

Lentigines entwickeln, die große atypische Melanozyten mit vergrößerten oder riesigen Melanosomen enthalten (Abb. 15.6). Die Handflächen und Fußsohlen können dabei ebenfalls betroffen sein [29]. Fleckige Hypopigmentierungen, die bei einer Minderzahl der Patienten auftreten, stehen möglicherweise im Zusammenhang mit einer lokalisierten Überdosierung. In Tierversuchen zeigte sich eine Neigung zu einer frühzeitigen Kataraktbildung [31]. Es gibt jedoch keine Beweise, daß Katarakte bei PUVA-Patienten signifikant häufiger auftreten [5]. Dennoch wird empfohlen, daß nach Psoraleneinnahme während der Dauer der gesteigerten Lichtempfindlichkeit UVA-undurchlässige Schutzbrillen getragen werden sollten. Eine Untersuchung erbrachte keine Hinweise, daß die PUVA-Therapie ein starkes Teratogen darstellt oder daß das Risiko nennenswerter Mißbildungen oder Totgeburten deutlich gesteigert ist. Allerdings war diese Studie zur Aufdeckung einer Risikozunahme für spezifische Defekte nur begrenzt geeignet [32]. Es bleibt jedoch die Empfehlung bestehen, daß die PUVA-Therapie während einer Schwangerschaft, so möglich, vermieden werden sollte.

1 Wolff K, Fitzpatrick TB, Parrish JA, *et al*. Photochemotherapy for psoriasis with orally administered methoxsalen. *Arch Dermatol* 1976; **112**: 943−50.
2 Farber EM, Abel EA, Cox AJ. Long-term risks of psoralen and UVA therapy for psoriasis. *Arch Dermatol* 1983; **119**: 426−31.
3 Nater JP, de Groot AC. Side effects of photochemotherapy. In *Unwanted Effects of Cosmetics and Drugs Used in Dermatology*, 2nd edn. Amsterdam, Elsevier, Amsterdam, 1985, pp 221−44.
4 Gupta AK, Anderson TF. Psoralen photochemotherapy. *J Am Acad Dermatol* 1987; **17**: 703−34.

5 Cox NH, Jones SK, Downey DJ, *et al.* Cutaneous and ocular side-effects of oral photochemotherapy: results of an 8-year follow-up study. *Br J Dermatol* 1987; **116**: 145–52.

6 Abdullah AN, Keczkes K. Cutaneous and ocular side-effects of PUVA photochemotherapy — a 10-year follow-up study. *Clin Exp Dermatol* 1989; **14**: 421–4.

7 Morison WL. *Phototherapy and Photochemotherapy of Skin Disease*, 2nd edn. Raven Press, New York, 1990.

8 Wolff K. Side-effects of psoralen photochemotherapy (PUVA). *Br J Dermatol* 1990; **122** (Suppl 36): 117–25.

9 Norris PG, Maurice PDL, Schott GD, Greaves MW. Persistent pain after PUVA. *Clin Exp Dermatol* 1987; **12**: 403–5.

10 Stern RS, Kleinerman RA, Parrish JA, *et al.* Phototoxic reactions to photoactive drugs in patients treated with PUVA. *Arch Dermatol* 1980: **116**: 1269–71.

11 Morison WL. Topical phototoxicity from oral methoxsalen. *Arch Dermatol* 1989; **125**: 433.

12 Friedmann PS, Coburn P, Dahl MGC, *et al.* PUVA-induced blisters, complement deposition, and damage to the dermoepidermal junction. *Arch Dermatol* 1987; **123**: 1471–7.

13 Abel EA, Bennett A. Bullous pemphigoid. Occurrence in psoriasis treated with psoralens plus long-wave ultraviolet radiation. *Arch Dermatol* 1979; **115**: 988–9.

14 Bruze M, Ljunggren B. Antinuclear antibodies appearing during PUVA therapy. *Acta Derm Venereol (Stockh)* 1985; **65**: 31–6.

15 Warin AP. Photo-onycholysis secondary to psoralen use. *Arch Dermatol* 1979; **115**: 235–6.

16 Weiss E, Sayegh-Carreno R. PUVA-induced pigmented nails. *Int J Dermatol* 1989; **28**: 188–9.

17 Tóth Kása I, Dobozy A. Drug fever caused by PUVA treatment. *Acta Derm Venereol (Stockh)* 1985; **65**: 557–8.

18 Takashima A, Yamamoto K, Kumura S, *et al.* Allergic contact and photocontact dermatitis due to psoralens in patients with psoriasis treated with topical PUVA. *Br J Dermatol* 1991; **124**: 37–42.

19 Oikarinen A, Karvonen J, Uitto J, Hannuksela M. Connective tissue alterations in skin exposed to natural and therapeutic UV-radiation. *Photodermatology* 1985; **2**: 15–26.

20 Hashimoto K, Kumakiri M. Colloid–amyloid bodies in PUVA-treated human psoriatic patients. *J Invest Dermatol* 1979; **72**: 70–80.

21 Gschnait F, Wolff K, Hönigsmann H, *et al.* Long-term photochemotherapy: histopathological and immunofluorescence observations in 243 patients. *Br J Dermatol* 1980; **103**: 11–22.

22 Zelickson AS, Mottaz JH, Zelickson BD, *et al.* Elastic tissue changes in skin following PUVA therapy. *J Am Acad Dermatol* 1980; **3**: 186–92.

23 Zaynoun S, Konrad K, Gschnait F, *et al.* The pigmentary response to photochemotherapy. *Acta Derm Venereol (Stockh)* 1977; **57**: 431–40.

24 Schuler G, Hönigsmann H, Jaschke E, *et al.* Selective accumulation of lipid within melanocytes during photochemotherapy (PUVA) of psoriasis. *Br J Dermatol* 1982; **107**: 173–81.

25 Szekeres E, Török L, Szücs M. Auftreten disseminierter hyperpigmentierter Flecke unter PUVA-Behandlung. *Hautarzt* 1981; **32**: 33–5.

26 Rhodes AR, Harrist TJ, Momtaz TK. The PUVA-induced pigmented macule: a lentiginous proliferation of large, sometimes cytologically atypical, melanocytes. *J Am Acad Dermatol* 1983; **9**: 47–58.

27 Rhodes AR, Stern RS, Melski JW. The PUVA lentigo: an analysis of predisposing factors. *J Invest Dermatol* 1983; **81**: 459–63.

28 Swart R, Kenter I, Suurmond D. The incidence of PUVA-induced freckles. *Dermatologica* 1984; **168**: 304–5.

29 Bruce DR, Berger TG. PUVA-induced pigmented macules: A case involving palmoplantar skin. *J Am Acad Dermatol* 1987; **16**: 1087–90.

30 Senff H, Reinel D, Schaeg G. PUVA-induced disseminated lentigenes. *Cutis* 1988; **41**: 199–202.

31 Lerman S, Megaw J, Willis I. Potential ocular complications from PUVA therapy and their prevention. *J Invest Dermatol* 1980; **74**: 197–9.

32 Stern RS, Lange R, Members of The Photochemotherapy Follow-up Study. Outcomes of pregnancies among women and partners of men with a history of exposure to methoxsalen photochemotherapy (PUVA) for the treatment of psoriasis. *Arch Dermatol* 1991; **127**: 347–50.

PUVA, Immunsuppression und Karzinogenese

PUVA verursacht eine reversible Hemmung der Kontaktsensibilisierung, die durch antigenspezifische Suppressor-T-Zellen vermittelt zu sein scheint [1–4]. PUVA hemmt auch die Auslösungsphase der allergischen Kontaktdermatitis; diese Hemmung ist aber nicht antigenspezifisch, da auch toxische Reaktionen gehemmt werden [4]. Man nimmt an, daß die Immunsuppression durch PUVA-Therapie zumindest teilweise über Wirkungen auf das Immunsystem der Haut abläuft [5]. Zu den berichteten Wirkungen der PUVA-Therapie auf Lymphozyten gehören Übersichtsartikeln zufolge [5,6] eine variable Abnahme der Zahl verschiedener Untergruppen zirkulierender T-Zellen und, wie in einigen aber nicht allen Studien gezeigt, eine Hemmung der *in vitro* durch Alloantigenstimulation und durch Mitogene induzierten Lymphozytenproliferation, möglicherweise als Folge einer gestörten Interleukin-2-Produktion. PUVA unterdrückt auch die Migration von T-Lymphozyten [7]. Neben den Wirkungen auf Lymphozyten führt die PUVA-Therapie zusätzlich zu einer dosis- und zeitabhängigen reversiblen Abnahme der Zahl und Funktion der antigenpräsentierenden epidermalen Langerhans-Zellen [5]. Trotz der immunsuppressiven Wirkung der PUVA-Therapie wurde von fünf HIV-infizierten Patienten ohne nachweisbare HIV-Antigene im Serum eine PUVA-Therapie gut vertragen [8]. Die PUVA-Therapie wurde bei einem Patienten, der wegen einer Mycosis fungoides behandelt wurde, mit der Entwicklung einer lymphomatoiden Papulose in Zusammenhang gebracht [9].

PUVA induziert fokal histologische Zeichen einer epidermalen Dystrophie, die jedoch innerhalb kurzer Zeit reversibel sind [10,11], und prädisponiert zur Entwicklung einer disseminierten oberflächlichen aktinischen Porokeratose [12] und aktinischer Keratosen [11]. Mehrere, darunter auch große kooperative Arbeitsgruppen legten die Ergebnisse von Langzeitstudien zur Entdeckung von (Nicht-Melanom) Hautkarzinomen unter PUVA-Therapie vor [13–23].

Anfängliche Berichte über eine Zunahme von Plattenepithelkarzinomen kamen aus den Vereinigten Staaten [13]. Ein bedeutender dosisabhängiger Anstieg der Inzidenz von Plattenepithelkarzinomen wurde im Update einer prospektiven Kohortenstudie von 16 Zentren in den USA bestätigt [14]. Der Prozentsatz von Plattenepithelkarzinomen war höher bei den Patienten, die mehr als 1.500 J/cm^2 ausgesetzt worden waren. In einer retrospektiven Kontrolluntersuchungsreihe mit 551 Psoriasispatienten, die bis zu 10 Jahre lang mit PUVA behandelt worden waren, fand man eine signifikante Zunahme von Basaliomen (2,4 % der Patienten) und Plattenepithelkarzinomen (1,6 %) [15]. Die Zunahme der Basaliome, nicht aber der Plattenepithelkarzinome, trat nur bei Patienten auf, die auch anderen Karzinogenen ausgesetzt waren. Einige Studien aus Europa hingegen berichteten entweder keine Zunahme der Plattenepithelkarzinome oder nur in Verbindung mit einer vorangehenden Exposition anderer Karzinogene [16,18]. Es wurde die Überlegung angestellt, daß dies durch die in Europa üblichen Behandlungsschemata mit weniger, aber höheren Einzeldosen erklärt werden könnte. Eine neuere Untersuchung aus Schweden berichtete allerdings, daß männliche Patienten, die mehr als 200 PUVA-Behandlungen erhalten hatten, einen mehr als 30fachen Anstieg der Inzidenz der Plattenepithelkarzinome aufwiesen [21]. Eine mögliche Verbindung mit inneren Malignomen wurde ebenfalls postuliert. Auch eine neuere holländische Studie berichtete, daß die Häufigkeit sowohl der Plattenepithelkarzinome als auch der Basaliome sowie der aktinischen Keratosen unter PUVA-Therapie gesteigert war [22]. Die Verwendung monofunktionaler Psoralene wie 3-Carbethoxypsoralen bei der PUVA-Behandlung mag möglicherweise ein geringeres Hautkarzinomrisiko mit sich bringen [24]. Relativ niedrige PUVA-Dosen haben höchstens geringe Auswirkungen auf das Hautkarzinomrisiko und bislang ist eine Metastasierung von PUVA-assoziierten Plattenepithelkarzinomen unwahrscheinlich [25]. Es gibt bisher keinen Hinweis, daß unter PUVA-Therapie ein erhöhtes Melanomrisiko besteht [26,27].

1 Strauss GH, Greaves M, Price M, et al. Inhibition of delayed hypersensitivity reaction in skin (DNCB test) by 8-methoxypsoralen photochemotherapy. Lancet 1980; ii: 556−9.

2 Moss C, Friedmann PS, Shuster S. Impaired contact hypersensitivity in untreated psoriasis and the effects of photochemotherapy and dithranol/UV-B. Br J Dermatol 1981; 105: 503−8.

3 Kripke ML, Morison WL, Parrish JA. Systemic suppression of contact hypersensitivity in mice by psoralen plus UVA radiation (PUVA). J Invest Dermatol 1983; 81: 87−92.

4 Thorvaldsen J, Volden G. PUVA-induced diminution of contact allergic and irritant skin reactions. Clin Exp Dermatol 1980; 5: 43−6.

5 Ashworth J, Kahan MC, Breathnach SM. PUVA therapy decreases HLA-DR$^+$CD1a$^+$ Langerhans cells and epidermal cell antigen-presenting capacity in human skin, but flow cytometrically-sorted residual HLA-DR$^+$CD1a$^+$ Langerhans cells exhibit normal alloantigen-presenting function. Br J Dermatol 1989; 120: 329−39.

6 Okamoto H, Horio T, Maeda M. Alteration of lymphocyte functions by 8-methoxypsoralen and long-wave ultraviolet radiation. II. The effect of in vivo PUVA on IL-2 production. J Invest Dermatol 1987; 89: 24−6.

7 Okamoto H, Takigawa M, Horio T. Alteration of lymphocyte functions by 8-methoxypsoralen and long-wave ultraviolet radiation. I. Suppressive effects of PUVA on T lymphocyte migration in vitro. J Invest Dermatol 1985; 84: 203−5.

8 Ranki A, Puska P, Mattinen S, et al. Effect of PUVA on immunologic and virologic findings in HIV-infected patients. *J Am Acad Dermatol* 1991; **24**: 404−10.

9 Wolf P, Cerroni L, Smolle J, Kerl H. PUVA-induced lymphomatoid papulosis in a patient with mycosis fungoides. *J Am Acad Dermatol* 1991; **25**: 422−6.

10 Cox AJ, Abel EA. Epidermal dystrophy. Occurrence after psoriasis therapy with psoralen and long-wave ultraviolet light. *Arch Dermatol* 1979; **115**: 567−70.

11 Abel EA, Cox AJ, Farber EM, et al. Epidermal dystrophy and actinic keratoses in patients following oral psoralen photochemotherapy (PUVA). *J Am Acad Dermatol* 1982; **7**: 333−40.

12 Hazen PG. Carney JF, Walker AE, et al. Disseminated superficial actinic porokeratosis: Appearance with photochemotherapy for psoriasis. *J Am Acad Dermatol* 1985; **12**: 1077−8.

13 Stern RS, Laird N, Melski J, et al. Cutaneous squamous cell carcinoma in patients treated with PUVA. *N Engl J Med* 1984; **310**: 1156−61.

14 Stern RS, Lange R, and Members of the Photochemotherapy Follow-Up Study. Non-melanoma skin cancer occurring in patients treated with PUVA five to ten years after first treatment. *J Invest Dermatol* 1988; **91**: 120−4.

15 Forman AB, Roenigk HH, Caro WA, Magid ML. Long-term follow-up of skin cancer in the PUVA-48 cooperative study. *Arch Dermatol* 1989; **125**: 515−19.

16 Tanew A, Hönigsmann H, Ortel B, et al. Non-melanoma skin tumors in long-term photochemotherapy treatment of psoriasis. *J Am Acad Dermatol* 1986; **15**: 960−5.

17 Cox NH, Jones SK, Downey DJ, et al. Cutaneous and ocular side-effects of oral photochemotherapy: results of an 8-year follow-up study. *Br J Dermatol* 1987; **116**: 145−52.

18 Henseler T, Christopher E, Hönigsmann H, Wolff K. Skin tumors in the European PUVA study. *J Am Acad Dermatol* 1987; **16**: 108−16.

19 Barth J, Meffert H, Schiller F, Sönnichsen N. Zehn Jahre PUVA-Therapie in der DDR — Analyse zum Langzeitrisiko. *Z Klin Med* 1987; **42**: 889−92.

20 Torinuki W, Tagami H. Incidence of skin cancer in Japanese psoriatic patients treated with either PUVA, Goeckerman regimen or both therapies. *J Am Acad Dermatol* 1988; **18**: 1278−81.

21 Lindelöf B, Sigurgeirsson B, Tegner E, et al. PUVA and cancer: a large-scale epidemiological study. *Lancet* 1991; **338**: 91−3.

22 Bruynzeel I, Bergman W, Hartevelt HM, et al. 'High single-dose' European PUVA regimen also causes an excess of non-melanoma skin cancer. *Br J Dermatol* 1991; **124**: 49−55.

23 Thomas P, Pannequin C. Puvathérapie et carcinogenese. *Ann Dermatol Vénéréol (Paris)* 1991; **118**: 503−6.

24 Dubertret L, Averbeck D, Zajdela F, et al. Photochemotherapy (PUVA) of psoriasis using 3-carbethoxypsoralen, a non-carcinogenic compound in mice. *Br J Dermatol* 1979; **101**: 379−89.

25 Stern RS. Risk Assessment of PUVA and cyclosporine. Lessons from the past; challenges for the future. *Arch Dermatol* 1989; **125**: 545−7.

26 Stern RS, Lange R. Cardiovascular disease, cancer, and cause of death in patients with psoriasis: 10 years prospective experience in a cohort of 1380 patients. *J Invest Dermatol* 1988; **91**: 197−201.

27 Gupta AK, Stern RS, Swanson NA, et al. Cutaneous melanomas in patients treated with psoralens plus ultraviolet A. *J Am Acad Dermatol* 1988; **19**: 67−76.

15.3 Immuntherapie

Seren

Tierische Immunseren können jede Form von allergischer Sofort- oder Spätreaktion, von Urtikaria, Asthma oder tödlicher Anaphylaxie bis zur Serumkrankheit auslösen. Das klinische Bild der Serumkrankheit umfaßt Fieber, Arthritis, Nephritis, Neuritis, Myokarditis, Uveitis, Ödeme und ein urtikarielles oder papulöses Exanthem. Bei einem Patienten, der mit Anti-Thymozyten-Globin vom Pferd behandelt wurde, entwickelte sich an Händen und Füßen, und zwar an den Rändern der Handflächen und Fußsohlen, ein charakteristisches serpiginöses, erythematöses Exanthem mit einer Purpurakomponente [1,2]. Niedrige C4- und C3-Serumspiegel, erhöhte C3a-Anaphylatoxin-Plasmaspiegel und zirkulierende Immunkomplexe wurden gefunden. In der direkten Immunfluoreszenz waren Ablagerungen immunreaktiver Proteine wie IgM, IgE und IgA in den Wänden dermaler Gefäße nachzuweisen [1,2]. Patienten mit Autoimmunerkrankungen haben vielleicht eine besondere Neigung, gegen Anti-Lymphozyten-Globulin zu reagieren.

1 Lawley TJ, Bielory L, Gascon P, *et al*. A prospective clinical and immunologic analysis of patients with serum sickness. *N Engl J Med* 1984; **311**: 1407–13.

2 Bielory L, Yancey KB, Young NS, *et al*. Cutaneous manifestations of serum sickness in patients receiving antithymocyte globulin. *J Am Acad Dermatol* 1985; **13**: 411–17.

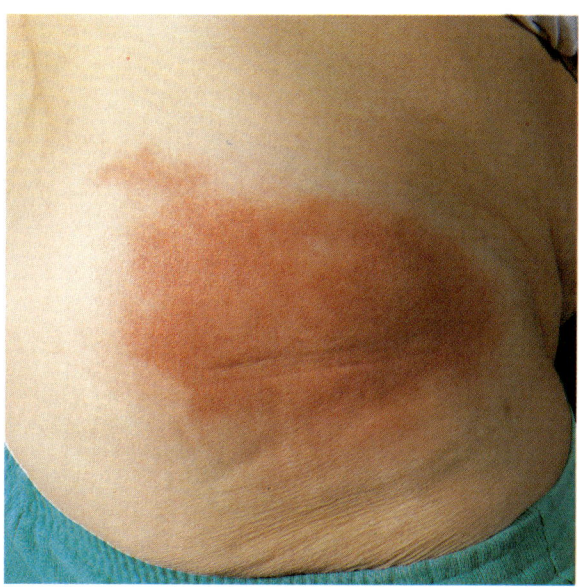

Abb. 15.7. Arthus-Reaktion mit lokalem Erythem und Induration nach Auffrischungsimpfung mit Tetanus-Toxoid.

Impfstoffe

Lokalreaktionen wie Erythem, Schwellung und Schmerzhaftigkeit können gelegentlich infolge einer Arthus-Reaktion auftreten (Abb. 15.7) [1,2]. Keloidnarben können sich entwickeln. Lokale Entzündungsreaktionen, Fieber, Lymphadenopathie, Urtikaria und lichenoide Exantheme wurden nach Impfungen bei Patienten beobachtet, die gegen das Konservierungs-

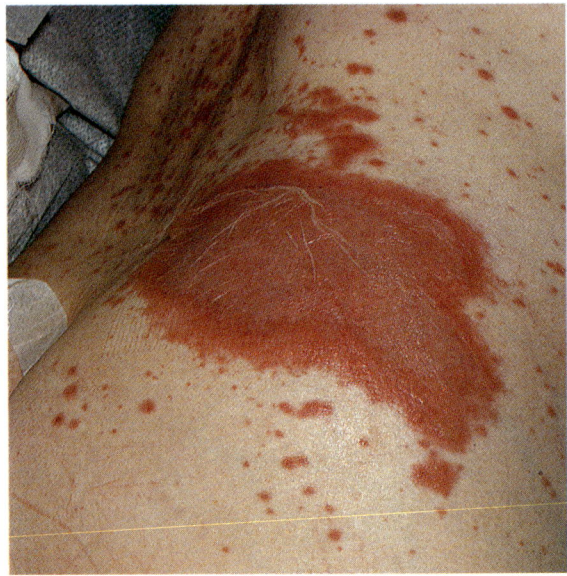

Abb. 15.8. Blasenbildung an der Injektionsstelle bei einer Patientin mit Stevens-Johnson-Syndrom nach Impfung mit Tetanus-Toxoid.

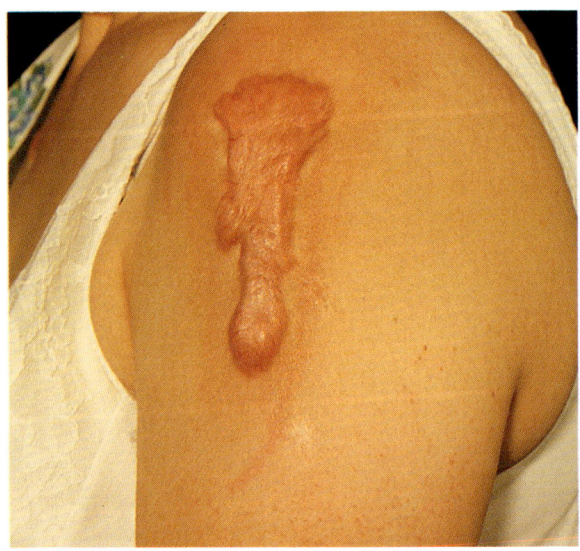

Abb. 15.9. Keloid nach Vaccinia-Impfung.

mittel Merthiolat allergisch waren. Epikutan- und Intrakutantests können dabei positiv ausfallen [3]. Entzündliche noduläre Reaktionen können, z.B. bei Hepatitis-B-, Diphterie- und Tetanusimpfungen, infolge einer Sensibilisierung gegen Aluminium auftreten [4,5]. Epikutantests mit Aluminium können dann positiv sein [4]. Bei drei Kindern entwickelten sich nach Immunisierung mit Impfstoffen, die an Aluminiumhydroxid adsorbiert waren, über den Knoten juckende Ekzeme und umschriebene Hypertrichosen [5]. Bei Patienten mit HIV-Infektionen, die mit der gp160-Impfung behandelt worden waren, traten selten vorübergehend subkutane Knoten an den Injektionsstellen und eine zunehmende regionale Adenopathie auf [6]. Urtikaria, Angioödeme oder Anaphylaxie können bei Patienten vorkommen, die allergisch gegen Hühnereiweiß sind und mit Masern-Lebendimpfstoff geimpft werden. Urtikaria und systemische Symptome wie Unwohlsein und Fieber oder ein Stevens-Johnson-Syndrom (Abb. 15.8) können nach Impfungen mit Tetanus-Toxoid auftreten [7,8]. Impfungen können zur Entwicklung einer Autoimmunität führen, eine Dermatomyositis wurde ausgelöst. Selten kommt es infolge von Impfungen zu Todesfällen durch eine Anaphylaxie [9,10]. Es wird jedoch auch berichtet, daß die Grippeimpfung bei alten Menschen nicht mehr systemische Nebenwirkun-

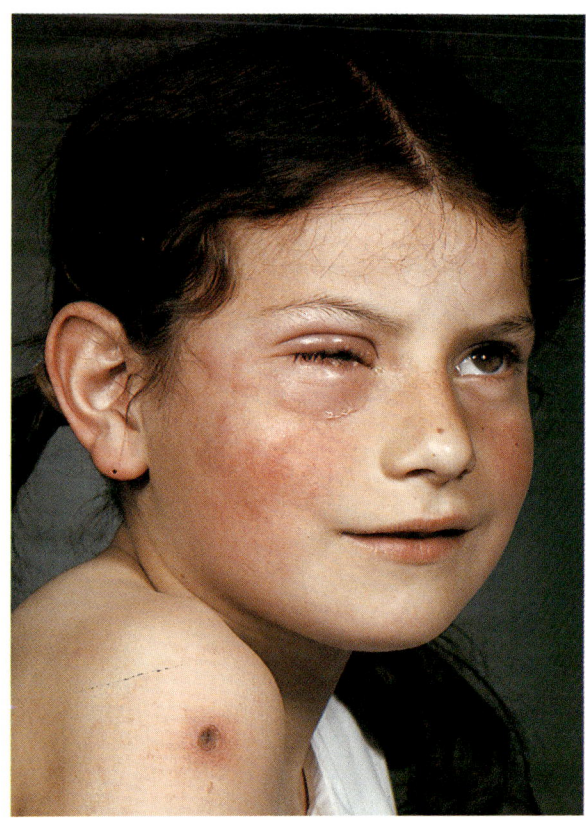

Abb. 15.10. Toxisches Erythem und Lidödem nach Pockenimpfung mit Vaccinia-Virus an der rechten Schulter.

gen verursacht als ein Plazebo [11]. Neuere Berichte haben über einen Zusammenhang der Impfung gegen die Japanische Enzephalitis mit der Entwicklung schwerer Nebenwirkungen wie Urtikaria, Angioödem, Blutdruckabfall und Kollaps [12] berichtet.

Die Impfung mit dem Vacciniavirus, das früher zur Schutzimpfung gegen die Pocken eingesetzt wurde, führte gelegentlich zu Lokalreaktionen wie Keloidbildung (Abb. 15.9), zur Dissemination der Impfreaktion an andere Körperstellen (z.B. Ekzema vaccinatum bei Atopikern) und toxischen Erythemen (Abb. 15.10) [13]. Diese Reaktionen sind heute nur noch von historischem Interesse.

1 Jacobs RL, Lowe RS, Lanier BQ. Adverse reactions to tetanus toxoid. *JAMA* 1982; **247**: 40–2.

2 Marrinan LM, Andrews G, Alsop-Shields L, Dugdale AE. Side effects of rubella immunisation in teenage girls. *Med J Aust* 1990; **153**: 631–2.

3 Lindemayr H, Drobil M, Ebner H. Impfreaktionen nach Tetanus- und Frühsommermeningoenzephalitis-Schutzimpfungen durch Merthiolat (Thiomersal). *Hautarzt* 1984; **35**: 192–6.

4 Cosnes A, Flechet M-L, Revuz J. Inflammatory nodular reactions after hepatitis B vaccination due to aluminium sensitization. *Contact Dermatitis* 1990; **23**: 65–7.

5 Pembroke AC, Marten RH. Unusual cutaneous reactions following diphtheria and tetanus immunization. *Clin Exp Dermatol* 1979; **4**: 345–8.

6 Redfield RR, Birx DL, Ketter N, *et al*. A phase I evaluation of the safety and immunogenicity of vaccination with recombinant gp160 in patients with early human immunodeficiency virus infection. *N Engl J Med* 1991; **324**: 1677–84.

7 Kuhlwein A, Bleyl A. Tetanusantitoxintiter und Reaktionen nach Tetanusimpfungen. *Hautarzt* 1985; **36**: 462–4.

8 Weisse ME, Bass JW. Tetanus toxoid allergy. *JAMA* 1990; **264**: 2448.

9 Boston Collaborative Drug Surveillance Program. Drug-induced anaphylaxis. A cooperative study. *JAMA* 1973; **224**: 613–15.

10 Lockey RF, Benedict LM, Turkeltaub PC, Bukantz SC. Fatalities from immunotherapy (IT) and skin testing (ST). *J Allergy Clin Immunol* 1987; **79**: 660–77.

11 Margolis KL, Nichol KL, Poland GA, Pluhar RE. Frequency of adverse reactions to influenza vaccine in the elderly. A randomized, placebo-controlled trial. *JAMA* 1990; **264**: 1139–41.

12 Ruff TA, Eisen D, Fuller A, Kass R. Adverse reactions to Japanese encephalitis vaccine. *Lancet* 1991; **338**: 881–2.

13 Landthaler M, Strasser S, Schmoeckel C. Vaccinia inoculata. *Hautarzt* 1988; **39**: 322–3.

Hyposensibilisierung

Die Hyposensibilisierung ist in vielen Staaten der Welt, darunter den USA, Skandinavien und Kontinentaleuropa die Standardtherapie für hartnäckigen Heuschnupfen und Allergien gegen Bienen- und Wespengifte [1]. In Großbritannien wurde diese Form der Therapie mit injizierten Allergenen bei IgE-vermittelten Erkrankungen aufgrund von Bedenken wegen Todesfällen durch Bronchospasmen und Anaphylaxie nach einer Empfehlung des „Committee on Safety of Medicines" von 1986 jedoch weitgehend aufgegeben [2]. Das Committee empfahl, eine Hyposensibilisierung nur dort durchzuführen, wo alle Voraussetzungen für eine kardiopulmonale Wiederbelebung gegeben seien, und die Patienten mindestens 2 Stunden unter medizinischer Überwachung zu behalten. Die Notwendigkeit für die zweite Empfehlung wurde in letzter Zeit angezweifelt, da schwere Nebenwirkungen innerhalb von Minuten auftreten [1]. Todesfälle durch eine Hyposensibilisierungstherapie sind, Berichten zufolge, extrem selten [3]. In einer Untersuchung kam es bei Patienten, die sich einer Hyposensibilisierung unterzogen, bei gleichzeitiger Einnahme von Betablockern zu keiner Steigerung der Häufigkeit systemischer Nebenwirkungen, die Patienten entwickelten aber Reaktionen, die schwerer verliefen und therapierefraktärer waren [4].

Im Gegensatz zum seltenen Auftreten systemischer Nebenwirkungen sind lokale urtikarielle Reaktionen häufig (Abb. 15.11) [1]. Hyposensibilisierungsinjektionen bei Heuschnupfen haben gelegentlich zum Auftreten schmerzhafter Knoten geführt, die für Monate oder Jahre bestehen bleiben [5,6]. Man nimmt an, daß sie sich aufgrund einer Aluminiumallergie entwickeln, da dieses in den Läsionen vorhanden ist und Epikutantests positiv ausfallen können [6]. Es wurden außerdem entzündliche Knoten an den Injektionsstellen beschrieben, die sich erst nach mehreren Jahren entwickelten [7]. Auch eine Vaskulitis [8–10] bzw. Serumkrankheit [11] wurden nach Hyposensibilisierungen bei Pollen- oder Hausstaubmilbenallergie dokumentiert. Im Verlauf einer Hyposensibilisierung mit Wespengift entwickelte sich eine Kälteurtikaria [12].

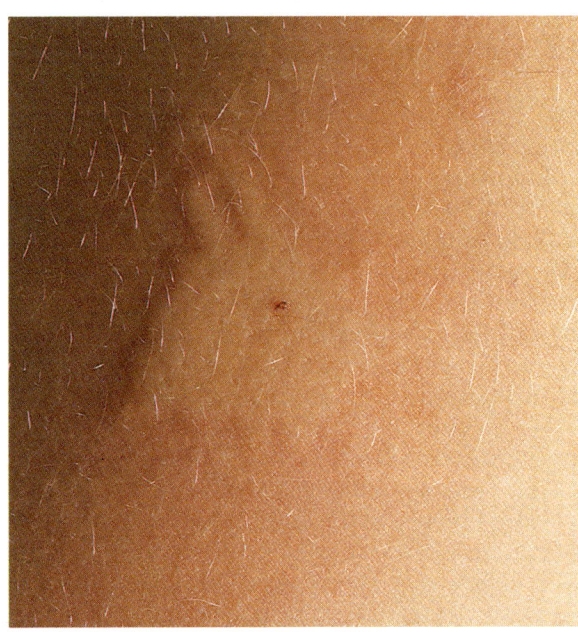

Abb. 15.11. Sofortiges Auftreten einer Quaddel nach Injektion von gereinigtem Wespengift im Rahmen einer Hyposensibilisierungsbehandlung.

1 Varney VA, Gaga M, Frew AJ, *et al.* Usefulness of immunotherapy in patients with severe summer hay fever uncontrolled by antiallergic drugs. *Br Med J* 1991; **302**: 265−9.

2 Anonymous. CSM update. Desensitising vaccines. *Br Med J* 1986; **293**: 948.

3 Lockey RF, Benedict LM, Turkeltaub PC, Bukantz SC. Fatalities from immunotherapy and skin testing. *J Allergy Clin Immunol* 1987; **79**: 660−77.

4 Hepner MJ, Ownby DR, Anderson JA, *et al.* Risk of systemic reactions in patients taking beta-blocker drugs receiving allergen immunotherapy injections. *J Allergy Clin Immunol* 1990; **86**: 407−11.

5 Osterballe O. Side effects during immunotherapy with purified grass pollen extracts. *Allergy* 1982; **37**: 553−62.

6 Frost L, Johansen S, Pedersen S, *et al.* Persistent subcutaneous nodules in children hypo-sensitised with aluminium-containing allergen extracts. *Allergy* 1985; **40**: 368−72.

7 Jones SK, Lovell CR, Peachey RDG. Delayed onset of inflammatory nodules following hay fever desensitization injections. *Clin Exp Dermatol* 1988; **13**: 376−8.

8 Phanuphak P, Kohler PF. Onset of polyarteritis nodosa during allergic hypo-sensitisation treatment. *Am J Med* 1980; **68**: 479−85.

9 Merk H, Kober ML. Vasculitis nach spezifischer Hyposensibilisierung. *Z Hautkr* 1982; **57**: 1682−5.

10 Berbis P, Carena MC, Auffranc JC, Privat Y. Vascularite nécrosante cutanéo-systémique survenue en cours de désensibilisation. *Ann Dermatol Vénéréol (Paris)* 1986; **113**: 805−9.

11 Umetsu DT, Hahn JS, Perez-Atayde AR, Geha RS. Serum sickness triggered by anaphylaxis: a complication of immunotherapy. *J Allergy Clin Immunol* 1985; **76**: 713−16.

12 Anfosso-Capra F, Philip-Joet F, Reynaud-Gaubert M, Arnaud A. Occurrence of cold urticaria during venom desensitization. *Dermatologica* 1990; **181**: 276−7.

BCG-Impfung (Bacille-Calmette-Guérin)

Die BCG-Impfung verursacht eine selbstlimitierte Läsion, bestehend aus einer kleinen Papel, Pustel oder einem Ulkus, die innerhalb von Wochen abheilt und eine kleine Narbe hinterläßt. Bei Impfung von Personen, die eine starke Tuberkulinreaktion aufweisen, und bei Verwendung zu großer Vakzinmengen bzw. zu tiefer Injektion können sich lokal gelegentlich Abszesse ausbilden [1,2]. BCG-Abszesse können sich selten auch nach Nadelstichverletzungen bei Angehörigen des Krankenpflegepersonals bilden [3]. In Österreich, wo das Gesundheitsministerium die Impfung aller Neugeborenen empfiehlt, liegt die Rate von Komplikationen wie eitrige Lymphadenitis, generalisierte Lymphadenopathie und Osteitis meist zwischen 0,3 und 0,6 % [4]. Diese Rate nahm regional nach Übergang auf einen virulenteren Stamm zeitweise deutlich zu; so mußten an der Universitätsklinik Innsbruck bei 5,3 % von 659 geimpften Kindern vereiterte Lymphknoten chirurgisch entfernt werden [4]. Anaphylaktoide Nebenwirkungen gegen den BCG-Impfstoff, die wahrscheinlich infolge einer durch Antikörper gegen das Dextran in dem Impfstoff vermittelten Immunkomplex-Reaktion zustande kamen, wurden beschrieben [5]. Eine papulonekrotische

Vaskulitis wurde dokumentiert [6], eine Dermatomyositis kann gelegentlich eine weitere Komplikation darstellen [7].

Die BCG-Immuntherapie beim malignen Melanom wurde mit folgenden Veränderungen in Verbindung gebracht [8]: lokale Ulzerationen [9], lokal wiederkehrende Erysipele, Keloidbildung, grippeartige Symptome, Lymphadenopathie, Urtikaria und Angioödem, granulomatöse Hepatitis, Arthritis [10] und Reaktivierung einer Lungentuberkulose. Ein Patient entwickelte nach intraläsionaler Injektion in ein malignes Melanom der Haut im Rahmen einer Immuntherapie eine tödlich verlaufende disseminierte Bacillus-Calmette-Guérin-Infektion mit einer Aussaat miliarer Granulome [11].

1 Lotte A, Wasz-Hockert O, Poisson N, *et al.* BCG complications. *Adv Tuberculosis Res* 1984; **21**: 107−93, 194−245.

2 de Souza GRM, Sant'anna CC, Lapa e Silva JR, *et al.* Intradermal BCG complications − analysis of 51 cases. *Tubercle* 1983; **64**: 23−7.

3 Warren JP, Nairn DS, Robertson MH. Cold abscess after accidental BCG inoculation. *Lancet* 1984; **ii**: 289.

4 Hengster P, Fille M, Menardi G. Suppurative lymphadenitis in newborn babies after change of BCG vaccine. *Lancet* 1991; **337**: 1168−9.

5 Rudin C, Amacher A, Berglund A. Anaphylactoid reactions to BCG vaccination. *Lancet* 1991; **337**: 377.

6 Lübbe D. Vasculitis allergica vom papulonekrotischen Typ nach BCG-Impfung. *Dermatol Monatsschr* 1982; **168**: 186−92.

7 Kass E, Staume S, Mellbye OJ, *et al.* Dermatomyositis associated with BCG vaccination. *Scand J Rheumatol* 1979; **8**: 187−91.

8 Schult C. Nebenwirkungen der BCG-Immuntherapie bei 511 Patienten mit malignem Melanom. *Hautarzt* 1984; **35**: 78−83.

9 Korting HC, Strasser S, Konz B. Multiple BCG-Ulzera nach subkutaner Impfstoffapplikation im Rahmen der Immunochemotherapie des malignen Melanoms. *Hautarzt* 1988; **39**: 170−3.

10 Torisu M, Miyahara T, Shinohara A, *et al.* A new side effect of BCG immunotherapy: BCG-induced arthritis in man. *Cancer Immunol Immunother* 1978; **5**: 77−83.

11 de la Monte SM, Hutchins GM. Fatal disseminated bacillus Calmette−Guérin infection and arrested growth of cutaneous malignant melanoma following intralesional immunotherapy. *Am J Dermatopathol* 1986; **8**: 331−5.

Zytokine

Zytokine werden zunehmend zur Behandlung von Neoplasien, hämatologischen Erkrankungen und AIDS eingesetzt und man beginnt außerdem, sie in der Therapie spezifischer Hautkrankheiten zu verwenden. Über ihre Nebenwirkungen gibt es eine Übersichtsarbeit [1].

1 Luger TA, Schwarz T. Therapeutic use of cytokines in dermatology. *J Am Acad Dermatol* 1991; **24**: 915−26.

Koloniestimulierende Faktoren

Die rekombinanten hämatopoetischen koloniestimulierenden Faktoren, die in der Behandlung hämatologischer Erkrankungen eingesetzt werden, werden in der Regel gut vertragen, können aber Juckreiz und Rötung an der Stelle einer subkutanen Injektion, eine Thrombophlebitis nach intravenöser Infusion, sowie einen Flush des Gesichts, vorübergehende makulopapulöse Exantheme, eine transiente Leukopenie und Knochenschmerzen verursachen [1].

Der Granulozyten-Makrophagen-koloniestimulierende-Faktor (GM-CSF) spielt eine primäre Rolle in der hämatopoetischen Reifung von Zellen der Granulozyten- und Makrophagenreihe und wurde bei aplastischer Anämie, myelodysplastischem Syndrom, Neutropenie nach Chemotherapie, Knochenmarkstransplantationen und AIDS eingesetzt. Die häufigsten Nebenwirkungen sind Knochenschmerzen, Fieber, Schüttelfrost, Myalgien, Arthralgien, Appetitlosigkeit und Übelkeit, leichte Transaminasenerhöhungen und lokale Hautreaktionen. Ein „Capillary-leak-Syndrom" mit Pleura- und Perikardergüssen, Aszites und Thrombosen großer Gefäße wurde nur unter hochdosierter GM-CSF-Therapie gesehen [2]. Bei drei Leukämiepatienten führte eine intravenöse Therapie mit rekombinantem GM-CSF zu einem ausgedehnten konfluierenden makulopapulösen Exanthem. Histologisch fanden sich dermale Infiltrate von Lymphozyten, Makrophagen und Granulozyten, Exozytose und eine ICAM-1-Expression an Keratinozyten [3]. Neun von 23 Patienten mit fortgeschrittenen Malignomen, die mit GM-CFS behandelt wurden, zeigten juckende Erytheme an den Injektionsstellen, Recall-Erytheme an früheren Injektionsstellen oder ein generalisiertes makulopapulöses Exanthem [4]. Bei einem Patienten mit einer Aplasie der Leukozyten entwickelte sich an der Injektionsstelle von GM-CSF eine nekrotisierende Vaskulitis, dieses Phänomen wurde bei den über 150 anderen Patienten mit Neutropenie, die das Medikament erhielten, nicht beobachtet [5].

1 Wakefield PE, James WD, Samlaska CP, Meltzer MS. Colony-stimulating factors. *J Am Acad Dermatol* 1990; **23**: 903−12.
2 Antman KS, Griffin JD, Elias A, *et al.* Effect of recombinant human granulocyte-macrophage colony-stimulating factor on chemotherapy-induced myelosuppression. *N Engl J Med* 1988; **319**: 593−8.
3 Horn TD, Burke PJ, Karp JE, Hood AF. Intravenous administration of recombinant human granulocyte-macrophage colony-stimulating factor causes a cutaneous eruption. *Arch Dermatol* 1991; **127**: 49−52.
4 Lieschke GJ, Maher D, Cebon J, *et al.* Effects of bacterially synthesized recombinant human granulocyte-macrophage colony-stimulating factor in patients with advanced malignancy. *Ann Intern Med* 1989; **110**: 357−64.
5 Farmer KL, Kurzrock R, Duvic M. Necrotizing vasculitis at granulocyte-macrophage-colony-stimulating factor injection sites. *Arch Dermatol* 1990; **126**: 1243−4.

Interferon

Kutane Nebenwirkungen sind bei Patienten mit einem Karzinom oder AIDS nach Gabe von Rekombinanten-Interferon häufig (5–10 %), aber in der Regel nur mäßig ausgeprägt. Bei den meisten Patienten treten nach systemischer Therapie grippeähnliche Symptome auf. Reversible Leukopenien und Thrombozytopenien wurden bei höheren Dosierungen beobachtet. Von α-Interferon wurde eine Exazerbation bestehender Autoimmunerkrankungen berichtet [1]. Gegen Rekombinanten-α-Interferon können neutralisierende Antikörper gebildet werden [2].

An den Injektionsstellen treten Rötungen, Indurationen oder urtikarielle Läsionen auf [3–5]. Einer von 63 Patienten, die γ-Interferon zur Prophylaxe von Infektionen bei chronisch-granulomatöser Erkrankung erhielten, zeigte eine (nicht klassifizierte) schwere Hautreaktion. Exantheme, Rötungen und Schmerzhaftigkeit an den Injektionsstellen traten bei 17 % bzw. 14 % der Patienten auf [3]. Bei 33 Patienten, die zur Behandlung von Basaliomen intraläsionale Injektionen eines Depotpräparats von Alpha-2b-Interferon erhielten, kamen als Nebenwirkungen außer den verschiedenen grippeartigen Allgemeinbeschwerden bei 6 % ein Exanthem, bei 85 % eine lokale Entzündung und bei 22 % ein lokaler Juckreiz vor [6]. Der Epikutantest mit Interferon war bei einem Patienten positiv [5]. Auch lokale Hautnekrosen traten auf [6]. Eine Reaktivierung eines oralen Herpes simplex sowie eine verstärkte Bestrahlungstoxizität wurden dokumentiert [4]. Alpha-2a-Interferon hat bei der Behandlung kutaner T-Zell-Lymphome vorübergehend eine temporäre Alopezie ausgelöst [8], im Gegensatz dazu hat eine α-Interferon-Therapie aber auch ein verstärktes Wachstum der Augenbrauen verursacht [9]. Bei 10 Patienten, die Injektionen von γ-Interferon in Keloidnarben erhielten, entwickelten sich keine Nebenwirkungen an der Haut [10].

α-Interferon, das bei der Behandlung metastasierender Karzinome [11,12] eingesetzt oder intraläsional in Viruswarzen injiziert [13] wurde, hat verschiedenen Berichten zufolge eine Psoriasis exazerbiert bzw., wie in einem Fall, eine Psoriasis arthropathica ausgelöst [14]. Bei Patienten mit Psoriasis arthropathica traten nach subkutaner Injektion von Rekombinanten-γ-Interferon an den Injektionsstellen Psoriasisläsionen auf [15]. Gleichermaßen entwickelte ein Patient nach Injektion von Rekombinanten-β-Interferon in ein Basaliom an der Injektionsstelle einen Psoriasisherd [16].

1 Conlon KC, Urba WJ, Smith JW II, et al. Exacerbation of symptoms of autoimmune disease in patients receiving alpha-interferon therapy. *Cancer* 1990; **65**: 2237–42.

2 Steis RG, Smith JW, Urba WJ. Resistance to recombinant interferon alfa-2a in hairy-cell leukemia associated with neutralizing anti-interferon antibodies. *N Engl J Med* 1988; **318**; 1409–13.

3 The International Chronic Granulomatous Disease Cooperative Study Group. A controlled trial of interferon gamma to prevent infection in chronic granulomatous disease. *N Engl J Med* 1991; **324**: 509–16.

4 Kerker BJ, Hood AF. Chemotherapy-induced cutaneous reactions. *Semin Dermatol* 1989; **8**: 173–81.

5 Detmar U, Agathos M, Nerl C. Allergy of delayed type to recombinant interferon α 2c. *Contact Dermatitis* 1989; **20**: 149—50.

6 Edwards L, Tucker SB, Perednia D, *et al.* The effect of an intralesional sustained-release formulation of interferon alfa-2b on basal cell carcinomas. *Arch Dermatol* 1990; **126**: 1029—32.

7 Cnudde F, Gharakhanian S, Luboinski J, *et al.* Cutaneous local necrosis following interferon injections. *Int J Dermatol* 1991; **30**: 147.

8 Olsen EA, Rosen ST, Vollmer RT, *et al.* Interferon alfa-2a in the treatment of cutaneous T cell lymphoma. *J Am Acad Dermatol* 1989; **20**: 395—407.

9 Foon KA, Dougher G. Increased growth of eyelashes in a patient given leukocyte A Interferon. *N Engl J Med* 1984; **311**: 1259.

10 Granstein RD, Rook A, Flotte RJ, *et al.* A controlled trial of intralesional recombinant interferon-γ in the treatment of keloidal scarring. *Arch Dermatol* 1990; **126**: 1295—302.

11 Quesada JR, Gutterman JU. Psoriasis and alpha-interferon. *Lancet* 1986; i: 1466—8.

12 Hartmann F, von Wussow P, Deicher H. Psoriasis — Exacerbation bei Therapie mit alpha-Interferon. *Dtsch Med Wochenschr* 1989; **114**: 96—8.

13 Shiohara T, Kobayashi M, Abe K, Nagashima M. Psoriasis occurring predominantly on warts. Possible involvement of interferon alpha. *Arch Dermatol* 1988; **124**: 1816—21.

14 Jucgla A, Marcoval J, Curco N, Servitje O. Psoriasis with articular involvement induced by interferon alfa. *Arch Dermatol* 1991; **127**: 910—11.

15 Fierlbeck G, Rassner G, Müller C. Psoriasis induced at the injection site of recombinant interferon gamma. *Arch Dermatol* 1990; **126**: 351—5.

16 Kowalzick L, Weyer U. Psoriasis induced at the injection site of recombinant interferons. *Arch Dermatol* 1990; **126**: 1515—16.

Interleukin 2

Eine Immuntherapie entweder mit Interleukin 2 allein oder in Verbindung mit lymphokinaktivierten Killerzellen wird zur Behandlung metastasierender Karzinome eingesetzt. Zu den Nebenwirkungen an der Haut [1–5] gehören makulöse Erytheme (im allgemeinen auf den Kopf, den Hals und den oberen Stamm beschränkt) mit Brennen und Juckreiz, die sich unter Hinterlassen einer leichter Schuppung zurückbilden, eine Erythrodermie, Petechien und ein generalisiertes „Capillary-leak-Syndrom" mit nicht eindrückbaren Ödemen und diffusen Lungeninfiltraten im Thorax-Röntgen. Exazerbationen einer Psoriasis, die bis zur Erythrodermie gingen, wurden beschrieben [2–5]. Weitere Nebenwirkungen bei Patienten, die mit Interleukin 2 (zum Teil mit lymphokinaktivierten Killerzellen) behandelt wurden, schlossen Mukositis, Glossitis, Telogeneffluvium, punktförmige oberflächliche Ulzera, Erosionen in Narben und einen Ikterus ein. Ein Erythema nodosum wurde beschrieben [6]. Es ist interessant, daß Lymphozyten, die durch Interleukin 2 aktiviert wurden, Keratinozyten *in vitro* unspezifisch zerstören können [7].

1 Lotze MT, Matory YL, Rayner AA, *et al.* Clinical effects and toxicity of interleukin-2 in patients with cancer. *Cancer* 1986; **58**: 2764—72.

2 Rosenberg SA, Lotze MT, Muul LM, *et al.* Clinical experience with the treatment of 157 patients with advanced cancer using lymphokine-activated killer cells and interleukin-2 or high dose interleukin 2 alone. *N Engl J Med* 1987; **316**: 889—97.

3 Gaspari AA, Lotze MT, Rosenberg SA, *et al*. Dermatologic changes associated with interleukin-2 administration. *JAMA* 1987; **258**: 1624−9.

4 Rosenberg SA. Immunotherapy of cancer using interleukin 2: current status and future prospects. *Immunol Today* 1988; **9**: 58−62.

5 Lee RE, Gaspari AA, Lotze MT, *et al*. Interleukin 2 and psoriasis. *Arch Dermatol* 1988; **124**: 1811−15.

6 Weinstein A, Bujak D, Mittelman A, *et al*. Erythema nodosum in a patient with renal cell carcinoma treated with Interleukin 2 and lymphokine-activated killer cells. *JAMA* 1987; **258**: 3120−1.

7 Kalish RS. Non-specifically activated human peripheral blood mononuclear cells are cytotoxic for human keratinocytes *in vitro*. *J Immunol* 1989; **142**: 74−80.

Interleukin 3

Die Autoren haben bei einem Patienten mit Knochenmarkshypoplasie an der Injektionsstelle von Interleukin 3 die Ausbildung von Erythemen mit einer Purpurakomponente beobachtet (Abb. 15.12).

Tumor-Nekrose-Faktor

Die Möglichkeit subkutaner oder intramuskulärer Injektionen von Tumor-Nekrose-Faktor bei fortgeschrittenen Malignomen wird durch die Entwicklung von lokalen Schmerzen, Erythemen und Schwellungen und das Auftreten von Ulzerationen begrenzt; die intravenöse Injektion kann zur Hypotonie führen [1].

1 Wakefield PE, James WD, Samlaska CP, Meltzer MS. Tumor necrosis factor. *J Am Acad Dermatol* 1991; **24**: 675−85.

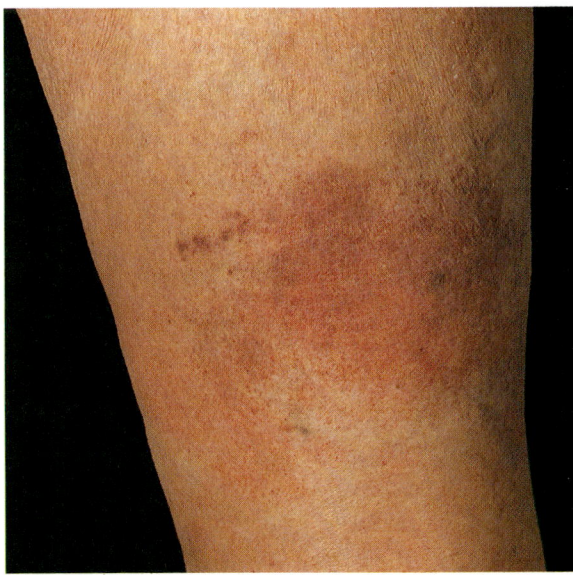

Abb. 15.12. Erythem mit Purpurakomponente an der Injektionsstelle von Interleukin 3 bei einem Patienten mit Knochenmarkshypoplasie.

15.4 Verschiedene

Diphencypron

Diphencypron, in der Behandlung der Alopecia areata verwendet, führte zu einer Urtikaria [1] und einem Erythema-exsudativum-multiforme [2] und wurde auch mit der Entwicklung einer Vitiligo in Verbindung gebracht [3,4]. Eine schwere Kontaktdermatitis kann ausgelöst werden (Abb. 15.13).

1 van der Steen PHM, van Baar HMJ, Perret CM, Happle R. Treatment of alopecia areata with diphenylcyclopropenone. *J Am Acad Dermatol* 1991; **24**: 253−7.
2 Perret CM, Steijlen PM, Zaun H, Happle R. Erythema multiforme-like eruptions: a rare side effect of topical immunotherapy with diphenylcyclopropenone. *Dermatologica* 1990; **180**: 5−7
3 Hatzis J, Gourgiotou K, Tosca A, *et al*. Vitiligo as a reaction to topical treatment with diphencyprone. *Dermatologica* 1988; **177**: 146−8.
4 Duhra P, Foulds IS. Persistent vitiligo induced by diphencyprone. *Br J Dermatol* 1990; **123**: 415−16.

15.5 Antihistaminika

H₁-Rezeptorenblocker

Alle traditionellen H1-Antagonisten verursachen Nebenwirkungen [1–4], insbesondere eine Sedierung, die am ausgeprägtesten bei den Medikamen-

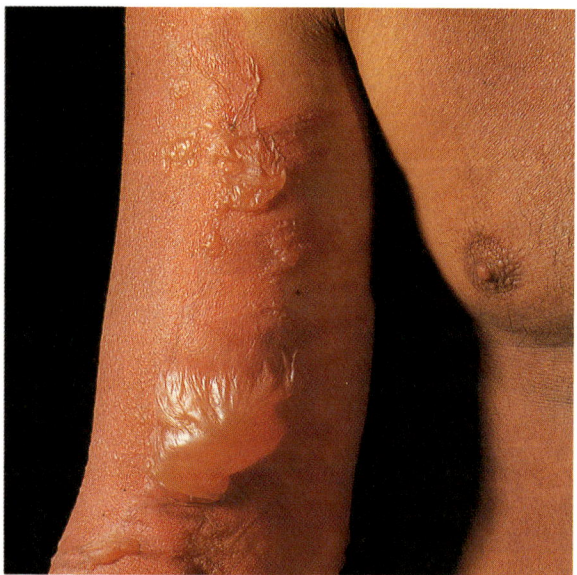

Abb. 15.13. Ausgeprägte bullöse Kontaktdermatitis nach wiederholter Applikation von Diphencypron.

ten der Aminoalkyläther- und Phenothiazin-Gruppe sind. Schwindel, Koordinationsprobleme, verschwommenes Sehen und Doppelbilder sowie auch Nervosität, Schlaflosigkeit und Tremor können auftreten. Außerdem sieht man atropinartige anticholinerge Wirkungen wie eine Trockenheit der Schleimhäute, Harnretention, Herzklopfen, Erregung, gesteigerten Augeninnendruck und gastrointestinale Beschwerden. Phenothiazin-Derivate können eine Photosensibilisierung oder einen cholestatischen Ikterus auslösen. Der Effekt ZNS-wirksamer Substanzen wie Alkohol, Hypnotika, Sedativa, Analgetika und Anxiolytika kann potenziert werden. Es kann als Folge einer Induktion von Leberenzymen durch Antihistaminika zu einer verminderten Wirksamkeit von Medikamenten (orale Antikoagulanzien, Phenytoin und Griseofulvin), die durch das mikrosomale Enzymsystem der Leber abgebaut werden, kommen. Die neueren Antihistaminika (z.B. Terfenadin, Astemizol, Loratadin, Cetirizin) verursachen bedeutend weniger häufig eine Sedierung [1–4]

Echte allergische Reaktionen sind selten. Fixe Arzneimittelexantheme wurde durch Thonzylamin und Cyclizin verursacht [5]. Nebenwirkungen an der Haut, einschließlich einer Exazerbation einer Psoriasis [7], wurden nach Gabe von Terfenadin [6] dokumentiert, eine Alopezie wurde beschrieben [8]. Unter exzessiven Dosen von Terfenadin [9,10] bzw. Astemizol [11] traten selten ventrikuläre Arrhythmien mit verlängertem QT-Intervall im EKG (Torsade de pointes) auf. Eine Torsade de pointes wurde auch bei einem einzelnen Patienten dokumentiert, der Terfenadin in üblicher Dosierung einnahm. Es könnten dabei pharmakologische Interaktionen mit gleichzeitig gegebenem Ketoconazol vorgelegen haben [12].

H₂-Rezeptorenblocker

Schwere Nebenwirkungen sind unter Cimetidin, Ranitidin, Nizatidin und Famotidin selten [13]. Gastrointestinale Beschwerden, Kopfschmerzen, Schläfrigkeit und Abgeschlagenheit oder Muskelschmerzen treten bei weniger als 3 % der Patienten auf. Verwirrtheit, Schwindel, Somnolenz, Gynäkomastie oder Galaktorrhoe mit gesteigerten Prolaktinspiegeln (nur unter Cimetidin und Ranitidin), Impotenz und Libidoverlust (unter Cimetidin), Knochenmarkssuppression, Hepatitis, Nierenfunktionsstörungen oder Nephritis, Arthralgien, Myalgien, Herzbeschwerden und verschieden ausgeprägte Hautreaktionen treten bei unter 1 % der Patienten auf.

Cimetidin

Mukokutane Nebenwirkungen sind im Verhältnis zum enormen, weltweiten Einsatz dieses Medikaments selten. Zu den Reaktionen, die beschrieben wurden, gehören ein der seborrhoischen Dermatitis ähnliches Exanthem [14] und eine asteatotische Dermatitis [15], Erythema anulare centrifugum (Abb. 15.14) [16], Erythrosis [17], eine Urtikaria mit riesigen Quaddeln [18], eine vorübergehende Alopezie [19], Erythema-exsudativum-multiforme

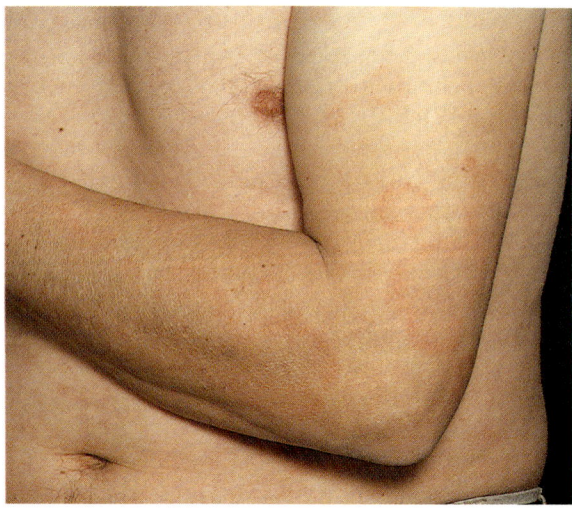

Abb. 15.14.   Erythema-anulare-
centrifugum-artiges   Exanthem
nach Gabe von Cimetidin.

[20] und eine exfoliative Dermatitis [21]. Andere Nebenwirkungen waren Thrombozytopenien [22] und eine leukozytoklastische Vaskulitis [23]. Exazerbationen eines kutanen Lupus erythematodes [24] und eines systemischen Lupus erythematodes mit Granulozytopenie [25] wurden ebenfalls dokumentiert. Cimetidin bindet an Androgenrezeptoren, blockiert daher die Bindung von Dihydrotestosteron und Nebenwirkungen in Form von Gynäkomastie und Hypogonadismus sind in der Zwischenzeit wohlbekannt [26]. Das Medikament verstärkt *in vitro* die zellvermittelte Immunität über eine Blockade der H_2-Rezeptoren von T-Lymphozyten [27]

Ranitidin

Dieses Medikament hat weniger ausgeprägte Wirkungen auf die Androgenrezeptoren. Eine Kreuzreaktivität mit Cimetidin tritt nicht notwendigerweise auf.

1 Woodward JK. Pharmacology and toxicology of nonclassical antihistamines. *Cutis* 1988; **42**: 5−9.
2 Lichtenstein LM, Simons FER (eds) Advancements in antiallergic therapy: beyond conventional antihistamines. *J Allergy Clin Immunol* 1990; **86** (Suppl): 995−1046.
3 Kennard CD, Ellis CN. Pharmacologic therapy for urticaria. *J Am Acad Dermatol* 1991: **25**: 176−89.
4 Soter NA. Treatment of urticaria and angioedema: low-sedating H_1-type antihistamines. *J Am Acad Dermatol* 1991; **24**: 1084−7.
5 Griffiths WAD, Peachey RDG. Fixed drug eruption due to cyclizine. *Br J Dermatol* 1970; **82**: 616−17.
6 Stricker BHCH, Van Dijke CHP, Isaacs AJ, Lindquist M. Skin reactions to terfenadine. *Br Med J* 1986; **293**: 536.

7 Harrison PV, Stones RN. Severe exacerbation of psoriasis due to terfenadine. *Clin Exp Dermatol* 1988; **13**: 275.

8 Jones S, Morley W. Terfenadine causing hair loss (unreviewed report). *Br Med J* 1985; **291**: 940.

9 MacConnell TJ, Stanners AJ. Torsades de pointes complicating treatment with terfenadine. *Br Med J* 1991; **302**: 1469.

10 Warin RP. Torsades de pointes complicating treatment with terfenadine. *Br Med J* 1991; **303**: 58.

11 Simons FER, Kesselman MS, Giddins NG, *et al.* Astemizole induced torsade de pointes. *Lancet* 1988; **ii**: 624.

12 Monahan BP, Ferguson CL, Killeavy ES, *et al.* Torsades de pointes occurring in association with terfenadine use. *JAMA* 1990; **264**: 2788−90.

13 Feldman M, Burton ME. Histamine$_2$-receptor antagonists. Standard therapy for acid-peptide diseases (First of two parts). *N Engl J Med* 1990; **323**: 1672−80.

14 Kanwar A, Majid A, Garg MP, Singh G. Seborrheic dermatitis-like eruption caused by cimetidine. *Arch Dermatol* 1981; **117**: 65−6.

15 Greist MC, Epinette WW. Cimetidine-induced xerosis and asteatotic dermatitis. *Arch Dermatol* 1982; **118**: 253−4.

16 Merrett AC, Marks R, Dudley FJ. Cimetidine-induced erythema annulare centrifugum: no cross-sensitivity with ranitidine. *Br Med J* 1981; **283**: 698.

17 Angelini G, Bovo P, Vaona B, Cavallini G. Cimetidine and erythrosis-like lesions. *Br Med J* 1979; **i**: 1147−8.

18 Hadfield WA Jr. Cimetidine and giant urticaria. *Ann Intern Med* 1979; **91**: 128−9.

19 Vircburger MI, Prelevic GM, Brkic S, *et al.* Transitory alopecia and hypergonadotrophic hypogonadism during cimetidine treatment. *Lancet* 1981; **i**: 1160−1.

20 Ahmed AH, McLarty DG, Sharma SK, Masawe AEJ. Stevens−Johnson syndrome during treatment with cimetidine. *Lancet* 1978; **ii**: 433.

21 Yantis PL, Bridges ME, Pittman FE. Cimetidine-induced exfoliative dermatitis. *Dig Dis Sci* 1980; **25**: 73−4.

22 Rate R, Bonnell M, Chervenak C, Pavinich G. Cimetidine and hematologic effects. *Ann Intern Med* 1979; **91**: 795.

23 Dernbach WK, Taylor G. Leukocytoclastic vasculitis from cimetidine. *JAMA* 1981; **246**: 331.

24 Davidson BL, Gilliam JN, Lipsky PE. Cimetidine-associated exacerbation of cutaneous lupus erythematosus. *Arch Intern Med* 1982; **142**: 166−7.

25 Littlejohn GO, Urowitz MB. Cimetidine, lupus erythematosus, and granulocytopenia. *Ann Intern Med* 1979; **91**: 317−18.

26 Jensen RT, Collen MJ, Pandol SJ, *et al.* Cimetidine-induced impotence and breast changes in patients with gastric hypersecretory states. *N Engl J Med* 1983; **308**: 883−7.

27 Mavligit GM. Immunologic effects of cimetidine: potential uses. *Pharmacotherapy* 1987; **7** (Suppl 2): 120S−124S.

16. Injektionen, Infusionen und Behandlungsmethoden

16.1 Röntgenkontrastmittel und Radiopharmaka

Röntgenkontrastmittel

Nebenwirkungen von Röntgenkontrastmitteln wurden früher bei etwa 4 bis 8 % der Patienten beobachtet; schwere Reaktionen traten bei 1 von 1.000 Anwendungen auf, gelegentlich (bei 1 von 3.000 bei i.v.-Cholangiographien und bei 1 von 10.000 bis 1 von 100.000 i.v.-Urographien) entwickelten sich tödlich verlaufende anaphylaktische Reaktionen [1–5]. Der überwiegende Teil dieser Nebenwirkungen beruhte nicht auf einer Jodallergie, sondern entstand vielmehr aufgrund einer nichtimmunologischen Freisetzung von Mastzell-Mediatoren oder einer direkten Komplementaktivierung [6,7]. Das Risiko schwerer Reaktionen ist bei Atopikern, Asthmatikern und bei höheren Dosen erhöht. 40 % der Patienten, die einmal eine Reaktion gehabt haben, können erneut einen Zwischenfall erleiden [8].

Die neueren Röntgenkontrastmittel mit niedrigerer Osmolalität verursachen weniger Nebenwirkungen [9,10]. Zum Beispiel traten bei der Anwendung von Iohexol zur Ausscheidungsurographie bei 56.660 Patienten unerwünschte Reaktionen jeglicher Art lediglich mit einer Häufigkeit von 2,1 % auf [9]. Die niederosmolalen Röntgenkontrastmittel (z.B. Iohexol oder Iopamidol) sollten die Mittel der Wahl bei Patienten sein, die zuvor eine generalisierte Sofortreaktion auf konventionelle Kontrastmittel durchgemacht haben. Außerdem sollten die Patienten eine Prophylaxe mit Prednison-Diphenhydramin-Ephedrin (Adrenalin) oder Prednison-Diphenhydramin erhalten [10].

Einzelfälle von bullösem Lichen ruber planus [11] oder Vaskulitis [12] wurden beobachtet. Es gab einen einzelnen Bericht über eine tödlich verlaufende toxische epidermale Nekrolyse nach einer Zweitexposition mit Amidotrizoesäure bei einer Ausscheidungsurographie [13].

1 Coleman WP, Ochsner SF, Watson BE. Allergic reactions in 10 000 consecutive intravenous urographies. *South Med J* 1964; **57**: 1401–4.

2 Greenberg PA. Contrast media reactions. *J Allergy Clin Immunol* 1984; **74**: 600–5.

3 Lieberman P, Siegle RL, Treadwell G. Radiocontrast reactions. *Clin Rev Allergy* 1986; **4**: 229–45.

4 Grammer LC, Patterson R. Adverse reactions to radiographic contrast material. *Clin Dermatol* 1986; **4**: 149−54.

5 Katayama H, Tanaka T. Clinical survey of adverse reactions to contrast media. *Invest Radiol* 1988; **23** (Suppl): S88−S89.

6 Arroyave CM, Bhatt KN, Crown NR. Activation of the alternative pathway of the complement system by radiocontrast media. *J Immunol* 1976; **117**: 1866−9.

7 Rice MC, Lieberman P, Siegle RL, Mason J. *In vitro* histamine release induced by radiocontrast media and various chemical analogs in reactor and control subjects. *J Allergy Clin Immunol* 1983; **72**: 180−6.

8 Enright T, Chua-Lim A, Duda E, Lim DT. The role of a documented allergic profile as a risk factor for radiographic contrast media reaction. *Ann Allergy* 1989; **62**: 302−5.

9 Schrott KM, Behrends B, Clauss W, *et al*. Iohexol in excretory urography: results of the drug monitoring programs. *Fortschr Med* 1986; **104**: 153−6.

10 Greenberger PA, Patterson R. The prevention of immediate generalized reactions to contrast media in high-risk patients. *J Allergy Clin Immunol* 1991; **87**: 867−71.

11 Grunwald MH, Halevy S, Livni E, Feuerman EJ. Bullous lichen planus after intravenous pyelography. *J Am Acad Dermatol* 1985; **13**: 512−13.

12 Kerdel FA, Fraker DL, Haynes HA. Necrotizing vasculitis from radiographic contrast media. *J Am Acad Dermatol* 1984; **10**: 25−9.

13 Kaftori JK, Abraham Z, Gilhar A. Toxic epidermal necrolysis after excretory pyelography. Immunologic-mediated contrast medium reaction? *Int J Dermatol* 1988; **27**: 346−7.

Radiopharmaka

Die berichtete Inzidenz von Nebenwirkungen der in der Nuklearmedizin eingesetzten Substanzen ist verschiedenen Berichten zufolge niedrig. Es handelt sich dabei meist um eine Urtikaria oder ein Angioödem [1–3]. Urtikarielle oder anaphylaktische Reaktionen nach Verwendung von Technetium-99m-Schwefelkolloid und Technetium-99m-Humanalbumin-Mikrosphären machten zusammen 55 % der berichteten Nebenwirkungen aus [2]. Die für Knochenszintigramme verwendete Verbindung Technetium-99m-Methylendiphosphonat verursacht als Spätreaktion innerhalb von 4 bis 24 Stunden ein erythematöses juckendes Exanthem [4].

1 Rhodes BA, Cordova MA. Adverse reactions to radio-pharmaceuticals: Incidence in 1978, and associated symptoms. *J Nucl Med* 1980; **2**: 1107.

2 Cordova MA, Hladik WB III, Rhodes BA. Validation and characterization of adverse reactions to radiopharmaceuticals. *Noninv Med Imag* 1984; **1**: 17−24.

3 Keeling D, Sampson CB. Adverse reactions to radiopharmaceuticals: incidence, reporting, symptoms, treatment. *Nuklearmedizin* 1986; **23** (Suppl): 478−82.

4 Collins MRL, James WD, Rodman OG. Adverse cutaneous reaction to technetium Tc 99m methylene diphosphonate. *Arch Dermatol* 1988; **124**: 180−1.

16.2 Halogenide

Bromide

Bromide haben eine lange Halbwertszeit und werden langsam durch die Nieren ausgeschieden. Patienten mit einer eingeschränkten Nierenfunktion können einen Bromismus entwickeln, wobei die Hautveränderungen möglicherweise erst bis zu 2 Monate nach dem Absetzen des Medikaments auftreten. Akneiforme und vegetierende Läsionen kommen häufiger, Blasen seltener als beim Jodismus vor [1,2]. Ein vegetierendes Bromoderm zeigt im Gesicht und an den Extremitäten einzelne oder multiple papillomatöse Knoten oder Plaques, die mit kleinen Pusteln bedeckt sind (Abb. 16.1). Der Bromismus ist außerdem durch Schwäche, Unruhe, Kopfschmerzen, Ataxie und Persönlichkeitsänderungen charakterisiert [2].

Jodide

Schwere und sogar tödlich verlaufende anaphylaktische Reaktionen wurden durch Röntgenkontrastmittel verursacht, die organisches Jod enthielten

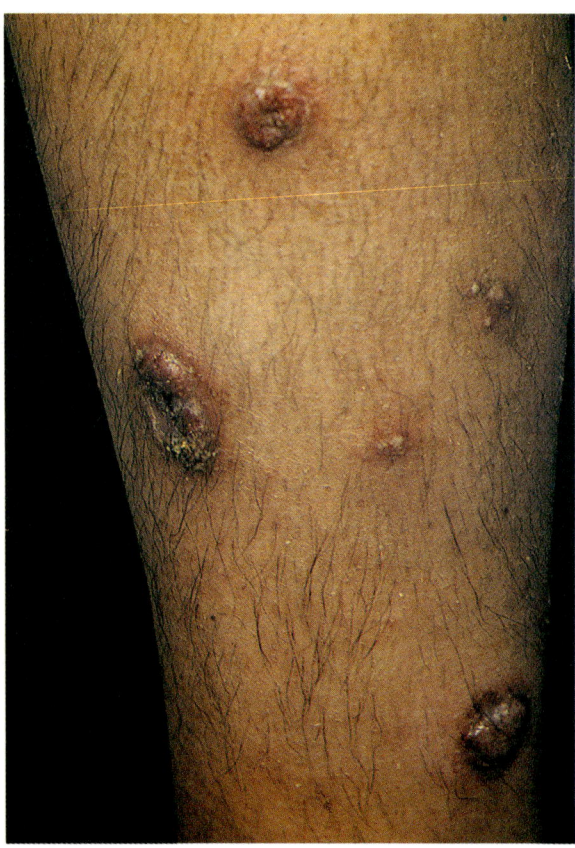

Abb. 16.1. Vegetierendes Bromoderm.

[3,4]. Beim Jodismus sind eine verstopfte Nase und eine Konjunktivitis häufig von einem Exanthem begleitet und können mit einer Vielfalt von Allgemeinsymptomen einhergehen [5,6]. Eine längere Gabe kleiner Jodmengen, wie sie in vielen Hustensäften enthalten sind, kann Exantheme mit oder ohne Schleimhautbeteiligung oder Allgemeinsymptome verursachen. Die Läsionen können sich auch erst einige Tage nach dem Absetzen des Medikaments entwickeln. Folgende Nebenwirkungen können auftreten: Urtikaria, akneiforme papulopustulöse Eruptionen, Knoten, Anthrax- und karbunkelartige Läsionen, seröse oder hämorrhagische Blasen im Gesicht, an den Unterarmen, am Hals, in den Beugen oder an der Mundschleimhaut [6]. Wird das Jodid weiter eingenommen, können an die Stelle der Blasen vegetierende Massen treten, die einem Pemphigus vegetans oder einer granulomatösen Infektion gleichen [7]. Ein Jododerm hat sich nach oraler [8] und intravenöser [9,10] Verabreichung von Röntgenkontrastmitteln und unter einer Schilddrüsenschutztherapie entwickelt [11]. Es scheint bei Patienten mit eingeschränkter Nierenfunktion häufiger zu sein und kann mit einer leukozytoklastischen Vaskulitis einhergehen [12]. Bei einer sensibilisierten Person tritt die Eruption innerhalb von Tagen nach einer erneuten Gabe wieder auf [12]. Zellvermittelte [5] und „hyperinflammatorische" [13] Mechanismen wurden diskutiert. Ein vegetierendes Jododerm kann eine idiosynkratische Reaktion darstellen und tritt häufiger bei Patienten mit einer Periarteriitis nodosa oder einer Paraproteinämie auf [14]. Fixe Arzneimittelexantheme kommen nur selten vor [15]. Eine generalisierte Psoriasis pustulosa wurde einem Fallbericht zufolge durch Kaliumjodid ausgelöst [16].

Histologie von Bromoderm und Jododerm

Beim Bromoderm finden sich histologisch eine verruköse pseudoepitheliomatöse Hyperplasie, Abszesse in der Epidermis, die neutrophile und eosinophile Granulozyten enthalten, sowie ein dichtes dermales Infiltrat, das anfänglich vor allem aus neutrophilen und eosinophilen Granulozyten besteht und später viele Lymphozyten, Plasmazellen und Histiozyten enthält. Die dilatierten Blutgefäße können eine Endothelproliferation zeigen. Beim Jododerm sind Ulzerationen stärker, die Epithelhyperplasie aber geringer ausgeprägt. Beide Krankheiten müssen von der Blastomykose, der Kokzidioidomykose sowie vom Pemphigus vegetans unterschieden werden [17].

1 Blasik LG, Spencer SK. Fluoroderma. *Arch Dermatol* 1979; **115**: 1334—5.
2 Carney MWP. Five cases of bromism. *Lancet* 1971; **ii**: 523—4.
3 Sparrow GP. Iododerma due to radiographic contrast medium. *J R Soc Med* 1979; **72**: 60—1.
4 Vaillant L, Pengloan J, Blanchier D, De Muret A, Lorette G. Iododerma and acute respiratory distress with leucocytoclastic vasculitis following the intravenous injection of contrast medium. *Clin Exp Dermatol* 1990; **15**: 232—33.
5 Kincaid MC, Green WR, Hoover RE, Farmer ER. Iododerma of the conjunctiva and skin. *Ophthalmology (Rochester)* 1981; **88**: 1216—20.

6 O'Brien TJ. Iodic eruptions. *Australas J Dermatol* 1987; **28**: 119−22.

7 Rosenberg FR, Einbinder J, Walzer RA, Nelson CT. Vegetating iododerma. An immunologic mechanism. *Arch Dermatol* 1972; **105**: 900−5.

8 Boudoulas O, Siegle RJ, Grinwood RE. Iododerma occurring after orally administered iopanoic acid. *Arch Dermatol* 1987; **123**: 387−8.

9 Heydenreich G, Larsen PO. Iododerma after high dose urography in an oliguric patient. *Br J Dermatol* 1977; **97**: 567−9.

10 Lauret P, Godin M, Bravard P. Vegetating iodides after an intravenous pyelogram. *Dermatologica* 1985; **71**: 463−8.

11 Wilkin JK, Strobel D. Iododerma during thyroid protection treatment. *Cutis* 1985; **36**: 335−7.

12 Jones LE, Pariser H, Murray PF. Recurrent iododerma. *Arch Dermatol* 1958; **28**: 353−8.

13 Stone OJ. Proliferative iododerma: a possible mechanism. *Int J Dermatol* 1985; **24**: 565−6.

14 Soria C, Allegue F, España A, *et al*. Vegetating iododerma with underlying systemic diseases: Report of three cases. *J Am Acad Dermatol* 1990; **22**: 418−22.

15 Baker H. Fixed drug eruption due to iodide and antipyrine. *Br J Dermatol* 1962; **74**: 310−16.

16 Shelley WB. Generalized pustular psoriasis induced by potassium iodide. *JAMA* 1967; **201**: 1009−14.

17 Lever WF, Schaumburg-Lever G. *Histopathology of the Skin*, 7th edn. JB Lippincott, Philadelphia, 1990.

16.3 Medikamente der Allgemeinanästhesie

Neuromuskuläre Blocker, Muskelrelaxanzien und Allgemeinanästhetika

Die Inzidenz lebensgefährlicher anaphylaktischer oder anaphylaktoider Nebenwirkungen während der Narkose wurde unterschiedlich mit 1 von 1.000 bis 1 von 20.000 angegeben, geringfügige Reaktionen treten wahrscheinlich bei mehr als 1% der Patienten auf. Bei etwa 50% dieser Reaktionen sind neuromuskuläre Blocker die auslösenden Medikamente [1−11]. Die Mortalität anaphylaktischer Reaktionen durch Medikamente, die zur Allgemeinanästhesie benutzt werden, liegt zwischen 4 und 6% [11]. Nebenwirkungen treten am häufigsten bei Suxamethonium und Gallamin, dann bei *d*-Tubocurarin und Alcuronium und am seltensten bei Pancuronium und Vecuronium auf [3,6]. Mukokutane Manifestationen wie Erytheme, Urtikaria und Angioödeme werden bei bis zu 80% der Reaktionen beschrieben, werden aber vielleicht erst erkannt, wenn die Akutphase vorbei ist. Nebenwirkungen sind bei Frauen und Atopikern häufiger. Zu den vermuteten Mechanismen der anaphylaktischen Reaktionen gehören eine Typ-I (IgE-Antikörper-vermittelte)-Allergie gegen quarternäre und tertiäre Ammoniumionen-Determinanten [7] und eine direkte Histaminfreisetzung. Eine frühere Sensibilisierung mit Bildung von IgE-Antikörpern infolge eines Kontaktes mit quarternären oder tertiären Ammoniumverbindungen in Medikamenten, Kosmetika und Desinfektionsmitteln wird als mögliche Erklärung für eine Kreuzreaktivität mit verschiedenen Relaxanzien angegeben. Eine Kreuzreaktivität tritt bei den meisten dieser Medikamente häufig, am seltensten bei Pancuronium auf. Es wurde vorgeschlagen, daß Pancuronium eingesetzt werden sollte, wenn eine Allergie gegenüber anderen Relaxanzien besteht, eine Relaxierung während der Narkose aber unbedingt notwendig ist [3]. Von anderen wird die Sicherheit dieses Vorgehens angezweifelt [10]. Eine Intrakutan- [1–3] oder Pricktestung [4,10] kann bei der Identifizierung des auslösenden Medikaments helfen und ist zur Bestätigung der Verträglichkeit von Pancuronium vor dessen Einsatz bei einer bekannten Allergie gegen die anderen Relaxanzien unbedingt notwendig [3]. Eine IgE-abhängige Allergie gegen Thiopental kann zu anaphylaktischen Reaktionen führen [5]. In einer neueren Untersuchungsreihe von Patienten mit der Anamnese einer Anaphylaxie während der Einleitung einer Narkose wurden Prick- und Intrakutantests mit verdünnten Thiobarbituraten, Muskelrelaxanzien und Beta-Laktam-Antibiotika, soweit vordem verabreicht, durchgeführt. Wenn bei nachfolgenden Narkosen die Medikamente, die bei der Hauttestung eine positive Reaktion hervorgerufen hatten, vermieden wurden, trat bei keinem der Patienten erneut eine Anaphylaxie auf, vorausgesetzt eine Prämedikation mit Predni-son und Diphenhydramin wurde verabreicht [11].

1 Fisher M McD. Intradermal testing in the diagnosis of acute anaphylaxis during anaesthesia — results of five years experience. *Anaesth Intensive Care* 1979; **7**: 58–61.

2 Fisher M McD. The diagnosis of acute anaphylactoid reactions to neuromuscular blocking agents: a commonly undiagnosed condition. *Anaesth Intensive Care* 1981; **9**: 235–41.

3 Galletly DC, Treuren BC. Anaphylactoid reactions during anaesthesia. Seven years' experience of intradermal testing. *Anaesthesia* 1985; **40**: 329–33.

4 Leynadier F, Sansarricq M, Didier JM, Dry J. Prick tests in the diagnosis of anaphylaxis to general anaesthetics. *Br J Anaesth* 1987; **59**: 683–9.

5 Cheema AL, Sussman GL, Jancelewicz Z, *et al.* Update: Pentothal-induced anaphylaxis. *J Allergy Clin Immunol* 1988; **81**: 220.

6 Richardson FJ, Agoston S. Neuromuscular blocking agents and skeletal muscle relaxants. In: Dukes MNG, (ed.) *Meyler's Side Effects of Drugs*, 11th edn. Elsevier Science Publishers, Amsterdam, 1988.

7 Assem ESK, Ling YB. Fatal anaphylactic reaction to suxamethonium: new screening test suggests possible prevention. *Anaesthesia* 1988; **43**: 958–61.

8 Fisher M McD. Anaphylaxis. *Anaesthesia* 1989; **44**: 516–17.

9 Noble DW, Yap PL. Screening for antibodies to anaesthetics. No case for doing it yet. *Br Med J* 1989; **299**: 2.

10 Moneret-Vautrin DA, Laxenaire MC. Anaphylaxis to muscle relaxants: predictive tests. *Anaesthesia* 1990; **45**: 246–7.

11 Moscicki RA, Sockin SM, Corsello BF, *et al.* Anaphylaxis during induction of general anaesthesia: Subsequent evaluation and management. *J Allergy Clin Immunol* 1990; **86**: 325–32.

16.4 Lokalanästhetika

Lokalanästhetika können sowohl anaphylaktische Sofortreaktionen als auch eine Kontaktdermatitis auslösen [1–6]. Akute anaphylaktische Nebenwirkungen sind selten, sind aber noch unwahrscheinlicher, wenn Amid-

Verbindungen eingesetzt werden [5,6]. Nach einer Lokalanästhesie für eine Nagelextraktion entwickelte sich eine Nekrose der Fingerspitze [7].

EMLA-Creme®

Eine Mischung von Prilocain und Lidocain in einer Cremebasis (EMLA-Creme®) wurde mit dem Auftreten von Methämoglobinämien in Verbindung gebracht [8–10]. Zwei Metaboliten des Prilocains, nämlich 4-Hydroxy-2-Methylanilin und 2-Methylanilin (*o*-Toluidin) wurden dafür verantwortlich gemacht. Ein 3 Monate alter Säugling wurde nach Applikation von 5 g EMLA-Creme® zyanotisch, hierzu kann aber auch eine gleichzeitige Sulfonamidtherapie beigetragen haben [8]. Bei Kindern von 1 bis 6 Jahren wurde nach der routinemäßigen Gabe von 5 g EMLA-Creme® vor chirurgischen Eingriffen ein geringer aber signifikanter Anstieg des Methämoglobinspiegels gemessen, der über mindestens 24 Stunden persistieren kann [9]. Es wurde daher empfohlen, bei Kindern, die täglich behandelt werden müssen, die minimal-wirksame Dosis einzusetzen. Ein Abblassen der Haut tritt nach Applikation von EMLA-Creme® häufig auf [11]. Bei einem Patienten mit kutanem T-Zell-Lymphom trat nach lokaler Applikation von EMLA-Creme® im Bereich schmerzender ulzerierter Areale eine schwere Lidocainvergiftung mit progressiven neurologischen und psychiatrischen Veränderungen und Herzstillstand auf [12].

1 Schatz M. Skin testing and incremental challenge in the evaluation of adverse reactions of local anesthetics. *J Allergy Clin Immunol* 1984; **74**: 606–16.

2 Fisher MMcD, Graham R. Adverse responses to local anaesthetics. *Anaesth Intensive Care* 1984; **12**: 325–7.

3 Ruzicka T, Gerstmeier M, Przybilla B, Ring J. Allergy to local anesthetics: Comparison of patch test with prick and intradermal test results. *J Am Acad Dermatol* 1987; **16**: 1202–8.

4 Berlin J, Erdmann W, Cartellieri S. Lokalanästhetika. Unerwünschte Wirkungen und ihre Behandlung. *Fortschr Med* 1989; **107**: 288–90.

5 Christie JL. Fatal consequences of local anesthesia: report of five cases and a review of the literature. *J Forensic Sci* 1975; **21**: 671–9.

6 Kennedy KS, Cave RH. Anaphylactic reaction to lidocaine. *Arch Otolaryngol Head Neck Surg* 1986; **112**: 671–3.

7 Roser-Maaß E. Nekrosen an Fingerendgliedern nach Lokalanästhesie bei Nagelextraktion. *Hautarzt* 1981; **32**: 39–41.

8 Jakobson B, Nilsson A. Methaemoglobinaemia associated with a prilocaine–lidocaine cream and trimethoprim–sulphamethoxazole. A case report. *Acta Anaesthesiol Scand* 1985; **29**: 453–5.

9 Frayling IM, Addison GM, Chattergee K, Meakin G. Methaemoglobinaemia in children treated with prilocaine–lignocaine cream. *Br Med J* 1990; **301**: 153–4.

10 Nilsson A, Engberg G, Henneberg S, Danielson K, DeVerdier C-H. Inverse relationship between age-dependent erythrocyte activity of methaemoglobin reductase and prilocaine-induced methaemoglobinaemia during infancy. *Br J Anaesth* 1990; **64**: 72–6.

11 Villada G, Zetlaoui J, Revuz J. Local blanching after epicutaneous application of EMLA cream. *Dermatologica* 1990; **181**: 38–40.

12 Lie RL, Vermeer BJ, Edelbroek PM. Severe lidocaine intoxication by cutaneous absorption. *J Am Acad Dermatol* 1990; **23**: 1026–8.

16.5 Infusionen und Injektionen

Intravenöse Infusion

Schmerzen, Ödeme, Indurationen und Thrombophlebitis sind bekannte Komplikationen. Lokale bullöse Eruptionen wurden nach Extravasation häufig verwendeter, im Prinzip harmloser Infusionslösungen, wie z.B. von Kochsalzlösung, beschrieben [1]. Eine Extravasation trat, einem Bericht zufolge, bei 11% von 16.380 Infusionen bei Kindern innerhalb eines 6monatigen Zeitraums auf [2]. Hautnekrosen nach intravenösen Infusionen einschließlich der Gabe von Chemotherapeutika (Kap. 14.1, Abbildung 14.2, Seite 341) [2,3,5–8] entwickeln sich bei bis zu 6% der Patienten [1].

1 Robijns BJL, de Wit WM, Bosma NJ, van Vloten WA. Localized bullous eruptions caused by extravasation of commonly used intravenous infusion fluids. *Dermatologica* 1991; **182**: 39–42.
2 Brown AS, Hoelzer DJ, Piercy SA. Skin necrosis from extravasation of intravenous fluids in children. *Plast Reconstr Surg* 1979; **64**: 145–50.
3 Dufresne RG. Skin necrosis from intravenously infused materials. *Cutis* 1987; **39**: 197–8.
4 MacCara E. Extravasation: A hazard of intravenous therapy. *Drug Intell Clin Pharm* 1987; **17**: 713–17.
5 Ignoffo RJ, Friedman MA. Therapy of local toxicities caused by extravasation of cancer chemotherapeutic drugs. *Cancer Treat Rev* 1980; **7**: 17–27.
6 Harwood KV, Aisner J. Treatment of chemotherapeutic extravasation: current status. *Cancer Treat Rep* 1984; **68**: 939–45.
7 Banerjee A, Brotherston TM, Lamberty BGH, *et al*. Cancer chemotherapy agent-induced perivenous extravasation injury. *J Postgrad Med* 1987; **63**: 5–9.
8 Rudolph R, Larson DL. Etiology and treatment of chemotherapeutic agent extravasation injuries. A review. *J Clin Oncol* 1987; **5**: 1116–26.

Bluttransfusion und Leukopherese

Eine Urtikaria tritt bei etwa 1% der Transfusionen auf und kann die Folge einer Allergie gegen lösliche Proteine im Spenderplasma sein. Eine Posttransfusions-Purpura kann sich selten auch infolge einer schweren Thrombozytopenie etwa 1 Woche nach der Transfusion entwickeln und mit der Ausbildung von Anti-Thrombozyten-Alloantikörpern einhergehen. Zu den anderen möglichen Nebenwirkungen gehört die Übertragung von Infektionskrankheiten wie Syphilis, Hepatitis B und AIDS. Immunsupprimierte Personen [2–8] einschließlich der Patienten mit malignen Erkrankungen [2] und der Kinder mit schwerer angeborener Immundefizienz [3] können nach Transfusionen nichtbestrahlter Blutkonserven eine Graft-vs.-host-Reaktion entwickeln. Es gibt einzelne Fallberichte über tödlich verlaufende Graft-vs.-host-Erkrankungen im Zusammenhang mit der Transfusion von unbestrahltem Frischblut bei, wie man annahm, immunkompetenten Empfängern [9–11]. Diese paradoxe Situation könnte teilweise durch Konstellationen erklärt werden, bei denen die Empfänger, die für einen bestimmten MHC-Haplotyp heterozygot sind, Blut von einem

für diesen Haplotyp homozygoten Spender erhalten. Der Empfänger reagiert in so einem Fall dann nicht gegen den Haplotyp des Spenders, sondern die Spender-Lymphozyten reagieren gegen den nicht identischen Empfänger-Haplotyp [8]. Derart können Empfänger unbestrahlten Blutes, das von den eigenen Kindern gespendet wurde, möglicherweise an einer Graft-vs.-host-Reaktion erkranken. Eine akute, tödlich verlaufende Erkrankung, die durch Fieber, ein diffuses erythematöses Exanthem und eine progressive Leukopenie charakterisiert war, wurde bei japanischen Patienten 10 Tage nach chirurgischen Eingriffen beobachtet und als „postoperative Erythrodermie" bezeichnet [12]. Histologisch kann man in der Epidermis verstreut eosinophile Einzelzell-Nekrosen, Satelliten-Zellnekrosen, eine Basalzelldegeneration und ein schütteres dermales Infiltrat sehen; die Reaktion entspricht einer akuten Graft-vs.-host-Reaktion nach Bluttransfusion [12].
Hydroxiäthylstärke (HÄS), die als Sedimentierungshilfe zur Erhöhung der Granulozytenausbeute bei der Leukopherese eingesetzt wird, wurde mit der Entwicklung eines Lichen ruber planus [13] und eines schweren generalisierten Pruritus, der 2 Wochen nach dem Kontakt begann und Monate andauerte, in Verbindung gebracht [14].

1 Shulman IA. Adverse reactions to blood transfusion. *Texas Med* 1990; **85**: 35–42.
2 Decoste SD, Boudreaux C, Dover JS. Transfusion-associated graft-vs-host disease in patients with malignancies. Report of two cases and review of the literature. *Arch Dermatol* 1990; **126**: 1324–9.
3 Hathaway WE, Githens JH, Blackburn WR, *et al.* Aplastic anemia, histiocytosis and erythrodermia in immunologically deficient children. *N Engl J Med* 1965; **273**: 953–8.
4 Brubaker DB. Human posttransfusion graft-versus-host disease. *Vox Sang* 1983; **45**: 401–20.
5 Leitman SF, Holland PV. Irradiation of blood products: indications and guidelines. *Transfusion* 1985; **25**: 292–300.
6 Anderson KC, Weinstein HJ. Transfusion-associated graft-versus-host disease. *N Engl J Med* 1990; **323**: 315–21.
7 Ray TL. Blood transfusions and graft-vs-host disease. *Arch Dermatol* 1990; **126**: 1347–50.
8 Ferrara JLM, Deeg HJ. Graft-versus-host disease. *N Engl J Med* 1991; **324**: 667–74.
9 Arsura EL, Bertelle A, Minkowitz S, *et al.* Transfusion-associated graft-vs-host disease in a presumed immunocompetent patient. *Arch Intern Med* 1988; **148**: 1941–4.
10 Capond SM, DePond WD, Tyan DB, *et al.* Transfusion-associated graft-versus-host disease in an immunocompetent patient. *Ann Intern Med* 1991; **114**: 1025–6.
11 Juji T, Takahashi K, Shibata Y, *et al.* Post-transfusion graft-versus-host disease in immunocompetent patients after cardiac surgery in Japan. *N Engl J Med* 1989; **321**: 56.
12 Hidano A, Yamashita N, Mizuguchi M, Toyoda H. Clinical, histological, and immunohistological studies of postoperative erythroderma. *J Dermatol (Tokyo)* 1989; **16**: 20–30.

13 Bode U, Deisseroth AB. Donor toxicity in granulocyte collections: association of lichen planus with the use of hydroxyethyl starch leukapheresis. *Transfusion* 1981; **21**: 83−5.

14 Parker NE, Porter JB, Williams HJM, Leftley N. Pruritus after administration of hetastarch. *Br Med J* 1982; **284**: 385−6.

16.6 Dialyse

Die dermatologischen Komplikationen der Dialysebehandlung wurden in Übersichtsartikeln dargestellt [1,2]. Diese Nebenwirkungen umfassen eine ausgeprägte vorzeitige Alterung der Haut, Hyperpigmentierungen, Xerodermie, verminderte Schweiß- und Talgsekretion, eine Raynaud-Symptomatik, generalisierten Juckreiz und ein Karpaltunnel-Syndrom aufgrund von Ablagerungen von Amyloid-β [1]. Extravasationen, Phlebitis und bakterielle Infektionen an der Kanüle (mit nachfolgender Septikämie), abhängig vom Ort der Insertion der Kanüle in die AV-Fistel, kommen vor. Eine bullöse Dermatose bei Dialyse wurde beschrieben [2,3]. Diese gleicht histologisch und klinisch einer Porphyrie (Abb. 16.2) und die Porphyrine können tatsächlich erhöht sein [3], obwohl Fälle ohne Anomalien des Porphyrinstoffwechsels, also mit einer Pseudoporphyrie, dokumentiert wurden [2]. Zwei Drittel der Patienten mit Anaphylaxien im Zusammenhang mit einer Dialyse haben IgE-Antikörper gegen Äthylenoxid-Humanalbumin [4]. Im Bereich des AV-Fistel kann eine allergische Kontaktdermatitis durch Gummichemikalien in den Hämodialyse-Bestecken auftreten [5]. Eine Porokeratose im Bereich des arteriovenösen Zugangs wurde bei Dialysepatienten ebenfalls beobachtet [6].

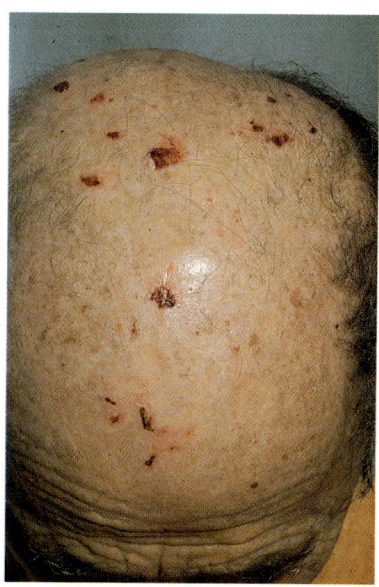

Abb. 16.2. Porphyria-cutanea-tarda-artige Läsionen am Capillitium eines Hämodialyse-Patienten.

1 Altmeyer P, Kachel H-G, Jünger M, *et al*. Hautveränderungen bei Langzeit-dialysepatienten. *Hautarzt* 1982; **33**: 303−9.

2 Gupta AK, Gupta MA, Cardella CJ, Haberman HF. Cutaneous complications of chronic renal failure and dialysis. *Int J Dermatol* 1986; **25**: 498−504.

3 Poh-Fitzpatrick MB, Bellet N, DeLeo VA, *et al*. Porphyria cutanea tarda in two patients treated with hemodialysis for chronic renal failure. *N Engl J Med* 1978; **299**: 292−4.

4 Grammer LC, Roberts M, Wiggins CA, *et al*. A comparison of cutaneous testing and ELISA testing for assessing reactivity to ethylene oxide−human serum albumin in hemodialysis patients with anaphylactic reactions. *J Allergy Clin Immunol* 1991; **87**: 674−6.

5 Kruis-De Vries MH, Coenraads PJ, Nater JP. Allergic contact dermatitis due to rubber chemicals in haemodialysis equipment. *Contact Dermatitis* 1987; **17**: 303−5.

6 Nakazawa A, Matsuo I, Ohkido M. Porokeratosis localized to the access region for hemodialysis. *J Am Acad Dermatol* 1991; **25**: 338−40.

16.7 Nekrosen nach intramuskulären Injektionen

Aseptische Nekrosen (Embolia cutis medicamentosa) können sich nach intramuskulären Injektionen entwickeln, besonders bei Präparaten, die Kortikosteroide, Lokalanästhetika oder Phenylbutazon enthalten; seltener wurden Chlorpromazin, Penizillin, Phenobarbital und Sulfonamide damit in Verbindung gebracht [1]. Klinisch entwickelt sich zuerst ein sternförmiges Erythem mit Infiltration (Abb. 16.3) und dann eine zentrale tiefe Nekrose (Abb.16.4), die unter Narbenbildung abheilt.

1 Bork K. *Cutaneous Side Effects of Drugs*. WB Saunders, Philadelphia, 1988.

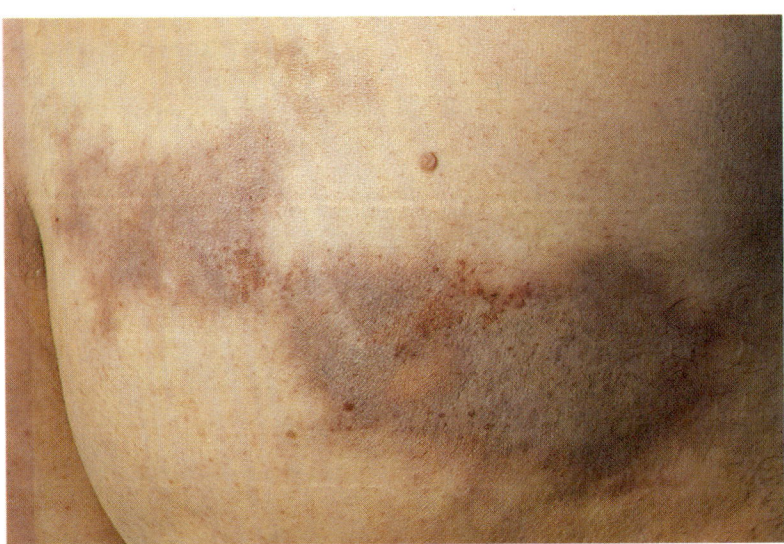

Abb. 16.3. Teils bizarr konfigurierte Erytheme nach intramuskulärer Injektion eines Präparats mit Phenylbutazon.

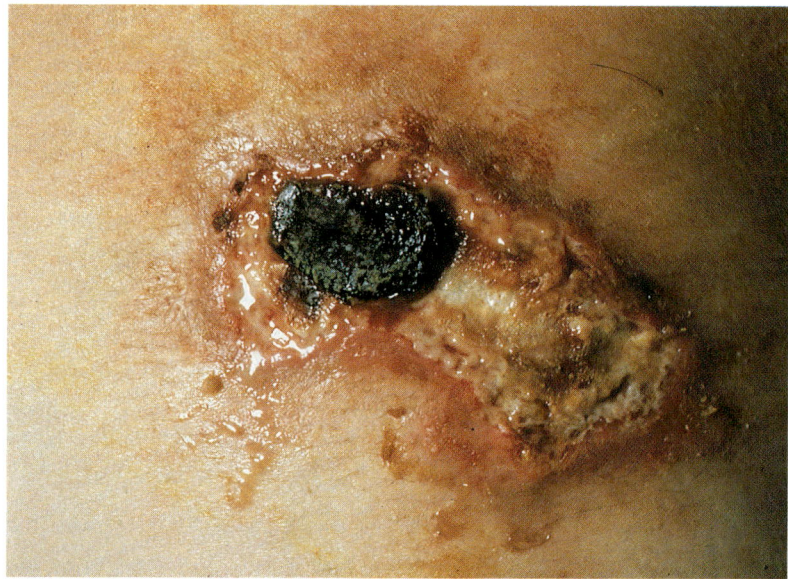

Abb. 16.4. Embolia cutis medicamentosa mit zentraler Nekrose.

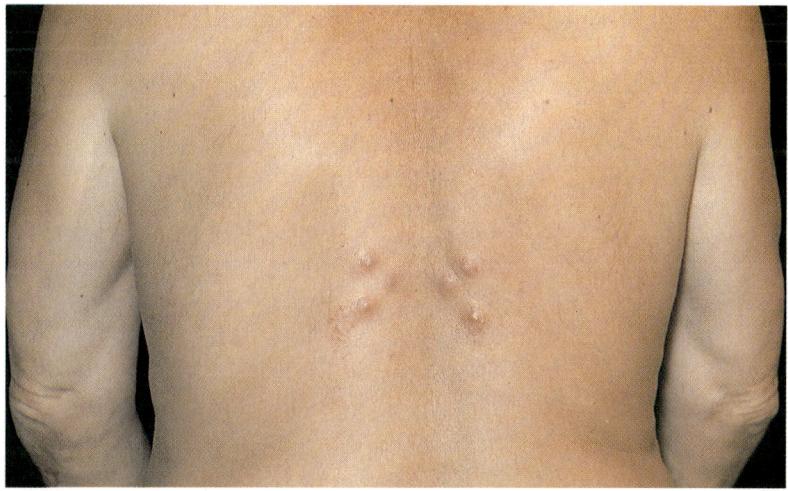

Abb. 16.5. Granulomatöse Knoten an den Injektionsstellen von Procain-Polyvinylpyrrolidon.

16.8 Polyvinylpyrrolidon

Hochmolekulares Polyvinylpyrrolidon, das in Depotpräparaten von subkutan oder intramuskulär verabreichten Medikamenten Anwendung findet, kann lokale Granulome (Abb. 16.5) [1,2] und Pseudotumoren an von der Injektionsstelle entfernten Körperstellen [3,4] auslösen.

1 Bode U, Ring J, Schmoeckel C. Granulombildung nach intrakutaner Applikation von Procain-Polyvinylpyrrolidon (PVP). *Hautarzt* 1984; **35**: 447−7.

2 Fartasch M, Anton-Lamprecht I, Frosch PJ, Petzoldt D. Polyvinylpyrrolidon-Dermatose. Klinik und ultrastrukturelle Morphologie. *Hautarzt* 1988; **39**: 569−75.

3 Oehlschlaegel G, Marquart K-H, Steuer G, Burg G. Iatrogener, durch Polyvinylpyrrolidon (PVP) induzierter 'Pseudotumor' der Haut. *Hautarzt* 1983; **34**: 555−60.

4 Bork K. Multiple Lymphozytome an den Einstichstellen als Komplikation einer Akupunkturbehandlung. Zur traumatischen Entstehung des Lymphozytoms. *Hautarzt* 1983; **34**: 496−9.

16.9 Chymopapaininjektion zur Chemonukleolyse

Durch die Chemonukleolyse mit Chymopapain wird bei etwa 1% der Patienten, die zuvor noch nicht mit diesem Mittel behandelt worden waren, eine Anaphylaxie ausgelöst [1].

1 Grammer LC, Patterson R. Proteins: Chymopapain and insulin. *J Allergy Clin Immunol* 1984; **74**: 635−40.

16.10 Hautimplantate

Kollagenimplantate

Zyderm I® und Zyderm II® bestehen aus sterilen Suspensionen von gereinigtem Rinderhautkollagen in phosphatgepufferter Kochsalzlösung mit Lidocain in einer Konzentration von 35 bzw. 65 mg/ml [1,2]; die Präparate enthalten 95% Kollagen Typ I und 5% Kollagen Typ III [1]. Zyplast Implant® ist ein ähnliches Produkt, bei dem das Rinderkollagen durch die Zugabe von Glutaraldehyd vernetzt wurde [2]. Mehr als 4 Millionen Kollageninjektionen wurden bei mehr als 350.000 Patienten zwischen 1981, als Zyderm I® eingeführt wurde, und 1989 problemlos gegeben [2]. Die Nebenwirkungen dieser Medikamente wurden ausführlich besprochen [1–6].

Nahezu alle behandelten Patienten entwickeln eine vorübergehende Rötung als Reaktion auf das Trauma an der Injektionsstelle. Intrakutantests an der Innenseite des Unterarms sind unerläßlich, bevor das Mittel definitiv injiziert wird. Bis zu 5% der Patienten entwickeln an der Teststelle eine Reaktion mit Rötung, Schmerzen, Juckreiz, Induration oder urtikariellen Läsionen. 70% der Reaktionen treten innerhalb von 72 Stunden und weitere 10% innerhalb von 7 Tagen auf [2–5]. Das Fehlen von Symptomen oder Läsionen einen Monat nach der Injektion wird als negative Reaktion gewertet, obwohl im Ausnahmefall Patienten beschrieben wurden, bei denen eine Reaktion erst nach 6 Wochen sichtbar wurde. Nebenwirkungen am Behandlungsort, die den Reaktionen an der Teststelle gleichen, können bei bis zu 4% der Patienten, bei denen der vorangegangene Test negativ verlief, 1 Woche bis 2 Monate nach der Injektion auftreten. Sie sind im allgemeinen selbstlimitiert und klingen spontan innerhalb von Wochen bis Monaten ab [2–5]. Eine nur kurzfristig bestehende Purpura und selten auch oberflächliche Nekrosen, die wahrscheinlich durch eine mechanische Verlegung oberflächlicher Blutgefäße bedingt sind, kommen ebenfalls vor. Zyplast Implant® soll weniger allergische Reaktionen verursachen [7]. Eine neuere Übersicht von 470.000 Patienten, die zwischen 1981 und 1989 Kollagenimplantate erhielten, berichtete, daß sich bei 0,04 % der Behandelten Abszesse und bei 0,09 % lokale Nekrosen bildeten. Mehr als die Hälfte dieser Nebenwirkungen betrafen die Haut der Glabella [6]. Selten entwickeln sich intermittierend wiederkehrende Schwellungen, Rötungen und Verhärtungen an den Injektionsstellen, die bis zu 3 Jahre bestehen können [5]. Die histologische Untersuchung dieser Reaktionen zeigt bei zwei Dritteln der Fälle die Ausbildung von nekrobiotischen oder Fremdkörper-Granulomen [2,5,8–10]. Zyplast Implant® kann an den Injektionsstellen eine bedeutend stärkere lymphohistiozytäre Reaktion als Zyderm I® hervorrufen [11]. Bei einem einzelnen Patienten entwickelte sich nach versuchter Korrektur von Runzelfalten der Glabella eine partielle Erblindung infolge einer Embolie der A. ophthalmica [5]. Es wurden keine statistisch signifikanten Allgemeinreaktionen beschrieben, obwohl Arthralgien, Unwohlsein und Kopfschmerzen beobachtet wurden. Man nimmt an, daß die isolierten Fälle von rheumatoider Arthritis, Dermatomyositis und Polymyositis, die im Zusammenhang mit Kollagenimplantaten bei den mehr als 350.000 bis 1989 behandelten Patienten beschrieben wurden, die allgemeine Prävalenz dieser Krankheiten in der Bevölkerung widerspiegeln [2,12].

Immunologische Aspekte

Neunzig Prozent der Patienten mit lokalen allergischen Reaktionen an der Teststelle zeigen zirkulierende speziesspezifische IgG-Antikörper gegen Rinderkollagen [7,12–17], die mit vielen Antigendeterminanten an Zyderm I® reagieren [16,17]. Diese Antikörper treten auch bei Behandlung mit Zyplast Implant® auf [7]. Die Prävalenz von Antikörpern gegen Rinderkollagen (gemessen mit einem enzyme-linked immunosorbent assay (ELISA)) lag bei den Patienten vor der Behandlung bei 8,4 % [17]. Dies ist vermutlich die Folge des Kontaktes mit Rinderkollagen in der Nahrung. Patienten mit signifikanten Antikollagen-Antikörpertitern vor der Behandlung entwickeln etwa sechsmal häufiger eine Nebenwirkung [17]. Antikörper gegen Kollagen können auch bei wenigen, anfänglich negativ im Hauttest reagierenden Patienten auftreten [17,18] oder aber bei Patienten vorkommen, die keine Reaktionen gegen Rinderkollagen entwickeln [19]. Man hält auch die Abszesse, die im Zusammenhang mit Kollagenimplantaten vorkommen, für einen Ausdruck einer allergischen Reaktion; bei 86 % dieser Patienten findet man Antikollagen-Antikörper und Immunglobuline im implantierten Material abgelagert [6].

1 Zeide DA. Adverse reactions to collagen implants. *Clin Dermatol* 1986; **4**: 176–82.

2 Clark DP, Hanke CW, Swanson NA. Dermal implants: safety of products injected for soft tissue augmentation. *J Am Acad Dermatol* 1989; **21**: 992–8.

3 Castrow FF II, Krull EA. Injectable collagen implant – update. *J Am Acad Dermatol* 1983; **9**: 889–93.

4 Cooperman LS, Mackinnon V, Bechler G, *et al*. Injectable collagen: a six-year clinical investigation. *Aesthetic Plast Surg* 1985; **9**: 145–52.

5 Stegman SJ, Chu S, Armstrong RC. Adverse reactions to bovine collagen implant: clinical and histologic features. *J Dermatol Surg Oncol* 1988; **14** (Suppl 1): 39–48.

6 Hanke CW, Higley HR, Jolivette DM, *et al*. Abscess formation and local necrosis after treatment with Zyderm or Zyplast Collagen Implant. *J Am Acad Dermatol* 1991; **25**: 319–26.

7 DeLustro F, Mackinnon V, Swanson NA. Immunology of injectable collagen in human subjects. *J Dermatol Surg Oncol* 1988; **14** (Suppl 1): 49–55.

8 Ruiz-Esparza J. Bailin M, Bailin PL. Necrobiotic granuloma formation at a collagen implant treatment site. *Cleve Clinic Quart* 1983; **50**: 163–5.

9 Barr RJ, Stegman SJ. Delayed skin test reaction to injectable collagen implant (Zyderm). The histopathologic comparative study. *J Am Acad Dermatol* 1984; **10**: 652–8.

10 Schurig V, Konz B, Ring J, Dorn M. Granulombildung an Test- und Behandlungsstellen durch intrakutan verabreichtes, injizierbares Kollagen. *Hautarzt* 1986; **37**: 42–5.

11 Kligman AM. Histologic responses to collagen implants in human volunteers: comparison of Zyderm collagen with Zyplast implant. *J Dermatol Surg Oncol* 1988; **14** (Suppl 1): 57–65.

12 DeLustro F, Fries J, Kang A, *et al*. Immunity to injectable collagen and autoimmune disease: a summary of current understanding. *J Dermatol Surg Oncol* 1988; **14** (Suppl 1): 57–65.

13 Swanson N, Stoner JG, Siegle RJ, *et al*. Treatment site reactions to Zyderm Collagen Implantation. *J Dermatol Surg Oncol* 1983; **9**: 377–80.

14 Cooperman LS, Michaeli D. The immunogenicity of injectable collagen. II. A retrospective review of seventy-two tested and treated patients. *J Am Acad Dermatol* 1984; **10**: 647–51.

15 Siegle RJ, McCoy JP, Schade W, *et al*. Intradermal implantation of bovine collagen: humoral immune responses associated with clinical reactions. *Arch Dermatol* 1984; **120**: 183–7.

16 Ellingsworth LR, DeLustro F, Brennan JE, *et al*. The human immune response to reconstituted bovine collagen. *J Immunol* 1986; **136**: 877–82.

17 McCoy JP Jr, Schade W, Siegle RJ, *et al*. Immune responses to bovine collagen implants. Significance of pretreatment serology. *J Am Acad Dermatol* 1987; **16**: 955–60.

18 Vanderveen EE, McCoy JP Jr, Schade W, *et al*. The association of HLA and immune responses to bovine collagen implants. *Arch Dermatol* 1986; **122**: 650–4.

19 Trentham DE. Adverse reactions to bovine collagen implants. Additional evidence for immune response gene control of collagen reactivity in humans. *Arch Dermatol* 1986; **122**: 643–4.

Gelatineimplantate

Die Mischung von Gelatinepulver und Epsilon-Aminocapronsäure in Kochsalzlösung verursacht bei 1,9 % der Patienten initial im Hauttest Reaktionen und bei 8 % der im Hauttest negativ reagierenden Patienten am Behandlungsort Nebenwirkungen [1,2]. Zu den Reaktionen am Behandlungsort gehören eine vorübergehende Rötung, Schwellung und das Auftreten von Knoten. 75 % der Nebenwirkungen bilden sich in weniger als 2 Wochen zurück, es können aber bei etwa 20 % der Patienten Knoten mehr als einen Monat persistieren. Es wurden keine systemischen Nebenwirkungen beobachtet.

1 Ruiz-Esparza J, Bailin M, Bailin PL. Treatment of depressed cutaneous scars with gelatin matrix implant: a multicenter study. *J Am Acad Dermatol* 1987; **16**: 1155—62.

2 Clark DP, Hanke CW, Swanson NA. Dermal implants: safety of products injected for soft tissue augmentation. *J Am Acad Dermatol* 1989; **21**: 992—8.

16.11 Silikon

Die Injektion reinen, für den medizinischen Gebrauch geeigneten Silikons in kleinen Mengen von weniger als 1 ml pro Behandlung scheint nur wenige Nebenwirkungen zu haben. Zu den Reaktionen an der Injektionsstelle gehören Erytheme, Purpura, Hyperpigmentierung und Konturveränderungen [1,2]. Die Injektion von flüssigem Silikon in ophthalmische oder meningeale Blutgefäße hat zur Erblindung, zu neurologischen Ausfällen oder sogar zum Tod geführt. Die subkutane Injektion von Silikon bei transsexuellen Männern wurde mit einer akuten Pneumonitis und einem ARDS (acute respiratory distress syndrome) in Verbindung gebracht [3]. Nach Augmentations-Mammaplastiken mit Silikon kam es zur Silikonwan-

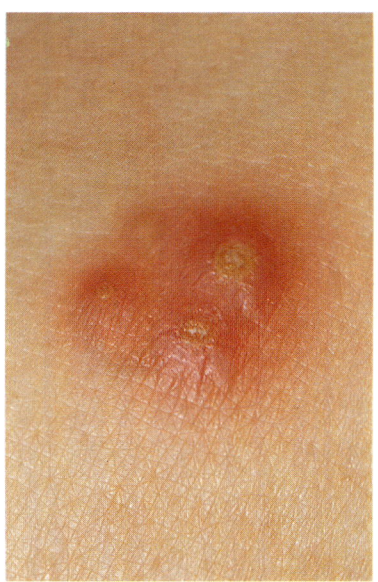

Abb. 16.6. Persistierende granulomatöse Reaktion an den Einstichstellen eines Tine-Tests.

derung, erysipelartigen Reaktionen und Lymphbahnverlegungen und bei einer Patientin auch zu einer akuten Arthritis und zum Nierenversagen [4]. Der Leser wird auf Kapitel 3.25 (Seite 146) verwiesen, in dem sklerodermiforme und andere Bindegewebsreaktionen, die durch Silikon ausgelöst werden können, abgehandelt werden.

1 Webster RC, Fuleihan NS, Hamdan US, *et al*. Injectable silicone: report of 17 000 facial treatments since 1962. *Am J Cosmetic Surg* 1986; **3**: 41–8.
2 Clark DP, Hanke CW, Swanson NA. Dermal implants: safety of products injected for soft tissue augmentation. *J Am Acad Dermatol* 1989; **21**: 992–8.
3 Chastre J, Basset F, Viau F, *et al*. Acute pneumonitis after subcutaneous injections of silicone in transsexual men. *N Engl J Med* 1983; **308**: 764–7.
4 Uratsky NF, O'Brien JJ, Courtiss EH, *et al*. Augmentation mammoplasty associated with severe systemic illness. *Ann Plast Surg* 1979; **3**: 445–7.

16.12 Diagnostische Tuberkulosetests

Beim Tine-Test werden gereinigte Proteinderivate des Tuberkulins intrakutan injiziert. Dies kann zu persistierenden Granulomen an den Punktionsstellen führen (Abb. 16.6).

17. Medikamente mit Wirkungen auf Stoffwechsel und Verdauungsorgane

17.1 Antidiabetika

Die dermatologischen Aspekte der oralen Antidiabetika wurden ausführlich abgehandelt [1–3].

Biguanide

Exantheme sind unter Therapie mit Metformin und Phenformin bedeutend seltener als unter den Sulfonylharnstoffen. Vorübergehende Erytheme, Juckreiz und Urtikaria wurden beobachtet.

Sulfonylharnstoffe

Chlorpropamid und Tolbutamid werden am häufigsten verschrieben und beide können sowohl toxische als auch allergische Reaktionen auslösen.

Chlorpropamid

Bei 2–3 % der Patienten unter Therapie mit Chlorpropamid treten Hauteruptionen auf [2]. Zu diesen gehören makulopapulöse Exantheme, Photosensibilisierung [4], Erythema anulare, Erythema-exsudativum-multiforme [5], Erythema nodosum [1], lichenoide Reaktionen [6,7], Purpura und eine exfoliative Dermatitis [8]. Eine Porphyrie wurde durch das Medikament ebenfalls ausgelöst [9]. Nach Alkoholkonsum tritt bei bis zu 30 % der Patienten eine der Disulfiram-Wirkung ähnliche Reaktion mit Flush des Gesichts, Kopfschmerzen und Herzklopfen auf [10,11]. Da der Flush durch Naloxon blockiert werden kann, dürften an dieser Reaktion Opioide beteiligt sein.

Glibenclamid

Blasen und eine Cholestase traten zusammen auf [12].

1 Beurey J, Jeandidier P, Bermont A. Les complications dermatologiques des traitements antidiabétiques. *Ann Derm Syphiligr (Paris)* 1966; **93**: 13–42.
2 Almeyda J, Baker H. Drug reactions. X. Adverse cutaneous reactions to hypoglycaemic agents. *Br J Dermatol* 1970; **82**: 634–6.
3 Harris EL. Adverse reactions to oral antidiabetic agents. *Br Med J* 1971; **3**: 29–30.
4 Hitselberger JF, Fosnaugh RP. Photosensitivity due to chlorpropamide. *JAMA* 1962; **180**: 62–3.
5 Yaffee HS. Stevens–Johnson syndrome caused by chlorpropamide: report of a case. *Arch Dermatol* 1960; **82**: 636–7.
6 Dinsdale RCW, Ormerod TP, Walker AE. Lichenoid eruption due to chlorpropamide. *Br Med J* 1968; **i**: 100.
7 Barnett JH, Barnett SM. Lichenoid drug reactions to chlorpropamide and tolazamide. *Cutis* 1984; **34**: 542–4.
8 Rothfeld EL, Goldman J, Goldberg HH, Einhorn S. Severe chlorpropamide toxicity. *JAMA* 1960; **172**: 54–6.
9 Zarowitz H, Newhouse S. Coproporphyrinuria with a cutaneous reaction induced by chlorpropamide. *N Y State J Med* 1965; **65**: 2385–7.
10 Stakosch CR, Jefferys DB, Keen H. Blockade of chlorpropamide alcohol flush by aspirin. *Lancet* 1980; **i**: 394–6.
11 Medback S, Wass JAH, Clement-Jones V, *et al.* Chlorpropamide alcohol flush and circulating met-enkephalin: a positive link. *Br Med J* 1981; **283**: 937–9.
12 Wongpaitoon V, Mills PR, Russell RI, Patrick RS. Intra-hepatic cholestasis and cutaneous bullae associated with glibenclamide therapy. *Postgrad Med J* 1981; **57**: 244–6.

17.2 Antilipidämika

Acipimox

Dieses Nikotinsäure-Analog verursacht weniger einen durch Prostaglandine vermittelten Flush und Juckreiz als die Nikotinsäure selbst [1].

Clofibrat

Nach Gabe von Clofibrat wurden ein Erythema-exsudativum-multiforme und verschiedene andere erythematöse Exantheme beschrieben [2].

Gemfibrozil

Dieser Lipidsenker wurde mit der Exazerbation einer Psoriasis in Zusammenhang gebracht [3].

1 Anonymóus. Acipimox — a nicotinic acid analogue for hyperlipidaemia. *Drug Ther Bull* 1991; **29**: 57–9.
2 Murata Y, Tani M, Amano M. Erythema multiforme due to clofibrate. *J Am Acad Dermatol* 1988; **18**: 381–2.
3 Fisher DA, Elias PM, LeBoit PL. Exacerbation of psoriasis by the hypolipidemic agent, gemfibrozil. *Arch Dermatol* 1988; **124**: 854–5.

17.3 Medikamente gegen gastrointestinale Ulzera

Omeprazol

Dieser Inhibitor der Protonenpumpe, dessen Gabe bei Magen- und Duodenalulcera sowie bei Refluxösophagitis indiziert ist, wurde mit Diarrhoen, Kopfschmerzen und verschiedenen Hautreaktionen wie makulopapulösen Exanthemen, Angioödem, bullösen Eruptionen, Erythema-exsudativum-multiforme, Photosensibilisierung und einer exfoliativen Dermatitis in Verbindung gebracht [1,2].

1 Committee on Safety of Medicines. *Current Problems* 1991; **31**.
2 Langman MJS. Omeprazole. For resistant peptic ulcers and severe oesophageal reflux disease. *Br Med J* 1991; **303**: 481−2.

17.4 Laxanzien

Die Nebenwirkungen der Laxanzien wurden in einem Übersichtsartikel zusammengefaßt [1].

Dantron

Bei Patienten, die teilweise inkontinent waren, wurde am Gesäß und an den Oberschenkeln ein hochcharakteristisches toxisches Erythem gesehen. Das Erythem entsteht durch die Hautverschmutzung mit Stuhl, der ein Dithranol (Anthralin)-artiges Abbauprodukt enthält [2].

Phenolphthalein

Fixe Arzneimittelexantheme sind nach Gabe von Phenolphthalein wohlbekannt [3,4]. Ein bullöses Erythema-exsudativum-multiforme und eine Lupus-erythematodes-artige Reaktion wurden beschrieben.

1 Ruoff H-J. Unerwünschte Wirkungen und Wechselwirkungen von Abführmitteln. *Med Klin* 1980; **75**: 214−18.
2 Barth JH, Reshad H, Darley CR, Gibson JRA. A cutaneous complication of Dorbanex therapy. *Clin Exp Dermatol* 1984; **9**: 95−6.
3 Shelley WB, Schlappner OL, Heiss HB. Demonstration of intercellular immunofluorescence and epidermal hysteresis in bullous fixed drug eruption due to phenolphthalein. *Br J Dermatol* 1972; **6**: 118−25.
4 Wyatt E, Greaves M, Sondergaard J. Fixed drug eruption (phenolphthalein). Evidence for a blood-borne mediator. *Arch Dermatol* 1972; **106**: 671−3.

18. Additiva, Kräuter, Homöopathie, Naturheilkunde sowie Umweltchemikalien

18.1 Lebensmittel- und Medikamenten-Zusatzstoffe

Die dermatologischen Auswirkungen von Lebensmittel- und Medikamentenzusätzen wurden in mehreren Übersichtsartikeln zusammengefaßt [1–11]. Diese Zusatzstoffe wurden mit der Auslösung einer Urtikaria [4–7], Anaphylaxie, Purpura und Vaskulitis [8–11] in Verbindung gebracht. Eine neuere Untersuchung läßt jedoch vermuten, daß die üblichen Lebensmittelzusätze selten, wenn überhaupt, für das Auftreten einer Urtikaria von Bedeutung sind [11]. Die Notwendigkeit placebokontrollierter Doppelblindstudien zum Nachweis vermuteter Allergien gegen Lebensmittelzusätze wurde bereits betont [12].

Farbstoffe

Farbstoffe in Lebensmitteln oder Medikamenten, darunter einigen Antihistaminika, wie Tartrazin und andere Azofarbstoffe haben eine Urtikaria [6,13,14] bzw. Vaskulitis ausgelöst.

Geschmacksstoffe

Aspartam

Aspartam, ein synthetisches Dipeptid, das sich aus Asparaginsäure und dem Methylester des Phenylalanins zusammensetzt und unter dem Handelsnamen NutraSweet als künstlicher, kalorienarmer Süßstoff im Handel ist, wurde trotz seines weitverbreiteten Gebrauchs mit nur relativ wenigen Nebenwirkungen in Verbindung gebracht [15]. Als Nebenwirkungen an der Haut wurden Urtikaria, Angioödem und andere unspezifische „Exantheme" [16], eine granulomatöse septale Pannikulitis [17] und eine lobäre Pannikulitis angegeben [18]. In einer neueren Untersuchung von Patienten mit einer Aspartamallergie in der Anamnese wurde jedoch kein einziger Proband mit einer eindeutig reproduzierbaren Nebenwirkung gefunden [19].

Cyclamate

Die Cyclamate, die als Süßstoff in nichtalkoholischen Getränken verwendet werden, lösten Photosensibilisierungen aus [20].

Chinin

Chinin in Tonic und anderen bitteren Getränken kann fixe Arzneimittelexantheme auslösen [21].

Konservierungsmittel

Das Lebensmittel- und Medikamentenkonservierungsmittel Natriumbenzoat wurde mit dem Auftreten von Urtikaria, Angioödem, Asthma und selten auch einer Anaphylaxie in Verbindung gebracht [22]. Parabene, als Konservierungsmittel verwendet, können ebenfalls eine Urtikaria auslösen [2,23]. Sulfite, die als Antioxidationsmittel zugesetzt werden, können Urtikaria, Asthma, Anaphylaxie und Schock verursachen [24–27]. Eine Unverträglichkeit von Metabisulfit als Antioxidans in einem dentalen Anästhetikum führte zu einem Angioödem; Epikutantests waren positiv [28]. Eine chronische Urtikaria wurde bei zwei Patienten reproduzierbar durch die Antioxidationsmittel Hydroxyanisolbutyl und Hydroxytoluenbutyl in Lebensmitteln exazerbiert [12].

1 Levantine AJ, Almeyda J. Cutaneous reactions to food and drug additives. *Br J Dermatol* 1977; **91**: 359–62.

2 Simon RA. Adverse reactions to drug additives. *J Allergy Clin Immunol* 1984; **74**: 623–30.

3 Ruzicka T. Diagnostik von Nahrungsmittelallergien. *Hautarzt* 1987; **38**: 10–15.

4 Juhlin LG, Michäelsson G, Zetterström O. Urticaria and asthma induced by food-and-drug additives in patients with aspirin hypersensitivity. *J Allergy* 1972; **50**: 92–8.

5 Doeglas HMG. Reactions to aspirin and food additives in patients with chronic urticaria, including the physical urticarias. *Br J Dermatol* 1975; **93**: 135–44.

6 Supramaniam G, Warner JO. Artificial food additives intolerance in patients with angioedema and urticaria. *Lancet* 1986; **ii**: 907–9.

7 Juhlin L. Additives and chronic urticaria. *Ann Allergy* 1987; **59**: 119–23.

8 Michäelsson G, Petterson L, Juhlin L. Purpura caused by food and drug additives. *Arch Dermatol* 1974; **109**: 49–52.

9 Kubba R, Champion RI. Anaphylactoid purpura caused by tartrazine and benzoates. *Br J Dermatol* 1975; **93** Suppl 2: 61–2.

10 Eisenmann A, Ring J, von der Helm D, *et al*. Vasculitis allergica durch Nahrungsmittelallergie. *Hautarzt* 1988; **39**: 319–21.

11 Veien NK, Krogdahl A. Cutaneous vasculitis induced by food additives. *Acta Derm Venereol (Stockh)* 1991; **71**: 73–4.

12 Goodman DL, McDonnell JT, Nelson HS, *et al*. Chronic urticaria exacerbated by the antioxidant food preservatives, butylated hydroxyanisole (BHA) and butylated hydroxytoluene (BHT). *J Allergy Clin Immunol* 1990; **86**: 570–5.

13 Neuman I, Elian R, Nahum H, *et al*. The danger of 'yellow dyes' (tartrazine) to allergic subjects. *J Allergy* 1972; **50**: 92−8.

14 Miller K. Sensitivity to tartrazine. *Br Med J* 1982; **285**: 1597−8.

15 US Food and Drug Administration. Food additives permitted for direct addition to food for human consumption: aspartame. *Federal Register* 1983; **48**: 31 376−82.

16 Kulczycki A Jr. Aspartame-induced urticaria. *Ann Intern Med* 1986; **104**: 207−8.

17 Novick NL. Aspartame-induced granulomatous panniculitis. *Ann Intern Med* 1985; **102**: 206−7.

18 McCauliffe DP, Poitras K. Aspartame-induced lobular panniculitis. *J Am Acad Dermatol* 1991; **24**: 298−300.

19 Garriga MM, Berkebile C, Metcalfe DD. A combined single-blind, double-blind, placebo-controlled study to determine the reproducibility of hypersensitivity reactions to aspartame. *J Allergy Clin Immunol* 1991; **87**: 821−7.

20 Lambert SI. A new photosensitizer. The artificial sweetener cyclamate. *JAMA* 1967; **201**: 747−50.

21 Commens C. Fixed drug eruption. *Aust J Dermatol* 1983; **24**: 1−8.

22 Michils A, Vandermoten G, Duchateau J, Yernault J-C. Anaphylaxis with sodium benzoate. *Lancet* 1991; **337**: 1424−5.

23 Nagel JE, Fuscaldo JT, Fireman P. Paraben allergy. *JAMA* 1977; **237**: 1594−5.

24 Habenicht HA, Preuss L, Lovell RG. Sensitivity to ingested metabisulfites: cause of bronchospasm and urticaria. *Immunol Allergy Pract* 1983; **5**: 243−5.

25 Settipane GA. Adverse reactions to sulfites in drugs and foods. *J Am Acad Dermatol* 1984; **10**: 1077−80.

26 Twarog FJ, Leung DYM. Anaphylaxis to a component of isoetharine (sodium bisulfite). *JAMA* 1982; **248**: 2030−1.

27 Przybilla B, Ring J. Sulfit-Überempfindlichkeit. *Hautarzt* 1987; **38**: 445−8.

28 Dooms-Goosens A, Gidi de Alan A, Degreef H, Kochuyt A. Local anaesthetic intolerance due to metabisulfite. *Contact Dermatitis* 1989; **20**: 124−6.

Verschiedene Lebensmittelzusätze

Landwirtschaftliche und tierärztliche Chemikalien können als Reste in pflanzlichen und tierischen Nahrungsmitteln zurückbleiben und zu Nebenwirkungen führen; so kann z.B. Penizillin in der Milch eine Urtikaria auslösen [1]. Gleichermaßen kam es in einer ländlichen Bevölkerung in der Türkei nach dem Genuß von Mehl, das Hexachlorbenzen enthielt, zum massenhaften Auftreten einer kutanen Porphyrie [2]. Mit Acetanilid verunreinigtes Rapsöl führte in Spanien zum „Giftöl-Syndrom". Die Leitsymptome des Syndroms waren eine toxische Pneumonitis, bei Überlebenden traten fixe Arzneimittelexantheme und sklerodermieartige Veränderungen auf [3–5]. In Holland wurde das vermehrte Auftreten eines atypischen Erythema-exsudativum-multiforme und anderer Exantheme auf einen Zusatz in Margarine zurückgeführt [6,7]. Der hohe Arsengehalt in einem ländlichen Wasserreservoir in Taiwan verursachte einen Arsenismus [8]. Chemikalien, die Tabak zugesetzt wurden, wie z.B. Menthol in Zigaretten, haben eine Urtikaria ausgelöst [9]. *N*-Nitroso-Verbindungen, die bekanntermaßen bei Tieren karzinogen wirken, findet man in Lebensmitteln und bestimmten alkoholischen Getränken, es gibt aber bisher keinen direkten Beweis für eine ursächliche Rolle bei entsprechenden menschlichen Erkrankungen [10].

1 Boonk WJ, Van Ketel WG. The role of penicillin in the pathogenesis of chronic urticaria. *Br J Dermatol* 1982; **106**: 183−90.

2 Peters HA, Gocmen A, Cripps DJ, *et al*. Epidemiology of hexachlorobenzene-induced porphyria in Turkey. *Arch Neurol* 1982; **39**: 744−9.

3 Martinez-Tello FJ, Navas-Palacios JJ, Ricoy JR, *et al*. Pathology of a new toxic syndrome caused by ingestion of adulterated oil in Spain. *Virchows Arch [Path Anat]* 1982; **397**: 261−85.

4 Leading Article. Toxic oil syndrome. *Lancet* 1983; i: 1257−8.

5 Rush PJ, Bell MJ, Fam AG. Toxic oil syndrome (Spanish oil disease) and chemically induced scleroderma-like conditions. *J Rheumatol* 1984; **11**: 262−4.

6 Sternberg TH, Bierman SM. Unique syndromes involving the skin induced by drugs, food additives, and environmental contaminants. *Arch Dermatol* 1963; **88**: 779−88.

7 Mali JW, Malten KE. The epidemic of polymorph toxic erythema in the Netherlands in 1960. The so-called margarine disease. *Acta Derm Venereol (Stockh)* 1966; **46**: 123−35.

8 Yeh S. Skin cancer in chronic arsenicism. *Hum Pathol* 1973; **4**: 469−85.

9 McGowan EM. Menthol urticaria. *Arch Dermatol* 1966; **94**: 62−3.

10 Tannenbaum SR. *N*-nitroso compounds: a perspective on human exposure. *Lancet* 1983; i: 628−30.

18.2 Kräuterheilmittel, Homöopathie und Naturheilkunde

Chinesische Heilkräuter

Ein „Tee", der durch Absieden von Kräutern zubereitet wird, soll bei Ekzemen helfen [1–3]. Dieser Absud enthält Paenol (2'-Hydroxy-4'-Methoxyacetophenon), dessen thrombozytenaggregationshemmende, analgetische und antipyretische Eigenschaften bekannt sind [4]. Bei einem 9jährigen Mädchen, das 6 Monate lang einen chinesischen Kräutertee einnahm [5], und bei einem weiteren Patienten [6] wurde eine Hepatotoxizität beschrieben. Man hat auch vermutet, daß eine solche Therapie immunsuppressiv wirken könnte, da bei einem einzelnen Patienten ein zeitlicher Zusammenhang zwischen dem wiederholten Auftreten eines Herpes simplex und der Therapie beobachtet wurde [7]. Es wurde aber darauf hingewiesen, daß es sich hierbei um reinen Zufall gehandelt haben könnte [8].

1 Harper JI. Chinese herbs for eczema. *Lancet* 1990; **336**: 177.

2 Atherton D, Sheehan M, Rustin MHA, *et al*. Chinese herbs for eczema. *Lancet* 1990; **336**: 1254.

3 Sheehan MP, Atherton DJ, Luo HD. Controlled trial of traditional Chinese medicinal plants in widespread non-exudative atopic eczema (Abstr). *Br J Dermatol* 1991; **125** (Suppl 38): 17.

4 Galloway JH, Marsh ID, Bittiner SB, *et al*. Chinese herbs for eczema, the active compound? *Lancet* 1991; **337**: 566.

5 Davies EG, Pollock I, Steel HM. Chinese herbs for eczema. *Lancet* 1990; **336**: 177.

6 Carlsson C. Herbs and hepatitis. *Lancet* 1990; **336**: 1068.

7 Russell Jones R. Recurrent facial herpes associated with Chinese herbal remedy. *Lancet* 1991; **338**: 55.

8 Atherton D, Sheehan MP, Rustin M. Traditional Chinese plants for eczema. *Lancet* 1991; **338**: 510.

Homöopathische Medikamente

Sogenannte Naturprodukte und homöopathische Präparate sind gelegentlich nicht so harmlos wie angenommen wird. Fälle von Erythrodermie, konfluierender Urtikaria und Anaphylaxie wurden nach Gabe von homöopathischen Medikamenten beobachtet [1].

1 Aberer W, Strohal R. Homoeopathic preparations — severe adverse effects, unproven benefits. *Dermatologica* 1991; **182**: 253.

Naturheilkunde

Nach lokaler Anwendung oder Einnahme natürlich vorkommender Substanzen können sich bizarre und nicht vorhersagbare Hautreaktionen

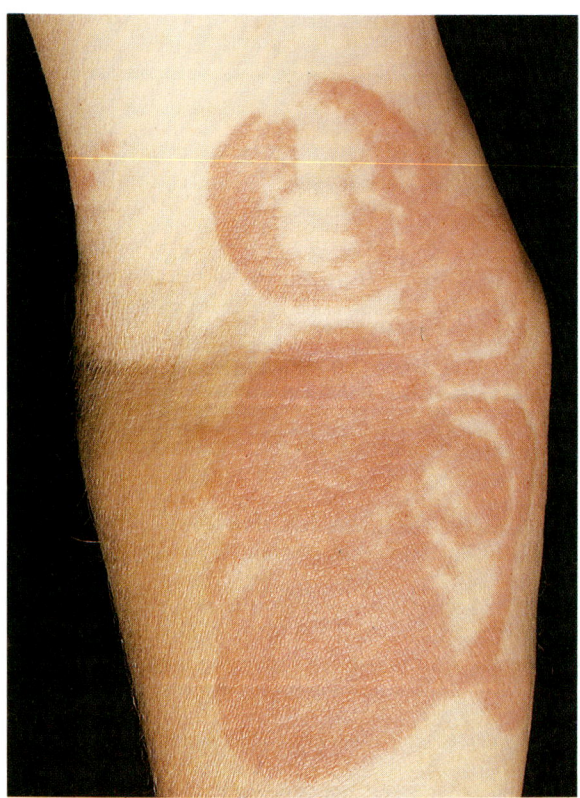

Abb. 18.1.   Toxisches Erythem nach Auflegen von Zwiebelringen zur Behandlung einer Arthralgie des Ellbogens.

entwickeln. Beispielsweise haben wir bei einem Patienten, der bei Gelenk-schmerzen Zwiebelringe als Hausmittel aufgelegt hatte, ein girlandenförmi-ges Erythem beobachtet (Abb. 18.1). Mit dem Verzehr von Gemüse können bedeutende Mengen von Psoralenen aufgenommen werden. Ein Patient, der eine große Menge Sellerie (*Apium graveolens*) 1 Stunde vor dem Besuch eines Sonnenstudios aß, entwickelte eine schwere phototoxische Reaktion [1]. Das Auslösen einer phototoxischen Reaktion wurde auch bei Verwen-dung von Kräuterheilmitteln gegen Vitiligo, die pulverisierte *Psoralea-corylifolia*-Samen mit den Wirkstoffen Psoralen, Isopsoralen und Psoralidin enthalten, beobachtet [2].

1 Ljunggren B. Severe phototoxic burn following celery ingestion. *Arch Dermatol* 1990; **126**: 1334−6.
2 Maurice PDL, Cream JJ. The dangers of herbalism. *Br Med J* 1989; **299**: 1204.

Verschiedene nicht rezeptpflichtige Präparate

Canthaxanthin, ein synthetisches Nicht-Provitamin-A-Carotenoid, das in der Epidermis und im subkutanen Fettgewebe abgelagert wird, führte nach Einnahme als „Bräunungsmittel" zu einer tödlich verlaufenden aplastischen Anämie [1].

1 Bluhm R, Branch R, Johnston P, Stein R. Aplastic anemia associated with canthaxanthin ingested for 'tanning' purposes. *JAMA* 1990; **264**: 1141−2.

18.3 Industrielle und andere Kontakte mit Chemikalien

Zur Diskussion sklerodermieartiger Reaktionen auf Umweltchemikalien wird der Leser auf Kapitel 3.25 (Seite 146) verwiesen. Eine Art von Fluoridtoxizität trat infolge einer Giftfreisetzung aus einem Industriebe-trieb in der italienischen Stadt Chizzolo auf und führte zu rötlich-braunen runden oder ovalen Hautflecken bei Hunderten der Einwohner [1]. Ähnliches kam in kleinerem Ausmaß auch in Nordamerika vor [2]. Durch eine berufliche Exposition mit Trichloräthylen wurde sowohl eine exfoliati-ve Dermatitis als auch ein Stevens-Johnson-Syndrom verursacht [3,4]. Patienten, die nach dem Industrieunfall in Seveso, Italien, mit Dioxin in Kontakt kamen, entwickelten zuerst toxische Reaktionen mit Erythemen und Ödemen an exponierten Hautstellen, vesikobullöse und nekrotische Läsionen an Handflächen und Fingerspitzen sowie papulöse bzw. knotige Veränderungen. Als Spätfolge trat eine Chlorakne auf [5]. Die Verunreini-gung von Reisöl durch polychlorierte Biphenyle führte in Taiwan zu Chlorakne und angeborenen Mißbildungen bei den Nachkommen [6]. Nach Gebrauch bromhaltiger Desinfektionsmittel wie 1-Bromo-3-chlor-5,5-dimethylhydantoin (Di-halo, Aquabrom) in öffentlichen Schwimmbä-dern können Juckreiz, Urtikaria und scheibenförmige bzw. diffuse Ekzeme

auftreten [7]. Der berufsbedingte Kontakt mit hochkonzentriertem Methyl-
bromid bei einem Unfall während einer Ausräucherung führte vor allem in
den Beugen und über Druckstellen zum Auftreten eines Erythems mit
multiplen Bläschen und großen Blasen [8]. Eine thrombozytopenische
Purpura wurde mit der Exposition mit Holzschutzmitteln [9], Terpentin [10]
und Insektiziden wie Chlordan und Heptachlor in Industriebetrieben in
Verbindung gebracht [11].

1 Waldbott GC, Cecilioni VA. 'Chizzolo' maculae. *Cutis* 1970; **6**: 331−4.

2 Tabuenca JM. Toxic-allergic syndrome caused by ingestion of rapeseed oil denatured with aniline. *Lancet* 1981; **ii**: 567−8.

3 Nakayama H, Kobayashi M, Takahashi M, *et al.* Generalized eruption with severe liver dysfunction associated with occupational exposure to trichloroethylene. *Contact Dermatitis* 1988; **19**: 48−51.

4 Phoon WH, Chan MOY, Rahan VS, *et al.* Stevens−Johnson syndrome associated with occupational exposure to trichloroethylene. *Contact Dermatitis* 1984; **10**: 270−6.

5 Caputo R, Monti M, Ermacora E, *et al.* Cutaneous manifestations of tetrachlorodibenzo-*p*-dioxin in children and adolescents. *J Am Acad Dermatol* 1988; **19**: 812−19.

6 Gladen BC, Taylor JS, Wu Y-C, *et al.* Dermatological findings in children exposed transplacentally to heat-degraded polychlorinated biphenyls in Taiwan. *Br J Dermatol* 1990; **122**: 799−808.

7 Rycroft RJG, Penny PT. Dermatoses associated with brominated swimming pools. *Br Med J* 1983; **28**: 462.

8 Hezemans-Boer M, Toonstra J, Meulenbelt J, *et al.* Skin lesions due to exposure to methyl bromide. *Arch Dermatol* 1988; **124**: 917−21.

9 Hay A, Singer CRJ. Wood preservatives, solvents, and thrombocytopenic purpura. *Lancet* 1991; **338**: 766.

10 Wahlberg P, Nyman D. Turpentine and thrombocytopenic purpura. *Lancet* 1969; **ii**: 215−16.

11 Epstein SS, Ozonoff D. Leukemias and blood dyscrasias following exposure to chloradone and heptachlor. *Carcinogenesis Mutagenesis Teratogenesis* 1987; **7**: 527−40.

19. Lokale und systemische Wirkungen von lokal applizierten Medikamenten

Die allergische Kontaktdermatitis wird an dieser Stelle nicht besprochen. Viele topisch angewandte Therapeutika können zu schweren und sogar bedrohlichen systemischen Nebenwirkungen führen, wenn sie in ausreichender Menge absorbiert werden. Eine solche Absorption kann durch Applikation auf erkrankte Haut, durch den Einsatz neuerer Trägerstoffe oder durch Okklusionsverbände zustande kommen. Das Risiko schwerer systemischer Nebenwirkungen ist bei Kindern sowie bei alten und hinfälligen Patienten am größten. Die absorbierte Menge ist, im Verhältnis zum Körpergewicht, beim Säugling am höchsten, da seine Körperoberfläche relativ größer ist. Darüber hinaus ist die Haut eines Neugeborenen durchlässiger. Die meisten gefährlichen oder tödlich verlaufenden Reaktionen traten auf, wenn entweder der Arzt sich der möglichen Gefahr nicht bewußt war oder der Patient selbstständig eine Behandlung ohne ärztliche Aufsicht weiterführte.

Lokale Therapie

Anthralin (Dithranol)

Topisch aufgebrachtes Anthralin wird in der Therapie der chronisch-stationären Form der Plaque-Psoriasis eingesetzt und erzeugt bekanntermaßen Erytheme, Reizungen und ein Brennen im Bereich der normalen Haut; es färbt sowohl die Haut als auch die Kleidung an [1]. Durch das Auftragen von 10%igem Triethanolamin soll nach kurzer Kontaktbehandlung mit Anthralin dessen Entzündungseffekt gehemmt werden, ohne daß die therapeutische Wirkung beeinträchtigt wird [2]. Eine allergische Kontaktdermatitis durch Anthralin ist sehr selten. Die natürlichen und synthetischen Anthranole haben toxische Wirkungen auf die Leber, den Darm und das zentrale Nervensystem, eine systemische Toxizität ist beim Menschen aber unter Therapiebedingungen bisher nicht nachgewiesen worden [3].

1 Paramsothy Y, Lawrence CM. Time course and intensity of anthralin inflammation on involved and uninvolved psoriatic skin. *Br J Dermatol* 1987; **116**: 517–19.

2 Ramsay B, Lawrence CM, Bruce JM, Shuster S. The effect of triethanolamine application on anthralin-induced inflammation and therapeutic effect in psoriasis. *J Am Acad Dermatol* 1990; **23**: 73−6.

3 Ippen H. Basic questions on toxicology and pharmacology of anthralin. *Br J Dermatol* 1981; **105** (Suppl 20): 72−6.

Borsäure

Eine Vergiftung trat häufig bei Säuglingen auf, die wegen einer Windeldermatitis behandelt worden waren. Fast alle Fälle wurden durch die Verwendung von Salben oder Lotionen, die Bor enthielten, verursacht. Bei einem Säugling führte die Verwendung eines borhaltigen Puders zum Tode [1]; feuchte borhaltige Umschläge verursachten den Tod einer erwachsenen Frau [2].

1 Brooke C, Boggs T. Boric-acid poisoning: report of a case and review of the literature. *Am J Dis Child* 1951; **82**: 465−72.

2 Jordan JW, Crissey JT. Boric acid poisoning: report of fatal adult case from cutaneous use. A critical evaluation of this drug in dermatologic practice. *Arch Dermatol* 1957; **75**: 720−8.

Calcipotriol

Dieses Vitamin-D$_3$-Analog soll vorübergehend lokale Reizungen und eine (periorale) Dermatitis im Gesicht verursacht haben [1]. Die lokale Applikation von Calcipotriol über 5 Wochen auf im Durchschnitt 16 % der Körperoberfläche führte bei Psoriatikern zu keiner meßbaren Veränderung im Kalziumstoffwechsel [2]. Die Produktinformation des Herstellers (Leo Laboratorien) gibt an, daß es unter der Applikation von Tagesdosen von 50 bis 100 g einer 50 µg/g Salbe zu einem Anstieg des Serumkalziums kommen kann. Eine schwere symptomatische Hyperkalzämie entwickelte sich nach einer einwöchigen Applikation von etwa 200 g dieser Salbe bei einem Psoriasispatienten mit einer Beteiligung von 40 % der Körperoberfläche [3]. Es wird empfohlen, diese Behandlung auf Fälle mit mild bis mäßig ausgeprägter Psoriasis zu beschränken und die empfohlene Dosis von 100 g pro Woche nicht zu überschreiten.

1 Kragballe K, Gjertsen BT, De Hoop D, *et al*. Double-blind, right/left comparison of calcipotriol and betamethasone valerate in treatment of psoriasis vulgaris. *Lancet* 1991; **337**: 193−6.

2 Saurat J-H, Gumowski Sunek D, Rizzoli R. Topical calcipotriol and hypercalcaemia. *Lancet* 1991; **337**: 1287.

3 Dwyer C, Chapman RS. Calcipotriol and hypercalcaemia. *Lancet* 1991; **338**: 764−5.

Chlorhexidin

Urtikaria, Dyspnoe und anaphylaktischer Schock kamen nach lokaler Applikation von Chlorhexidin als Desinfektionsmittel vor [1], gleichermaßen traten auch eine Kontakturtikaria, eine photoallergische Dermatitis [2] und Taubheit auf.

1 Okano M, Nomura M, Hata S, *et al*. Anaphylactic symptoms due to chlorhexidine gluconate. *Arch Dermatol* 1989; **125**: 50−2.
2 Wahlberg JE, Wennersten G. Hypersensitivity and photosensitivity to chlorhexidine. *Dermatologica* 1971; **143**: 376−9.

Dequaliniumchlorid

Nach Behandlung einer Balanitis entwickelten sich nekrotische Läsionen [1].

1 Coles RB, Simpson WT, Wilkinson DS. Dequalinium: a possible complication of its use in balanitis. *Lancet* 1964; **ii**: 531.

Dimethylsulfoxid (DMSO)

Die lokale Applikation von DMSO kann zu Erythem, Juckreiz und Urtikaria führen, systemische Reaktionen sind sehr selten. Bei einem sensibilisierten Patienten führte die intravesikale Instillation zu einer generalisierten kontaktdermatitisartigen Reaktion [1].

1 Nishimura M, Takano Y, Toshitani Y. Systemic contact dermatitis medicamentosa occurring after intravesical dimethyl sulfoxide treatment for interstitial cystitis. *Arch Dermatol* 1988; **124**: 182−3.

Formaldehyd

Die Exposition am Arbeitsplatz ist als Gesundheitsgefährdung anerkannt und in Großbritannien und den USA ist eine maximale Arbeitsplatzkonzentration (MAK) von 2 ppm zulässig [1]. Bei exponierten Arbeitern sind toxische und allergische Kontaktdermatitiden häufig [2]. Allgemeinsymptome wie Kurzatmigkeit, Kopfschmerzen und Schläfrigkeit wurden auf eine Dauerwirkung sehr geringer Konzentrationen in Wohnungen zurückgeführt [3].

1 Leading Article. The health hazards of formaldehyde. *Lancet* 1981; **i**: 926−7.
2 Glass WI. An outbreak of formaldehyde dermatitis. *N Z Med J* 1961; **60**: 423.
3 Harris JC, Rumack BH, Aldrich FD. Toxicology of urea formaldehyde and polyurethane foam insulation. *JAMA* 1981; **245**: 243−6.

γ-Hexachlorcyclohexan (Lindan)

Lindan hat sich aufgrund seiner Wirksamkeit und kosmetischen Akzeptabilität als Standardtherapeutikum der Scabies durchgesetzt. Sein toxisches Potential schließt jedoch, besonders bei Kindern, auch eine Neurotoxizität, gegebenenfalls mit Auftreten von Krämpfen, ein [1–7]. Die meisten Fälle traten bei Überdosierung oder falscher Anwendung auf, aber Nebenwirkungen kamen auch nach einer einmaligen Anwendung vor, besonders wenn die Barriereschicht der Haut zerstört war. Ob dies bei normalen Patienten ein ernsthaftes Problem darstellt, ist zweifelhaft [6]. Es wurde jedoch die Überlegung geäußert, daß Permethrin ein sichereres und weniger toxisches Alternativtherapeutikum sein könnte [8].

1 Lee B, Groth P. Scabies: transcutaneous poisoning during treatment. *Arch Dermatol* 1979; **115**: 124–5.
2 Pramanik AK, Hansen RC. Transcutaneous gamma benzene hexachloride absorption and toxicity in infants and children. *Arch Dermatol* 1979; **115**: 124–5.
3 Matsuoka LY. Convulsions following application of gamma benzene hexachloride. *J Am Acad Dermatol* 1981; **5**: 98–9.
4 Rasmussen JE. The problem of lindane. *J Am Acad Dermatol* 1981; **5**: 507–16.
5 Davies JE, Dehdia HV, Morgade C, *et al.* Lindane poisonings. *Arch Dermatol* 1983; **119**: 142–4.
6 Rasmussen J. Lindane: A prudent approach. *Arch Dermatol* 1987; **123**: 1008–10.
7 Friedman SJ. Lindane neurotoxic reaction in nonbullous ichthyosiform erythroderma. *Arch Dermatol* 1987; **123**: 1056–8.
8 Schultz MW, Gomez M, Hansen RC, *et al.* Comparative study of 5% permethrin cream and 1% lindane lotion for the treatment of scabies. *Arch Dermatol* 1990; **126**: 167–70.

Hexachlorophen

Diese Substanz ist potentiell neurotoxisch. Als Säuglinge mit einem Puder behandelt wurden, der durch einen Herstellungsfehler bedingt 6,3 % Hexachlorophen enthielt, kam es zu Todesfällen mit Ulzerationen, Hautläsionen und einer charakteristischen demyelinisierenden Enzephalopathie [1]. Eine 3 %ige Emulsion führte zu leichteren neurologischen Veränderungen, eine 0,33 %ige Konzentration im Puder ist offensichtlich ungefährlich. Bei Verbrennungspatienten traten Enzephalopathien auf [2].

1 Martin-Bouyer G, Lebreton R, Toga M, *et al.* Outbreak of accidental hexachlorophene poisoning in France. *Lancet* 1982; **i**: 91–5.
2 Larson DL. Studies show hexachlorophene causes burn syndrome. *J Am Hosp Assoc* 1968; **42**: 63–4.

Hydrochinon

Von schwarzen Südafrikanerinnen werden Depigmentierungscremes benutzt, die 6 bis 8 % Hydrochinon enthalten. Unter Verwendung dieser Cremes kam es als Rebound-Effekt zu einer Hyperpigmentierung und einer Vergröberung der Haut mit ochronotischen Veränderungen in der Dermis und der Ausbildung von Kolloid-Milien [1,2]. Histologisch kann man eine Degeneration des Kollagens nachweisen [2]. Ähnliche Veränderungen traten bei schwarzen Frauen in den Vereinigten Staaten [3] und bei einer Amerikanerin mexikanischer Abstammung [4] auf. Interessanterweise entwickelt sich in den Arealen mit einer Vitiligo keine Ochronose [5]. Die Nägel können verfärbt sein [6].

1 Findlay GH, Morrison JGL, Simson IW. Exogenous ochronosis and pigmented colloid milium from hydroquinone bleaching creams. *Br J Dermatol* 1975; **93**: 613−22.

2 Phillips JI, Isaacson C, Carman H. Ochronosis in Black South Africans who used skin lighteners. *Am J Dermatopathol* 1986; **8**: 14−21.

3 Lawrence N, Bligard CA, Reed R, Perret WJ. Exogenous ochronosis in the United States. *J Am Acad Dermatol* 1988; **18**: 1207−11.

4 Howard KL, Furner BB. Exogenous ochronosis in a Mexican−American woman. *Cutis* 1990; **45**: 180−2.

5 Hull PR, Procter PR. The melanocyte: An essential link in hydroquinone-induced ochronosis. *J Am Acad Dermatol* 1990; **22**: 529−31.

6 Garcia RL, White JW, Willis WF. Hydroquinone nail pigmentation. *Arch Dermatol* 1978; **114**: 1402−3.

Bleihaltige Lotionen

Die kontinuierliche Verwendung feuchter Verbände mit Bleisubacetat zur Behandlung einer exfoliativen Dermatitis führte zur Bleivergiftung mit Basophilie und erhöhten Bleispiegeln im Urin [1].

1 Kennedy CC, Lynas HA. Lead poisoning by cutaneous absorption from lead dressings. *Lancet* 1949; **i**: 650−2.

Quecksilber

Heutzutage sind Vergiftungen, wie sie früher nach kontinuierlicher Anwendung großer Mengen topischer Präparate z.B. bei Psoriasis auftraten, glücklicherweise selten [1,2]. Eine durch Idiosynkrasie bedingte Vergiftung nach Applikation bedeutend geringerer Dosen ist ebenfalls bekannt [3]. Eine Intoxikation trat auch nach Anwendung eines quecksilberhaltigen Puders auf [4] und bei einem gestillten Säugling entwickelte sich eine Vergiftung aufgrund der Behandlung wunder Brustwarzen der Mutter mit einer Quecksilberperchloridlösung [5]. In der Regel sind Fieber, ein generalisiertes morbilliformes Exanthem und Ödeme an den Extremitäten

die klinischen Zeichen dieser Intoxikationen. Eine exfoliative Dermatitis
und eine Enzephalopathie sind ebenfalls aufgetreten, eine permanente
tubuläre Nierenschädigung manifestiert sich mit einer persistierenden
Albuminurie oder letztendlich mit einem nephrotischen Syndrom [6]. Selten
werden massive Symptome wie lockere Zähne [7], geschwollenes blutendes
Zahnfleisch und Gewichtsverlust beobachtet.

Das jahrelange Auftragen einer quecksilberhaltigen Creme im Gesicht kann
zu einer schiefergrauen Verfärbung der Haut besonders an den Augenli-
dern, in den Nasolabialfalten und in den Falten am Hals führen (exogene
Ochronose) (Abb. 19.1) [8–10]. Feingeweblich lassen sich Quecksilbergra-
nula frei im Corium oder in Makrophagen nachweisen [11]. Quecksilber hat
eine mäßige allergisierende Potenz und kann zu Kontaktallergien führen.

1 Inman PM, Gordon B, Trinder P. Mercury absorption and psoriasis. *Br Med J*
  1956; **ii**: 1202–6.
2 Young E. Ammoniated mercury poisoning. *Br J Dermatol* 1960; **72**: 449–55.
3 Williams BH, Beach WC. Idiosyncrasy to ammoniated mercury: Treatment
  with 2,3-dimercapto-propanol (BAL). *JAMA* 1950; **142**: 1286–8.
4 MacGregor ME, Rayner PHW. Pink disease and primary renal tubular acidosis:
  a common cause. *Lancet* 1964; **ii**: 1083–5.
5 Hunt GM. Mercury poisoning in infancy. *Br Med J* 1966; **i**: 1482.
6 Silverberg DS, McCall JT, Hunt JC. Nephrotic syndrome with use of
  ammoniated mercury. *Arch Intern Med* 1967; **20**: 581–6.
7 Bourgeois M, Dooms-Goossens A, Knockaert D, *et al.* Mercury intoxication
  after topical application of a metallic mercury ointment. *Dermatologica* 1986;
  172: 48–51.
8 Lamar LM, Bliss BO. Localized pigmentation of the skin due to topical
  mercury. *Arch Dermatol* 1966; **93**: 450–3.

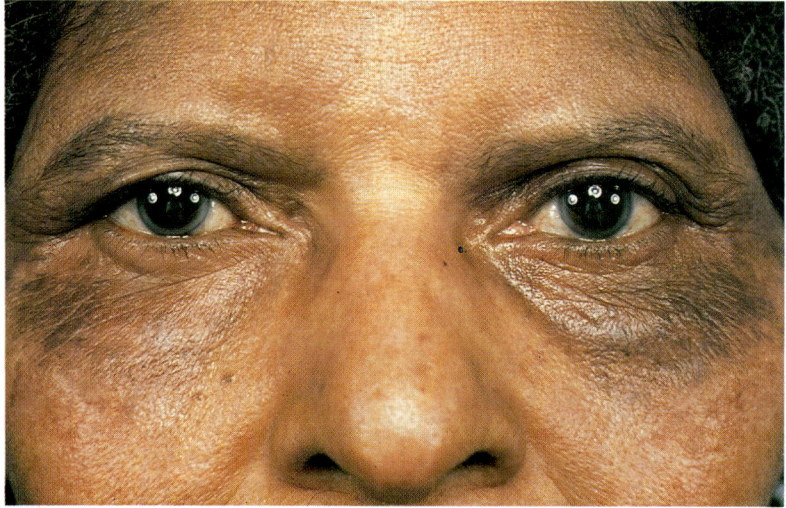

Abb. 19.1. Exogene Ochronose mit periokulärer Pigmentierung im Zusammenhang mit der
Applikation einer quecksilberhaltigen Creme (mit freundlicher Genehmigung des St. John's Institute
of Dermatology, London).

9 Prigent F, Cohen J, Civatte J. Pigmentation des paupieres probablement secondaire a l'application prolongée d'une pomade ophtalmologique contenant du mercure. *Ann Dermatol Vénéréol (Paris)* 1986; **113**: 357−8.

10 Aberer W. Topical mercury should be banned − dangerous, outmoded but still popular. *J Am Acad Dermatol* 1991; **24**: 150−1.

11 Burge KM, Winkelmann RK. Mercury pigmentation. An electron microscopic study. *Arch Dermatol* 1970; **102**: 51−61.

Methylsalicylat (Öl des Wintergrüns)

Eine Einreibung mit Methylsalicylat und Menthol als Rubefacientia führte, unter Verwendung eines Heizkissens, zu lokalen Hautnekrosen und einer interstitiellen Nephritis [1].

1 Heng MCY. Local necrosis and interstitial nephritis due to topical methyl salicylate and menthol. *Cutis* 1987; **39**: 442−4.

Minoxidil

Lokal, z.B. beim Androgeneffluvium, angewandtes Minoxidil führt bei bis zu 10 % der Patienten zu Hautproblemen; eine allergische Kontaktdermatitis tritt bei 3,7 % der Behandelten auf [1].

1 Wilson C, Walkden V, Powell S, *et al.* Contact dermatitis in reaction to 2% topical minoxidil solution. *J Am Acad Dermatol* 1991; **24**: 661−2.

Neomycin

Taubheit trat selten nach lokaler Therapie, wie z.B. bei der Verwendung von Aerosolen mit Neomycin bei der Behandlung ausgedehnter Verbrennungen, auf.

Phenol

Schwere Allgemeinreaktionen wie Bauchschmerzen, Schwindel, Hämoglobinurie, Zyanose und gelegentlich ein tödlich verlaufendes Koma traten nach der Applikation von Phenol auf ausgedehnte Wunden auf. Bei einem Säugling führte das versehentliche Auftragen von purem Phenol auf eine kleine Hautfläche zum Tod. Die Langzeitbehandlung eines großen Ulkus mit phenolhaltigen Verbänden kann zu einer exogenen Ochronose mit einem Dunkelwerden der Cornea und der Haut im Gesicht und an den Händen führen.

Podophyllin

Eine übermäßige Anwendung kann zu schweren lokalen Reizungen führen (Abb. 19.2). Es gibt einzelne Berichte über Verwirrtheitszustände, Koma, periphere Neuropathien, Erbrechen und sogar Todesfälle nach dem Auftragen dieses Harzes auf großflächige Condylomata acuminata, besonders in der Schwangerschaft [1,2]. Eine sorgfältige Beurteilung dieser Berichte legt allerdings die Annahme nahe, daß bei der Mehrzahl der Fälle diese Nebenwirkungen nicht mit Sicherheit auf das Podophyllin zurückgeführt werden konnten [1]. Tierexperimente lassen eine Teratogenität vermuten und, obwohl eine teratogene Wirkung des Podophyllins beim Menschen umstritten ist, sollte das Mittel in der Schwangerschaft möglichst nicht verwendet werden.

1 Bargman H. Is podophyllin a safe drug to use and can it be used in pregnancy? *Arch Dermatol* 1988; **124**: 1718–20.
2 Sundharam JA, Bargman H. Is podophyllin safe for use in pregnancy? *Arch Dermatol* 1989; **125**: 1000–1.

Resorzin

Akute Resorzinvergiftungen sind sehr selten. Nach Applikation einer 12,5 %igen resorzinhaltigen Salbe entwickelten sich bei einem Säugling eine dunkle Zyanose, ein makulopapulöses Exanthem, eine hämolytische Anämie und eine Hämoglobinurie [1]. Die kontinuierliche Behandlung großer Beinulzera mit resorzinhaltigen Salben verursachte ein Myxödem und eine ausgedehnte blaugraue Pigmentierung, die eine Ochronose vortäuschte [2].

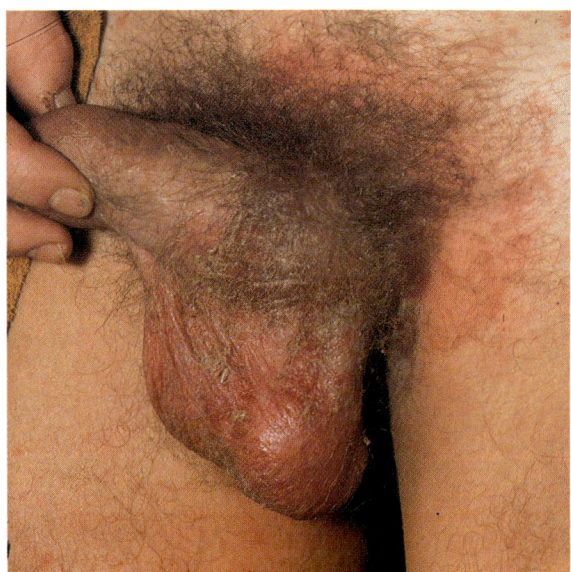

Abb. 19.2. Ausgeprägte toxische Dermatitis nach übertriebener Eigenbehandlung mit Podophyllin.

1 Cunningham AA. Resorcin poisoning. *Arch Dis Child* 1956; **31**: 173–6.
2 Thomas AE, Gisburn MA. Exogenous ochronosis and myxoedema from resorcinol. *Br J Dermatol* 1961; **73**: 378–81.

Salicylsäure und Salicylate

Das häufige Auftragen von salicylsäurehaltigen Salben auf ausgedehnte Läsionen kann, auch bei Erwachsenen, einen Salicylismus verursachen [1–6]. Die meisten Vergiftungsfälle traten allerdings bei Kindern mit Psoriasis oder Ichthyosis auf [1,2] und es wurden Todesfälle beschrieben [4]. Zuerst entwickeln sich Schläfrigkeit und Wahnvorstellungen, dann folgen Azidose, Koma und Tod durch Atemstillstand.

1 Young CJ. Salicylate intoxication from cutaneous absorption of salicylate acid: review of the literature and report of a case. *South Med J* 1952; **45**: 1075–7.
2 Cawley EP, Peterson NT, Wheeler CE. Salicylic acid poisoning in dermatological therapy. *JAMA* 1953; **151**: 372–4.
3 Von Weiss JF, Lever WF. Percutaneous salicylic acid intoxication in psoriasis. *Arch Dermatol* 1964; **90**: 614–19.
4 Lindsey LP. Two cases of fatal salicylate poisoning after topical application of an anti-fungal solution. *Med J Aust* 1969; **1**: 353–4.
5 Davies MG, Vella Briffa D, Greaves MW. Systemic toxicity from topically applied salicylic acid. *Br Med J* 1979; **i**: 661.
6 Anderson JAR, Ead RD. Percutaneous salicylate poisoning. *Clin Exp Dermatol* 1979; **4**: 349–51.

Silbersulfadiazin

Nach lokaler Applikation kam es zu Hyperpigmentierungen [1].

1 Dupuis LL, Shear NH, Zucker RM. Hyperpigmentation due to topical application of silver sulfadiazine cream. *J Am Acad Dermatol* 1985; **12**: 1112–14.

Topisch angewandtes Isotretinoin

Nach lokaler Applikation von Isotretinoin waren weder das Medikament selbst noch seine Metaboliten im Plasma meßbar und es wurden auch keine systemischen Nebenwirkungen beobachtet [1].

1 Jensen BK, McGann LA, Kachevsky V, Franz TJ. The negligible systemic availability of retinoids with multiple and excessive topical application of isotretinoin 0.05% gel (Isotrex) in patients with acne vulgaris. *J Am Acad Dermatol* 1991; **24**: 425–8.

Tretinoin

Lokal angewandtes Tretinoin, das zur Behandlung lichtgealterter Haut eingesetzt wird, kann innerhalb von Tagen eine Rötung und Schuppung sowie ein Brennen und Jucken der Haut verursachen [1,2]. Eine rötliche Verfärbung kann sich ohne weitere Symptome entwickeln, aktinische Keratosen können sich entzünden.

1 Weiss JS, Ellis CN, Headington JT, et al. Topical tretinoin improves photoaged skin: a double-blind, vehicle-controlled study. *JAMA* 1988; **259**: 527−32.
2 Weinstein GD, Nigra TP, Pochi PE, et al. Topical tretinoin for treatment of photodamaged skin. *Arch Dermatol* 1991; **127**: 659−65.

Vitamin E

Vitamin E in Deodorants hat Kontaktdermatitiden verursacht [1].

1 Minkin W, Cohen HJ, Frank SB. Contact dermatitis from deodorants. *Arch Dermatol* 1973; **107**: 774−5.

Warfarin

Durch Verwendung eines Puders, der mit Warfarin verunreinigt war, kam es zum epidemischen Auftreten einer hämorrhagischen Erkrankung [1]. Auch bei der Vorbereitung von Ködern für Nagetiere war es zu Vergiftungen gekommen [2].

1 Martin-Bouyer G, Linh PD, Tuan LC, et al. Epidemic of haemorrhagic disease in Vietnamese infants caused by warfarin-contaminated talcs. *Lancet* 1983; i: 230−2.
2 Fristedt B, Sterner N. Warfarin intoxication from percutaneous absorption. *Arch Environ Health* 1965; **11**: 205−8.

Transdermale Systeme

Transdermale Systeme stehen für Clonidin, Östradiol, Nitroglycerin und Scopolamin zur Verfügung, Systeme für weitere Medikamente sind in Entwicklung. Erytheme, Hautreizungen und Kontaktsensibilisierungen sind nicht selten, die Okklusionswirkung kann zu einer Miliaria rubra führen [1]. Allergische Hautreaktionen treten bei bis zu 50 % der Patienten mit Clonidinpflastern auf, bei Nitroglycerin, Scopolamin, Östradiol und Testosteron sind die Reaktionen viel seltener [2]. Selten kann es nach oraler Medikation zur Reaktivierung einer Kontaktdermatitis kommen [2].

1 Hogan DJ, Maibach HI. Adverse dermatologic reactions to transdermal drug delivery systems. *J Am Acad Dermatol* 1990; **22**: 811−14.
2 Holdiness MR. A review of contact dermatitis associated with transdermal therapeutic systems. *Contact Dermatitis* 1989; **20**: 3−9.

Teil IV: Diagnose und Behandlung von Arzneimittelnebenwirkungen

20. Diagnose

20.1 Allgemeine Prinzipien

Mit Ausnahme der fixen Arzneimittelexantheme bieten Medikamentennebenwirkungen ein unspezifisches klinisches Bild. Es ist häufig unmöglich, die auslösende Substanz mit Sicherheit zu identifizieren, besonders wenn ein Patient mit einer vermuteten Arzneimittelreaktion viele Medikamente gleichzeitig erhält. Arzneimittelnebenwirkungen können mit selbstständig auftretenden Zuständen verwechselt und so übersehen werden. Genauso schwierig kann es gelegentlich sein, festzulegen, ob ein bestimmtes Exanthem medikamentös induziert ist. Erfahrungen mit klinischen Reaktionsformen, die häufig durch bestimmte Medikamente verursacht werden, können helfen, die als Auslöser in Frage kommenden Arzneimittel einzugrenzen. Bekannte Medikamente lösen aber gelegentlich ungewöhnliche Reaktionen aus und neue Medikamente können die Nebenwirkungen bekannter Mittel imitieren. Die Beurteilung einer möglichen Arzneimittelnebenwirkung erfordert immer das Erheben einer ausführlichen Anamnese und kann eine Bestätigung durch Elimination von Medikamenten, Hauttests, *In-vitro*-Untersuchungen und Provokationstests durch neuerliche Exposition erfordern.

Eine Arzneimittelnebenwirkung tritt unter Umständen erst auf, nachdem das auslösende Medikament bereits abgesetzt wurde, und Depotinjektionen können ebenfalls eine verzögerte Wirkung haben. Bei der Interpretation von Eliminationstests sollte man bedenken, daß Arzneimittelnebenwirkungen manchmal Wochen brauchen, um abzuklingen. *In-vivo-* und *In-vitro*-Tests sind nur bei wirklichen allergischen Reaktionen aussagekräftig. Hauttests wie Prick-, Intrakutan- sowie Epikutantests sind meist unzuverlässig, auch wenn scheinbar relevante Antigene verwendet werden; sie können außerdem gefährlich sein [1]. *In-vitro*-Untersuchungen stehen nicht überall zur Verfügung und werden zur Zeit genaugenommen lediglich für Forschungszwecke verwendet.

Nur allzu häufig beruht daher die Diagnose auf nicht mehr als einer Abschätzung der Wahrscheinlichkeit. In zwei Studien sollten klinische Pharmakologen die Wahrscheinlichkeit unerwünschter Arzneimittelreaktionen abschätzen und kamen dabei zu sehr unterschiedlichen Ergebnissen [2,3]. Dies bestätigt, daß die Identifikation eines verantwortlichen Medikaments häufig eine subjektive Bewertung ist. Es wurde ein methodisches

Vorgehen empfohlen, das detaillierte Kriterien für die Einstufung der Wahrscheinlichkeit der Auslösung einer Nebenwirkung durch ein bestimmtes Medikament vorgibt. Es basiert auf a) früheren Erfahrungen, b) den alternativ als Auslöser in Frage kommenden Medikamenten, c) dem zeitlichen Ablauf der Reaktion, d) dem Medikamentenspiegel und e) dem Ergebnis nach Absetzen bzw. erneuter Gabe des Medikaments [4,5]. Es wurden eine Reihe anderer Methoden entwickelt, um die Diagnose, ob und welches Medikament Ursache einer bestimmten Reaktion ist, zu untermauern [6–9]. Es gibt neuere Übersichtsarbeiten, die die inhärenten Schwierigkeiten bei der Diagnostik von Arzneimittelnebenwirkungen abhandeln [10,11].

1 Bruynzeel D, van Ketel W. Skin tests in the diagnosis of maculopapular drug eruptions. *Semin Dermatol* 1987; **6**: 119–24.
2 Karch FE, Smith CL, Kerzner B, *et al.* Adverse drug reactions — a matter of opinion. *Clin Pharmacol Ther* 1976; **19**: 489–92.
3 Koch-Weser J, Sellers EM, Zacest R. The ambiguity of adverse drug reactions. *Eur J Clin Pharmacol* 1977; **11**: 75–8.
4 Kramer MS, Leventhal JM, Hutchinson TA, Feinstein AR. An algorithm for the operational assessment of adverse drug reactions. I. Background, description, and instructions for use. *JAMA* 1979; **242**: 623–32.
5 Leventhal JM, Hutchinson TA, Kramer MS, Feinstein AR. An algorithm for the operational assessment of adverse drug reactions. III. Results of tests among clinicians. *JAMA* 1979; **242**: 1991–4.
6 Naranjo CA, Busto U, Sellers EM, *et al.* A method for estimating the probability of adverse drug reactions. *Clin Pharmacol Ther* 1981; **27**: 239–45.
7 Louick C, Lacouture P, Mitchell A, *et al.* A study of adverse reaction algorithms in a drug surveillance program. *Clin Pharmacol Ther* 1985; **38**: 183–7.
8 Pere J, Begaud B, Haramburu F, Albin H. Computerized comparison of six adverse drug reaction assessment procedures. *Clin Pharmacol Ther* 1986; **40**: 451–61.
9 Ghajar BM, Lanctôt KL, Shear NH, Naranjo CA. Bayesian differential diagnosis of a cutaneous reaction associated with the administration of sulfonamides. *Semin Dermatol* 1989; **8**: 213–18.
10 Ring J. Diagnostik von Arzneimittel-bedingten Unverträglichkeitsreaktionen. *Hautarzt* 1987; **38**: S16–S22.
11 Shear NH. Diagnosing cutaneous adverse reactions to drugs. *Arch Dermatol* 1990; **126**: 94–7.

20.2 Medikamentenanamnese

Die Patienten sollten ausdrücklich nach Laxanzien, oralen Kontrazeptiva, Impfungen, homöopathischen Medikamenten usw. befragt werden, da diese nicht von selbst als Medikamente angegeben werden; man sollte sie auch fragen, wann sie zuletzt aus irgendeinem Grund eine Tablette eingenommen haben. Die Anamnese sollte Informationen darüber enthalten, wann ein Medikament im Verhältnis zum Beginn der unerwünschten Reaktion zum ersten Mal genommen wurde, ob das gleiche oder ähnliche Medikamente bereits früher genommen wurden und ob bereits früher eine Arzneimittelunverträglichkeit oder eine Kontaktdermatitis aufgetreten

sind. Allergische Medikamentennebenwirkungen entwickeln sich gewöhnlich bei einer vordem nicht sensibilisierten Person frühestens 4 Tage,
häufiger aber 7 bis 10 Tage nach Beginn der Medikamentengabe. Man kann
sich jedoch zur Unterscheidung allergischer von nicht allergischen Reaktionen nicht auf diesen zeitlichen Zusammenhang verlassen, da eine frühere
sensibilisierende Exposition möglicherweise nicht zu einer klinisch erkenn-
baren Reaktion geführt hat.

20.3 Medikamentenelimination

Die Rückbildung einer Nebenwirkung nach dem Absetzen eines Medikaments unterstützt den Verdacht, daß es das verantwortliche Agens sei, ist
aber nicht diagnostisch. Bildet sich ein Exanthem nach Absetzen des
Medikaments nicht zurück, schließt dies das betreffende Medikament als
Auslöser nicht aus, denn Spuren des Arzneimittels können lange Zeit im
Körper bleiben und manche Reaktionen verlaufen, wenn sie erst einmal
ausgelöst wurden, ohne weitere Exposition über viele Tage. Die versehentliche Substitution eines chemisch nahe verwandten Medikaments kann die
Nebenwirkung prolongieren. Ein Beispiel hierfür ist die Gabe eines
Antihistaminikums mit Phenothiazin-Struktur, um die Symptome der
Nebenwirkungen eines anderen Phenothiazins zu bekämpfen. Zur Dia-
gnostik von Allergien gegen Lebensmittelzusätze, die zu Urtikaria führen,
wurden Ausschlußdiäten empfohlen. [1,2]

1 Rudzki E, Czubalski K, Grzywa Z. Detection of urticaria with food additives
  intolerance by means of diet. *Dermatologica* 1980; **161**: 57−62.
2 Metcalfe DD, Sampson HA (eds). Workshop on experimental methodology for
  clinical studies of adverse reactions to foods and food additives. *J Allergy Clin
  Immunol* 1990; **86** (Suppl): 421−42.

20.4 Hauttests

Hauttests, einschließlich Prick- und Intrakutantests, können zur Identifizierung von Patienten beitragen, die allergische Sofortreaktionen durchma-
chen und gegen eines von vielen Medikamenten, wie Penizillin und andere
Beta-Laktam-Antibiotika, Medikamente zur Allgemeinanästhesie, Tetanus-
toxoid, Streptokinase, Chymopapain, heterologe Seren oder Insulin,
empfindlich sind. Sie können so bei der Prävention einer Anaphylaxie
helfen [1]. Die Ergebnisse der Hauttests, einschließlich Intrakutan- und
Epikutantests, von 242 Patienten mit verzögerten Medikamentennebenwirkungen (nicht vom Soforttyp) wurden ausgewertet [2]. Bei 89,7 % der
Patienten war der Intrakutantest, bei 31,5 % der Epikutantest positiv.
Insgesamt hatten 62 % der Patienten entweder positive Intrakutan- oder
Epikutantests. Die Intrakutantests waren häufiger bei makulopapulösen
Exanthemen, Erythema-exsudativum-multiforme und erythrodermati-
schen Eruptionen als bei ekzematösen Reaktionen positiv, während positive

Epikutantests bei Erythrodermie, ekzematösen Reaktionen und bei Nebenwirkungen auf Antikonvulsiva vergleichsweise häufiger waren. Es wurde gefolgert, daß eine Kombination von Intrakutan- und Epikutantests zur Feststellung der auslösenden Substanzen bei Arzneimittelnebenwirkungen vom verzögerten Typ dienen kann [2]. Leider ist dieses Vorgehen nur begrenzt durchführbar, da die wichtigen Antigendeterminanten der meisten Medikamente nicht bekannt sind [1]. Darüber hinaus ist die intrakutane Testung nicht immer ohne Gefahr. Falsch negative Hauttestergebnisse können aufgrund einer schlechten Absorption über die Haut auftreten, weil ein Metabolit und nicht die im Test eingesetzte Substanz das sensibilisierende Antigen ist oder weil die Untersuchung entweder zu früh nach der Reaktion, in einer Refraktärperiode, oder zu spät durchgeführt wird, so daß der Patient keine Reaktion im Hauttest mehr zeigt.

1 Sussman GL, Dolovich J. Prevention of anaphylaxis. *Semin Dermatol* 1989; **8**: 158−65.
2 Osawa J, Naito S, Aihara M, *et al.* Evaluation of skin test reactions in patients with non-immediate type drug eruptions. *J Dermatol (Tokyo)* 1990; **17**: 235−9.

Epikutantestung

Epikutantests können bei Arzneimittelnebenwirkungen zur Identifizierung des verantwortlichen Medikaments beitragen, besonders bei der medikamentös ausgelösten systemischen Kontaktdermatitis, bei Photosensibilität (Photo-Patchtest) oder fixen Arzneimittelexanthemen. Positive Epikutantests wurden insgesamt bei etwa 15 % der Patienten mit Arzneimittelnebenwirkungen [3,4] und bei 25 % der Patienten mit einer Penizillinallergie gefunden [3–5]. Patienten mit einem fixen Arzneimittelexanthem können im Epikutantest positiv auf das auslösende Medikament reagieren [6]. In einer Studie reagierten 18 von 24 Patienten mit nachgewiesenem fixen Arzneimittelexanthem (auslösende Medikamente: Phenazonsalizylat, ein Sulfonamid, Doxycyclin, Trimethoprim, Chlormezanon, ein Barbiturat und Carbamazepin) positiv auf eine lokale Provokation in Form eines Epikutantests im Bereich der zuvor betroffenen Hautstellen, nicht aber an klinisch normal erscheinender Haut [6]. Das Lösungsmittel, in dem das Medikament aufgelöst wurde, kann für das Auftreten oder Fehlen einer Reaktion von Bedeutung sein [6]. Nach den meisten Berichten in der Literatur sollen allerdings Epikutantests bei fixen Arzneimittelexanthemen nicht hilfreich sein [7]. Epikutantests haben bei fehlender lokaler Sensibilisierung die Diagnose von Allergien gegen Diazepam, Meprobamat und Practolol [1], Carbamazepin [8], Tartrazin-Farben [9], Chloramphenicol [10] und bei einer toxischen epidermalen Nekrolyse die Allergie gegen Ampicillin [11] bestätigt. Allergien gegen Antibiotika (besonders Penizillin, Ampicillin, Aminoglykoside), nichtsteroidale Antiphlogistika (Pyrazolonderivate und gelegentlich Aspirin), Antikonvulsiva (Carbamazepin, Hydantoinderivate), Neuroleptika (Phenothiazine, Barbiturate, Meprobamat, Benzodiazepine), Betablocker, Goldsalze, Carbimazol, Amantadin, Kortikosteroide, Mitomycin C, Heparin und Amid-Anästhetika gingen mit positiven Hauttests einher [2]. Man muß allerdings vorsichtig sein, da auch eine sehr kleine Menge eines Medikaments, die bei einem Epikutantest absorbiert wird, eine anaphylaktoide Reaktion auslösen kann. Darüber hinaus verursachte ein Epikutantest bei einem sensibilisierten Patienten eine Erythrodermie [12]. Ein Epikutantest kann bei Patienten mit einer durch Medikamentenallergie verursachten Purpura, z.B. bei einer Carbromal- oder Sedormid®-Purpura, eine generalisierte petechiale Reaktion auslösen.

1 Felix RE, Comaish JS. The value of patch and other skin tests in drug eruptions. *Lancet* 1984; i: 1017−19.

2 Van Ketel WG. Immunological investigations in patients with drug-induced skin eruptions. *Arch Dermatol* 1984; 110: 112−13.

3 Bruynzeel DP, van Ketel WG. Skin tests in the diagnosis of maculo-papular drug eruptions. *Semin Dermatol* 1987; 6: 119−24.

4 Bruynzeel DP, van Ketel WG. Patch testing in drug eruptions. *Semin Dermatol* 1989; 8: 196−203.

5 Bruynzeel DP, von Blomberg-van der Flier M, Scheper RJ, et al. Allergy for penicillin and the relevance of epicutaneous tests. *Dermatologica* 1985; 171: 429−34.

6 Alanko K, Stubb S, Reitamo S. Topical provocation of fixed drug eruption. *Br J Dermatol* 1987; 116: 561−7.

7 Sehgal VN, Gangwani OP. Fixed drug eruption. Current concepts. *Int J Dermatol* 1987; 26: 67−74.

8 Houwerzijl J, de Gast GC, Nater JP. Patch test in drug eruptions. *Contact Dermatitis* 1982; 8: 155−8.

9 Roeleveld CG, Van Ketel WG. Positive patch tests to the azo dye tartrazine. *Contact Dermatitis* 1976; 2: 180.

10 Rudzki E, Grzywa Z, Maciejowska E. Drug reaction with positive patch tests to chloramphenicol. *Contact Dermatitis* 1976; 2: 181.

11 Tagami H, Tatsuda K, Iwatski K, Yamada M. Delayed hypersensitivity in ampicillin-induced toxic epidermal necrolysis. *Arch Dermatol* 1983; 119: 910−13.

12 Vaillant L, Camenen I, Lorette G. Patch testing with carbamazepine: reinduction of an exfoliative dermatitis. *Arch Dermatol* 1989; 125: 299.

Penizillin und andere Beta-Laktam-Antibiotika

Der potentielle Nutzen von Hauttests

Bei vielen Patienten mit der Anamnese einer allergischen Reaktion gegen Penizillin oder ein anderes Beta-Laktam-Antibiotikum ist es kein Problem, ein alternatives Medikament aus einer von mehreren nicht kreuzreagierenden Antibiotikagruppen zu verschreiben. Die Medikamente der zweiten Wahl, die bei Patienten mit dem Verdacht auf eine Penizillinallergie eingesetzt werden, sind jedoch manchmal eindeutig weniger effektiv oder werden weniger gut vertragen als die Penizilline, beispielsweise bei einer Syphilis in der Schwangerschaft [1]. Aufgrund einer vagen Angabe einer möglichen Unverträglichkeit von Penizillinen in der fernen Vergangenheit wird dann vielleicht die optimale Therapie für diese Patienten nicht eingesetzt. Es ist natürlich wichtig, die Patienten zu identifizieren, die tatsächlich ein Risiko für die Entwicklung einer Hypotonie oder tödlich verlaufenden Anaphylaxie haben. Hauttests könnten in dieser Situation hilfreich sein [1,2]. Es wurde berichtet, daß nur 8 bis 19 % der Patienten mit der Anamnese einer Penizillinallergie im Hauttest positiv reagieren [3–5]. Entsprechend wurde behauptet, daß etwa 80 % der Patienten mit der Anamnese einer Penizillinallergie nicht auf umfassende Hauttests reagierten und ungefährdet Penizillin erhalten könnten [2]. Diese Zahlen spiegeln nicht nur die hohe Inzidenz falsch diagnostizierter Penizillinallergien wieder, sondern auch die Tatsache, daß ein beachtlicher Prozentsatz der Patienten, die eine nachgewiesene allergische Reaktion gegen Penizilline haben, irgendwann den verantwortlichen IgE-Antikörper nicht mehr produzieren.

Antigene für die Hauttests

Die Hauttests sollten mit einer Mischung von Hauptantigendeterminanten (Benzylpenicilloyl-Polylysin, PPL) und Nebendeterminanten (Benzylpenicillin, Benzylpenicilloat und Benzylpenilloat) durchgeführt werden [6]. Die Methoden wurden publiziert und der Leser wird für die Details der Verfahren auf die Originalarbeiten verwiesen [6,7]. Epikutantests sollten den intrakutanen Testungen vorausgehen und positive (Histamin oder Opiat) wie auch negative (Lösungsmittel) Kontrollen sollten eingeschlossen werden. Falsch negative Ergebnisse können nach einer systemischen aller-

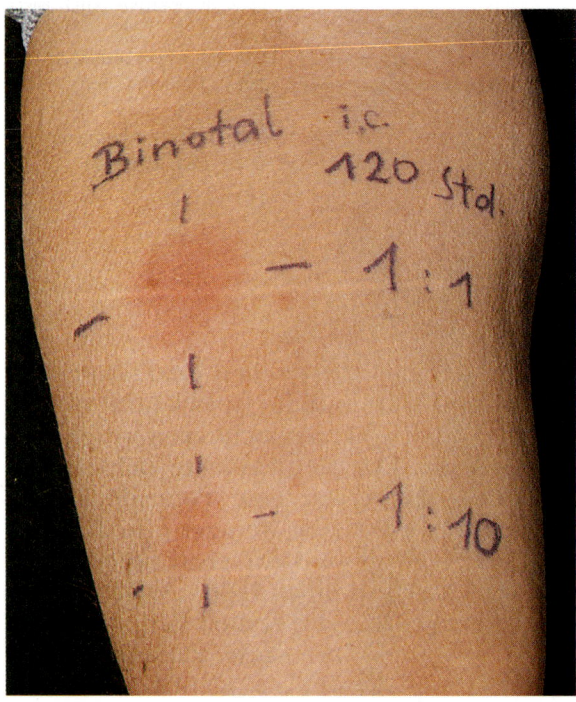

Abb. 20.1. Positiver Intrakutantest mit Ampicillin.

gischen Reaktion als Folge einer Refraktärperiode oder temporären Desensibilisierung auftreten, so daß Hauttests erst nach mindestens 4 bis 6 Wochen durchgeführt werden sollten [6].

Patienten mit einem positiven Hauttest gegen Penizillin haben häufig auch positive Reaktionen gegen andere Beta-Laktam-Antibiotika wie Ampicillin (Abb. 20.1) und Cephalosporine wie z.B. Cefalotin [5]. Die Beurteilung der Ergebnisse von Hauttests bei Patienten mit Exanthemen vom verzögerten Typ nach Gabe von Penizillinen und Cephalosporinen zeigte, daß von den Patienten mit positiven oralen Provokationstests 87 % auch im Intrakutantest positiv reagierten. Bei diesen Hautreaktionen handelte es sich entweder um Jones-Mote-Reaktionen (kutane basophile Allergie) mit einem Reaktionsgipfel nach 6 bis 24 Stunden und dem klinischen Bild von Erythemen ohne Verhärtung oder um klassische Reaktionen vom Tuberkulin-Typ mit Höhepunkt nach 48 Stunden. Man sollte bedenken, daß Allergien gegen halbsynthetische Penizilline ohne eine Allergie gegen Benzylpenicillin auftreten können [9]. Ein Fall wurde beschrieben, bei dem es nur mit Ampicillin eine isolierte späte Hauttest-Reaktion nach 2 Stunden gab [10].

Ergebnisse von Hauttests

Patienten, die nach einem negativ verlaufenen Hauttest (mit Benzylpenicilloyl-Polylysin und mit einer Mischung der Nebendeterminanten) mit Penizillin behandelt werden, entwickeln nur sehr selten IgE-vermittelte Reaktionen. Diese sind zudem fast immer geringfügig und selbstlimitiert [2]. Ein Prozent der Patienten mit der Anamnese einer Penizillinallergie und einem negativen Hauttest entwickeln rasch eine urtikarielle Reaktion, 3 % zeigen andere leichte Reaktionen. Eine Anaphylaxie durch Penizillin wurde bei Hauttest-negativen Patienten nicht beobachtet [2]. Daher bedeuten negative Ergebnisse bei korrekt durchgeführten Hauttests, daß das Risiko lebensbedrohlicher Nebenwirkungen sehr geringfügig ist und alle Beta-Laktam-Antibiotika gefahrlos gegeben werden können. Im Gegensatz dazu liegt das Risiko einer akuten allergischen Reaktion einschließlich einer Atemwegsobstruktion oder eines Blutdruckabfalls bei Patienten mit einer positiven Anamnese und einem positiven Hauttest bei 50 bis 70 %; das Risiko bei einem Patienten mit negativer Anamnese, aber positivem Hauttest liegt bei etwa 10 % [2,6,11].

Grenzen der Hauttests

Intrakutantests sind im allgemeinen sicher, es gibt nur wenig Nebenwirkungen; sie scheinen in der Regel auch nicht zu einer Sensibilisierung zu führen [3,6]. Es besteht aber trotzdem ein, wenn auch sehr geringes Risiko für einen tödlichen Ausgang eines Hauttests [12]. Ein bedeutendes Problem bei der Hauttestung ist, daß durch den alleinigen Gebrauch der Hauptdeterminante Penicilloyl-Polylysin etwa 10 bis 25 % aller positiven Patienten nicht erfaßt werden. Auch nach Zugabe von Benzyl-Penizillin G als einziger Nebendeterminante entgehen noch 5 bis 10 % der positiven Patienten der richtigen Diagnose [5,13,14]. Dies ist von Bedeutung, da man annimmt, daß Patienten mit Reaktivität gegenüber den Nebendeterminanten ein höheres Risiko für die Entwicklung einer Anaphylaxie haben [6,15]. Darüber hinaus steht eine Mischung der Nebendeterminanten nicht kommerziell zur Verfügung, da sie nicht haltbar ist [16]. Umfassende Hauttests sind daher nur in spezialisierten Zentren praktikabel. Außerdem wurde berichtet, daß Hauttests sowohl falsch positive wie auch falsch negative Reaktionen zeigen können [17,18]. Daher wurde argumentiert, daß ein positives oder negatives Ergebnis bei einem einzelnen Patienten nicht für eine Voraussage einer etwaigen Reaktion verwendet werden kann. Eine Arbeitsgruppe schlug vor, daß zweifelhafte Ergebnisse beim Hauttest eine Indikation für eine weitere Untersuchung in Form einer oralen Provokation darstellen sollten [6].

Eine weitere Schwierigkeit besteht darin, daß Hauttests keine Aussagekraft bei nicht IgE-vermittelten Reaktionen wie Serumkrankheit, hämolytischer Anämie, Arzneimittelfieber, interstitieller Nephritis, Kontaktdermatitis, makulopapulösen Exanthemen oder exfoliativer Dermatitis haben. Beschleunigte oder spät auftretende IgE-vermittelte Reaktionen können trotz eines vor der Behandlung negativen Hauttests auftreten [2,6]. Hauttests sind bei der Anamnese einer exfoliativen Dermatitis oder eines Stevens-Johnson-Syndroms kontraindiziert. In der Routinepraxis werden daher die Hauttests bei der Penizillinallergie als nur begrenzt nützlich eingestuft [19].

1 Wendel GD, Stark BJ, Jamison RB, *et al*. Penicillin allergy and desensitization in serious infections during pregnancy. *N Engl J Med* 1985; **312**: 1229−32.

2 Weiss ME, Adkinson NF. Immediate hypersensitivity reactions to penicillin and related antibiotics. *Clin Allergy* 1988; **18**: 515−40.

3 Mendelson LM, Ressler C, Rosen JP, Selcow JE. Routine elective penicillin allergy testing in children and adolescents: study of sensitization. *J Allergy Clin Immunol* 1984; **73**: 76−81.

4 Solley GO, Gleich GJ, VanDellen RG. Penicillin allergy: clinical experience with a battery of skin-test reagents. *J Allergy Clin Immunol* 1982; **69**: 238−44.

5 Sullivan TJ, Wedner HJ, Shatz GS, *et al*. Skin testing to detect penicillin allergy. *J Allergy Clin Immunol* 1981; **68**: 171−80.

6 Weber EA, Knight A. Testing for allergy to antibiotics. *Semin Dermatol* 1989; **8**: 204−12.

7 Adkinson NF Jr. Tests for immunoglobulin drug reactions. In Rose NF, Friedman H (eds) *Manual of Clinical Immunology*. American Society for Microbiology, Washington DC, 1986, pp 692−7.

8 Aihara M, Ikezawa Z. Evaluation of the skin test reactions in patients with delayed type rash induced by penicillins and cephalosporins. *J Dermatol (Tokyo)* 1987; **14**: 440−8.

9 Walley T, Coleman J. Allergy to penicillin. *Br Med J* 1991; **302**: 1462−3.

10 Dolovich J, Ruhno MB, Sauder MD, *et al*. Isolated late cutaneous skin test response to ampicillin: a distinct entity. *J Allergy Clin Immunol* 1988; **82**: 672−9.

11 Green GR, Rosenblum AH, Sweet LC. Evaluation of penicillin hypersensitivity: value of clinical history and skin testing with penicilloyl-polylysine and penicillin G: a cooperative prospective study of the penicillin study group of the American Academy of Allergy. *J Allergy Clin Immunol* 1977; **60**: 339−45.

12 Dogliotti M. An instance of fatal reaction to the penicillin scratch test. *Dermatologica* 1968; **136**: 489−96.

13 Gorevic PD, Levine BB. Desensitization of anaphylactic hypersensitivity specific for the penicilloate minor determinant of penicillin and carbenicillin. *J Allergy Clin Immunol* 1981; **68**: 267–72.

14 Sogn DD. Penicillin allergy. *J Allergy Clin Immunol* 1984; **74**: 589–93.

15 Adkinson NF Jr. Risk factors for drug allergy. *J Allergy Clin Immunol* 1984; **74**: 567–72.

16 Saxon A, Bell GN, Rohr AS, Adelman DC. Immediate hypersensitivity reactions to beta-lactam antibiotics. *Ann Intern Med* 1987; **107**: 204–15.

17 Ewan P. Allergy to penicillin. *Br Med J* 1991; **302**: 1462.

18 Ewan PW, Ackroyd JF. Allergic reactions to drugs. In Wright DJM (ed.) *Immunology of Sexually Transmitted Diseases.* Kluwer Academic, The Hague, 1988, pp 237–60.

19 Assem E-SK. Tests for detecting drug allergy. In Davies DM (ed.) *Textbook of Adverse Drug Reactions*, 3rd edn. Oxford University Press, Oxford, 1985, pp 634–49.

Medikamente für die Allgemeinanästhesie

Intrakutan- [1–3] oder Pricktests [4,5] können bei der Identifikation von Medikamenten, die für Nebenwirkungen während einer Allgemeinanästhesie verantwortlich waren, helfen. In einer neueren Untersuchungsreihe zeigte kein Patient bei nachfolgenden Allgemeinanästhesien eine Anaphylaxie, wenn die Medikamente, die positive Reaktionen im Hauttest ausgelöst hatten (Thiobarbiturate, Muskelrelaxanzien oder Beta-Laktam-Antibiotika), vermieden wurden und eine Vorbehandlung mit Prednison und Diphenhydramin durchgeführt wurde [6].

1 Fisher MMcD. Intradermal testing in the diagnosis of acute anaphylaxis during anaesthesia — results of five years experience. *Anaesth Intensive Care* 1979; **7**: 58–61.

2 Fisher MMcD. The diagnosis of acute anaphylactoid reactions to neuromuscular blocking agents: a commonly undiagnosed condition. *Anaesth Intensive Care* 1981; **9**: 235–41.

3 Galletly DC, Treuren BC. Anaphylactoid reactions during anaesthesia. Seven years' experience of intradermal testing. *Anaesthesia* 1985; **40**: 329–33.

4 Leynadier F, Sansarricq M, Didier JM, Dry J. Prick tests in the diagnosis of anaphylaxis to general anaesthetics. *Br J Anaesth* 1987; **59**: 683–9.

5 Moneret-Vautrin DA, Laxenaire MC. Anaphylaxis to muscle relaxants: predictive tests. *Anaesthesia* 1990; **45**: 246–7.

6 Moscicki RA, Sockin SM, Corsello BF, *et al.* Anaphylaxis during induction of general anesthesia: Subsequent evaluation and management. *J Allergy Clin Immunol* 1990; **86**: 325–32.

Lokalanästhetika

Der Verzicht auf Lokalanästhetika aufgrund von vagen oder zweifelhaften anamnestischen Angaben über frühere Nebenwirkungen kann zu einer erheblichen Steigerung der Schmerzen und des Risikos für den Patienten führen. Echte allergische Reaktionen machen wahrscheinlich nicht mehr als

1 % der Nebenwirkungen dieser Medikamente aus. Manche, aber nicht die Mehrheit dieser Reaktionen richten sich gegen Konservierungsstoffe, vor allem Parabene. Hauttests und/oder eine Provokation, beginnend mit einer Verdünnung des Lokalanästhetikums, ist eine sichere und effektive Methode zur Identifizierung des Medikaments, das ein Patient mit der Anamnese einer Unverträglichkeit von Lokalanästhetika erhalten kann [1–3]. Patienten mit positiven Epikutantests mit Lokalanästhetika, aber einer negativen Anamnese in bezug auf anaphylaktoide Reaktionen, zeigen nur selten positive Intrakutantests. Das Risiko anaphylaktischer Reaktionen nach Verwendung von Amid-Lokalanästhetika (außer Butanilicain) ist daher bei diesen Patienten gering [3]. Im Gegensatz dazu sind Patienten mit anaphylaktischen Reaktionen durch Lokalanästhetika gewöhnlich im Epikutantest negativ [3]. Hauttests können auch systemische Nebenwirkungen auslösen, besonders mit unverdünnten Medikamenten. Falsch positive Reaktionen kommen vor, falsch negative Ergebnisse wurden bisher nicht beobachtet und die meisten Patienten, die ein Lokalanästhetikum vertragen, sind auch im Hauttest negativ gegen dieses Medikament. Die Wahl eines Medikaments für die Hauttestung bzw. Provokation kann durch die gegenwärtigen Vorstellungen bezüglich der kreuzreagierenden Gruppen der Lokalanästhetika erleichtert werden. So kreuzreagieren z.B. die Benzoesäureester, sowohl diejenigen mit als auch die ohne *p*-Aminobenzoyl-Gruppen, nicht mit Amid-Lokalanästhetika.

1 Schatz M. Skin testing and incremental challenge in the evaluation of adverse reactions of local anesthetics. *J Allergy Clin Immunol* 1984; **74**: 606–16.
2 Fisher MMcD, Graham R. Adverse responses to local anaesthetics. *Anaesth Intensive Care* 1984; **12**: 325–7.
3 Ruzicka T, Gerstmeier M, Przybilla B, Ring J. Allergy to local anesthetics: Comparison of patch test with prick and intradermal test results. *J Am Acad Dermatol* 1987; **16**: 1202–8.

Analgetika und nichtsteroidale Antiphlogistika

Pricktests waren lediglich bei 13 % von 117 Patienten, die in der Anamnese einen Verdacht auf eine anaphylaktoide Reaktion gegen verschiedene Analgetika einschließlich nichtsteroidaler Antiphlogistika aufwiesen, positiv [1].

1 Przybilla B, Ring J, Harle R, Galosi A. Hauttestung mit Schmerzmittelinhaltsstoffen bei Patienten mit anaphylaktoiden Unverträglichkeitsreaktionen auf 'leichte' Analgetika. *Hautarzt* 1985; **36**: 682–7.

Heparin

Provokationstests (Abb. 20.2) können eine hilfreiche diagnostische Maßnahme bei Patienten mit einer kutanen Heparinunverträglichkeit sein [1,2]. Niedermolekulare Heparinanaloga können bei manchen dieser Patienten

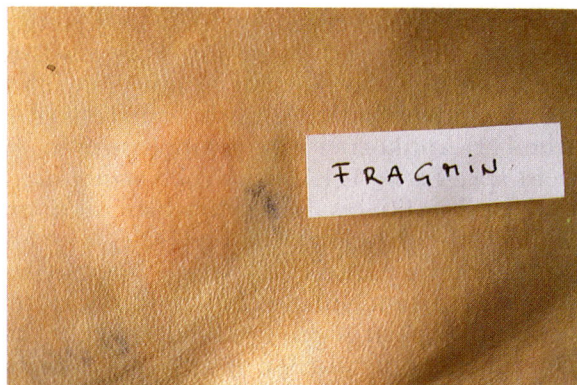

Abb. 20.2. Positiver Intrakutantest mit niedermolekularem Heparin.

zufriedenstellend für Heparin substituiert werden [1], werden aber nicht immer vertragen [2]. Eine Reihe verschiedener niedermolekularer Heparinpräparate sollte durch subkutane Provokationstests überprüft werden, bevor eine Heparintherapie fortgesetzt wird.

1 Zimmermann R, Harenberg J, Weber E, *et al.* Behandlung bei heparininduzierter kutaner Reaktion mit einem niedermolekularen Heparin-Analog. *Dtsch Med Wochenschr* 1984; **109**: 1326−8.

2 Klein GF, Kofler H, Wol H, Fritsch PO. Eczema-like, erythematous, infiltrated plaques: A common side effect of subcutaneous heparin therapy. *J Am Acad Dermatol* 1989; **21**: 703−7.

Hauttestung bei Urtikaria

Hauttests wurden für die Untersuchung der chronisch-rezidivierenden Urtikaria als nützlich beurteilt [1]. Epikutantests mit einer Reihe von Penizillinen waren bei 6,9 % der Patienten, Intrakutantests mit Cilligen und/oder Penizillin G bei 21,5 % der Patienten positiv. Die Vermeidung von Molkereiprodukten, die möglicherweise Penizillin enthalten, bei der Ernährung besserte die Urtikaria bei 50 % der penizillinallergischen Patienten. Die Prävalenz der positiven Intrakutantests mit Penizillin war in dieser Studie bedeutend höher als in anderen Untersuchungsberichten in der Literatur.

1 Boonk WJ, van Ketel WG. Skin testing in chronic urticaria. *Dermatologica* 1981; **163**: 151−9.

20.5 *In-vitro*-Tests

Untersuchungen auf IgE-Antikörper: RAST und ELISA

Der Nachweis medikamentenspezifischer zirkulierender Antikörper beweist keine Allergie. Es ist wichtig, festzuhalten, wann im Verhältnis zum

Auftreten einer Arzneimittelnebenwirkung die Blutabnahme stattfand, da die Antikörperproduktion nur eine gewisse Zeit andauert. Beispielsweise beginnen IgE-Antikörper gegen Penizillin nach 10 bis 30 Tagen zu verschwinden. Radioallergosorbent-Tests (RAST) auf medikamentenspezifische IgE-Antikörper gibt es für Penizillin, Insulin und ACTH. Der RAST weist spezifische IgE-Antikörper gegen die Penicilloyl-Determinante nach und ist bei 60 bis 90 % der Patienten positiv, die im Hauttest gegen Penicilloyl-Polylysin reagieren [1,2]. Da es jedoch keine *In-vitro*-Tests für die Nebendeterminanten gibt, ist die Nachweismethode in der Praxis nur von sehr begrenztem Nutzen [2,3]. Bei einer Untersuchung der Kreuzreaktivität von Antikörpern gegen Penizillin bei 123 Patienten mit der Anamnese einer Penizillinallergie wurden bei 3 Patienten mit Hilfe eines enzyme-linked immunosorbent assays (ELISA) spezifische IgE-Antikörper gegen Amoxicillin, Ampicillin bzw. Flucloxacillin nachgewiesen [4]. Diese Antikörper kreuzreagierten nicht mit anderen Penizillinantigenen und wären bei einer Testung, die lediglich Benzylpenicillin verwendet, übersehen worden. Eine Allergie gegen halbsynthetische Penizilline kann also bei fehlender Allergie gegen Benzylpenicillin vorkommen, negative Untersuchungsergebnisse mit Benzylpenicillin oder Phenoxymethylpenicillin können nicht auf andere Penizilline übertragen werden und der ausschließliche Verlaß auf den Benzylpenicilloyl-RAST zur Entdeckung von Allergien gegen semisynthetische Penizilline kann zu folgenschweren Nebenwirkungen führen [5].

1 Wide L, Juhlin L. Detection of penicillin allergy of the immediate type by radioimmunoassay of reagins (IgE) to penicilloyl conjugates. *Clin Allergy* 1971; 1: 171−7.
2 Weiss ME, Adkinson NF. Immediate hypersensitivity reactions to penicillin and related antibiotics. *Clin Allergy* 1988; **18**: 515−40.
3 Ewan P. Allergy to penicillin. *Br Med J* 1991; **302**: 1462.
4 Christie G, Coleman J, Newby S, *et al.* A survey of the prevalence of penicillin specific IgG, IgM and IgE antibodies detected by ELISA and defined by hapten inhibition in patients with suspected penicillin allergy and in healthy volunteers. *Br J Clin Pharmacol* 1988; **25**: 381−6.
5 Walley T, Coleman J. Allergy to penicillin. *Br Med J* 1991; **302**: 1462−3.

Verschiedene *In-vitro*-Tests

Die Anwendungsmöglichkeiten des Histaminfreisetzungstests [1], des Basophilen-Degranulationstests [2–4], des passiven Hämagglutinationstests [5] und des Lymphozytentransformationstests [6–11] sind äußerst begrenzt. Ein Basophilen-Degranulationstest, bei dem ein Medikament an spezifisches IgE auf der Oberfläche basophiler Leukozyten bindet, verlief mit Penizillin, Erythromycin, Sulfonamiden und Aspirin positiv, aber falsch negative Ergebnisse sind häufig [3,4]. Eine Reihe von Medikamenten hat bei Patienten mit kutanen Arzneimittelnebenwirkungen eine Lymphozytenproliferation, die über die Inkorporation von ^{3}H-Thymidin bestimmt wird, hervorgerufen. Zu diesen Medikamenten gehören Penizillin, Carbamazepin, Phenytoin, Furosemid, Sulfamethoxazol und Hydrochlorothiazid

[7,9–11]. Im allgemeinen wird jedoch, da möglicherweise das für die Reaktion verantwortliche Antigen eher ein Metabolit als das ursprüngliche Medikament selbst ist, nur eine geringfügige Stimulation beobachtet. Die Bedeutung der Testergebnisse ist insgesamt schwer zu beurteilen. Der Leukozyten- und Makrophagen-Migrationshemmtest [12,13] und der Lymphozytentoxizitäts-Assay [14–17] befinden sich im Erprobungsstadium und dienen vorrangig der Forschung. Ein Patient mit einem fixen Arzneimittelexanthem gegen verschiedene Medikamente (Codein, Tetracyclin, Ampicillin, Dimenhydrinat, Penizillin V und Cotrimoxazol), das durch Provokationstests bewiesen war, zeigte einen positiven Makrophagen-Migrationshemmtest (MIF) mit all diesen Medikamenten, reagierte aber sowohl beim Provokationstest als auch beim MIF-Test negativ auf Erythromycin. Es wurde daraus geschlossen, daß der MIF-Test gut mit den Ergebnissen der Provokationstests korrelierte und eine nützliche Methode zur Identifikation auslösender Substanzen sein könnte [18].

1 Perelmutter L, Eisen AH. Studies on histamine release from leukocytes of penicillin-sensitive individuals. *Int Arch Allergy* 1970; **38**: 104–12.

2 Shelley WB. Indirect basophil degranulation test for allergy to penicillin and other drugs. *JAMA* 1963; **184**: 171–8.

3 Sastre Dominguez J, Sastre Castillo A. Human basophil degranulation test in drug allergy. *Allergol Immunopathol* 1986; **14**: 221–8.

4 Harrabi S, Loiseau P, Dehenry J. A technic for human basophil degranulations. *Allerg Immunol (Paris)* 1987; **19**: 287–9.

5 Thiel JA, Mitchell S, Parker CW. The specificity of hemagglutination reactions in human and experimental penicillin hypersensitivity. *J Allergy* 1964; **35**: 399–424.

6 Rocklin RE, David JR. Detection *in vitro* of cellular hypersensitivity to drugs. *J Allergy Clin Immunol* 1971; **48**: 276–82.

7 Gimenez-Camarasa JM, Garcia-Calderon P, de Moragas JM. Lymphocyte transformation test in fixed drug eruption. *N Engl J Med* 1975; **292**: 819–21.

8 Dobozy A, Hunyadi J, Kenderessy AS, Simon N. Lymphocyte transformation test in detection of drug hypersensitivity. *Clin Exp Dermatol* 1981; **6**: 367–72.

9 Sarkany I. Role of lymphocyte transformation in drug allergy. *Int J Dermatol* 1981; **8**: 544–5.

10 Roujeau JC, Albengres E, Moritz S, et al. Lymphocyte transformation test in drug-induced toxic epidermal necrolysis. *Int Arch Allergy Appl Immunol* 1985; **78**: 22–4.

11 Zakrzewska JM, Ivanyi L. *In vitro* lymphocyte proliferation by carbamazepine, carbamazepine-10,11-epoxide, and oxcarbazepine in the diagnosis of drug-induced hypersensitivity. *J Allergy Clin Immunol* 1988; **82**: 1826–32.

12 David JR, al-Askari S, Lawrence HS, Thomal L. Delayed hypersensitivity *in vitro*. I. The specificity of inhibition of cell migration by antigens. *J Immunol* 1964; **93**: 264–73.

13 Halevy S, Grunwald MH, Sandbank M, et al. Macrophage migration inhibition factor (MIF) in drug eruption. *Arch Dermatol* 1990; **126**: 48–51.

14 Shear N, Spielberg S, Grant D, et al. Differences in metabolism of sulfonamides predisposing to idiosyncratic toxicity. *Ann Intern Med* 1986; **105**: 179–84.

15 Shear N, Spielberg S. Anticonvulsant hypersensitivity syndrome. *In vitro* assessment of risk. *J Clin Invest* 1989; **82**: 1826–32.

16 Rieder MJ, Uetrecht J, Shear NH, et al. Diagnosis of sulfonamide hypersensitivity reactions by *in vitro* 'rechallenge' with hydroxylamine metabolites. *Ann Intern Med* 1989; **110**: 286–9.

17 Shear NH. Diagnosing cutaneous adverse reactions to drugs. *Arch Dermatol* 1990; **126**: 94−7.

18 Kivity S. Fixed drug eruption to multiple drugs: clinical and laboratory investigation. *Int J Dermatol* 1991; **30**: 149−51.

20.6 Provokationstests

Ein Verdacht auf eine Medikamentenunverträglichkeit kann zuverlässig geklärt werden, indem nach einer Erholungszeit die Reaktion auf eine Testdosis untersucht wird. Es gab jedoch tödlich verlaufende Reaktionen nach Gabe von Testdosen, beispielsweise durch Penizillin und Chinin; Provokationstests sollten daher nur in Ausnahmefällen durchgeführt werden [1–6]. Die Anamnese eines Stevens-Johnson-Syndroms oder einer toxischen epidermalen Nekrolyse stellt eine absolute Kontraindikation für Provokationstests dar und auch im Zusammenhang mit anaphylaktischen Reaktionen, Blutdyskrasien oder Lupus-erythematodes-artigen Nebenwirkungen sind Reexpositionen nur selten empfehlenswert. Provokationstests können fehlinterpretiert werden [6], da zum einen eine sehr kleine Testdosis gegebenenfalls eine Reaktion, die von einer therapeutischen Dosis verursacht würde, nicht auslöst, zum anderen aber sowohl falsch positive als auch, in der Refraktärzeit nach einer Reaktion, falsch negative Ergebnisse vorkommen können [7].

Bei Patienten mit Arzneimittelreaktionen wie einem fixen Arzneimittelexanthem, die nicht potentiell tödlich sind, können Provokationstests hilfreich sein [5]. Die lokale Provokation in Form eines Epikutantests an einer vordem betroffenen Stelle kann bei einem Großteil solcher Fälle eine positive Reaktion auslösen [8]. Orale Provokationstests mit Tartrazin und anderen Lebensmittelzusätzen wie z.B. Natriumbenzoat wurden für die Abklärung der chronischen Urtikaria oder von Lebensmittelunverträglichkeiten befürwortet [9–12]. Verfahrensweisen zur Untersuchung von unerwünschten Reaktionen gegen Lebensmittel und Lebensmittelzusätze wurden veröffentlicht [13].

1 Kauppinen K. Cutaneous reactions to drugs. With special reference to severe mucocutaneous bullous eruptions and sulphonamides. *Acta Derm Venereol (Stockh)* 1972; **52** (Suppl 68): 1−89.

2 Kauppinen K. Rational performance of drug challenge in cutaneous hypersensitivity. *Semin Dermatol* 1983; **2**: 117−230.

3 Kauppinen K, Stubb S. Drug eruptions. Causative agents and clinical types. *Acta Derm Venereol (Stockh)* 1984; **64**: 320−4.

4 Girard M. Conclusiveness of rechallenge in the interpretation of adverse drug reactions. *Br J Clin Pharmacol* 1987; **23**: 73−9.

5 Kauppinen K, Alanko K. Oral provocation: uses. *Semin Dermatol* 1989; **8**: 187−91.

6 Girard M. Oral provocation: limitations *Semin Dermatol* 1989; **8**: 192−5.

7 Stevenson DD, Simon RA, Mathison DA. Aspirin-sensitive asthma: tolerance to aspirin after positive oral aspirin challenges. *J Allergy Clin Immunol* 1980; **66**: 82−8.

8 Alanko K, Stubb S, Reitamo S. Topical provocation of fixed drug eruption. *Br J Dermatol* 1987; **116**: 561−7.

9 Warin RP, Smith RJ. Challenge test battery in chronic urticaria. *Br J Dermatol* 1976; **94**: 401−6.

10 Supramaniam G, Warner JO. Artificial food additives intolerance in patients with angioedema and urticaria. *Lancet* 1986; **ii**: 907−9.

11 Wilson N, Scott A. A double blind assessment of additive intolerance in children using a 12 day challenge period at home. *Clin Exp Allergy* 1989; **19**: 267−72.

12 Michils A, Vandermoten G, Duchateau J, Yernault J-C. Anaphylaxis with sodium benzoate. *Lancet* 1991; **337**: 1424−5.

13 Metcalfe DD, Sampson HA (eds) Workshop on experimental methodology for clinical studies of adverse reactions to foods and food additives. *J Allergy Clin Immunol* 1990; **86** (Suppl): 421−42.

21. Behandlung
von kutanen Arzneimittelnebenwirkungen

21.1 Allgemeine Überlegungen

Es ist bekannt, daß „Vorbeugen besser als Heilen ist" [1,2]. Medikamente, bei deren Gabe bereits Nebenwirkungen aufgetreten waren, sollten vermieden werden. Patienten sollten über mögliche Überempfindlichkeitsreaktionen befragt und ärztliche Unterlagen auf Vermerke über Allergien überprüft werden. Bei Verdacht auf eine Penizillinallergie sollte ein anderes Antibiotikum, vorzugsweise eines ohne Beta-Laktam-Struktur wie z.B. Erythromycin, substituiert werden. In diesem Fall sollte auch Griseofulvin gemieden werden, da es eine 5- bis 10 %ige Kreuzreaktivität, die auf einem nichtstrukturellen Mechanismus beruht, aufweist [2]. Das Fehlen einer positiven Anamnese schließt aber, gerade im Fall der Penizillinüberempfindlichkeit, das Auftreten einer allergischen Reaktion nicht aus [3]. Wenn es notwendig ist, einem Patienten ein Medikament zu verabreichen, der gegen andere Substanzen derselben Gruppe (wie z.B. Röntgenkontrastmittel oder Narkosemedikamente) bereits einmal reagiert hat, sollten, wenn möglich, vorher Hauttestungen durchgeführt werden, um sichere Alternativtherapeutika zu identifizieren. Außerdem sollte eine Prämedikation mit Kortikosteroiden und Antihistaminika mit oder ohne Adrenalin durchgeführt werden, um die Möglichkeit des Auftretens einer anaphylaktischen Reaktion zu reduzieren. In einer Situation, in der es keine akzeptable Alternative zu einem lebensnotwendigen Medikament gibt, sollte eine Schnelldesensibilisierung in Betracht gezogen werden.

Das Vorgehen bei der Behandlung einer angenommenen Arzneimittelnebenwirkung hängt natürlich von der Ausprägung der Reaktion ab. Bei vielen nur geringfügig ausgeprägten Episoden von kutanen Medikamentennebenwirkungen ist es lediglich erforderlich, das wahrscheinlich verantwortliche Medikament abzusetzen und, wenn nötig, eine symptomatische Therapie mit indifferenten Externa, schwachen bis mäßig starken, lokal angewandten Kortikosteroiden und systemisch mit Antihistaminika durchzuführen. Wenn ein Patient viele Medikamente erhält, sollten alle bis auf die unbedingt notwendigen Präparate abgesetzt werden, und man sollte auch in Betracht ziehen, die verbliebenen Arzneimittel durch nicht kreuzreagierende alternative Medikamente zu ersetzen. Ein Hauptziel dieses Buches soll sein, dem Leser Informationen zu bieten, die ihm ein Urteil darüber erlauben, welches Medikament oder welche Medikamente mit höchster

Wahrscheinlichkeit für ein bestimmtes Reaktionsbild verantwortlich sind. Eine systemische Behandlung mit Kortikosteroiden kann bei ausgeprägtem Erythema-exsudativum-multiforme/Stevens-Johnson-Syndrom, lichenoiden Reaktionen, medikamentös induzierter Vaskulitis oder Serumkrankheit erforderlich sein. Wir werden hier nur die Behandlung der schwersten kutanen Arzneimittelnebenwirkungen besprechen. In Bezug auf detaillierte Behandlungsmethoden von Arzneimittelreaktionen, die idiopathischen Krankheiten gleichen können, wird der Leser auf dermatologische Standardwerke verwiesen [4–6].

1 Sheffer AL, Pennoyer MD. Management of adverse drug reactions. *J Allergy Clin Immunol* 1984; **74**: 580–8.

2 Fellner MJ, Ledesma GN. Current comments on cutaneous allergy. Management of antibiotic allergies. *Int J Dermatol* 1991; **30**: 184–5.

3 Weber EA, Knight A. Testing for allergy to antibiotics. *Semin Dermatol* 1989; **8**: 204–12.

4 Braun-Falco O, Plewig G, Wolff HH, Winkelmann RK. *Dermatology*. Springer-Verlag, Berlin, 1991.

5 Champion RH, Burton JL, Ebling FJG (eds) *Textbook of Dermatology*, 5th edn. Blackwell Scientific Publications, Oxford, 1991.

6 Fitzpatrick TB, Eisen AZ, Wolff K, *et al. Dermatology in General Medicine*, 4th edn. McGraw-Hill Book Company, New York, 1992.

21.2 Anaphylaxie

Die Therapie der akuten Urtikaria und Anaphylaxie wurde in Übersichtsarbeiten abgehandelt [1–7]. Bei der Behandlung von Patienten, aus deren Krankengeschichte eine schwere Überempfindlichkeitsreaktion bekannt ist, sollten eine Krankenliege, Sauerstoff und die gesamte, für eine Wiederbelebung notwendige Ausrüstung (einschließlich Tuben und Intubationsbestecke, Infusionslösungen, Herzmedikamente und Überwachungsgeräte) zur sofortigen Verfügung stehen. Notfallmedikamente sollten schon aufgezogen bereitliegen [4]. Die im folgenden angegebenen Medikamentendosierungen beziehen sich jeweils auf die Therapie bei Erwachsenen.

Bei einer anaphylaktischen Sofortreaktion sollte die Medikamentenzufuhr, so möglich, sofort gestoppt und der Patient flach hingelegt werden. Eine intramuskuläre Injektion von 0,5 bis 1 ml einer 1:1000 Adrenalinlösung sollte in dem Bereich gespritzt werden, in dem das auslösende Medikament zugeführt wurde. Die Atemwege sollten auf eine mögliche Verlegung überprüft werden und Sauerstoff sollte zugeführt werden. 10 bis 20 mg Chlorpheniraminmaleat, verdünnt bis zu 5 ml, sollten während 1 Minute langsam i.v. gespritzt werden. Diese Therapie kann mit 4 mg p.o. alle 6 Stunden fortgeführt werden. Alternativ können 25 bis 50 mg Hydroxyzin oder Diphenhydramin (oder auch andere Antihistaminika) i. m. oder oral alle 6 Stunden verabreicht werden. Manche Autoren ziehen eine Kombination von H_1- und H_2-Blockern für die Prävention und Therapie anaphylaktischer und anaphylaktoider Reaktionen vor [3]. Cimetidin i.v. (300 mg 6stündlich) wurde für die Behandlung von Anaphylaxien vorgeschlagen, die auf die Standardtherapie nicht ansprechen [8,9].

Eine intravenöse Infusion einer 0,9 %igen Kochsalzlösung oder 5 %igen Glukoselösung sollte angelegt, Blutdruck und Puls überwacht werden. 250 mg Hydrocortison sollten sofort i.v. injiziert werden (im Notfall sollte der Natriumphosphat- gegenüber der Natriumsuccinat-Form der Vorzug gegeben werden, da ersteres bereits gelöst vorliegt). Diese Therapie kann mit 100 mg Hydrocortison alle 6 Stunden i.v. oder 40 mg oralem Prednisolon täglich über 3 Tage fortgeführt werden.

Wenn sich ein Bronchospasmus entwickelt, sollten 250 mg Aminophyllin innerhalb von 5 Minuten i.v. gegeben, danach 250 mg in 500 ml 0,9 %iger Kochsalzlösung über 6 Stunden infundiert werden. Alternativ kann man Terbutalin, Salbutamol oder Metaproterenol (0,3 ml einer 0,5 %igen Lösung in 2,5 ml Kochsalzlösung) in der Form eines Dosier-Aerosols anwenden. Eine endotracheale Intubation kann notwendig werden, wenn ein Larynx- oder Glottisödem mit zunehmendem Stridor persistiert. Bei Blutdruckabfall können Plasma oder Plasmaexpander infundiert werden, wenn nötig unter Überwachung des zentralen Venendrucks, da bis zu 25 % des Plasmavolumens in den Extravasalraum austreten können. Glukagon (1 mg in 1 Liter einer wässrigen Dextrose-Lösung, Verabreichungsgeschwindigkeit 5–15 ml/Minute) kann bei einer refraktären Hypotonie bei Patienten, die Betablocker einnehmen, Erfolg bringen. Eine Myokarddepression mit Lungenödem kann als seltene Komplikation einer Anaphylaxie auftreten [10,11]. In diesem Fall sind ein schneller Flüssigkeitsersatz mit Kolloidlösungen, die Gabe von inotropen Medikamente wie Dobutamin (5 bis 20 Mikrogramm/kg/Minute), Dopamin (2 bis 20 Mikrogramm/kg/Minute) oder Amrinon und eventuell die Unterstützung durch eine intraaortale Ballonpumpe auf der Intensivstation notwendig [11].

1 Sheffer AL, Pennoyer MD. Management of adverse drug reactions. *J Allergy Clin Immunol* 1984; **74**: 580–8.

2 Sussman GL, Dolovich J. Prevention of anaphylaxis. *Semin Dermatol* 1989; **8**: 158–65.

3 Lieberman P. The use of antihistamines in the prevention and treatment of anaphylaxis and anaphylactoid reactions. *J Allergy Clin Immunol* 1990; **86**: 684–6.

4 Brueton MJ, Lortan JE, Morgan DJR, Sutters CA. Management of anaphylaxis. *Hosp Update* 1991; **17**: 386–98.

5 Bochner BS, Lichtenstein LM. Anaphylaxis. *N Engl J Med* 1991; **324**: 1785–90.

6 Soter NA. Acute and chronic urticaria and angioedema. *J Am Acad Dermatol* 1991; **25**: 146–54.

7 Soter NA. Treatment of urticaria and angioedema: low-sedating H_1-type antihistamines. *J Am Acad Dermatol* 1991; **24**: 1084–7.

8 Mayumi H, Kimura S, Asano M, *et al.* Intravenous cimetidine as an effective treatment for systemic anaphylaxis and acute skin reactions. *Ann Allergy* 1987; **58**: 447.

9 Yarbrough JA, Moffitt JE, Brown DA, Stafford CT. Cimetidine in the treatment of refractory anaphylaxis. *Ann Allergy* 1989; **63**: 235–8.

10 Raper RF, Fisher MMcD. Profound reversible myocardial depression after anaphylaxis. *Lancet* 1988; **i**: 386–8.

11 Otero E, Onufer JR, Reiss CK, Korenblat PE. Anaphylaxis-induced myocardial depression treated with amrinon. *Lancet* 1991; **337**: 682–3.

21.3 Exfoliative Dermatitis/Erythrodermie

Zu den möglichen Komplikationen dieser schweren Arzneimittelnebenwirkung gehören Hypothermie, Flüssigkeits- und Elektrolytverluste, Infektionen, Herzversagen, stressinduzierte gastrointestinale Ulzerationen und Blutungen, Malabsorption und Venenthrombose aufgrund erzwungener Bettruhe und behinderter Durchblutung [1]. Es können besonders bei älteren Patienten Todesfälle infolge von Infektionen oder eines Herzversagens aufgrund der gesteigerten Hautdurchblutung auftreten; daher sollten Vorkehrungen zur Verhinderung dieser Komplikationen getroffen werden [2,3]. Eine Digitalisierung und der Einsatz von Diuretika kann indiziert sein, vasodilatorisch wirkende Medikamente sollten gemieden werden. Eine Hypoalbuminämie kann einen intravenösen Humanalbuminersatz erfordern. Eine Störung der zentralen Temperaturregulation tritt häufig auf und, wenn nötig, sollten bei fiebernden Patienten Antipyretika gegeben werden, um die Herzleistung zu vermindern [4]. Eine Hypothermie kann übersehen werden, wenn nicht ein Thermometer benutzt wird, das auch den unteren Temperaturbereich erfaßt. Die Patienten sollten in einer optimalen Umgebungstemperatur liegen, da sie poikilotherm sind und sich daher der Umgebungstemperatur anpassen [2]. Eine Therapie mit potenten, lokal oder, häufiger, systemisch angewandten Kortikosteroiden sollte unverzüglich begonnen werden [4], eine Anfangsdosis von 60 mg Methylprednisolon pro Tag ist angebracht [2].

1 Irvine C. 'Skin failure' — a real entity: discussion paper. *J R Soc Med* 1991; **84**: 412−13.
2 Marks J. Erythroderma and its management. *Clin Exp Dermatol* 1982; **7**: 415−22.
3 Sage T, Faure M. Conduite a tenir devant les érythrodermies de l'adulte. *Ann Dermatol Vénéréol (Paris)* 1989; **116**: 747−52.
4 Roujeau JC, Revuz J. Intensive care in dermatology. In Champion RH, Pye RJ (eds) *Recent Advances in Dermatology*. Churchill Livingstone, Edinburgh, 1990, Vol 8, pp 85−99.

21.4 Toxische epidermale Nekrolyse

Die Behandlung der toxischen epidermalen Nekrolyse wurde ausführlich abgehandelt [1–6]. Diese potentiell tödlich verlaufende Erkrankung erfordert eine Intensivtherapie [6] mit sorgfältiger Überwachung und Korrektur der Flüssigkeits- und Elektrolytverluste (Abb. 21.1, 21.2 und 21.3), einer Begrenzung von Infektionen, angemessener Ernährung (Abb. 21.1) sowie der Aufrechterhaltung der Körpertemperatur (Abb. 21.2).

Von manchen Autoren wird, wenn möglich, die Verlegung auf eine Verbrennungsstation befürwortet [7,8], jedoch stellen andere die Notwendigkeit dafür in Frage [9]. Die Patienten können in einem Air-flow-Bett gelagert werden; es muß aber dabei Sorge getragen werden, daß eine Dehydrierung infolge des dauernden warmen Luftstroms über die denu-

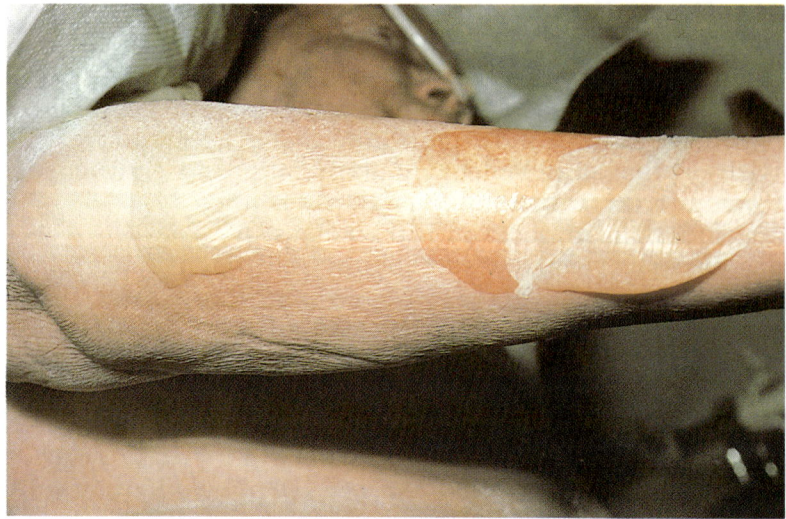

Abb. 21.1. Patient mit einer toxischen epidermalen Nekrolyse mit massivem Flüssigkeitsverlust aus großen Blasen; die Ernährung erfolgt über eine Magensonde.

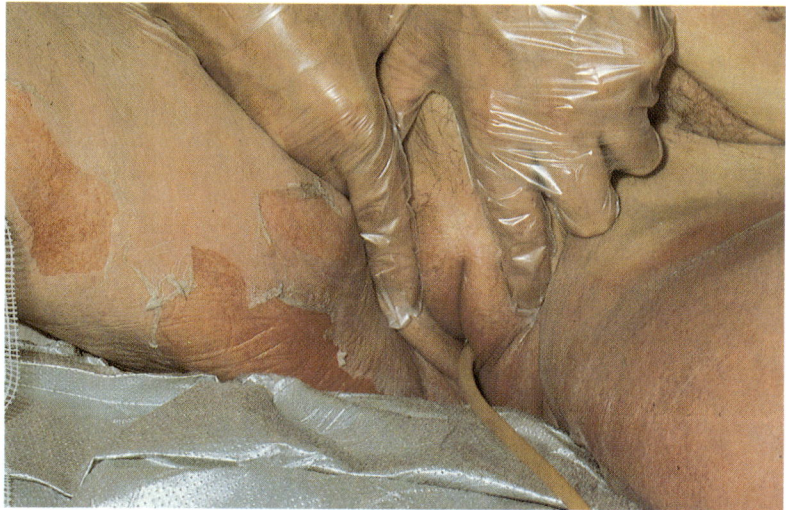

Abb. 21.2. Patient mit einer toxischen epidermalen Nekrolyse: Katheterisierung zur Erleichterung der Flüssigkeitsbilanzierung und Lagerung auf einer Aluminiumfolie zur Erhaltung der Körpertemperatur.

dierte Haut vermieden wird. Im Fall einer Neutropenie sollte die Pflege unter sterilen Bedingungen durchgeführt werden. Zur Infektionskontrolle ist die häufige Abnahme von Kulturen von mukokutanen Erosionen, Spitzen von Harnwegs- und zentralen Venenkathetern und von Blutkulturen erforderlich. Als Lokaltherapie wurde eine 0,5 %ige Silbernitratlösung, die mit Gaze aufgetragen wird, und 10 %iges Chlorhexidingluconat [10]

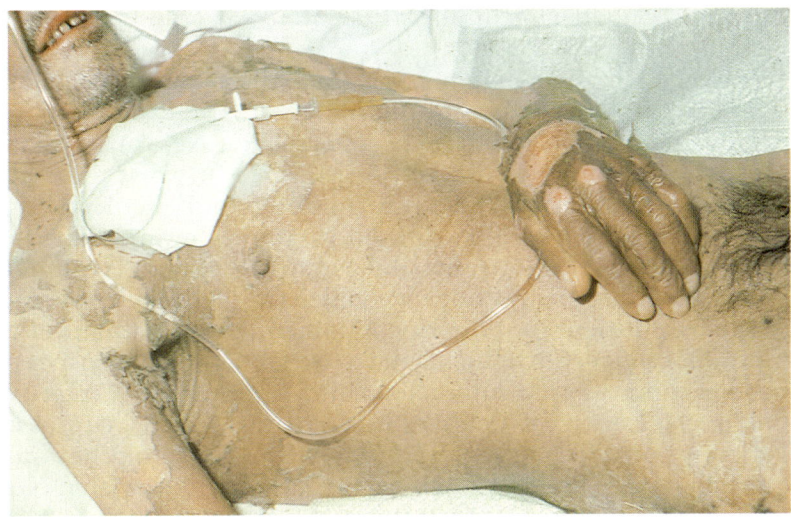

Abb. 21.3. Patient mit toxischer epidermaler Nekrolyse (Trimethoprim-Sulfamethoxazol) in Rück-bildung; Infusionen erfolgen über einen zentralen Venenkatheter.

sowie die Durchführung einer Reinigung mit Kochsalz mit anschließendem Auftragen einer Polymyxin/Bacitracin-Salbe oder von 2 %igem Mupirocin empfohlen [9]. Silbersulfadiazin oder Mafenidacetat sollten nicht verwendet werden, da sie möglicherweise die Epithelisierung verzögern, eine Neutro-penie induzieren und die toxische epidermale Nekrolyse verschlechtern können [4,11]. Der routinemäßige prophylaktische Einsatz von systemi-schen Breitspektrum-Antibiotika ist umstritten. Einerseits kann er zur Bildung resistenter Bakterienstämme führen oder eine Candida-Infektion begünstigen, andererseits aber kann der Beginn einer Therapie nach Abwarten positiver Blutkulturen zu spät kommen, um einen tödlichen septischen Schock zu vermeiden [4]. Dennoch befürworten mehrere Autoren die systemische Antibiotikatherapie nur beim Verdacht oder Nachweis einer Infektion [8,11].

Die mechanische Entfernung der nekrotischen Epidermis ist indiziert. Manche Autoren verwenden nur Paraffingaze- oder Hydrogelverbände [4], andere wiederum biologische Verbandmaterialien wie Schweinehaut-Xeno-transplantate, kutane Allografts sowie auf Amniongewebe oder Kollagen basierende Hautersatzstoffe [7,11].

Häufige augenärztliche Konsiliaruntersuchungen sind notwendig. Antisep-tische oder antibiotische Augentropfen werden 2stündlich benötigt und Synechien sollten mit einem stumpfen Instrument gelöst werden [6]. Die Überwachung der Ernährungs-, Flüssigkeits- und Elektrolytbalance mit Durchführung notwendiger Korrekturen ist lebensnotwendig. Die Pati-enten können mehr als 5 Liter Flüssigkeit in den ersten 24 Stunden benötigen, besonders beim Einsatz eines Air-flow-Betts. Eine sorgfältige Mundpflege unterstützt eine frühe Rückkehr zur normalen Nahrungsauf-nahme. Eine hyperbare Sauerstofftherapie wurde ebenfalls empfohlen [12].

Bei manchen, aber nicht allen Patienten war eine Plasmapherese hilfreich [5,13].

Die leidige Frage, ob man bei der Behandlung des medikamentös induzierten Erythema-exsudativum-multiforme bzw. des Stevens-Johnson-Syndroms und/oder der toxischen epidermalen Nekrolyse Steroide einsetzen sollte, bleibt umstritten [2,4,11,14]. Die Befürworter der Steroidtherapie meinen, daß durch sie die Entzündung und die Keratinozytennekrose gehemmt werden könnte, obwohl es keine Beweise hierfür gibt. Andere lehnen die hochdosierte Steroidtherapie mit dem Argument ab, daß sie Infektionen begünstigt oder verschleiert, die Heilung verzögert, gastrointestinale Blutungen auslöst, den Krankenhausaufenthalt verlängert und die Mortalität steigert. Unglücklicherweise gibt es keine prospektiven randomisierten kontrollierten klinischen Studien, um diese Frage zu klären. Eine unkontrollierte retrospektive Studie einer Arbeitsgruppe zeigte bei den Patienten unter einer hochdosierten Kortikosteroidtherapie eine höhere Mortalität [1]. Die Mortalität der toxischen epidermalen Nekrolyse fiel in einer amerikanischen Verbrennungsstation von 66 % auf 33 %, nachdem die Kortikosteroidtherapie nicht mehr eingesetzt wurde [10]. Eine Studie aus Deutschland berichtete, daß eine toxische epidermale Nekrolyse bei Patienten auftrat, die wegen neurochirurgischer Komplikationen bereits hochdosiert Kortikosteroide erhielten; dies weist darauf hin, daß die systemischen Steroide die Entwicklung dieser Erkrankung nicht verhindern können [15]. Die Mehrheit der Arbeiten in der Literatur unterstützt die Ansicht, daß Steroide nicht eingesetzt werden sollten [3,5,6,9–11]. Bei einem Patienten mit einer toxischen epidermalen Nekrolyse nach Phenytoin, die auf Prednison und hochdosierte Methylprednisolontherapie nicht ansprach, wurde durch Cyclosporin A innerhalb von 24 bis 48 Stunden eine Besserung und Stabilisierung erreicht [16].

Ein höheres Lebensalter, ausgedehnte Hautläsionen, Neutropenie, eine hochdosierte Kortikosteroidtherapie und erhöhte Blutharnstoffwerte sollen Berichten zufolge im Zusammenhang mit einer schlechten Prognose stehen [17,18]. Andere haben den Wert der Granulozytopenie als Hinweis auf eine schlechte Prognose angezweifelt und meinen, daß ein Abfall der Lymphozytenzahlen für die ausgeprägte toxische epidermale Nekrolyse bedeutend typischer sei [19,20].

1 Garabiol B, Touraine R. Syndrome de Lyell de l'adulte: éléments de pronostic et déductions thérapeutiques. Etude de 27 cas. *Ann Méd Int (Paris)* 1976; **127**: 670–2.

2 Parsons JM. Management of toxic epidermal necrolysis. *Cutis* 1985; **36**: 305–11.

3 Ruiz-Maldonado R. Acute disseminated epidermal necrosis types 1, 2 and 3: study of sixty cases. *J Am Acad Dermatol* 1985; **13**: 623–35.

4 Revuz J, Roujeau J-C, Guillaume J-C, et al. Treatment of toxic epidermal necrolysis. Créteil's experience. *Arch Dermatol* 1987; **123**: 1156–8.

5 Roujeau J-C, Chosidow O, Saiag P, Guillaume J-C. Toxic epidermal necrolysis (Lyell syndrome). *J Am Acad Dermatol* 1990; **23**: 1039–58.

6 Roujeau JC, Revuz J. Intensive care in dermatology. In Champion RH, Pye RJ (eds). *Recent Advances in Dermatology*. Churchill Livingstone, Edinburgh, 1990, Vol 8, pp 85–99.

7 Pruitt BA. Burn treatment of the unburned. *JAMA* 1987; **257**: 2207−8.

8 Halebian PH, Shires GT. Burn unit treatment of acute, severe exfoliating disorders. *Annu Rev Med* 1989; **40**: 137−47.

9 Prendiville JS, Hebert AA, Greenwald MJ, *et al.* Management of Stevens−Johnson syndrome and toxic epidermal necrolysis in children. *J Pediatr* 1989; **115**: 881−7.

10 Halebian PH, Corder VJ, Madden MR, *et al.* Improved burn center survival of patients with toxic epidermal necrolysis managed without corticosteroids. *Ann Surg* 1986; **204**: 503−12.

11 Heimbach DM, Engrav JH, Marvin JA, *et al.* Toxic epidermal necrolysis. A step forward in treatment. *JAMA* 1987; **257**: 2171−5.

12 Ruocco V, Bimonte D, Luongo C, Florio M. Hyperbaric oxygen treatment of toxic epidermal necrolysis. *Cutis* 1986; **38**: 267−71.

13 Kamanabroo D, Schitz-Langraf W, Czarnetzke BM. Plasmapheresis in severe drug-induced toxic epidermal necrolysis. *Arch Dermatol* 1985; **121**: 1548−9.

14 Weston WL, Oranje AP, Rasmussen JE, *et al.* Corticosteroids for erythema multiforme? *Pediatr Dermatol* 1989; **6**: 229−50.

15 Rzany B, Schmitt H, Schöpf E. Toxic epidermal necrolysis in patients receiving glucocorticosteroids. *Acta Derm Venereol (Stockh)* 1991; **71**: 171−2.

16 Renfro L, Grant-Kels JM, Daman LA. Drug-induced toxic epidermal necrolysis treated with cyclosporin. *Int J Dermatol* 1989; **28**: 441−4.

17 Westly ED, Wechsler HL. Toxic epidermal necrolysis. Granulocytic leukopenia as a prognostic indicator. *Arch Dermatol* 1984; **120**: 721−6.

18 Revuz J, Penso D, Roujeau J-C, *et al.* Toxic epidermal necrolysis. Clinical findings and prognosis factors in 87 patients. *Arch Dermatol* 1987; **123**: 1160−5.

19 Roujeau JC, Guillaume JC, Revuz J, *et al.* Granulocytes, lymphocytes and toxic epidermal necrolysis. *Arch Dermatol* 1985; **121**: 305.

20 Bombal C, Roujeau JC, Kuentz M, *et al.* Anomalies hématologiques au cours du syndrome de Lyell: étude de 26 cas. *Ann Dermatol Vénéréol (Paris)* 1983; **110**: 113−19.

21.5. Hyposensibilisierung

Die Vermeidung der auslösenden Substanz und die Gabe eines nicht kreuzreagierenden Medikaments ist das Standardvorgehen bei der Behandlung einer Arzneimittelreaktion.Wenn das betreffende Medikament als lebenswichtig für den Patienten eingestuft wird und keine Alternative zur Verfügung steht, kann man bei Patienten mit IgE-vermittelten Typ-I-Reaktionen die Funktion der Mastzellen antigenspezifisch hemmen. Die Hyposensibilisierung senkt das Risiko anaphylaktischer Reaktionen deutlich, hat aber keinen Einfluß auf nicht IgE-vermittelte Nebenwirkungen. Die Hyposensibilisierung wurde am häufigsten bei Patienten mit einer Penizillinallergie erfolgreich durchgeführt. Dabei wurden über drei bis fünf Stunden ansteigende Dosen von Penizillin zugeführt [1−8]. Es gibt Behandlungsschemata für orale und parenterale Methoden [5−8]. Es wird empfohlen, die Hyposensibilisierung nur auf einer zur Intensivtherapie ausgestatteten Station durchzuführen. Soweit möglich sollten Betablocker vor Beginn der Hyposensibilisierung abgesetzt werden, da sie gegebenenfalls die Behandlung anaphylaktischer Reaktionen verlängern und erschweren können [8]. Es wird davon abgeraten, mit Antihistaminika oder Steroiden zu prämedizieren, da diese eine akute anaphylaktische Reaktion nicht verhindern, wohl aber die frühen Symptome maskieren können [8]. Das Medikament wird gewöhnlich oral verabreicht, da so viel weniger präformierte Konjugate und Medikamentenpolymere absorbiert werden und der Blutspiegel langsam ansteigt. Die extreme Seltenheit von Todesfällen nach oral eingenommenen Beta-Laktam-Antibiotika spricht für die Sicherheit dieser Darreichungsform [1,4–6]. Es werden steigende Dosen gegeben, angefangen mit einer geringen Konzentration (z.B. 1/1.000.000 der therapeutischen Dosis) und Steigerung bis zur therapeutischen Dosis [8]. Es ist nur sehr selten notwendig, das Verfahren wegen schwerer Reaktionen abzubrechen [9]. Es wurden bei Patienten, die eine orale Hyposensibilisierung mit Penizillin abgeschlossen hatten, keine schweren allergischen Reaktionen beobachtet; bei etwa 35 % treten geringfügige Hautreaktionen wie Pruritus und Urtikaria auf [4,6]. Der erreichte Schutz ist meist von kurzer Dauer, obwohl durch eine niedrigdosierte Langzeittherapie mit Penizillin die Toleranz erhalten werden kann [5]. Die Behandlung muß daher sofort begonnen werden, um ein neuerliches Auftreten der Allergie zu vermeiden.

Eine Hyposensibilisierung wurde auch bei einem Patienten mit einer allergischen Reaktion gegen Carbamazepin [10] und bei einem Patienten mit einem „Red-man-Syndrom" im Zusammenhang mit Vancomycin mit Erfolg durchgeführt [11]. HIV-infizierte Patienten mit einer Anamnese von kutanen Nebenwirkungen von Sulfonamiden wurden ebenfalls erfolgreich hyposensibilisiert [12,13]. Die Mechanismen, die zur Erklärung der Toleranzentwicklung nach Hyposensibilisierung angeführt werden, umfassen die Depletion von Mediatoren, Tachyphylaxie, Produktion blockierender Antikörper oder veränderte Spiegel der spezifischen IgE-Antikörper [8,14].

1 Sullivan TJ, Yecies LD, Shatz GS, et al. Desensitization of patients allergic to penicillin using orally administered β-lactam antibiotics. *J Allergy Clin Immunol* 1982; **69**: 275–82.

2 Sullivan TJ. Antigen-specific desensitization of patients allergic to penicillin. *J Allergy Clin Immunol* 1982; **69**: 500–8.

3 Stark BJ, Gross GN, Lumry WR, Sullivan TJ. Oral desensitization of penicillin-allergic patients. *J Allergy Clin Immunol* 1984; **73**: 112.

4 Wendel GD, Stark BJ, Jamison RB, et al. Penicillin allergy and desensitization in serious infections during pregnancy. *N Engl J Med* 1985; **312**: 1229–32.

5 Stark BJ, Earl HS, Gross GN, et al. Acute and chronic desensitization of penicillin-allergic patients using oral penicillin. *J Allergy Clin Immunol* 1987; **79**: 523–32.

6 Weiss ME, Adkinson NF. Immediate hypersensitivity reactions to penicillin and related antibiotics. *Clin Allergy* 1988; **18**: 515–40.

7 Holgate ST. Penicillin allergy: how to diagnose and when to treat. *Br Med J* 1988; **296**: 1213–14.

8 Weber EA, Knight A. Testing for allergy to antibiotics. *Semin Dermatol* 1989; **8**: 204–12.

9 Earl HS, Sullivan TJ. Acute desensitization of a patient with cystic fibrosis allergic to both beta-lactam and aminoglycoside antibiotics. *J Allergy Clin Immunol* 1987; **79**: 477–83.

10 Eames P. Adverse reaction to carbamazepine managed by desensitization. *Lancet* 1989; **i**: 509–10.

11 Lin RY. Desensitization in the management of vancomycin hypersensitivity. *Arch Intern Med* 1990; **150**: 2197−8.

12 White MV, Haddad ZH, Brunner E, Sainz C. Desensitization to trimethoprim− sulfamethoxazole in patients with acquired immune deficiency syndrome and *Pneumocystis carinii* pneumonia. *Ann Allergy* 1989; **62**: 177−9.

13 Torgovnick J. Desensitization to sulfonamides in patients with HIV infection. *Am J Med* 1990; **88**: 548−9.

14 Naclerio R, Mizrahi EA, Adkinson NF Jr. Immunologic observations during desensitization and maintenance of clinical tolerance to penicillin. *J Allergy Clin Immunol* 1983; **71**: 294−301.

Sachverzeichnis

(Seitenzahlen in **halbfett** verweisen auf Abbildungen und/oder Tabellen)